Christian Guht

W0086433

WER LÄNGER
LEBT, WIRD AUCH
NICHT JÜNGER

Dr. Guht heilt
den Gesundheitswahn

FISCHER Taschenbuch

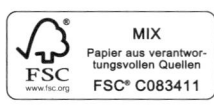

Originalausgabe
Erschienen bei FISCHER Taschenbuch
Frankfurt am Main, Februar 2014

© S. Fischer Verlag GmbH, Frankfurt am Main 2014
Satz: Pinkuin Satz und Datentechnik, Berlin
Druck und Bindung: CPI books GmbH, Leck
Printed in Germany
ISBN 978-3-596-19643-2

Inhalt

5

Vorbeugen ist besser als heulen

Ich bin jetzt »Anfang vierzig«. Weiter ins Detail möchte ich da nicht gehen. Man kann sagen, ich mache ein »schwieriges Alter« durch. Nämlich jenes, in dem man eben noch von Party zu Party schwirrte und lange ausschlief, nun aber bunte Abenteuer nur noch dank Blu-ray erlebt und dabei immer früher einschläft. Ich ertappe mich dabei, dass mir junge Leute zunehmend merkwürdig und vor allem jung vorkommen, während diese immer mehr Abstand davon nehmen, mich überhaupt wahrzunehmen. Vor allem aber rücken die unvorstellbaren Fünfzig bedrohlich nahe. Spätestens dann wird sich »der Ritt in den Sonnenuntergang« nicht mehr nur sozial, sondern auch körperlich ankündigen. Das Schwierigste an meinem Alter ist, dass es nicht mehr leichter wird.

Kraft, Potenz, Verstand sind sozusagen irgendwann alle aus dem Haus und melden sich nicht mal mehr an Feiertagen. Dafür gibt es dann zu jedem Geburtstag eine neue chronische Krankheit – Bluthochdruck, Diabetes, senile Witzelsucht –, was zwar durchaus neue Perspektiven und Herausforderungen für das Alter bereitstellt, nur eben nicht die allerreizvollsten.

Doch so dicke soll es gar nicht kommen müssen. Prävention lautet das Credo der modernen Medizin: Wer nicht maßlos isst und säuft, den Leib sportlich züchtigt und immer brav zum Arzt geht, kommt nicht unbedingt in den Himmel, wohl aber fit in die Seniorenresidenz. So steht es geschrieben im *New England Journal of Medicine* und anderen ebenso heiligen Schriften.

Ich wollte unlängst wissen, wie es um mich steht und habe das gemacht, was alle ab vierzig tun sollen: Ich habe mir einen Hausarzt gesucht. Hausärzte behandeln – besser: betreuen – Menschen, die entweder eigentlich gesund sind oder derart fertig, dass es so ganz genau niemand wissen möchte. Meiner ordnete mich nach zügiger internistischer Inventur (Blutbild, Blutdruck, Belastungs-EKG) glücklicherweise in erstere Kategorie ein, hielt aber dennoch mit drohendem Unheil nicht hinterm Berg (Alter, Krankheit, Exitus) und befragte mich zu den gängigen Gegenmaßnahmen.

Sport konnte ich eifrig bejahen. So etwa zweimal die Woche laufe ich durch Wald, Flur oder Fitnessstudio und kenne auch den theoretischen Überbau der Angelegenheit: Es ist wissenschaftlich belegt, dass Sport das Leben verlängert – sofern es sich nicht um Schwergewichtsboxen oder Eiskanalrodeln handelt. Denn für die körperliche Spannkraft gilt das Gleiche wie für Sportsocken: Use it or lose it. Kreislauf und Bewegungsapparat wollen in Schwung bleiben. Wähnt der Organismus sich in Frührente, verliert er erst die Façon und dann eine Funktion nach der anderen.

Mich hat allerdings weniger die Einsicht über den Lauf aller Dinge und seine medizinischen Korrelate zum Sport bewogen, als das diffuse Gefühl, das nichts läuft, wenn man es nicht selber tut sowie der Umstand, dass mir irgendwann bei einer ziemlich unpassenden Gelegenheit die Luft knapp wurde. »Fit for fun« wollte ich halt wieder werden. Das habe ich dem Arzt gegenüber eher derart umschrieben, dass ich eben Spaß an der Bewegung hätte.

Beim Rauchen konnte ich ebenfalls punkten. Mache ich

nämlich nicht. Alkohol hätte vielleicht ein Thema werden können, denn ich trinke ihn keinesfalls »wegen des Geschmacks« oder gar der kreislauffördernden Wirkung. Doch kam mir an dem Punkt möglicherweise die verbreitete Maßlosigkeit auf diesem Gebiet entgegen – eine Schnapsdrossel hackt der anderen schließlich kein Auge aus. »Schon klar«, wird sich der Mediziner gedacht haben, als ich sagte: »gelegentlich in Maßen«, notierte es und wechselte mit konspirativer Dezenz den Tagesordnungspunkt.

Meine Angaben zur Ernährung sorgten dann aber doch noch für gehobene Brauen und sinkende Stimmung. Salat nur als Schnitzelornament? Doppelrahmstufe morgens auf nüchternen Magen? Glutamat zum Fernsehen?

Der kleinlaute Verweis auf meine aber doch schlanke Figur konnte nicht viel retten. Von verstecktem Bauchfett, Gefäßschäden und chronischer Entzündung war die geharnischte Rede und davon, dass sich in der zweiten Lebenshälfte all die Esssünden der Jugend rächten. Ich zog es vor, bei der weiteren Inquisition meine Essgewohnheiten in jungen Jahren, etwa den nach durchfeierter Nacht obligaten Chicken-Döner »mit alles« für den Nachhauseweg, nicht auf die Goldwaage zu legen.

Einmal fündig geworden, bohrte der Doktor ohnehin schon schonungslos genug nach: Ob es in meiner Familie irgendwelche Auffälligkeiten gegeben habe. Ich erwähnte diverse Blutstürze, Nervenfieber, zerrüttete Ehen und eine gewisse Tendenz zu neurotischem Vollständigkeitsanspruch, konnte aber keinen Trend zu Fettleibigkeit oder allzu vorzeitigem Ableben ausmachen.

Das beruhigte den Fachmann kaum. Er empfahl mir die »metabolische Situation« umfassend zu checken. Cholesterin, Homocystein, Ghrelin und Leptin – er könne da einiges bestimmen und für mich tun, nur die Kasse leider nicht, denn die zahlten nur bei »begründetem Verdacht« auf dieses oder jenes Leiden, also erst dann, wenn das Leben schon einmal rückwärts an einem vorbeigezogen sei. Das aber wäre »Irrsinn«, weil »zu spät«. Mit montagsdemonstrationsartigem Unterton beklagte er, dass »in Deutschland« immer erst etwas passieren müsse, bevor reagiert werde, und appellierte an die Pflicht jedes Einzelnen, den Anfängen zu wehren. 150 Euro dafür, das heißt in meinem besonderen Fall für ein »Metabolic Staging« inklusive Gefäßsonographie, seien ja wohl kaum der langen Rede wert.

Das fand ich natürlich auch, wollte aber noch wissen, was denn mit dem Ergebnis eines solchen Check-ups – wie immer es auch ausfalle – anzustellen sei. Dass »Grillteller Dubrovnik« nicht unbedingt jeden Tag auf dem Speiseplan stehen dürfe, wäre ja nun klar. Die andere Möglichkeit hingegen, nämlich die, dass der Test bei mir eine gefährliche Unterversorgung mit Transfetten, Schweinemast-Antibiotika und leeren Kalorien aufdeckte, würde ja wohl kaum bestehen.

Mit dieser Annahme lag ich richtig, aber sonst ganz falsch. Ein aktueller »Status« sei unabdingbar für »therapeutische Interventionen«. Solche bestünden keineswegs nur aus der richtigen Gesinnung und Diät, sondern könnten auch Medikamente beinhalten. »In den Staaten nehmen Gesundheitsbewusste Statine«, erfuhr ich. Dazu muss man zwei Dinge wissen: »Statine« sind Medikamente, die den Cholesterinspiegel senken und auf diese Weise der schleichenden Verstopfung von Blutgefäßen entgegenwirken sollen.

»Gesundheitsbewusste in den USA« sind in der Regel wohlhabend und einer Machbarkeitsideologie aufgesessen, die unter anderem beinhaltet, dass man für Geld auch freie Gefäße kriegt. Daher fragte ich mich – und dann meinen Arzt –, ob die genannten Personen nicht nur gesundheitsbewusster, sondern tatsächlich auch gesünder wären, als diejenigen, die nicht alles schlucken, was die Konsumwirtschaft ihnen versetzt.

Jetzt driftete ihm das Gespräch etwas zu sehr ins Systemkritische. Ich könne gerne nach drüben gehen – also zum Kollegen – und mir eine zweite Meinung einholen, die aber auch bloß darauf hinausliefe, dass es nur eine gibt: Wer krank wird, ist selber schuld und soll nicht behaupten, sein Arzt hätte nicht alles versucht, ihm das klarzumachen.

Abgesehen davon müssten so Renitente wie ich zukünftig mit finanziellem Regress und sozialer Ächtung rechnen, wenn sie mit ihrer Gesundheit auch ihre Produktivität einfach so dahingehen ließen.

Was soll man da tun? Ich beugte mich vor der fachlichen Exzellenz und der schieren Ausweglosigkeit meiner Alterssituation und willigte ein: Metabolic Staging, Cardio-Check, Ganzkörper-Endoskopie – ich würde alles mitmachen. Was immer der guten Sache – also meinem möglichst langen und angenehmen Dasein auf dieser Welt – dienen könnte, sollte geschehen. Es ließ sich ja alles Mögliche anzweifeln, nur nicht, dass der Arzt eines friedhofsklammen Tages recht behalten musste. Mir blieb nur mitzumachen und vorzubeugen, statt zu heulen, dann würde alles gut.

Ich unterschrieb Einwilligungen, Blankovollmachten und juristische Exkulpationen für den »überaus seltenen« Fall »medikamentenbedingter Hautablösungen«, machte Untersuchungstermine, gelobte frühmorgendliche Nüchternheit und fühlte mich wie neu geboren.

Noch ganz beseelt vom Erlösungsgefühl feierte ich abends bei fetter Pizza und gutem Wein. Kurz vor der zweiten Flasche kamen mir Zweifel: Die sollte jetzt eigentlich zubleiben. Die Gehirnzellen müssen sich ausnüchtern für all die noch anstehenden Herausforderungen, Perspektivenwechsel und Komplexitätserweiterungen im Alter. Auch

Leber und Gefäße haben für heute genug, wenn sie noch Jahrzehnte ran sollen.

Die Gewissensbisse verliefen sich im Laufe der nächsten beiden Fläschchen, doch leider fiel am nächsten Morgen der angesetzte Fitnesstermin aus, und zwar, weil ich um sieben weder auf Anrufe noch auf Schmerzreize reagierte, um neun stark verlangsamt auf der Bettkante saß und um zehn immer noch versuchte, Pizzastücke aus dem CD-Spieler zu fummeln. Kurz: Der alte Schlendrian war schneller wieder da, als er hätte gehen können.

Die Skepsis holte mich ein: Wollte ich zukünftig wirklich auf jeden Spaß verzichten, nur um ihn länger nicht zu haben? Der Knochenmann in mir, das Memento mori bei Pizza, Wein und Sportverzicht, zeigte mir mal die grimme Fratze und jäh wieder ein gütiges Lächeln: Sollte ich mich angesichts des nahenden Endes nun disziplinieren wie ein Bettelmönch auf Schonkost oder es nicht erst recht krachen lassen, als fielen Silvester, Fußball-WM-Titel und Charlie Sheens Junggesellenabschied auf einen Tag? Ich stellte mir die alles entscheidende Frage: Wo siehst du dich selbst in hundert Jahren?

Zwei Möglichkeiten schienen mir plausibel. Entweder ich läge in meinem kalten Grab, derart gesättigt mit Fettsäuren, dass selbst den Maden noch blümerant würde. Oder ich wäre eine Art Jopi Heesters des 22. Jahrhunderts, nur ohne Starnberger Villa und junge Frau. Wissenschaftler würden mich busseweise konsultieren, um mich durch mein aseptisches Zelt zu bestaunen. Alljährlich hielten Staatsvertreter Reden über mein unglaublich langes Leben, die allerdings nur für mich jedes Mal wieder Neuigkeitswert hätten.

Beides kam mir unattraktiv vor. Ich musste die Angelegenheit noch einmal kritisch durchdenken: Ist der Medizin und ihren bedingungslosen Versprechen zu trauen beziehungsweise zu folgen? Wie viel Prävention ist möglich – und

noch gesund? Sport, Ernährung, Gen-Check und Vorsorge –
ich würde den Dingen auf den Grund gehen und rausfinden,
wer noch zu retten ist: Ich, mein Arzt oder der gesundheits-
versessene Menschenverstand.

Ergebnis dieser Recherche und inneren Einkehr sind die
folgenden Texte, deren Aussagen auf medizinischen Fakten
beruhen, wie im Anhang belegt ist. Außerdem haben viele
beliebte Prominente mitgemacht – wie immer, wenn es um
Gesundheit geht oder um Satire, gegen die sie sich kaum
wehren können. Freuen Sie sich also auf die Rolling Stones,
Helmut Schmidt, Kai Dieckmann, Verona Pooth, Adolf Hitler
und zahlreiche weitere Personen eines öffentlichen Lebens
ohne jede Verfallsgrenze.

KAPITEL 1

Wer länger lebt, wird auch nicht jünger

Medizin verlängert das Leben nicht ohne Risiken und Nebenwirkungen

Tot sein ist ziemlich öde, wie jeder ahnt, der schon mal ungeboren war: Die Zeit rauscht so davon, und man schafft irgendwie nichts. Dass es nach dem Leben spannender wird als davor, lässt sich immerhin bezweifeln. Oder anschaulich ausgedrückt: Wer die erste durchwartete Ewigkeit schon nicht zum Harfeüben genutzt hat, fängt in der zweiten vermutlich auch nicht mehr an.

Das stärkste Argument für einen gesunden Lebenswandel besteht daher in seiner todesverzögernden Wirkung. Die mag in Anbetracht der Ewigkeit gering bis unerheblich sein, doch man nimmt ja jedes Schnäppchen gerne mit, auch wenn es nur um ein paar Jahre geht: Haben oder nicht haben – das ist die Frage.

Und deren Antwort kennt nur die Medizin. Weltreligionen, Philosophie und Dieter Nuhr mögen ja manche existentielle Frage gewälzt haben, doch an Nutzerwissen, an praktischen Tipps, wie dem Problem mit der Endlichkeit allen Seins denn nun beizukommen sei, ist dabei wenig rausgesprungen. Dagegen haben Wissenschaft, technischer Fortschritt und beider Lieblingskind, die Medizin, dem ultimativen Sabbatical einiges abgetrotzt: 100 Jahre alt werden Menschen heute, wenn nichts dazwischenkommt. Noch im vorletzten Jahrhundert ging es mit durchschnittlich 45 Jahren zurück in

Mutter Erdes moderigen Schoß – in einem Alter also, in dem heute viele erst darüber nachdenken, möglicherweise eine Familie zu gründen oder vielleicht eine ayurvedische Surfschule auf Lanzarote aufzumachen oder doch Entscheidungscoach zu werden.

Dereinst aber hielten hygienische Dauernotstände und ganz und gar unsanfte Geburten die Lebenserwartung kurz und Gelegenheiten zur Selbstfindung und Sinnsuche überschaubar. Und auch wenn Philosophen und die Kirche das Gegenteil behaupteten beziehungsweise festlegten, unterschied sich der Mensch doch kaum vom Tier: Die männlichen Exemplare schlugen sich für bescheidene Territorialansprüche ungehemmt die Birne ein, die weiblichen bekamen ein Kind nach dem anderen, und zwar unter hygienischen Umständen, gegen die selbst ein Dixi-Klo nach zwei Wochen Oktoberfest steril erscheint. So eine Geburt lief zwar total natürlich ab und versachlichte den Weg ins Leben nicht zu einer kalten, medizinischen Prozedur, wurde dafür aber in einem von zehn Fällen nicht überlebt.

Ignaz Semmelweis, ein ungarischer Frauenarzt, kam vor 160 Jahren auf die gute und damals revolutionäre Idee, sich doch einfach mal die Hände zu waschen, bevor man diese an, genauer: in die Dame legt, und senkte damit die Sterblichkeitsrate im Kindbett um neunzig Prozent. Zum Dank steckte man ihn ins Irrenhaus, vermutlich wegen »Waschzwang«, was zeigt, dass neue Prinzipien in der Medizin es noch nie leicht hatten, vor allem wenn sie gut und billig sind.

Ein anderer Lebensretter von epochaler Bedeutung war Alexander Fleming, den allerdings eher seine Nachlässigkeit zum Helden machte als penible Sauberkeitserziehung. Er ließ 1928 eine Bakterienkultur versehentlich verschimmeln, wovon den Bakterien noch übler wurde als Flemings Putzfrau. Der Pilz hatte nämlich praktischerweise Penicillin hergestellt, mit dessen Hilfe künftig Infektionskrankheiten wirksam bekämpft und bis heute viele Millionen Menschen gerettet werden konnten.

Fleming und Semmelweis wären in einer gemeinsamen Studenten-WG über den Putzplan vermutlich ziemlich aneinandergeraten, doch eint sie der nachhaltige Erfolg im menschlichen Überlebenskampf: Eine Lungenentzündung war fortan keine Lotterie mit dem Leben mehr, eine Geburt glich nicht mehr einer blutigen Geiselbefreiung. Die Säuglings- und Kindbettsterblichkeit sank, die Lebenserwartung stieg an und mit ihr die Hochachtung vor Ärzten und ihrer Kunst.

Deren Exponate einem bisweilen den Atem rauben: künstliches Herz, künstliche Niere, künstliche Brüste – dem Fortschritt scheint keine natürliche Grenze gesetzt. Doch nicht nur geiles Gerät und omnipotente Pillen verlängern das Leben – auch zunehmendes medizinisches Wissen hat erheblich dazu beigetragen, dass Menschen immer älter werden.

Etwa das Bewusstsein für eine vernünftige Ernährung. Ganz früher wurde gegessen, was auf den Tisch kam: Rüben, Kohl oder gar nichts. Vitamine gab es nur zu Weihnachten und Fleisch galt als Spurenelement. Dann später, in Zeiten wachsenden Wohlstands, spachtelte man, als gäbe es kein Morgen, was sich so häufig auch bewahrheitete: Fleischplatten balkanischen Ausmaßes und konsequent kalorienreiche Beilagen, bis Vatis Weste platzte – oder seine Hirnschlagader. Heute gibt es statt hochkalorischer Entrées ernährungsphysiologische Beratungen zum Essen und ohne »hochwertige Nährstoffe« wagt sich kein Gemüse mehr auf den Teller.

Mediziner fanden außerdem heraus, dass man in der Chemiefabrik ab und zu mal lüften sollte und man beim Asbestsägen besser eine Maske trägt, worauf gesundheitsschädliche Arbeitsbedingungen vielerorts zum Besseren geändert oder die Arbeit fortan woanders – von duldsamen Asiaten oder robusten Afrikanern – erledigt wurde.

Auch auf die Risiken von Genussmitteln, Müßiggang und wahllosem Geschlechtsverkehr machten Ärzte aufmerksam, womit sie im Kern bloß die Botschaften der Kirche übernahmen. Doch anders als der Klerus hat die Medizin ihre Gebote belegen und veranschaulichen können. Nicht mehr diffuse Szenarien wie Fegefeuer oder ewige Verdammnis drohen als Konsequenz allzu losen Treibens, sondern streng plausible und nachvollziehbare Prozesse, etwa Obstruktionsatelektasen oder Prädiabetes.

Aus Dank und Ehrfurcht genießen Ärzte heute hohe soziale Achtung und üben unwidersprochene Autorität aus. Ehemalige Bescheidgeber, etwa der Papst, müssen mittlerweile bis in unterentwickelte Elendsregionen wie Brasilien, Kuba oder Paderborn reisen, um noch Gehör zu finden. In der zivilisierten Welt hingegen gilt das Wort der Medizin. Deren Allmacht steht außer Frage. Imposante Geräte kriegen alles raus. Vorsorge-Check-ups und Impfungen versprechen Erlösung, Ablass und Planungssicherheit. Und gegen jede erdenkliche Unbill helfen Tabletten.

Euphorietrübend wirkt allein der Umstand, dass immer noch Leute krank werden – und bleiben – sogar »immer mehr«, wie man ständig hört und liest. Steckt da gar Methode hinter? Haben wir es mit Sabotage am Kunden zu tun, um die künftige Nachfrage zu sichern, so wie es bei Unterhaltungselektronik oder italienischen Autos üblich ist? Wenn man mal erlebt hat, wie es mitunter so zugeht im Krankenhaus, kann man fast den Eindruck gewinnen. Nicht, dass irgendwann alle gesund wären und die schönen Kongresse sich erübrigten.

Das ist natürlich grober Unfug. Krank sind die Menschen bekanntlich immer. Da besteht – anders als bei Unterhaltungselektronik oder italienischen Autos – eine echte Nachfrage. Gleichwohl bekämpft die Medizin heute überwiegend ihren eigenen Erfolg. Denn wie so oft beziehungsweise eigentlich immer im Leben, hat alles seine zwei Seiten, gibt es nichts umsonst, steigt direkt proportional zum Hobelaufkommen die Spanemission.

Die menschliche Neigung dem Tod von der Schippe zu springen und die diesbezüglich hilfreichen Verdienste der Medizin weisen nämlich eine erhebliche Nebenwirkung auf: das Altwerden, welches naturgemäß so manchen Abrieb mit sich bringt.

Natürlich kann das Ganze auch ganz harmonisch verlaufen: Man sitzt graumeliert und in englische Strickware gekleidet auf der komplett abbezahlten Veranda, zwinkert jovial langjährigen, guten Freunden zu, die sich allabendlich zu anregenden Gesprächen und importiertem Bolgheri einfinden, während mindestens acht Enkelkinderchen durch den in sepiafarbenes Licht getauchten Garten schwirren, in dem der mit erotischer Restspannung bedachte Partner die Rosen schneidet.

Rein biologisch allerdings charakterisiert das Alter der unfrohe Umstand, dass der Körper seine Haltbarkeitsgrenze passiert hat, dass Synapsen ins Leere greifen und Schließmuskel schon mal alle Fünfe grade sein lassen. Da findet sich dann nur noch die rumänische Pflegekraft ein und für den Sepiaton sorgt die Hornhauttrübung.

Spätestens mit hundert Jahren, aber meist schon deutlich früher, fällt der ganze Apparat auseinander. Das haben die Gene so eingerichtet, und zwar damit nicht ein Haufen Rentner die Fußgängerzonen verstopfen, das Mittelmeer übervölkern und die Evolution behindern. Ohne die programmierte Ablauffrist wäre der Rentner nämlich nie entstanden, sondern ewig Einzeller geblieben – ein unsterbliches Hauspantoffeltierchen.

Für die ambivalenten Rahmenbedingungen unseres Daseins können Ärzte auch nichts. Der Medizin das Alter vorzuhalten, wäre ungefähr so, als würde man einem Koch vorwerfen, dass sein Essen einen satt gemacht habe. Daher kann man bei den sogenannten Altersleiden auch kaum von Krankheiten sprechen, eher von Kollateralschäden zivilisatorischer Errungenschaften, von Leiden auf hohem Niveau.

Noch vor gut hundert Jahren musste Alois Alzheimer die Krankheit seines Namens mühsam entdecken, weil kaum jemand alt genug wurde für den Nerven-Kehraus. Ähnliches gilt für diverse Krebsarten, Gefäßleiden oder die Midlife-Crisis: gewissermaßen Luxusprobleme – wenn auch ziemlich große.

So wird sich in den kommenden vierzig Jahren die Zahl der Demenzkranken auf gut 2,2 Millionen verdoppeln, und zwar nicht etwa weil Blödheit ansteckend wäre, sondern weil es immer mehr Alte geben wird und Altsein, neben verstiegenen neuropathologischen Prozessen, die keine Sau versteht, eine ziemlich wesentliche Ursache für den Gedächtnisverlust darstellt: Vor dem siebzigsten Lebensjahr tritt die Krankheit glücklicherweise nur selten auf. Von den 85-Jährigen ist aber bereits jeder Fünfte betroffen und von den über Neunzigjährigen mehr als ein Drittel. Die Wahrscheinlichkeit, dement zu werden, liegt bei derzeitiger Lebenserwartung für Männer bei dreißig, für Frauen bei fünfzig Prozent. Da kommt man ins Grübeln – so lange es noch geht.

Ähnlich schlecht auf Silver-Aging eingerichtet wie das Gehirn sind die Nieren. Die waschen bekanntlich Tag und Nacht das Blut, treu, ergeben und diskret. Aber mit achtzig liegt die Filterleistung des Paarorgans durchschnittlich nur noch bei dreißig Prozent. Dem zunehmenden Altersdurchschnitt folgend, ist die Zahl der Patienten mit chronischem Nierenversagen in Deutschland in nur fünfzehn Jahren um mehr als fünfzig Prozent gestiegen, von 60 000 auf über 90 000.

Daher gewinnt das Thema Nierenspende auch an Bedeutung. Würden endlich mehr Menschen einen Organspendeausweis mit sich tragen, wäre man der Lösung dieses Problems einen Schritt näher. Wie gesagt: nur einen Schritt. Die Ausweisträger müssten – nun ja – halt irgendwie auch mal spenden, bei Gelegenheit ... Würden sie hingegen auch immer älter, gilbte das segensreiche Papier bloß zwischen den Payback-Karten rum, die auch nie eingelöst wurden.

Außerdem wäre es vielleicht auch ratsam, im Organspenderausweis auf die Überalterung der Ersatzteile hinzuweisen, etwa mit Anmerkungen wie: »Nieren, Baujahr 1930, für Bastler« oder »Leber mit optischen Mängeln und hoher Saufleistung«.

Handelt es sich bei der steigenden Lebenserwartung mittlerweile also um ein vitales Nullsummenspiel? Ist der, der später stirbt, bloß länger krank gewesen? Taugen Fitness, Diät und Gesundheitsvorsorge nur dazu, sich statt der einen eine andere Kugel zu fangen?

Nein, sagen Demographen vom Max-Planck-Institut in Rostock und argumentieren mit der bestechenden Logik von Naturwissenschaftlern: Wenn es so wäre, dann wäre es so. Soll heißen: Wäre die Altersgrenze des Menschen tatsächlich erreicht, würden nicht immer mehr Menschen immer älter werden. Das Ende bleibe zwar unkommod, aber die Zeit davor werde länger und besser.

Tatsächlich sind die heute 60- bis 70-Jährigen besser in Schuss als ihre Väter und Großväter in diesem Alter – geschweige denn heute. Das Alter im biologischen Sinne habe sich verschoben, glauben viele Experten: 70-Jährige seien heute hochaktiv – sportlich, sozial und sexuell, was aber vermutlich noch niemand gewagt hat, so richtig zu überprüfen.

Dementsprechend seien sechzig die neuen fünfzig, also ein Alter, in dem man noch mal neue Perspektiven ausleuchtet, mit einer Rockband auf Tour geht oder von Erdbeerbowle auf Heroin umsteigt.

Interessanterweise wirkt sich dieser Trend auch auf die Jungen und Nicht-mehr-ganz-Jungen aus: In gewissen Biotopen, etwa um den Berliner Helmholtzplatz, wird dem demographischen Wandel ja einmal konventionell durch Fortpflanzung die Stirn geboten, aber auch soziokulturell per Infantilisierung getrotzt. Zumindest weisen Limonadenkonsum und der Absatz von »Die drei ???«-Originalhörspielkassetten im Prenzlauer Berg darauf hin.

Allerdings sind Dreißigjährige aus Abgrenzungsbedürfnissen heute auch genötigt, Kinderhörspielen zu lauschen und in Szenekneipen Tischtennisrundlauf zu spielen, da ihre Eltern bei »Rock am Ring« stoned durch den Matsch vögeln.

Die Medizin hat den Menschen also zweifelsohne weit gebracht, hat ihn zu einem Kulturwesen gemacht, das sich der Natur zu widersetzen vermag, ihr nur leider nicht entkommt. Wem danach der Sinn steht, der sollte es vielleicht doch weiter mit Weltreligionen oder Dieter Nuhr versuchen. Medizinjünger können sich indes auf schöne Bonusjahre freuen. Allzu sturm-und-drangartig sollte man sich die aber vielleicht doch nicht vorstellen. Mögen die Alten heute jünger wirken als früher – sie bleiben immer noch älter als die Jungen. Mit den aus diesem Gefälle resultierenden Demütigungen ist also weiter zu rechnen: Angesiezt werden beim E-Gitarren-Kauf, angeschrien werden beim Handykauf, ignoriert werden trotz Porsche-Kaufs. Torheit schützt nun mal vor Alter nicht.

Wichtige Info: Die gewonnene Lebenszeit wird *hinten* angehängt. Es verhält sich üblicherweise also nicht so, dass es zum Dank für all die Askese noch mal zehn Jahre auf Interrail-Tour ginge oder noch mal mit den Kindern in den Urlaub oder endlos mit Bolgheri-saufenden Freunden auf die Veranda. Gegen Vergänglichkeit ist selbst die Medizin machtlos: Man kann halt nicht immer siebzig sein.

Sichere Zeichen dafür, dass Sie so langsam zum Alteisen gehören:

- Achtzigjährige stehen im Bus für Sie auf.
- Sie halten das Internet für eine Spionage-Serie mit Heinz Drache und Eddi Arent.
- In Ihren Sexphantasien kommen keine noch lebenden Personen vor.
- Sie müssen ständig auf Beerdigungen, zuletzt auf die von Ihrem Rententräger.
- Ihre Nase wird zum Biosphärenreservat für geschützte Arten erklärt.
- Sie vergessen, sich daran zu erinnern, was Sie sich unbedingt merken wollten.
- Ihr Hausarzt überweist Sie zum Spezialisten – einem Anthropologen.

Bonus-Info: Lebenserwartung

Der Begriff ist etwas irreführend: Gemeint ist nicht die Erwartung, die man ans Leben haben könnte, sondern die durchschnittliche, nackte Überlebenszeit zu einem bestimmten Zeitpunkt. Bei Männern beträgt diese in Deutschland derzeit 77 Jahre, bei Frauen fast 83, was zu erwarten war: Frauen gehen öfter zum Arzt, trinken nicht so viel Alkohol und tendieren weniger zu sportlichem Überholen auf regennasser Fahrbahn. Sie sind aber auch genetisch bevorzugt, denn sie haben ein doppeltes Geschlechtschromosom (XX) und damit eins in Reserve, Männer (XY) nicht. Schleichen sich altersbedingt Fehler im Erbgut ein, können reife Damen damit den Schaden ausgleichen, was auch als Doppelentlastung von Frauen bezeichnet wird.

Neben dem Geschlecht hängt die Lebenserwartung wesentlich vom Sozialstatus ab. Reiche werden im Schnitt zehn Jahre älter als Arme – sofern sie immer schön die Autotüren verriegeln, nicht noch mal jung heiraten und Distanz halten von übermotivierten Erbengemeinschaften.

In jedem Fall limitierend für die Lebensspanne sind zellbiologische Vorgänge: Reaktive Stoffwechselprodukte und Zellmüll werden immer schlechter abgebaut, häufen sich also in steigendem Maße an – proportional zu alten Zeitungen, Katzenfutter und »vergessenen« Haustieren im äußeren Milieu des Organismus.

Interessant auch die Energie-Hypothese: Aus dem Tierreich ist bekannt, dass Organismen umso länger leben, je weniger Energie im Verhältnis zur Körpermasse sie verbrauchen. Die Galapagos-Schildkröte zum Beispiel wiegt bis zu 400 Kilogramm, keimt nur am Strand ab und wird deshalb 130 Jahre alt – erlebt vermutlich aber auch nicht allzu viel, was sie ihren Ur-Enkeln erzählen müsste.

KAPITEL 2

Einer für alle, alle fürs Alter

Ein gesunder Lebensstil schont Herz, Gefäße und Solidar-gemeinschaft

»Cento anni« prostet man sich in Italien zu. Soll heißen: Hundert Jahre möge der Bedachte werden – denn ein langes Leben ist ein gutes Leben. Das sieht der hiesige Durchschnittskonsument üblicherweise ähnlich. Den sauer verdienten geruhsamen Lebensabend gilt es möglichst lange auszukosten. Fit muss man bleiben, um alle Verheißungen des Alters mitzunehmen: Aquarellkurse in der Toskana, Kreuzfahrten über alle Weltmeere, inklusive anregender Gespräche am Kapitäns-tisch (Damenwahl) beziehungsweise den definitiven Heldentod »in den Armen einer schönen Frau« (Herrengedeck).

So reizvoll das klingt, nicht jedem kann es vergönnt sein. Kreuzfahrten sind teuer, Italien nicht barrierefrei und Bordellkapazitäten dem demographischen Wandel kaum gewachsen. Manch einer mag daher zeitnahe Verlustierungen vorziehen und jeden Tag so leben, als sei es der letzte. Immerhin kommt es dann auf die Länge auch nicht ganz so an. Klar, James Dean hat es reichlich früh erwischt. Doch sein letzter Gedanke war immerhin: »Krasser Porsche!« Den Spaß konnte ihm keiner mehr nehmen.

Angenommen, eine geistig gesunde, reife, mit sich und der Welt im Reinen befindliche Person würde denken: »Boah, Burger mit extra Käse und großer Pommes: So geil, das zieh ich mir nur noch rein. Und jeden Tag rauche ich Hanfprodukte und sauf 'ne Kiste Bier, denn so richtig breit macht die körperlich inaktive und geistig abstumpfende World-of-Warcraft-Session einfach mehr Spaß. Sollte ich dafür zehn Jahre eher die Biege machen – Hand drauf, fairer Deal«, so spräche eigentlich nichts dagegen, sie es ebenso halten zu lassen. Doch ganz so einfach ist es natürlich nicht.

Weiß die Person überhaupt, wovon sie spricht? Zehn Jahre eher als wann? Oder wer? Und wie viele Jahre ließen sich eventuell rausschlagen, wenn man sich den Käse verkniffe?

Statistiken verwirren und trügen leicht. Wissenschaftler erstellen sie, indem sie Ereignisse zählen, und zwar so lange, bis sie annehmen, eine gewisse Systematik erkannt zu haben: Herzinfarkte treten häufiger bei Rauchern auf, Grippe in der kalten Jahreszeit und Herpes immer dann, wenn ausnahmsweise mal ein heißes Date ansteht.

Rein statistisch blühen unserem Beispielfall also circa tausend Tode: Herzinfarkt, Lungenkrebs, Schlaganfall ... Hier hat die Realität aber bereits ein Korrektiv eingebaut: Unabhängig vom jeweiligen Risikoprofil, hält sie für jeden immer nur eine Todesursache parat.

Deswegen müssen Epidemiologen für Mortalitätsstatistiken die Abgangsumstände vieler Menschen zählen. Das, was dabei am häufigsten gemeinsam mit beispielsweise einem bestimmten Lebensstil auffällt, blüht laut Wahrscheinlichkeit auch jenen, die ähnliche Angewohnheiten pflegen: Kennt man alle, kennt man einen. Was lässt sich also unserem Probanden prognostizieren als Folge seiner hedonistisch verklärten Abhängerei?

Eigentlich gar nichts. Unter Umständen führt er ein langes, durch Hasch und Onlinegaming erfülltes Leben, weil er nicht an einem etwas zu vollkörnigen Vitalbrot ersticken muss oder sich nicht auf dem Weg zum Bio-Laden mit dem Liegerad recycelt.

Oder aber seine Halsgefäße sind mit vierzig schon so dicht wie der Youporn-Stream zur Büromittagspause und es reißt ihn sogar noch vorzeitiger von der Konsole. Das würde dann allerdings die Lebenserwartung aller anderen Risiko-kandidaten rechnerisch automatisch erhöhen. Die würden denken: »Siehste, alles halb so wild. Lass mal noch einen bauen.«

Im Prinzip müssten sich wirklich alle exakt an das rech-nerische Mittel halten, um sichere Prognosen zu gewähr-leisten. Das kann man bei so einem undisziplinierten und zugedröhnten Haufen aber natürlich vergessen ...

Sicher sagen lässt sich nur Folgendes: Würden sich wei-tere 10 000 Abhänger finden, die zu fett und zu viel essen, rauchen, trinken und sich kaum bewegen, so kann man da-von ausgehen, dass jährlich etwa zwanzig von ihnen einen Herzinfarkt erleiden, während aus einer Kontrollgruppe sol-cher, die maßvoll und ausgewogen essen, Sport treiben und sich auf Partys drei Stunden an einer Diät-Cola festhalten, dieses Schicksal nur fünf im Jahr ereilt.

Im Laufe der Jahre wird es in der Hänger-Gruppe also zu-sehends übersichtlicher werden, dennoch bleiben nicht we-nige, für die es keinen Unterschied macht, wie sie mit ihrer Biomasse umgehen, zumal auch von den Bewusst-Essern manch einem die Pumpe stocken wird. So gesehen erscheint die eingangs genannte Haltung zumindest verständlich: Das erhöhte Krankheitsrisiko mag wie Kinderprogramm wirken gegen den ultimativen Horror, gesund gelebt zu haben und trotzdem krank geworden zu sein. Da mag man sich fühlen wie nach dem Kauf einer »todsicheren« Top-Immobilie im Oderbruch: Hätte ich meine Mittel doch wenigstens sinnlos verprasst.

Doch ganz so einfach ist es natürlich immer noch nicht. Denn Gesundheit geht im Sozialstaat alle an, vor allem die

Ärzte. Die müssen schließlich schon in jungen Jahren ständig nachts raus, weil dauernd Leute zu Unzeiten die Quittung für ihren laxen Lebenswandel erhalten. In der Notaufnahme machen sich erhöhte Erkrankungszahlen nicht mehr als theoretische Größe, sondern als konkrete Arbeitsbelastung bemerkbar.

Medizin kostet Zeit, Nerven und vor allem immer mehr Geld: In Deutschland zuletzt fast 294 Milliarden Euro im Jahr. Wenn man sich mal überlegt, wie viele Banken man damit retten könnte ... Fast verdoppelt haben sich die Gesundheitsausgaben in den letzten zwanzig Jahren. Und das, obwohl man Liegezeiten bereits gekürzt und sich mit der Entwicklung toller neuer Therapien schon ziemlich zurückgehalten hat in der letzten Zeit – sieht man mal von den bahnbrechenden Innovationen Viagra und Botox ab.

Es brauchen einfach zunehmend viele Menschen ärztliche Hilfe. Das könnte die Ärzte freuen, wenn auch Geld da wäre, um sie dafür zu bezahlen oder es noch den zahlreichen ambitionierten Nachwuchs gäbe, der traditionell umsonst mithalf. Doch damit sieht es schlecht aus, und deshalb bedeutet »mehr Arbeit« bloß mehr Arbeit, und zwar für immer weniger Top-Akademiker, die willens, fit und autoaggressiv genug sind, diese zu erledigen. Der Kollaps droht.

Dem will man vorbeugen – durch Vorbeugung: Würden die lieben Mitbürgerinnen und Mitbürger sich selber mehr um ihre Gesundheit scheren, ließe sich manches Leid vermeiden, könnte man medizinische und finanzielle Kapazitäten effizienter nutzen und vor allem pünktlich Feierabend machen.

Zumal die Zeiten ohnehin vorbei zu sein scheinen, in denen Assistenzärzte sich als Galeerenpersonal definierten. Mittlerweile wächst eine Generation von Medizinern heran, die selbstbewusst und konsumgestört genug ist, um sich nicht mehr über Gebührenordnung zu verausgaben. Die jungen Leute wünschen Freizeit, Work-Life-Balance und Bionade und kriegen alles. Noch vor wenigen Jahren hätten derartige Forderungen beim Chefarzt ähnliche Reaktionen hervorgerufen wie der Hinweis an einen osmanischen Türsteher, seine Mutter würde einen aber immer reinlassen. Doch mittlerweile werben Klinikbetreiber regelrecht mit flauschigen 30-Stundenwochen und so viel Chai-Latte-Lowcarb-Cookie-Dough, wie man will – denn es mangelt an Ärztenachwuchs. 12 000 offene Stellen warten darauf, kompetent und motiviert besetzt zu werden. Doch da können sie lange warten: In ländlichen Gegenden Ostdeutschlands gibt es mittlerweile weniger Mediziner als Media-Märkte.

Die zunehmend alten und kranken Patienten müssen also mit immer weniger Ärzten auskommen, die deswegen aber nicht mehr, sondern weniger arbeiten. Wer denkt, dass das funktionieren könnte, glaubt auch an selbstregulierende Märkte.

Die Lösung lautet: Privatisierung. Nicht etwa Kliniken privatisieren – das ist old school und funktioniert auch nur bei nach Ausbeutung schreiendem Ärzteüberschuss –, nein: Gesundheit wird Privatangelegenheit, quasi Bürgerpflicht! Jeder hat es zukünftig selbst zu verantworten, wie gesund er bleibt. Laufen, Hungern, Vorsorge: So geht Medizin 2.0. Sich auf gemeinnützige Institutionen zu verlassen, wenn einem erst mal die Herzkammer flimmert, ist nicht mehr zeitgemäß.

Die Amerikaner sind uns wie immer einen Schritt voraus. Gesundheitsfürsorge bedeutet dort: Stalinismus. Die freie Welt hingegen übt Verzicht, läuft im Gleichschritt und leistet bedingungslosen medizinischen Gehorsam. Abweichlern blühen Sanktionen. Ideen in diese Richtung gab es schon: Krebspatienten, die keine Vorsorgeuntersuchung wahrgenommen hätten, sollten gefälligst ordentlich zahlen – nur fair, wenn man in völliger Gedankenlosigkeit einfach schwerkrank wird.

Gescheitert ist die schöne Idee dann auch weniger an moralischen Bedenken als an juristischen Fußangeln: Zu vage erwies sich der Beweis dafür, dass die genannte Untersuchung den Krebs überhaupt verhindern kann, womit der Plan Gefahr lief, den Straftatbestand der Schutzgelderpressung zu erfüllen (»Wir bieten nur unsere Hilfe an. Der Tag mag nie kommen, aber schlimme Dinge passieren ...«).

Mittelfristig aber muss sich diese Haltung durchsetzen: Eigenverantwortung, Initiative. Die Kosten wachsen der Allgemeinheit sonst über die Leber und ins Nagelbett. Wobei es aus volkswirtschaftlicher Sicht nicht unbedingt runder laufen muss, wenn eine kerngesunde Seniorenschar nichts tut, außer jahrzehntelang Rente in mediterranen Gewässern oder thailändischen »Badehäusern« zu verjubeln. Aufgehen kann die Rechnung nur, wenn man dort nicht zum Vergnügen in den Whirlpool springt, sondern um zu arbeiten.

Das konkrete Beispiel mag ökonomisch anfechtbar sein, rhetorisch erweist es seinen Dienst. Denn Verschwörungstheorien besagen, dass Krankheitsprävention gar nicht darauf abzielt, das Rentnerdasein zu versüßen, sondern zu verkürzen. Stichwort: Rente mit 87. Fehlt der Nachwuchs, muss man länger ran.

Schlecht muss das nicht sein, auch wenn das Toskana-Dasein vermutlich flachfällt. Eine Aufgabe im Leben hält schließlich wach und agil, stiftet unter Umständen sogar Sinn und Freude. So läuft man nicht Gefahr, jeden Tag tatsächlich so zu leben wie vermutlich den letzten: in Agonie.

KAPITEL 3

Renn um dein Leben

*Ausdauersport hält gesund ... man muss ihn bloß mögen
und machen*

Dass Joggen guttut, wusste und propagierte schon mein
Sportlehrer. »Dauerlauf« nannte der die Sache allerdings
noch – »Wehrsportübung« wäre zutreffender gewesen: In
primitivem Outfit ging es über ungesichertes Gelände tief in
den Wald, und zwar so lange, bis auch dem hartgekochtesten
Landei die Lunge unter Wasser stand. Die einzige Motivation,
dabei nicht schlappzumachen, bestand in der Gewissheit,
dass jene, die als Letzte, taumelnd und in Schnappatmung
den Sportplatz wieder erreichen würden, öffentliche Demü-
tigung erwartete. Etwa derart: »Da kommt endlich Tommy.
Wenn der noch langsamer macht, kann ich ihm die Sechs erst
im nächsten Schuljahr geben.« Die Botschaft des streitbaren
Pädagogen war so sozialdarwinistisch wie unmissverständ-
lich: »Quält euch, sonst machen andere das.«

Recht hatte er. Längst haben Wissenschaftler belegt, dass
die Rennerei nicht nur dafür geeignet ist, junge Menschen
zu brechen und Schulstunden totzuschlagen, sondern dass
Ausdauersport auch hohen Blutdruck drosselt, die Knochen
stählt und eine konsumgeplagte Energiebilanz zum Guten
wendet. Wer also Ärzten und so demütigenden Maßnahmen
wie einer salzarmen Diät möglichst fernbleiben möchte, der
renne, so lange er kann. Es lohnt sich: Gut sechs Jahre Lebenszeit sollen bei regelmäßigem Ausdauersport herausspringen.

Das entspricht immerhin dem zeitlichen Gegenwert eines ausgedehnten Studiums oder von ein bis zwei verkorksten Beziehungen.

Seitdem sich diese Erkenntnis gewissermaßen lauffeuerartig in der Gesellschaft verbreitet, gibt es kein Anhalten mehr. An besonders exponierten Strecken wie der Hamburger Außenalster oder am Isarufer in München rennen derartig viele um ihr Leben, dass der Freizeitsport von einer gepflegten Massenpanik kaum noch zu unterscheiden ist.

Dabei treibt die allgemeine Mobilmachung aber kein kopfloser Fluchtreflex an, sondern völlig berechtigte Torschlusspanik. Ab dreißig beginnen viele Menschen zu verstehen und dann auch bald zu merken, dass das Leben einer Baufinanzierung gleicht: Je länger es dauert, desto mehr muss man reinstecken. Irgendwann muss Schluss sein mit der Chillerei, wenn man mit vierzig noch für 37 gehalten werden möchte.

Die Jugend lässt sich noch reuelos verschwenden. Der junge Organismus verfügt über genug Reserven, nicht nur um geistige und körperliche Spitzenleistungen zu vollbringen, sondern auch um deren Vollverweigerung halbwegs schadlos zu überstehen. Doch allzu lange darf man sich für seinen Körper nicht aufsparen. Wer nämlich dessen Bedürfnis, benutzt zu werden, allzu stoisch ignoriert, dem blüht ein dickes Ende.

Denn Bewegung ist ein archaisches Bedürfnis, ein Ausdruck urmenschlichen Wesens, geprägt durch die notorisch widrigen Umstände grauer Vorzeit. Die weitsichtige Entscheidung unserer Vorfahren, von den Bäumen zu klettern, führte nämlich zunächst einmal dazu, dass sie nur noch am Rennen waren – entweder um vor hungrigen Großkatzen Reißaus zu nehmen oder um selbst was Essbares aufzutreiben. Dreißig Kilometer Dienstgang beim Jagen und Sammeln galten als normales Tagespensum – zumindest wenn man erfolgreich nach Hause kommen, satt werden und danach gemütlich seine Gene vervielfältigen wollte.

Auf eben diese Weise wurde eine gute Läuferkonstitution selektiv weitervererbt: ausdauernder Kreislauf, lange Muskeln, sparsamer Stoffwechsel – ausgestattet mit diesen Extras weist der menschliche Körper bis heute eine hohe Laufleistung auf. Doch die wird kaum noch genutzt. Dank Zivilisation und Fortschritt braucht man sich heute fürs Happy Meal zwar nicht mal mehr aus dem Auto zu winden und kann das Jagen, Sammeln und Plündern bequem und virtuell vom Homeoffice aus erledigen; doch das Fleisch ist bekanntlich zu träge, um davon in gerade mal zwei Jahrhunderten Industriezeitalter etwas mitbekommen zu haben – es braucht Action, freie Wild- oder zumindest Aschenbahn.

Regelmäßiger Ausdauersport kann also nur ärztlichst empfohlen werden. Joggen senkt Blutdruck, Blutzucker und Benzinkosten allein durch die Macht der körperlichen Gewohnheit. Die sollte nicht abhandenkommen: Machen ist bekanntlich immer noch die beste Medizin.

Zugegeben: Etwas übertrieben scheint es, der sachgerechten Nutzung des Körpers quasi therapeutischen Wert zuzuschreiben. Bewegung ist etwa genauso »gesund« wie Atmen oder Pinkeln: Unterlässt man es zu lange, stirbt man vorzeitig. Gegen Pest, Krebs oder Nesselsucht hilft hingegen nichts davon.

Wunder darf man also nicht erwarten, schon gar nicht sofort, dafür aber das beruhigende Gefühl der günstigen Einflussnahme. Wessen Schritte erstmals über Sport- oder Grünanlage federn, der weiß sich sofort auf dem richtigen Weg, spürt neues, schönes Leben durch seine Adern pulsen – und verteilt nicht selten nach 400 Metern sein Frühstück in die Rabatten. Da heißt es dann Mund abputzen, nicht aufgeben und sich darüber freuen, schon beim ersten Training 500 Kalorien verloren zu haben.

Jedem Anfang wohnt ja ein gewisses Zaudern inne. Die frühe Läuferkarriere bildet da keine Ausnahme: Reicht die Kondition nur zum Zigarettenholen, ist es um die Motivation meist auch nicht gut bestellt. Üblicherweise verhält es sich ja eher nicht so, dass man kann, was man nur will, sondern genau umgekehrt: Man will nur machen, was man kann. Alles andere kostet viel Mühe, bringt wenig Spaß und bedarf intensiven Ansporns.

Oder professioneller Anleitung: Heutzutage muss niemand mehr sich selbst überlassen und hochrot verfärbt durch den Stadtpark taumeln und dabei Kleinkinder verstören. (»Mami, was hat der Mann?« – »Komm her, der ist besoffen.«) Fachliteratur und Personaltrainer dienen das nötige Halbwissen gerne an, das es braucht, um richtig auf Trab zu kommen. Eine Grundregel lautet: nur so schnell laufen, dass man dabei noch gut atmen kann. Eine weitere: Flüssigkeitszufuhr während des Trainings nicht vergessen – nur nicht so viel, dass man laufend pinkeln muss. Spezielle Trainingsprogramme steigern das Pensum über Wochen wortwörtlich schrittweise, bis einen irgendwann keine Kontinentalplatte mehr überholt.

Wem das zu lange dauert oder wer – verkorkst und traumatisiert durch rüde Sportpädagogen – jede Selbstfürsorge für dekadent hält, kann alternativ auch weniger langwierige Trainingspläne fassen, etwa diesen: Beweg deinen lahmen Arsch, du Wanderhure (Travelpussy)! Kann auch funktionieren. Denn mit Sport verhält es sich ähnlich wie mit Sex: Man muss es irgendwann einfach mal machen, auch wenn's keinen Spaß macht. Für beide Disziplinen gilt: Falscher Ehrgeiz schadet immer noch weniger als gar keiner.

Doch Vorsicht: nicht überlasten. Kennen Kreislauf und Bewegungsapparat lediglich den Weg vom Rechner zum

Kühlschrank und zurück, müssen sie behutsam in die weite Welt der städtischen Grünanlage entlassen werden. Skistöcker zehn Minuten lang Gassi führen, ist ein Anfang. Wer Restmotorik nominell zu Sport erklärt, beflügelt Motivation, Selbstwertgefühl und vor allem den Absatz von Sportausrüstungen; Muskulatur und Kreislauforgane holt das auf Dauer allerdings kaum aus der Wohlstandsflaute. Denen bringt das Training mehr, wenn man danach am Stock geht und nicht schon währenddessen.

Dass der Trainingsaspirant sich gleich ein Sportlerherz einhandelt, wenn er ein paar Runden dreht, ist ohnehin nur so wahrscheinlich wie die Gefahr, Reiner Calmund könnte durch eine dreiwöchige Diät in die Magersucht rutschen. Die unbequeme Wahrheit lautet: Je nötiger man Bewegung hat, desto unangenehmer wird sie. Die These, dass Atemnot oder Knieschmerzen dem Sport anzulasten wären und nicht gerade seiner jahrelangen Verweigerung, folgt in etwa der verbreiteten Trinkerlogik, man habe kein Problem mit Alkohol, sondern nur ohne.

Die gute Nachricht: Eine sport- oder gar intensivmedizinische Rundumbetreuung braucht es normalerweise nicht. Laktatwerte spielen vielleicht beim Apnoetauchen eine gewisse Rolle, auf Wald- oder Parkwegen hingegen herrschen im Allgemeinen ausreichend aerobe Bedingungen. Allerdings warnen Mediziner immer wieder, dass bereits bestehende Schäden an Herz oder Gefäßsystem bei plötzlicher sportlicher Aktivität die gewünschten Trainingsziele akut konterkarieren könnten. Wessen letzte Joggingrunde so lange zurückliegt, dass sie noch Dauerlauf hieß, der suche also sicherheitshalber vor dem nächsten Versuch einen Arzt auf. Das gilt ohne jeden Verzug unbedingt auch für denjenigen, der beim Training auf einmal das Gefühl hat, durch einen langen Tunnel auf ein weißes Licht zuzulaufen.

Unterschätzen darf der Neusportler außerdem nicht die Verletzungsgefahr. Seine Knochen und Muskeln befinden sich schließlich im Zustand der Abwicklung, die Sehnen reifen bereits ab dreißig zur Sollbruchstelle. Da kann es schon mal zwicken. Findige Massenmedien legen die Risiken des Ausdauerlaufens in seiner ganzen medizinischen Relevanz schonungslos offen: »Achtzig Prozent« aller Läufer seien »einmal im Jahr« verletzt, weil sie »falsch« trainierten. Sie machten zu große Schritte, liefen dadurch »zu schnell« oder erlitten Schmerzen, etwa durch das »Schienbeinkantensyndrom«, ein Krankheitsbild, dessen Erstbeschreibung der *Stern* mit einigem Recht für sich beanspruchen darf.

Die denkbaren volkswirtschaftlichen Konsequenzen und die individuellen Leidensschicksale, die hinter diesen kalten epidemiologischen Zahlen stecken, sollen hier nicht abgetan werden. Insgesamt lässt sich aber doch feststellen, dass Ausdauerlauf auf der Hitliste der Risikosportarten eher im unteren Bereich rangiert, knapp über Schach und Wassertreten. So lange man sich nicht verläuft und immer schön einen Fuß vor den anderen setzt, kann allzu Schlimmes kaum passieren. Zehn Minuten Stretching für dreißig Minuten gemächliches Laufen dehnen daher auch bloß die trainingsfreie Zeit aus. Zerrungen drohen bei einer moderaten und gleichförmigen Bewegung wie dem Laufen eigentlich nicht. Eher zerrt man sich bei hastigem Biertrinken die Schulterpartie – vor allem natürlich, wenn man nicht richtig vorgeglüht hat.

Zu einem erfolgreichen Laufprogramm gehört aber auf jeden Fall die korrekte Nährstoffzufuhr: Kohlenhydrate stellen Zucker für die Muskulatur bereit, Proteine liefern essentielle Bausteine für die Regeneration. Beides findet sich in Magerquark, frischem Obst oder Haferflocken mit Milch. Sollte all das nicht zur Hand sein, tun es auch Schwarzwälderkirschtorte oder Currywurst mit Pommes – damit gibt es sogar eine Extraportion wertvoller Eiweiße und Kohlenhydrate.

Ein Zuviel an wichtigen Nährstoffen vereitelt allerdings leicht die gewünschte Kalorienverbrennung, zumal es um diese ohnehin bescheiden steht: Entspanntes, lockeres Joggen verbraucht gerade mal fünfmal so viel Energie wie noch entspannteres, stumpfes Rumsitzen. Das heißt: Wer mit Sport abnehmen möchte, muss viel tun, vor allem das Essen weitgehend unterlassen. Es bedeutet aber auch: Wer keine Lust hat, zwecks Fettverbrennung eine Stunde durch das Unterholz zu hetzen, kann alternativ auch einfach fünf Stunden fernsehen und sich die Hast verkneifen.

Nicht sparen sollten Freizeitsportler hingegen am richtigen Equipment. Ganz wichtig: Hemd und Hose. Bei Männern sollten alle Keimdrüsen vollständig verhüllt und fixiert sein. Für Frauen gilt, je nach Alter und Konstitution, unbedingt einen Sport-BH tragen oder eben gar keinen.

Notfallkapseln mit isotonischem Rettungsgetränk, unappetitlich aerodynamische Kompressionsbodys und GPS-getrackte Pulsmonitore leisten wertvolle Dienste, wenn man allein von Paris nach Dakar unterwegs ist; im Stadtpark braucht es nicht zwingend eine Ausrüstung, die selbst fürs Apolloprogramm zu teuer gewesen wäre – oder zu peinlich.

Schuhe sind ein Thema, an dem sich die Geister derzeit scheiden. Vor einigen Jahren noch stellten sich dem Hobbyläufer beim Schuhkauf Anforderungen wie bei der orthopädischen Facharztprüfung: Ob man beim Laufen eher pronieren oder supinieren würde, wie der Torsionswinkel sei und so weiter. Mit den biomechanischen Details stand und fiel die korrekte Schuhwahl. Denn die biomorph verschalten und mit verschiedenen Dämpfern, Stützen, Crash-Pads und Heel-Clutching-Systemen bis zur Unkenntlichkeit entstellten Modelle würden »individuelle Schwachpunkte der Fußstatik« stützen und so vor Verletzungen schützen. Wer nicht leiden wolle, müsse auf Schönheit verzichten können und die Hüpfburgen tragen, so die herrschende Meinung.

Mittlerweile aber gibt es wissenschaftliche Hinweise darauf, dass das groteske Schuhwerk Verschleiß und Verletzungen sogar begünstigt, weil Gelenke und Sehnen denken, sie seien im Ikea-Kinderparadies und nicht auf der Piste. Trendsetter laufen daher barfuß. Das soll in Ermangelung technischen Schnickschnacks ersatzweise was mit natürlich gesteigertem Bewusstsein zu tun haben – vermutlich dem, dass ein Schritt immer erst auf den vorigen folgt.

Wem das zu esoterisch ist, dem kann moderne Kommunikationstechnik helfen. Trainings-Apps sollen Anreize setzen. Doch ähnlich wie bei »Pimp my Besetztzeichen« oder »Papierfliegeranleitung« nutzt sich der Spaß daran schnell ab. Der soll nämlich darin bestehen, beim Laufen von einer »sexy Stimme« bequatscht zu werden, und zwar über langweiliges Zeug wie Durchschnittsgeschwindigkeit, Höhendifferenz und den relativen Bainbridge-Reflex-korrigierten Herzfrequenzanstieg pro Streckenkilometer. Kann aber auch ablenken. Letztendlich hilft nur machen und sich die Sache schönlaufen. Dafür sollen ja irgendwelche Endorphine sorgen, die beim Rennen vom Organismus ausgestoßen werden. Diese Belohnstoffe sind dem Gehirn für den Eigenbedarf erlaubt, denn sie verursachen eine milde Euphorie bei Handlungen, die evolutionär irgendwie sinnvoll sind, wie Essen oder Spaß haben.

Und Spaß machen sollte es: Damit nämlich die gesundheitsförderlichen Effekte des Ausdauersports sich in den verheißenen sechs Lebensjahren niederschlagen, muss man immerhin auch ein volles halbes Jahr auf der Piste verbracht haben. Zieht man vom Bruttogewinn die tägliche Schlafens-, Essens- und Arbeitszeit ab, geht also gut die Hälfte des gewonnenen Daseins für das erforderliche Pensum drauf. Laufzeit ist

Lebenszeit. Diesen Satz gilt es in beide Richtungen gründlich zu durchdenken. Wer nämlich keine Erfüllung darin findet, zwei bis dreimal die Woche stundenlang durch die Gegend zu hecheln, Radfahrern auszuweichen und »spielenden« Hunden zu entkommen, der wird am Ende bloß sechs Jahre lang bereuen, sich nicht mehr gehen gelassen zu haben. Wessen Ziel hingegen der Weg ist, der möge laufen und finden.

So laufen Sie richtig:

• Heben Sie bei aufrechtem Oberkörper ein Bein Ihrer Wahl und führen Sie es in die gewünschte Zielrichtung. Achten Sie darauf, dass der Oberkörper dabei orthograd zur Laufebene steht. Ist dies nicht der Fall, stehen Sie wieder auf und wiederholen Sie Schritt 1.
• Synchron mit der Schwungphase des einen Beins erfolgt die Abdruckphase des anderen, worauf das Paradigma bilateral alterniert und sich eine oszillierende Periodik einstellt. Achten Sie darauf, dass der Ablauf stets dynamisch, fließend und natürlich erfolgt. Sollten Sie es anders hinkriegen, melden Sie sich beim chinesischen Staatszirkus an.
• Vergessen Sie nicht, während des Laufens gleichmäßig zu atmen. Vergewissern Sie sich außerdem, dass alle inneren Organe weiter arbeiten. Nur so können Muskulatur und Stoffwechsel in den nötigen Einklang kommen, um Ihre Vitalität zu fördern.
• Die optimale Pulsfrequenz beim Training berechnen Sie, indem Sie von 220 Ihr Lebensalter abziehen, die Differenz durch 100 teilen und mit 70 multiplizieren. Eindeutig zu niedrig ist die Belastung, so lange sie das laufend noch ausrechnen können. Eindeutig zu hoch ist sie, wenn Sie 220 sind und noch Puls haben.

KAPITEL 4

Stahlharte Hengste

Kraftsport tut gut,
wenn die Motivation stimmt

Laufen, so gesund es auch sein mag, ist nicht jedermanns Sache: »Zu monoton, zu einseitig, zu wenige spontane Sexualkontakte«, lauten häufige Einwände. Zum Glück eignet sich aber noch manches mehr aus der olympischen Vielfalt sportlicher Disziplinen, um dem Körper Gutes zu tun. Ballsportarten, Segel- oder Wintersport fördern Kraft, Ausdauer und Geschick auf abwechslungsreiche Weise und bieten außerdem viel Gelegenheit zu zwangloser Geselligkeit.

Doch obliegt dem bunten Treiben aus ärztlich-fürsorglicher Sicht eine gewisse Brisanz. Zu variabel und plötzlich wirken bei vielen Spiel- und Spaßsportarten physikalische Kräfte, als dass ihre Effekte pauschal zu bewerten und vor allem jedem zu empfehlen wären: So mancher Altherren-Fußballer hat schon per ambitionierter Blutgrätsche seine oder anderer Kniegelenke zu Grabe getragen und Freeclimbing oder Ski Alpin sind ungefähr so gesund wie Schweinegrippe: Macht den Körper fit, falls man es heil übersteht.

Eine saubere und sichere Angelegenheit hingegen ist Gerätetraining. Kraftmaschinen erlauben den gezielten Aufbau bestimmter Muskelgruppen unter kontrollierten Bedingungen – ganz wie es sich bewährt hat an professionellen Leistungszentren und traditionell im Strafvollzug. Individuelle Trainingsziele können auf diese Weise definiert und persönliche Schwachstellen behoben werden. Dabei lässt sich der Körper völlig neu entdecken und erfahren. Wer schon immer mal wissen wollte, was der Musculus pronator teres so treibt oder wo die Pars clavicularis des Deltamuskels ansetzt, kann das beim Kraftsport nachhaltig erspüren.

Muskelaufbau festigt aber nicht nur die Persönlichkeit, sondern hält ganz allgemein auch gesund: Blutzucker und Körperfettanteil sinken, was Diabetes und Gefäßverkalkung vorbeugt, sofern man dem mit Blutzuckersenkung verbundenen Heißhungergefühl nicht wie gewohnt nachkommt.

Dadurch, dass Geräte die Bewegungen störungsfrei führen und Gewichte es ermöglichen, Trainingsreize beliebig zu wählen und zu steigern, sind negative Effekte bei korrektem Übungsablauf nahezu auszuschließen. Einzige Schattenseite des effizienten Hightech-Sports: tödliche Langeweile.

Eine nächtliche Inventur im Flügelschraubenlager könnte nicht stumpfsinniger sein als das akkordartige Abarbeiten isolierter Muskelkontraktionen nach Dezimalsystem. Eine Freizeitbeschäftigung wie aus der Vorhölle, deren sinnliches Erlebnis in wechselnden Schmerzqualitäten und -lokalisationen besteht. Ein Opferritual, das allem Diesseitigen entsagt, damit ganz dem hehren, fernen Ideal gedient und genügt werde.

Um von dieser Lebensferne ein wenig abzulenken, setzen viele Studios auf Wohlfühlambiente nebst einschlägigen Berieselungsoptionen wie Solarium, Sauna oder Saftbar, was nebenbei Gelegenheit bietet, auch die Mitgliedsbeiträge aufzupumpen. Andere Anbieter hingegen versuchen das mentale Nirwana mit Sozialgruppenzugehörigkeitsgefühl zu füllen, etwa dem, zum erlauchten Kreis steroidabhängiger Technoveteranen aus dem Geringverdienersegment zu gehören. Wieder andere locken mit höheren Werten wie Wissenschaft, Weisheit, Wunderheilkunde – meist allem zusammen.

Im Folgenden sollen persönliche Undercover-Recherchen davon zeugen, wie gut die Kompensation fehlender Fitness-Echtzeit-Attraktivität durch solche Strategien gelingt. Können ein ansprechendes Umfeld und nette Sozialkontakte die Schinderei am Ende gar mit Spaß erfüllen?

Der Edel-Fitnessclub

Schon der Eingangsbereich macht Lust auf mehr. Relaxte Atmosphäre, lobbyartiges Ambiente und Wohlfühl-Weiblichkeit. Die vollausdefinierte Empfangskraft strahlt weiten Auges und findet es »super«, dass man da sei. Wie im Rausch erteile ich die Einzugsermächtigung, da schiebt ihre warme Hand auch schon den Spindschlüssel über die glatte, harte Nussholztheke. Schnell rauf, in was Bequemes geschlüpft.

Auch im Spa-Bereich wurde nicht gespart: Chrom, Marmor, Regenwaldatmo über dezent drapierte Bose-Speaker. Doch Zeit zum Verweilen ist nicht, weil Geld, denn im Trainings-Loft wartet schon mein Personal Coach, namentlich »der Andi«, um den »individuellen Work-out-Plan« zu erstellen.

Das Trainingsareal gleicht einem Yachtclub auf Barbados. Sonnenlicht fällt durch riesige Fenster auf blitzsaubere Geräte. Teppichboden dämpft jede Geräuschentwicklung auf Cocktailbar-Niveau. Zierpflanzen korrigieren dezent, aber effektiv drohende Turnhallenatmosphäre in ein Gefühl von Urlaub auf der Raffaelo-Insel: Alles leicht, freundlich und schön. Da kommt auch schon der Andi: »Servus. Ich bin der Andi. Super, dass du da bist.«

Er ist genauso nett wie alle hier, erschreckend durchtrainiert und ganz offensichtlich ein »guter Tänzer«, also ein »sensibler Zuhörer«, ein »poritzenepilierter Ehrenbürger der Stadt Bückeburg« eben. Zumindest deuten die Boygroup-

Strähnchen und das zwischen Radlerhose und Bauchfrei-Leibchen exponierte Steißtattoo dringend darauf hin.

Nicht, dass ich damit ein Problem hätte: Einige meiner besten Freunde kennen welche, die schon mal mit Schwulen auf einer Party gewesen sein sollen. Außerdem stimmen diese ganzen Rollenbilder sowieso nicht mehr: Hetero, Homo, Thomas Anders – das ist so was von Eighties. Der ehemals heterosexuelle, weiße Aggressor ist heute metrosexuell, achselrasiert und kann Chabrol von Chablis unterscheiden. Die Schwulen wiederum heiraten neuerdings alles, was im Stadtpark nicht bei drei hinterm Rhododendron weg ist. Die Konturen verschwimmen.

Was allerdings nicht fürs Körperrelief gelten dürfe, wie Andi deutlich macht: Immer schön isotonisch belasten solle ich Beuger und Strecker, submaximal mit schnellen Wiederholungen. Schon nach der Einführungsrunde fühle ich mich total ausgelaugt und irgendwie aufs Körperliche reduziert. Das liegt einmal an meinem desolaten Trainingszustand, zum anderen aber auch an Andis plüschen Dackelblicken und meinem Dasein als sexuelle Minderheit.

Denn auch sonst herrscht auf dem Trainingsparcours ein Treiben wie am Strand von Mykonos: Diverse »gutriechende Junggesellen« scharwenzeln und tänzeln neckend und checkend umeinander, derweil sie sich abwechselnd ins Sportgerät hängen, um unter begehrlichen Blicken ihre »Schokoladenseite« zu präsentieren.

Da gilt es für mich möglichst unbemerkt und unerkannt zu bleiben. Ganz offensichtlich stellen Heterosexuelle an einem Vormittag im Edel-Fitnessclub eines der letzten gesellschaftlichen Tabus dar. Rein statistisch ist nur einer von vierzig Männern schwul. Wieso geht es dann hier, unter gut verdienenden Kreativen mit Hang zur Selbstdarstellung, zu wie beim Village-People-Casting?

Sich als »Hete« zu outen hätte vermutlich massive Ausgrenzung zur Folge – vor allem seitens der hochattraktiven Frauen, die herkommen, um in Ruhe und in hautengen Bodys trainieren zu können. Das verrät mir Conny, die Spitzenkraft vom Empfang, vertrauensvoll bei einer wohlverdienten Pause an der Protein-Bar. Dass ich mich mit »dem Andi« »super verstehen« würde, habe sie übrigens gleich gemerkt, wie sie augenzwinkernd noch zu bemerken müssen meint. Ich sage nichts und stürze meinen Drink herunter, der aussieht wie Schoko, schmeckt wie laktosefreier Magerquark und satt macht wie Rigips.

Auf das »Römische Dampfbad« verzichte ich, da ich dort allzu intensive Begegnungen der »dritten Art« erwarte. Ein vorurteilsbedingter Fehlschluss, wie sich zeigt, denn ich treffe alle »Eurovision Song Contest-Experten« von vorhin unter der Dusche bei der Intimrasur an. Ich versuche nicht so zu gucken, als hätte ich noch nie derart nackte Männer gesehen und mache mich – bevor noch jemandem die Seife entwischt – zügig und nassen Fußes zur Umkleide.

Draußen fordert meine Offenheit noch mehr Lehrgeld: Acht Euro für den viskösen Eiweißschock. Ich bin beschämt und enttäuscht. Geht es denn immer nur um das eine? So wie hier werde ich nicht gerne über den Nussholztisch gezogen.

Der Fitness-Discounter

Als Nächstes versuche ich mein Glück dort, wo noch ehrlich geschwitzt wird. Leisetreterboden, Sauna- und Nasszellenvergnügen braucht kein Mensch – schon gar nicht, um hart an sich zu arbeiten. Das kostet alles bloß Geld und führt zu weitreichender Ablenkung. Beim Fitness-Discounter beträgt der Monatsbeitrag ein Zehntel dessen, was der schwüle Schwitzklub verlangt. Dafür gibt es aber alles, was *echte* Männer zum Sport brauchen: eine neonhelle Halle mit Geräten drin, brettlauten Autoscooter-Techno und ein paar lose Thekenschlampen mit Problemzonenerfahrung – fertig.

Dekadenten Überfluss hat man hier konsequent wegrationalisiert: Abends wird einmal mit dem Hochdruckreiniger durchgegangen, das muss reichen als Wohlfühlfaktor. Eiweißhaltige Getränke gibt es nebenan bei Aldi (H-Milch), und steißtätowiert sind hier nur enddreißigjährige Mütter erwachsener Kinder – die dafür alle.

Zwei, drei davon haben sich unterhalb ihrer Kummerfalten sogar ganz passabel gehalten. Die würden sich vermutlich nicht so haben und zieren, wenn man ihnen respektvoll seine Aufwartung machte. Eine hat gerade vis-à-vis zum Abduktorentraining in der Beinspreizmaschine Platz genommen und gibt schon mal alles.

Auch sonst geht es unkompliziert zu. Das offizielle Trainerpersonal beschränkt sich darauf, gelegentlich durchs Rund zu gucken, ob die Geräte zumindest annähernd sachgerecht benutzt werden und niemand über längere Zeit ohne Puls ist. So kann jeder ungestört und unbelehrt seinen eigenen Rhythmus und Trainingsstil finden.

Das schätzen offenbar auch die drei einbauküchenformatigen Halbweltler, die kurz darauf neben mir die Beinpresse pulverisieren. Schnaufend, scheppernd und abwechselnd gehen sie dabei zu Werke: Einer drückt grunzend den kompletten Gewichtsbestand durchs Gerät, die anderen bellen dazu männerbündische Motivationsmantras: »Komm, komm, komm!«, »Zieh, zieh, zieh!«, »Mach, mach, mach!«

Ähnlich eingespielt und reduziert imponieren auch die breitbeinig geführten Konversationsübungen, die sie immer mal einstreuen. Thematisch geht es um dicke Autos, Wodkakonsum und Gewaltverbrechen. Das eigentliche Anliegen besteht aber darin, präsent zu sein, was mit weitausholenden, tonischen und knuffenden Bewegungen unterstrichen wird, und darin, beim Reden keine Verben zu benutzen: »Ey, die Karre so fett, erst mal München – Berlin in drei Stunden, danach ich end-fertig.«

Als ich schließlich an die Maschine darf, ist diese nicht nur reif fürs Altmetall, sondern auch vom Schweiß durchseicht. Mein geplanter Oberschenkelausbau kann erst nach längerer Wartungs- und Dekontaminationsarbeit beginnen. Schweißgeschwängert bleibt die Luft gleichwohl und damit auch ziemlich hormonhaltig.

Ganz offensichtlich sind hier mehr osteuropäische Anabolika im Umlauf als bei Olympia '80 in Moskau. Während ich bei den noch relativ jungen Inkassovollstreckern von gerade eben einfach mal davon ausgehe, dass ihr enger Terminkalender nicht genug Zeit lässt, um derartigen Muskelüberschuss allein durch fleißige Trainingsarbeit zu erwirtschaften, steht den älteren Luden das »Kuren« deutlich ins Gesicht geschrieben. Langnasig, dünnfältelig und aknenarbig gucken sie aus der weiten Wäsche und sehen dabei in Extremfällen aus wie eine Kinophantasie ihrer Jugend: der Sohn von Rambo und E. T.

Weitere gruselige Mischwesen aus den Achtzigern tönen lautstark aus der Musikanlage: ein Techno-Hybrid aus »Sunshine Reggae« und Bruce & Bongos »Geil«. Zum Beschallen von Fitnessstudios hat die so kränkelnde wie kranke Popindustrie offenbar völlig neue »Substyles« kreiert: Während in dem Edelladen vor allem angehouseter Lounge-Muzak mit leichtem Darkroom-Einschlag lief, gibt es hier ausschließlich das Genre »Achtziger, Neunziger und das Schlimmste von heute, sinnlos zusammenkopiert, mit Beat unterlegt und durch Auto-Tune gejagt« zu hören.

Der flotten Mutti aus der Postraffmaschine scheint es zumindest zu gefallen. Ich entdecke sie draußen wippend und rauchend in vertrauter Runde mit den Beinpress-Fieslingen. Trotz Sport werden hier Nikotinkonsum und zweifelhafte Sozialkontakte gepflegt: Vom gesundheitlichen Gesamtkonzept bin ich nicht überzeugt – und zwischenmenschlich erneut irgendwie enttäuscht.

Medizinische Fitness

In defekten Folterinstrumenten und bei hochphoniger Idiotenmusik können kaum Körper und Geist genesen. Da kann man genauso gut zum Pilgern auf den Berliner Ring. Nein, für so wichtige Belange muss man sich an Profis wenden, wie sie bei der Gesundheitsfitness in Lohn und Brot stehen. Hier wird man von medizinisch geschultem und versiertem Fachpersonal beraten – und auch von Orthopäden.

Eine Bekannte von mir, Hanne, hat mir den Tipp gegeben. Sie geht seit einigen Monaten hin, nachdem ihre langjährige Beziehung mit Bernd zerbrochen ist, weil sie das Gefühl hat, »sich einfach auch mal wieder um sich selbst kümmern zu müssen«. »Total gut« täte ihr das Training. Das Ganze habe auch überhaupt nichts zu tun mit prolligem Gewichtestemmen, sondern liefe strickt rational, quasi unter Laborbedingungen ab. Denn alle Übungen werden in Studien erprobt und evaluiert. Fragt sich natürlich, ob vor unserem Besuch oder währenddessen. Egal, Sportwissenschaft klingt sexy. Nichts wie mit.

Nüchtern und ausgewogen, ja fast streng erscheint bereits das ganze Interieur: helles Holz, klare Linien, konzentrierte Ruhe – weder Kirmesbude noch Gay-Sauna. Hanne verweist mich zum Einstand an Werner, der hier »Instruktor« ist. Werner kann außerdem auf eine heilpraktische Ausbildung in

Manualtherapie und zehn Jahre Yoga-Erfahrung verweisen, wie er berichtet, eigentlich sei er aber Grenzschutzoffizier aus Plauen. Schnellen Griffes prüft er »Faszienspannung« und »Range of motion« meiner »positiven Aktionsphase«, bevor es grünes Licht für die Übungsrunde gibt.

Als Erstes nehme ich in einer Beinmaschine Platz, genauer: Ich werde von ihr inkorporiert, denn Werner verschraubt und fixiert mich in dem Gerät, bis ich nur noch willfähriger Apparatschick meiner Oberschenkelmuskulatur bin. »Streng isoliert« möge ich die Streckbewegung nun ausführen, bis zur völligen Ermüdung. Ich gehorche und ertrage den mit jeder Wiederholung langsam zunehmenden dumpfen Schmerz. »Weiter«, bestimmt Werner in die drückende Stille, »der Widerstand muss überwunden werden.« Was meint er damit? Die Last am Bein? Oder meinen freien Willen, was gegenwärtig auf dasselbe hinausläuft. Ich suche Blickkontakt mit Mitgefangenen, doch alle scheinen betäubt und abgeschnitten in der sie umfassenden Maschinerie.

Beim Gerätewechsel versuche ich, Hanne zu erspähen, finde sie aber nicht. Sie muss doch hier sein. Mein Blick schweift suchend umher, da spüre ich Werners kalten Griff, der mich in die nächste Apparatur zwingt. Wieder drücke ich stereotyp gegen das immer unerbittlicher werdende Gewicht. Die Spannung ist nun schier physisch zu spüren.

Nach der zehnten Trainingsstation trotte ich bloß noch stumm und apathisch hinter Werner her. Von Hanne keine Spur. Hat sie mich ausgeliefert? Wem kann ich noch trauen? Bin ich Teil eines geheimen Menschenversuchs? Werner wähnt mich offenbar vollständig gebrochen und hätte noch »ein paar Fragen«. Er führt mich in einen fenster- und schmucklosen Raum, in dem ich ihm fürs »Assessment« Rede und Antwort stehen muss: Ob ich wohl auch weiter regelmäßig trainieren würde? Was ich sonst so in meiner Freizeit täte? Ob ich ein Problem damit hätte, meine medizinischen Daten preiszugeben?

Ich muss raus. Einen Moment der Abwesenheit Werners, als dieser Einzugsermächtigungen, Vollmachten und Schweigepflichtsenthebungen ausdruckt, nutze ich zum Ausbruch. Draußen treffe ich Hanne, sie hatte sich offenbar in der Dusche versteckt. Wir fliehen gemeinsam und verkriechen uns in ihrer Wohnung: Zwei Dissidenten eines totalitären und technokratischen Trainingssystems. Not und Erschöpfung haben uns aneinandergeschweißt, ganz wie Faye Dunaway und Robert Redford in »Die drei Tage des Condor«. Es gibt Wein. Dave Grusin und Lee Ritenour grooven aus dem Off. Schwarzblende.

Am nächsten Morgen schleiche ich mich aus Hannes Wohnung. Die Luft scheint rein. Wie sich rausstellte, war sie ganz froh, sich nicht mehr nur um sich selbst kümmern zu müssen. Meine Rückenmuskulatur zieht ein wenig, aber ich fühle mich ausgeglichen und entspannt. Na also! Man braucht vor allem Geduld beim Fitnesstraining. Auch wenn es lange zäh und öde ist – der Erfolg kommt mit der Zeit.

Resümee: Kraftsport erhöht nicht nur Bizepsumfang und Energieumsatz, sondern auch die sexuelle Trefferquote. Natürlich lässt sich das aus methodisch fragwürdigen, heillos überzogenen und klischeebehafteten Fallstudien wie den obigen kaum sauber belegen. Doch gibt es auch ernstzunehmende Daten, die diese Aussage stützen: So haben muskulöse Männer mehr Sex als schlanke – und zwar nicht nur miteinander, sondern vor allem mit Frauen, wie Evolutionspsychologen aus Pittsburgh, USA, erhoben haben.

Offenbar stehen klassisch männliche Attribute wie Kraft und Körpergröße bei den Damen nach wie vor hoch im Kurs, obwohl ja die Zeiten des Jagens, Sammelns und Brandschatzens, in denen nämliche Merkmale eine gute Partie anzeigten, lang zurückliegen. Heute bewähren Männer sich auf ergonomischen Bürostühlen und dem Kinderspielplatz. Andererseits: So ein Babytragetuch schleppt sich den halben Samstag natürlich auch nicht von allein.

Ebenfalls als evidenzbasiert dürfte gelten: Homosexuelle Männer finden einander eher in teuren Fitnessclubs oder im ZDF-Fernsehballett als in Fußballbundesligavereinen und in den bildungs- und manufactumfernen Kreisen unserer Gesellschaft spielt körperliches Durchsetzungsvermögen durchaus noch eine gewisse Rolle. Überzufällig oft stimmen Klischees, sonst würden sie als solche schließlich nicht funktionieren. Menschen suchen nun mal ständig nach Identifikation, außerdem nach Glück, Gesundheit und Geschlechtsverkehr. Dankenswerterweise gibt es bei uns für jeden einen Platz, wo jener (oder jene) das suchen und hoffentlich auch finden kann.

KAPITEL 5
Menu fatal

Ungesund ist Essen bloß,
wenn man es dauernd macht

Der Mensch stirbt nicht am Tod allein. Meist spielt dabei Eigenverschulden eine maßgebliche Rolle: zu viel geraucht. Oder zu viel beim Tanken geraucht. Oder beim Tanken geraucht und zu wenig bedacht, dass die herbeieilende Feuerwehr in jedem Fall Vorfahrt hat.

Noch dümmer als beim Genussmittelkonsum oder im Straßenverkehr kann es nur beim Essen laufen. Wer hierbei einfach seinem Bauchgefühl folgt, kriegt dieses oft irgendwann nur noch per Magenband gezügelt. Laut Robert Koch-Institut ist jeder vierte Deutsche zu fett – also nicht ›vollschlank‹ oder »kräftig«, sondern wirklich die Kategorie von »braucht zwei Sitze im Bus« bis »braucht zwei Busse«. Das führt nicht nur zu Wohnraumverknappung, sondern auch zu ernsten Gesundheitsproblemen wie Bluthochdruck oder Diabetes.

Fett speichert Energie, ursprünglich um auch bei Versorgungsengpässen welche zur Verfügung zu haben. Wird aber nur immer mehr angehäuft, gerät die Reserve zur Altlast, die den Blutzucker hochtreibt und die Adern verstopft. Irgendwann sieht es dann in den Herzkranzgefäßen so aus wie auf dem Münchener Luise-Kiesselbach-Platz: eng, grau und leblos.

Doch nicht allein das richtige Maß erweist sich als störanfällig. Vor allem inhaltliche Fragen wiegen schwer und verunsichern den Konsumenten: Wie viel Kilo unraffinierten Zucker muss man lutschen, um genug seiner wertvollen Mineralien und Nährstoffe aufzunehmen? Dürfen in Bio-Gemüse überhaupt Gene sein? Fallen Mettbrötchen unter Rohkost?

Ernährung hat sich zu einer hochkomplexen Angelegenheit entwickelt, da die Ansprüche ans Essen gestiegen sind: Ursprünglich brauchte es bloß satt machen, da reichte zur Not »Ratte roh an Brennnesselsalat«. Dann sollte es außerdem schmecken, was zur Entwicklung von Transfetten, Doppelrahmstufe und Separatorenfleisch beitrug. Inzwischen muss Essen aber auch noch gesund sein.

Das hieße eigentlich bloß, man sollte es sich nicht so sehr schmecken lassen, dass es allzu permanent satt macht. Doch das scheint gar nicht so einfach zu sein, locken doch überall volle Regale und leere Kalorien. Und reicht Mäßigung allein wirklich aus, um sich vor Allergien zu schützen, Krebs vorzubeugen oder rundum begabte, polyglotte Superkinder aufzuziehen? Bedarf es dafür nicht einer gleichermaßen hygienisch unbedenklichen wie unbehandelten, nährstoffreichen wie kalorienarmen, hochwertigen wie niedrigpreisigen Spezialdiät – und zwar in rauen Mengen?

Der folgende Essensratgeber soll die Komplexität der Anforderungen entwirren. Wer die Tipps beherzigt, wird schnell merken, gesundes Essen muss weder teuer noch geschmacklos, noch gesund sein.

Essen Sie genug Vitamine

Vitamine sind chemische Verbindungen, die der Körper als Co-Faktoren für Blutbildung, Stoffwechsel oder das Immunsystem benötigt, aber selber nicht herstellen kann. Daher muss der Mensch sie mit der Nahrung aufnehmen, was allerdings kaum zu vermeiden ist, sofern man sich nicht auf jahrelange Seefahrten einlässt, wo es bloß Zwieback, Rum und Filzläuse zu essen gibt. Vasco da Gamas Matrosen beispielsweise gingen bei ihren fröhlichen Segelausflügen unter einem solchen Menüplan reihenweise die Zähne und Lebenslichter aus.

Unter den gängigen Zivilisationsbedingungen hingegen tritt Vitaminmangel nicht auf – und zwar egal, ob man sich von Ja!-Tiefkühlpizza ernährt oder sein halbes Akademikergehalt zum Biobauern trägt. Erstens sind die Vitalstoffe so ziemlich in allem drin, was sich im Laufe der Kulturgeschichte als Essen etablieren durfte. Zweitens braucht der Organismus so schrecklich viel davon auch gar nicht. Täglich 50 Milligramm Vitamin C – das steckt bereits in einer Orange oder 100 Gramm Rotkohl – reichen dicke, um bei gutem Befinden und lückenlosem Zahnstatus zu bleiben.

Das Beispiel macht gleichwohl deutlich, dass die Angaben sich auf Vitaminmangel im engeren, »schulmedizinischen« Sinne beziehen, also auf Umstände, die erwiesenermaßen auch etwas miteinander zu tun haben. Doch bekanntlich gibt es ja mehr zwischen Himmel und Eisbergspitze, als sich dank reiner Schulweisheit annehmen und befürchten ließe. So soll bereits »subklinischer« Mangel Gefäßverschlüsse, Krebs und vorschnelles Altern begünstigen. Das legen immerhin epidemiologische Studien nahe. Das sind solche, die einfach mal der Frage nachgehen, ob Menschen mit vergleichsweise geringen Vitaminspiegeln ein höheres Risiko aufweisen, krank zu werden. Dabei wird also berechnet, ob zwei Merkmale wie der Vitaminspiegel und das Auftreten einer Krankheit überzufällig häufig miteinander korrespondieren.

So soll etwa Demenz mit niedrigen Vitamin-D-Spiegeln einhergehen. Was von was kommt, wird bei solchen Studien allerdings grundsätzlich nicht untersucht: Schadet ein niedriger Vitamin-D-Spiegel dem Gehirn oder vergisst man bei Demenz eher mal die Vitamintabletten einzunehmen?

Anderen epidemiologischen Untersuchungen zufolge empfiehlt es sich, Letzteres auch klaren Geistes zu tun. Weil nämlich die regelmäßige Einnahme von Vitaminpräparaten das Risiko eines vorzeitigen Ablebens sogar erhöht. Demnach dienten die ganzen tollen Nahrungsergänzungsstoffe am Ende bloß als Pflanzendünger für die Radieschen von unten.

Doch Halt! Statistisch belegen kann man ja so ziemlich alles. Gerade bei der leidigen Frage nach Ursache und Wirkung gilt es, auch die Plausibilität nicht außer Acht zu lassen. Es ist ja bekannt, wie Vitamine ihre heilsamen Effekte konkret vermitteln. So stimuliert Vitamin A beispielsweise die Bildung von Immun- und Blutzellen. Vitamin C und E fungieren vor allem als Antioxidantien. Das bedeutet, sie neutralisieren reaktionsfreudige Sauerstoffatome, sogenannte freie Radikale, die erwiesenermaßen eine gewisse Rolle etwa beim Krebsbekommen oder Altwerden spielen.

Demnach wäre es ignorant, nicht reichlich zuzugreifen bei Obst, Gemüse und Co-Faktoren. Entsprechend haben sich komplette Heilslehren aus der Vitaminkunde entwickelt – und Industriezweige, wobei die Reihenfolge noch zu prüfen wäre. Für Gesundheitsbewusste zumindest, die nicht kiloweise Grünzeug schleppen, geschweige denn essen wollen, stellt die Pharmaindustrie aus ihren Abfällen Hochdosispräparate her. Brause statt Broccoli, lautet die dankenswerte Option.

Ignorieren darf man der Vollständigkeit halber aber auch nicht, dass Körperzellen nicht nur durch Oxidation zu Schaden kommen, sondern noch durch zig andere chemische Prozesse, wie zum Beispiel durch fehlende Oxidation. Womöglich deshalb konnte der Gedanke, dass komplexe Probleme durch die Neutralisation einzelner Störenfriede zu lösen wären, bislang auch nicht so richtig bestätigt werden, wenngleich die Idee sogar bis in die Weltpolitik beliebt und verbreitet ist.

Einseitige Sichtweisen und Kräfte schaden komplexen Systemen üblicherweise mehr als sie nutzen. Das könnte erklären, warum präventive Vitaminschläge mitunter schlecht ausgehen Offenbar schätzen Krebszellen die vitalisierende Wirkung von Hochdosis-Vitaminen ebenfalls – vor allem wenn es dazu kein ekliges Zeug wie Sellerie oder Rote Bete gibt.

Essen Sie Fleisch nur in Maßen

Würstel, Burger, Olympia-Platte – alles schmackhaft, aber auf Dauer leider fatal. Denn Fleisch- und Wurstwaren stecken voller tierischer Fette, Nitrite und Salz, und derlei begünstigt Diabetes und Bluthochdruck. Täglicher Fleischverzehr verkürzt daher die Lebenserwartung. Das haben Wissenschaftler der Harvard University in Boston belegt: Bei Freunden fleischlastiger Hausmannskost lag die Wahrscheinlichkeit, innerhalb des Beobachtungszeitraums von dreißig Jahren zu sterben, um bis zu zwanzig Prozent höher.

Doch stecken im Steak nicht auch wichtige Aminosäuren? Eisen? Kraft und Männlichkeit? Laufen Vegetarier denn nicht bloß Gefahr, essentielle Nährstoffe zu versäumen, sondern auch das halbe Leben?

Tatsächlich handelt es sich bei Fleischkonsum um ein in der Natur durchaus bewährtes Prinzip: Ein Organismus nutzt die Vorarbeit eines anderen aus, indem er sich hochenergetische Verbindungen einverleibt, die der andere bereits angehäuft und aufgebaut hat. Experten sprechen von Raubtier-Kapitalismus beziehungsweise von der Nährwert-Theorie.

Beides funktioniert aber nur so lange, wie sich Energieausbeute und -aufwand des Jägers etwa die Waage halten. Konsumiert der Ausbeuter immer mehr, ohne Rücksicht auf die natürlichen Ressourcen und seinen tatsächlichen Bedarf, überbläht er System und Bauchumfang.

Außerdem züchtet und quält er immer mehr klimagasausstoßende Schlachttiere, rodet Wälder und raubt Tieren und Menschen ihre Lebensgrundlage. Probleme, gegen die der Umstand einer um zwanzig Prozent erhöhten Sterblichkeit marktregulatorisch noch zu gering erscheint.

Problematisch erweist sich also einmal mehr die Maßlosigkeit: Ungesund sind nicht tierische Fette, sondern tierisch Fette. Abgesehen davon entzerrt sich der statistische Unterschied mit der Zeit: Dann liegt die Sterblichkeit von Fleischvernichtern und Tofu-Asketen wieder gleichauf bei hundert Prozent. Alles hat nun mal ein Ende und die Wurst sogar zwei.

Seien Sie vorsichtig mit Zucker

Nicht so viel Süßes! Das hören schon Kleinkinder, und zwar zu Recht, denn ginge es nach ihnen, gäbe es ausschließlich Rosinenbrötchen mit Nutella und Gummibärchen oben drauf zu essen. So ein Speiseplan macht auf Dauer dick und ruiniert die Zähne. Zucker schleppt reichlich Energie mit sich herum, und was davon nicht benötigt wird, landet als Fett auf den Hüften oder labt ungeschluckt zahnverzehrende Bakterien.

Gerade der hohe Nährwert des Zuckers erklärt ja die Naschwerk-Affinität der lieben Kleinen, die bekanntlich total natürlich und unverstellt sind – zumindest so lange sie noch nicht zur Mandarin-Frühförderung gehen. Kinder folgen ungebremst durch besseres Kulturwissen den Signalen ihres Körpers, und der steht auf Zucker.

Genaugenommen ernähren seine Zellen sich von keinem anderen Kohlenhydrat. Egal ob Barbara-Rütting-Sechskorn-Vollmond-Brot oder Gelee-Bananen: Im Fegefeuer des menschlichen Stoffwechsels wird alles gleich, nämlich Traubenzucker (Glucose). Den bauen Enzyme weiter ab zu energiereichen Verbindungen, die entweder verbraucht oder in Fettsäuren gespeichert werden.

Das Gehirn deckt seinen beträchtlichen Energiebedarf sogar fast ausschließlich mit Glucose. Nervenzellen können andere Energieträger wie Fette oder Eiweiß nicht verstoffwechseln. Mit Low-Carb oder Protein-Drinks braucht man dem Gehirn also nicht zu kommen. Im Gegensatz zum geistlosen Restorganismus *weiß* es schließlich, was gut ist.

Wer sich also wirklich konsequent zuckerfrei ernähren möchte, muss vor allem eins tun: sein Gehirn abstellen.

Bevorzugen Sie Bio-Produkte

Nahrungsmittel, vom Apfel bis zum Spanferkel, kommen heute aus der Fabrik: Obst und Gemüse wachsen in ökologischem Ungleichgewicht unter Kunststofffolie. Schlacht-, Milch- und Legevieh vegetiert und stirbt unter Bedingungen, bei denen man sich nicht wundern muss, wenn russische Rinder irgendwann als Befreier vor der Tür stehen.

Wer solche Zustände ablehnt und außerdem über ausreichend Haushaltsgeld verfügt, kauft im Bio-Laden. Zwei Tomaten kosten dort gefühlte fünf Euro, doch dafür kann man sicher sein, dass die Pflanzen in natürlicher Fruchtfolge sprießen durften. Und beim schuldbewussten Einkauf an des Metzgers blutiger Theke tröstet die Gewissheit, dass die armen Viecher zumindest mal Bodenkontakt hatten, bevor sie in die Auslage mussten.

Und nicht zuletzt tut man sich selbst was Gutes, was dem Glauben an eine bessere Welt zufolge ja auch nur fair, nein: logisch erscheint. Pestizide und ähnliches Chemiezeug kommen hier nicht in die Einkaufstüte. Wer hingegen das billige Palettenobst futtert, der nimmt wahrscheinlich mehr Chemikalien auf, als Lindsay Lohan an einem langen Wochenende.

Korrekterweise muss man einräumen, dass von gespritzten und behandelten Lebensmitteln normalerweise niemand krank wird, da es auch für dieses Essen toxikologische Grenzwerte gibt, die durchaus ein Überleben des Konsumenten vorsehen. Aber warum nur ein Kondom tragen, wenn zwei besser halten? Das heißt eigentlich: Warum überhaupt vor jeder natürlichen Flora und Fauna mit Pflanzenschutz, Konservierungsstoffen und Antibiotika schützen?

Ein paar Gründe dafür gibt es tatsächlich: Damit das Obst noch identifizierbar ist, wenn es im Laden liegt. Damit junger Gouda nicht binnen Tagen zum Gorgonzola reift. Damit man selber nicht zum unbehandelten Essen von Ehec-Bakterien wird.

Streng genommen drohen durch Bio-Nahrung die gleichen Gesundheitschancen und -risiken wie durch konventionelles Essen, zumal es auch noch nicht gelungen ist, Lebensmitteln durch guten Willen mehr Vitamine oder ähnlich Gesundes anzugedeihen. Aber ein bisschen was hat man dann ja doch davon: Einkaufspreise, für die man auch ins Ritz gehen könnte, fördern organisch eine soziale Monokultur. Man bleibt unter sich, kann sich am Himalajasalzstand über Neuigkeiten aus der Kognitionsforschung oder das Intendantenproblem am Berliner Ensemble austauschen, lässt »ganz lieb« grüßen und muss nicht die vorrevolutionären Zustände im Discounter ertragen, inklusive seiner geschundenen und verrohten Protagonisten. Darauf ein Fläschchen Chianti mit Bio-Ethanol und ein leckeres Vollwert-Dünkel-Gericht.

Trinken Sie genug

Eine absolut lebensnotwendige Regel. Denn wer zu spät trinkt, den bestraft das Leben – und zwar durch Abwesenheit. Überflüssig ist es allerdings, für einen ausgeglichenen Wasserhaushalt das Bewässerungskontingent eines saudischen Golfplatzes aufzuwenden oder persönliche Handlungsfreiheit und Sozialverträglichkeit kontinuierlichem Trinkflaschengebrauch unterzuordnen. Folgende Kriterien helfen, das richtige Maß zu finden: Trinken sollten Sie, wenn Sie »Brand wie eine Ziege« haben, Ihre Zunge ständig am Gaumen kleben bleibt oder Sie sich mit Gürteltieren auf plötzlich erschienenen Mayapyramiden unterhalten. Weniger trinken sollten Sie, wenn Ihre Urinmenge ausreicht, um einen saudischen Golfplatz zu bewässern.

Meiden Sie allergieauslösende Lebensmittel

Ein unter Umständen lebenswichtiger Rat. Doch Achtung: Er gilt nur für Allergiker! Ansonsten dürfte niemand irgendwas essen. Ende der Menschheit wäre die Folge. Auch wieder blöd.

Essen Sie ausgewogen

Variatio delectat – Abwechslung erfreut. Das wussten schon die alten Römer: Jeden Tag gebratenen Ochsen auf Rotweinsoße, das bringt es nicht. Ab und zu muss auch mal Leberpastete mit Wachtelragout auf den Tisch.

Einseitige Ernährung schadet. Um gesund zu bleiben, benötigt der Organismus Nährstoffe in ausreichender Menge, und zwar folgende: Traubenzucker, zehn Aminosäuren, zwei

Fettsäuren, sieben Mineralien, neun Spurenelemente, die Vitamine A bis K, Wasser drauf, umrühren, fertig.

Ob man sich diesen vollwertigen Nährstoffmix mit Hilfe einer makrobiotischen Chakren-Diät zuführt oder per Chilli-Texas-Burger, ist reine Geschmackssache – schert den Zellstoffwechsel nämlich nicht. Kein bisschen kümmern den all die Ernährungslehren von Bruker, Ohsawa, Yin und Yang – was im Übrigen auf Gegenseitigkeit beruht.

Achten Sie auf gesundheitsrelevante Verbraucherhinweise

»Lactosefrei«, »Glutenfrei«, »Garantiert ohne Gentechnik«: Verantwortungsbewusste Lebensmittelhersteller listen heute alles auf, was unter besonderen, hypothetischen oder wahnhaften Umständen für den Konsumenten medizinisch von Belang sein könnte. Unterstützen Sie das, auch wenn es für Sie keine Rolle spielt oder wenn das Produkt von Natur aus nicht in Verdacht steht, entsprechend belastet zu sein. Kaufen Sie im Zweifel die Tiefkühl-Lasagne »ohne waffenfähiges Plutonium«.

Essen Sie überhaupt

Kalorien haben heute einen Ruf, schlimmer als Judas, Hoyerswerda und alle Taliban zusammen. Zu Unrecht: Der Körper braucht Energie, selbst wenn er nur vor der PlayStation oder im Meditationsseminar hockt. Wer ganz auf Askese setzt und versucht, seinen Energiebedarf fastender- oder erbrechenderweise spirituell zu stillen, der transzendiert sein Dasein leicht konsequenter, als ihm lieb sein kann. Also essen Sie regelmäßig, zur Not irgendwas. Und lassen Sie es sich schmecken.

KAPITEL 6
Teer und Er

Rauchen zeugt von zweifelhafter Gesinnung,
Nichtrauchen aber auch

Dank YouTube kann sich heute jeder ständig und überall ver-
sichern, dass früher tatsächlich alles besser war: Rockstars
waren jung und taten nicht so wild, Politiker waren wild und
taten nicht so jung, und im Fernsehen wurde frei gesprochen,
wenn auch mitunter etwas ungelenk und wirr. Während die
meisten Talkshows heute dazu dienen, stichwortartig Bücher,
Filme oder Staatsverschuldung zu bewerben, lieferten solche
Sendungen in den siebziger Jahren unverstellte Einblicke in
prominente Persönlichkeiten und das, was Trunksucht und
Geisteskrankheit damit angestellt hatten: Klaus Kinski durfte
sich stundenlang direkt in die Anstalt faseln, Romy Schneider
ging einem kunstschaffenden Bankräuber an die pralle Hose
und verspannte Linksaktivisten erprobten die Zerschlagung
des Kapitals schon mal modellhaft am Studiomobiliar.

Vor allem aber wurde dabei nonstop geraucht. Eine Kippe
nach der anderen angelte man aus dem Cordjackett, ließ sie
für eine gestattete Satzpause aufglimmen und lässig wei-
terqualmen. Statt schaler Lippenbekenntnisse gab es deftige
Lungenzüge. Zähe Schwaden irrten blau durch lange, unbe-
wegte Einstellungen, was das ziellose Gerede geradezu go-
dardartig visualisierte.

Apropos Film: Kann man sich Humphrey Bogarts Karriere als Ikone überhaupt vorstellen ohne seine nonchalante

Kettenraucherei? Wäre Steve McQueen auch dann der »King of Cool« geworden, hätte er sich statt Filterlosen zuckerfreie Emser-Halspastillen zwischen die Lippen gesteckt?

Genauso wenig wie irgendjemand damals zum Rauchen vor die Kinderzimmertür gegangen wäre! Geschweige denn *vor* die Kneipe. Die Älteren erinnern sich: Noch vor zehn Jahren galt es als Naturkonstante, dass man bei Kneipenbesuchen spätestens ab elf knietief im Nebenstromrauch stand und dass die Kleider nach so einer Veranstaltung rochen, als habe man damit den Amazonaswald gelöscht.

Da brannte wenigstens noch die Luft, vor allem in der Lunge, was allerdings nicht so richtig gesund war. Neuerdings gut informierte Zigarettenkäufer wissen: »Rauchen lässt die Haut altern«, »verursacht tödlichen Lungenkrebs«, »führt zu Verstopfung der Arterien« und manchem mehr. Kein Witz: Allein in Deutschland sterben jährlich bis zu 120 000 ehrliche Tabaksteuerzahler an den Folgen der Qualmerei.

Neu sind die Zahlen und Erkenntnisse allerdings nicht. Man hätte bloß mal Bogey oder McQueen fragen müssen, denen die Puste rauchbedingt irgendwann auch endgültig ausging. Das hat aber keinen so richtig gekümmert. Man sah dem Tod offenbar gelassener ins Auge. Gefahren wurde ohne Gurt, und Helmpflicht bestand nur bei Anfallsleiden, was immerhin schon einen gewissen Fortschritt bedeutete: Es lag damals noch nicht lang zurück, dass Kinder allenfalls einen Helm trugen, wenn sie an strategisch unbedeutenden Brücken mit Panzern spielten.

Um Krebs scherte man sich, wenn man ihn hatte, und Herz-Kreislauferkrankungen zeichneten vor vierzig Jahren noch die Wohlhabenden und Erfolgreichen aus: Der Mann von Welt musste bis fünfzig ein florierendes Unternehmen errichtet, eine Ehefrau in die Tablettensucht getrieben und mindestens einen Herzinfarkt gehabt haben.

Rauchen galt nicht als Laster oder gar Suchterkrankung, sondern als Kulturgut und soziales Bindeglied: Bei »Diskussionen« quollen die Aschenbecher über. Die »Zigarette danach« bildete bei ständig wechselnden Geschlechtspartnern die einzige Konstante im Liebesleben. Tabak roch nach Sex, Souveränität und Abenteuer, genau wie ein einsamer Ausritt in die Wildnis mit dem strammen, schnauzbärtigen Marlboro-Mann.

Alles vorbei. Heute besteht selbst auf dem Oktoberfest Rauchverbot. Literweise Bier, fettes Essen und hirnerweichende Deppenmusik gibt es dort nur noch rauchfrei. Noch vor wenigen Jahren hätte es niemand für möglich gehalten, dass einer der letzten bacchischen Massenriten des westlichen Kulturkreises, dass die Supernova der Wirtshausgemütlichkeit handstreichartig zum Luftkurort gerät.

Dass es so unerwartet kam, ist wahrscheinlich einzig dem phantasiereichen amerikanischen Rechtssystem zu danken. In den USA spezialisierten sich so rauchfreie wie ruchlose Anwälte im Laufe der neunziger Jahre darauf, Schadensansprüche von Rauchern zu vertreten, die nicht die geringste Ahnung gehabt hatten, wie schädlich Rauchen ist, und deshalb krank geworden waren. Die Kläger hatten wahrscheinlich gedacht, gegen das morgendliche Husten müsse was »Warmes im Hals« helfen und sich deswegen immer gleich schnell wieder die Nächste angesteckt.

Diese Mischung aus Uninformiertheit und ausbaufähiger Kombinationsgabe erwies sich gesundheitlich zwar als fatal, finanziell allerdings als höchst lukrativ: Milliardenschwere Entschädigungen wurden einzelnen Krebsopfern zugesprochen. So etwas geht eben nur in Amerika: vom Aschenbecher zum Milliardär.

Durch solche Präzedenzfälle aber gerieten Tabakindustrie und ihre Kundschaft in die Defensive. Die Gesundheitsrisiken konnten nicht mehr kleingeredet, sondern mussten groß draufgeschrieben werden auf das Gefahrengut. Und Rauchern im öffentlichen Raum haftete bald der Ruf feindlicher Kombattanten an. Schließlich verbreiten sie gefährlichen Nebenstromrauch, voll mit Ammoniak, Formaldehyd, Benzol und anderen medizinisch und sozial wenig verträglichen Emissionen.

Die USA, die meisten unserer europäischen Nachbarn, ja selbst die traditionell renitenten und weitgehend sittenlosen Franzosen verboten das Rauchen in öffentlichen Räumen darauf konsequent. In Deutschland hingegen führte man rechtsstaatliche Prinzipien ins Feld: Soll eine Verbotskultur das Recht auf Selbstbestimmung und Wirtshauspopulismus beschneiden? Darf Deutschland in Anbetracht seiner besonderen historischen Verantwortung überhaupt Inhalte übernehmen, die immerhin auf Mediziner des Dritten Reiches zurückgehen? Solche hatten aus Sorge um die deutsche Volksgesundheit die erste öffentliche Anti-Raucher-Kampagne initiiert. Hitler war bekanntlich nicht nur eine ziemliche Spaßbremse, sondern auch Vegetarier und Nichtraucher, sogar ein recht militanter, kann man sagen.

Vermutlich aus diesem hochsensiblen Geschichtsbewusstsein heraus nannte ein leidlich bekannter Journalist mit christlich-sozialer Gesinnung unlängst jenen, eigentlich eher arglos wirkenden jungen Mann, der ausgerechnet in Bayern das bislang strengste Rauchverbot per Volksentscheid durchsetzen konnte, einen Jungfaschisten. Dieser Terminologie schließen sich nicht wenige couragierte Glutbürger im Internet an.

Laut einer Studie der Weltgesundheitsorganisation sterben weltweit über eine halbe Million Menschen jährlich an den Folgen des Passivrauchens. Dennoch gilt es, auch die Handlungsfreiheit zu respektieren: Wer verbietet, andere

Menschen mit giftigem Feinstaub einzunebeln, der stellt am Ende auch noch das Recht auf Präventivkriege und Staatsterrorismus in Frage.

Doch die schweigende Mehrheit kümmert sich vor allem um die eigene Haut, die nicht altern möge, weshalb die medizinischen Argumente überwiegen. Und diese mehren sich: Beinah täglich entdecken Mediziner neue Tabakgräuel: Rauchen verursacht noch mehr Krebs als gedacht. Rauchen schadet der Sprachentwicklung des geplanten Kindes. Rauchen hat vermutlich sogar die Beatles auseinandergebracht ...

Da Tabakrauch mittlerweile einen Ruf weg hat, der dem von Nazi-Kampagnen gleicht, hat sich ein Spannungsfeld aufgetan, das zukünftig noch intensiv und vor allem öffentlich debattiert werden muss. Das könnte wie folgt ablaufen: Helmut Schmidt, Iris Berben, Til Schweiger, Sido und Henryk M. Broder sitzen bei Sandra Maischberger und diskutieren – weitgehend rauchfrei – das Sendungsmotto: »Nichtraucherschutz: Auf der rechten Lunge braun?«

MAISCHBERGER *(spricht überakzentuiert)*: »Herr Schmidt, Sie haben das Dritte Reich miterlebt und rauchen seit achtzig Jahren. Würden Sie als junger Mann in der heutigen Zeit wieder anfangen, wenn Sie bereits Ihre buddhagleiche Altersweisheit besäßen?«

SCHMIDT *(steckt sich eine Kippe an, hustet, hält den Kopf schief, damit das Nikotin jeden Winkel seines Gehirns fluten kann)*: »Das, Frau Maischberger, ist eine theoretische Frage, die sich praktisch nicht stellt.«

MAISCHBERGER: »Erlauben Sie, dass ich trotzdem noch einmal geschlossen und suggestiv nachfrage. Kann man sagen, dass die Raucher Ihrer Generation daran mitschuldig sind, dass

Nichtraucher bis heute ihre Vergangenheit nicht aufgearbeitet haben?«

SCHMIDT: »Das kann man so sagen, aber richtig ist es nicht. Wir hatten damals, im deutschen Herbst und beim Nato-Doppelbeschluss, Entscheidungen zu treffen, die eine Befassung mit solchen Themen nicht erlaubt hätten. Wenn das heute manchen unverständlich erscheint, so kann ich das nachvollziehen. Es ist aber nie meine Aufgabe gewesen, von jedem verstanden zu werden.«

BERBEN: »Wenn ich dazu mal etwas sagen darf. Zunächst einmal finde ich es ganz wunderbar, wie unbefangen Sie über diese Zeit sprechen können. Ich war ja damals noch eine ganz junge Frau, und es war uns total wichtig, frei zu sein, zu hinterfragen, Inhalte zu vermitteln und natürlich auch zu rauchen. Aus heutiger Sicht sehe ich das mit der Reife und dem Abstand einer starken Frau, aber damals wollte ich neues Terrain betreten und musste erst lernen, ganz ich selbst zu sein. Gerade diese Widersprüche machen das Leben und meinen Beruf ja so wahnsinnig spannend.«

SCHMIDT *(steckt die Nächste an, inhaliert feucht rasselnd)*: »Mag sein, dass Sie da recht haben ...« *(hustet)*

SCHWEIGER *(macht ein Gesicht, als wäre er gerade in einem Aschenbecher erwacht)*: »Also, ich muss echt sagen, dass ich diese ganze Debatte total verlogen finde. Das macht mich wirklich wütend. Ich habe mich bei den Dreharbeiten meines neuen Films mal vor Ort mit der Situation rauchender Soldaten in Afghanistan beschäftigt. In dem Film spiele ich einen Einzelkämpfer, der sich da unten eine chronische Bronchitis holt und dann zu Hause in Deutschland von so Rauchverbots-

Nazis terrorisiert wird. Die Realität ist aber noch schlimmer ...
I mean, da unten kommen mehr beim Zigarettenholen um
als in Kampfeinsätzen. Das interessiert hier überhaupt niemand. Dabei ist das ein fucking Krieg.«

BRODER *(macht sein Ironiegesicht)*: »O ja, ich verstehe: Das
schwere Los des treuen Landsers. Ich muss mich doch immer
wieder wundern, wie der deutsche Kinobesucher sentimental wird, wenn es um die vermeintlich edelsten Teile seines
Volkskörpers geht. Da wird dann wieder ganz schnell nach
dem Reichsärzteführer gerufen.«

SIDO: »Ey, Alter, wer bis du überhaupt? Hast du Paper?«

BRODER: »Selbstverständlich. Ich werde mich von Ihnen aber
nicht enteignen lassen.«

MAISCHBERGER: »Entschuldigung, ich muss noch einmal auf den
Kern meiner Frage zurückkommen: Brauchen wir vielleicht
einfach mehr Toleranz?«

BERBEN: »Absolut. Ich finde, jeder sollte selber entscheiden dürfen, was er anderen verbietet.«

SCHWEIGER: »Nein, bei Intoleranz hört es einfach auf. Diese
Leute haben ihre Würde verwirkt und gehören weggesperrt.«

BRODER: »Sogenannte Toleranz ist in Wahrheit immer eine
Form von latenter Intoleranz.«

SIDO: »Mag jemand mal ziehen?«

SCHMIDT: »Gerne, junger Mann.«

MAISCHBERGER: »Ich auch ... unsere Sendung ist ohnehin zu Ende. Nächste Woche darf ich die gleichen Gäste begrüßen, dann zu dem Thema Talkshow-Quoten im Sturzflug: Steht die Meinungsvielfalt auf dem Spiel?«

KAPITEL 7

Dopamin around my brain

*Süchtig wird man leicht. Entscheidend ist,
was man daraus macht*

Denken Sie schon morgens dran? Tun Sie es heimlich? Reden
Sie sich ein, jederzeit damit aufhören zu können? Lautet die
Antwort »Ja«, sind Sie süchtig – nach irgendwas. Es könnte
sich um Alkohol, Crack oder Masturbation handeln. Das spielt
im Prinzip keine Rolle.

Denn Ihr Gehirn tanzt Ihnen auf der Nase herum. Gut,
das tut es bei jedem: Es lässt uns sinnlos grübeln, will ständig irgendwas wissen oder machen und behauptet dann
auch noch, man habe es ja selbst so gewollt. Bei Ihnen aber
dominiert ein Drang alle anderen Zwänge: Etwas hält Sie gefangen, bestimmt Ihr Leben. Je nach Standpunkt zum Gehirn-Geist-Problem könnte man sagen, Sie sind fremdbestimmt
oder wissen ganz besonders genau, was Sie wollen.

Etwa vier Millionen Menschen in Deutschland geht es so:
Sie sind abhängig. Das führt nicht nur zu medizinischen Problemen, sondern auch zu enormen wirtschaftlichen Belastungen. So werden die jährlichen Kosten durch Alkoholsucht
in Deutschland auf 27 Milliarden Euro geschätzt – und da ist
die Getränkerechnung von Jenny Elvers vierzigstem Geburtstag vermutlich noch gar nicht mitgerechnet.

Doch wie krankhaft kann ein so verbreitetes Phänomen
überhaupt sein? Tatsächlich erlernt man Süchte wie alles
andere auch: durch erfolgreiches Ausprobieren. Suchtmittel

charakterisiert, dass sie mehr oder weniger direkt das sogenannte Belohnungssystem im Gehirn stimulieren. Dieser Umstand macht das Ausprobieren so angenehm – also erfolgreich.

Das Belohnungssystem besteht aus einem kleinen, im Vorderhirn gelegenen Kerngebiet – dem Nucleus accumbens und seinen Verbindungen – und dient dazu, evolutionär besonders wichtiges Verhalten positiv zu verstärken: Beim Jagen, Essen oder Sex sorgt es für super Stimmung und damit für die nötige Mitarbeitermotivation.

Das funktioniert so: Hat man ein leckeres Stück Fleisch vor, unter oder über sich, stößt der Hirnstamm den Botenstoff Dopamin aus. Dieser reizt den Nucleus accumbens, was das begehrte Boah-krass-Glücksgefühl auslöst. Das Gehirn, schlicht wie es ist, reflektiert die chemische Natur seiner Euphorie natürlich nicht und denkt völlig unkritisch: »Geiles Essen / Leckere Zufallsbekanntschaft. Das machen wir bald mal wieder.«

Nahrungsaufnahme, körperliche und sexuelle Aktivität sind also natürliche Wege, sich neuronal zu belohnen, konkret dafür, dass man so nett war, etwas Zeit für die Individual- und Arterhaltung zu opfern. Eine Sucht droht dabei im Regelfall nicht, da das Dopamin-High selbstlimitierend ist. Wollte man den Kick erhöhen, müsste man sich schon der technisch anspruchsvollen Aufgabe stellen, essend auf dem Heimtrainer Sex zu haben.

Dann doch lieber Drogen. Die erzeugen nämlich das neurophysiologische Äquivalent einer solchen Aktion ohne akrobatisches Zutun. Kokain beispielsweise erhöht die normale Dopaminausschüttung bis um das Zwanzigfache. So einfach lässt sich das Glück finden – man stößt praktisch mit der Nase drauf.

Alkohol, Opium und Cannabis veranstalten im Gehirn auf

ähnliche Weise Happyhour, und zwar schnell, verlässlich und ohne den üblichen Aufwand: kein stundenlanges Gekoche, Gerenne oder Gebalze, einfach etwas Nervengold eingenommen und fertig.

Dummerweise dient das bemühte Belohnungssystem aber eigentlich nicht dem Home-Entertainment, sondern der Verhaltenssteuerung. Daher wächst bei seiner Stimulation der dringende Wunsch, das Getane schleunigst zu wiederholen. Die Macht der Gewohnheit liegt im Dopamin, denn es macht die Gewohnheit.

Verstärkt wird der Drang noch dadurch, dass die Nervenzellen im künstlich erzeugten Überfluss abstumpfen gegen das gute Zeug. Der Konsument will immer mehr davon und erlebt eine relative, gleichwohl dramatische Mangelsituation, wenn der Spiegel fällt, etwa weil der Getränkemarkt zuhat oder alles Geld verpulvert ist.

Doch ganz so mechanistisch determiniert verläuft die Drogenkarriere in der Regel dann doch nicht, und zwar nicht trotz, sondern dank der Gene: Bei etwa neunzig Prozent der Menschen bestellen sie den Hirnstoffwechsel flexibel und robust genug, dass diese Personen durch ein gelegentliches Gläschen, einen freundlichen Joint ab und zu oder eine kleine Nasen-Brotzeit nicht gleich unwiderruflich zu Dauerkunden in gut sortierten Bahnhofsvierteln werden.

Bei jedem Zehnten hingegen soll ein angeborener Dopaminmangel besonders empfänglich machen für solch externe Stimulantien. Zehn Prozent beträgt dann auch der Anteil jener, bei denen der Gebrauch zum Missbrauch ausufert – und zwar weitgehend unabhängig davon, ob es sich beim Rauschmittel um Blauen Limberger, Schwarzen Afghanen oder weiße Schokolade handelt.

Daher taugen »Umweltfaktoren« auch nur begrenzt, um der Suchtnatur zu trotzen: Da alles, was Spaß macht, also alles, was das Dopamin zum Sprudeln bringt, auch abhängig machen kann, könnte theoretisch nur eine völlig spaßfreie Umgebung gefährdete Menschen schützen. Dieses Konzept verfolgen ja Sekten wie Scientology, die CSU oder die Stadtplaner von Bochum. Verlässliche Daten darüber, ob der Ansatz funktioniert, liegen aber nicht vor.

Die gute Nachricht: Die Sucht als solche stört erst, wenn sie nicht befriedigt wird. Dabei spielt Geld eine wichtige Rolle. Studien zeigen, dass Wohlhabende ihre Abhängigkeit schadloser kultivieren als Arme, die praktisch automatisch an üble Gesellschaft, schlechten Stoff und finanzielle Grenzen geraten.

Auch kann das soziale Umfeld (nun aber!) schlechte Gewohnheiten gleichermaßen fördern wie kompensieren. So haben kritik- und hemmungsresistente Kokser in Manageretagen und auf dem Börsenparkett die Nase vorn. Die Finanzbranche scheint ohnehin ein Refugium für obsessive Charaktere zu sein, nicht zuletzt für Spielsüchtige. Alkoholiker bringen es traditionell in der Politik weit. Und wer das seltene Glück hat, an Sexsucht zu leiden, dem steht eine Karriere in der Porno- oder Medienbranche offen, früher auch als Praktikantin im Weißen Haus oder Vertrauenslehrer an der Odenwaldschule.

Meist nachteilig allerdings entwickeln sich langfristig die körperlichen Folgen des dauerhaften Substanzgebrauchs. Diese unterscheiden sich allerdings stark. Sollten Sie sich noch nicht endgültig auf ein Suchtmittel festgelegt haben, hilft Ihnen die folgende Übersicht möglicherweise dabei, die individuell richtige Entscheidung zu treffen.

Alkohol

Alkohol ist der »Kumpel-Typ« unter den Drogen: nicht so richtig aufregend, aber immer zur Stelle, wenn man ihn braucht. Alkohol gibt es ständig und überall. Er ist ein treuer Lebensbegleiter von der Taufe bis zum Leichenschmaus, ein fester Bestandteil der abendländischen Kultur. Tatsächlich wären viele zivilisatorische Errungenschaften ohne Alkohol nicht denkbar, etwa Bundesparteitage, Sportjournalismus und die Werke bedeutender Künstler wie Ernest Hemingway, Henri Toulouse-Lautrec oder Mickie Krause. Vor allem wäre vieles davon ohne Alkohol nicht auszuhalten.

Sein moderierendes Wesen verdankt der Alkohol seiner Wirkweise: Er stimuliert sogenannte GABA-Rezeptoren, die einen dämpfenden Effekt auf das Gehirn haben. (Auf diesen Umstand weist übrigens der Punkrock-Song »Gabba Gabba Hey« der psychopharmakologisch interessierten Ramones hin.) Das kann anfangs ganz unterhaltsam sein, da als Erstes soziale Hemmungen verschwinden: Man redet mehr, lacht mehr, bestellt noch mehr – was die Geselligkeit fördert, aber auch die geistige Dämpfung verstärkt und zunehmend als solche bemerkbar macht. Das gesellschaftlich verbindende Element des Trinkens erschöpft sich daher irgendwann. Spätestens dann, wenn der Hemmeffekt die Schließmuskelkontrolle erreicht hat.

Ähnlich unschön verhält es sich mit den Langzeitfolgen passionierten Alkoholkonsums. Die Leber kriegt vom Trinken bekanntlich ihr Fett, bis sie sich in den wohlverdienten Vorruhestand verabschiedet. Auch andere Organe – der Magen, das Herz, die Bauchspeicheldrüse – entwickeln ein nervöses Naturell mit Hang zu Dysfunktion oder Tumorwachstum.

Die Behauptung, zwischen Leber und Milz passe immer noch ein Pils, muss eindeutig als Legende entlarvt werden. Richtig hingegen ist, dass nach langjähriger Zecherei zwischen Hirnrinde und Schädelknochen irgendwann ein Sixpack passt. Alkohol zerstört Nervenzellen und mindert unmittelbar und dauerhaft Hirnfunktionen. Das kann im akuten Fall dazu führen, dass man morgens keine Ahnung hat, neben wem man da aufgewacht ist. Chronische Schäden liegen vor, wenn man nicht mehr weiß, neben wem der andere aufwacht.

Fazit: Die zentral dämpfende und enthemmende Wirkung des Alkohols ist hilfreich, wenn Ihre Interessensschwerpunkte in den Bereichen soziale Entgleisung und Gewaltbereitschaft liegen. Alkohol löst keine Probleme, macht sie aber durchaus vergessen, bei konsequentem Gebrauch sogar dauerhaft. Richtig angewandt handelt es sich also um ein probates Lösungsmittel, wie jeder Chemiker bestätigen wird.

Kokain

Kokain, auch Koks, Marschierpulver oder Nasen-Mokka genannt, ist ein echtes Teufelszeug: Es führt zu heilloser Selbstüberschätzung, nervöser Umtriebigkeit, manischem Rededrang, Appetitverlust und Aufzählwut. Es hat aber auch schlechte Seiten: Da Kokain die Gefäße verengt, kann es Herzinfarkte und Schlaganfälle auslösen. Sollte also jemand überhaupt nicht mehr vom Toilettendeckel hochkommen, benachrichtigen Sie einen Arzt, vor allem wenn Sie keine Schniefgeräusche mehr hören.

Kokain behindert für eine gewisse Zeit die natürliche Entsorgung antriebssteigernder und stimmungshebender Hirnbotenstoffe, was den Konsumenten seinem subjektiven Empfinden nach zu einem blitzgescheiten Entertainment-Genie von vorspielersetzender Attraktivität macht. Lässt die

Wirkung indes nach, verschiebt die Stimmung sich alsbald ins Schuldwahnhaft-Parasuizidale, weil die Glücksbotenstoffe ihre verdiente Pause machen. Rebound-Phänomen nennen Mediziner das – höchste Zeit nachzupudern.

Langzeitfolgen bestehen daher häufig im Verlust von Haus, Hof und Verstand: Kokain ist teuer. Wer damit sich und die obligatorischen Party-Schmarotzer bei Laune halten will, braucht entweder ein voluminöses Einkommen oder nachsichtige Bankberater. Da solche aber zu den kurzlebiger Freuden im Leben gehören, geraten nicht wenige Kokser in eine veritable Schuldenkrise, deren Abwicklung aber üblicherweise nicht die Europäische Union, sondern eher schon ein albanisches Serviceunternehmen regelt.

Auch psychisch kann es ziemlich dumm laufen. Langfristiger Kokainmissbrauch führt zu Dermatozoenwahn: Betroffene glauben, dass kleine Tiere unter ihrer Haut rumkrabbeln. Das Phänomen tritt auch bei Trinkern und Kiffern auf, nur sind da die Tierchen in der Regel echt.

Fazit: Kokain kann ihr Gesellschafts-, Berufs- und Sexualleben durchaus bereichern. Achten Sie aber darauf, dass Bankkonto und Koronargefäße immer flüssig bleiben.

Cannabis

Indischer Hanf ist bekanntlich eine »Jahrtausende alte Heilpflanze, die Spastiken und Schmerzen lindert«. Nur dass das in Wirklichkeit kaum eine Sau interessiert. Vor allem nämlich knallen einem die Hanfprodukte Haschisch und Marihuana so richtig den Kopf zu. Auf diese Weise machen sie nicht nur Schmerzen erträglich, sondern auch die Musik von Frank Zappa. Außerdem bewirkt Kiffen, dass alles lustig wird, egal ob stundenlanges Surfen auf www.sinnlose-seiten.de die

Police-Academy-Filme oder der Besuch vom Sozialpsychiatrischen Dienst.

Cannabis stimuliert die Cannabinoidrezeptoren im Gehirn – wo man auch von selbst hätte drauf kommen können. Überraschender ist da schon, dass diese eigentlich zur Appetitregulation gedacht sind. Das erklärt, warum nach dem Rauchen von Cannabis alles gut schmeckt: Da snackt der Berauschte schon mal ein komplettes Toastbrot weg ... trocken versteht sich ... wenn's hart kommt, sogar noch eingeschweißt.

Durch dubiose Verbindungen im Nervensystem bringen die angeturnten Rezeptoren auch das genannte Dopamin in Wallung, was mild psychotische Symptome verursacht und außerdem dazu führt, dass der Kiffer die Illusion von Zeit exklusiv entlarven kann – und deren Instrumentalisierung in einer kapitalistischen Weltverschwörung gleich mit.

Über die Spätfolgen sportlichen Cannabiskonsums gibt es relativ neue Erkenntnisse: Früher galt Hasch als Einstiegsdroge, was schon immer unplausibel war, mittlerweile aber auch wissenschaftlich widerlegt ist. Dafür warnen Experten in den letzten Jahren, die Droge könne Psychosen auslösen. Demnach handelte es sich nunmehr gewissermaßen um eine Ausstiegsdroge, was sich so richtig pauschal aber wohl auch nicht halten lässt. Erwiesen aber scheint, dass Dauerbedröhnung Gedächtnis, Konzentration und Antrieb mindert. Tückisch daran ist, dass der Abstumpfende durch Abgestumpftheit die Abstumpfung nicht bemerkt. Achtung: Wer zum zehnten Mal Matrix guckt, befindet sich möglicherweise schon in ihr.

Fazit: Kiffen ist weniger gefährlich als Alkohol – was allerdings auch für Schweinegrippe, ungeschützten Sex und Al-Qaida zutrifft.

LSD

Lysergsäurediethylamid lautet die Weltformel, die lang gesuchte logische Verbindung von Quantenfeldtheorie und Gravitation. Entdeckt hat sie der Schweizer Chemiker Albert Hofmann, der – durch Raumzeitkrümmung – 300 Jahre alt wurde. Das Ganze wurde von der CIA aber vertuscht. Am 11. September 2001 inszenierten die Agenten ein Ablenkungsmanöver, um Formel und Restbestände unbemerkt in der Wüste von Nevada zu verbrennen.

Fazit: Sollte Ihnen die Geschichte stichhaltig erscheinen, nehmen Sie besser kein LSD mehr.

Heroin

Heroin ist ein Musterbeispiel für innovative Pharmaforschung am Standort Deutschland. Die Firma Bayer brachte das halbsynthetische Opiat Ende des 19. Jahrhunderts auf den Markt, und zwar als Schmerz- und Hustenmittel. Bald schon aber zeigte sich, dass das Pülverchen auch Weltschmerz, innere Leere und die Paradoxie unseres Daseins lindert. So wurde es gewissermaßen als Off-label-Medikament zu einem echten Blockbuster, woran auch kleinliche Verbote nichts änderten.

Heroin stimuliert sogenannte Opioidrezeptoren in Gehirn und Rückenmark, was eine umfassende Betäubung zur Folge hat: Man spürt keinen Schmerz, wähnt sich wieder in Mutters warmem Schoß, vergisst die böse Welt und leider gelegentlich auch das Atmen. Außerdem macht die kolossale Wirkung so richtig süchtig.

Der Körper eines Heroinsüchtigen verwandelt sich dadurch im Prinzip wieder in den eines Säuglings: So lang die

Versorgung stimmt, schlummert er selig vor sich hin, um aber alle paar Stunden, wenn der kleine Hunger kommt, zu einem schreienden, tobenden Bündel zu werden. Diese beiden Zustände bestimmen irgendwann den gesamten Tagesablauf. Die Folgen sind Isolation, Verwahrlosung und Auszehrung. Nicht viel besser als jungen Eltern geht es Fixern. Wenigstens redet denen nicht noch jeder schlau rein. Die machen sich den Druck ja überwiegend selbst.

Fazit: Heroinabhängigkeit ist die Königsklasse der Suchterkrankungen, das Premium-Paket: körperlicher und seelischer Verfall in kürzester Zeit, High-end-Entzugserscheinungen und turbulente Verwicklungen im Halbweltmilieu inklusive. Dafür bedarf es voller Aufmerksamkeit und ganzer Entschlossenheit. Wer nur mal probieren will, versucht besser Paracetamol mit Bubble Tea.

Ecstasy, Speed, Crystal Meth

Bei diesen Drogen handelt es sich um Amphetamine mit leicht unterschiedlichem Aufbau und Sozialumfeld: Ecstasy-Tabletten erlangten in der Technoszene Ende der achtziger Jahre große Beliebtheit. Wobei Techno seinen Erfolg eindeutig Ecstasy verdankt und nicht umgekehrt: Nur durch massive chemische Alteration des Nervenkostüms ist erklärbar, dass junge Menschen tagelang in Baustellenwesten und mit Staubsaugern auf den Rücken zum Sound eines defekten Commodore 64 durch Berliner Luftschutzkeller tanzten und sich dabei alle fünf Minuten verliebten.

Speed hingegen ist eher das Kokain des kleinen Mannes: Punk-Azubis aus Peine oder Perleberg greifen darauf zurück, um mehr Dosenbier trinken zu können, oder auch Fernfahrer beim Serpentinenrennen in den Kasseler Bergen.

Crystal Meth wird seit einigen Jahren vor allem in Tschechien feilgeboten, womit sich dort ein weiterer wichtiger Wirtschaftsfaktor etablieren konnte – neben Prostitution, Billigpornographie und Touristennepp. Somit hat sich die grenznahe Provinz zu einem beliebten Naherholungsgebiet entwickelt, ein Nahtod-Erholungsgebiet sogar.

Alle diese Stoffe erhöhen die Konzentration partytauglicher Hirnbotenstoffe, was im Glücksfall zu gehobener Stimmung und vermehrter Wachheit führt. Unerwünschte Nebenwirkungen treten allerdings nicht selten auf, da die Substanzen üblicherweise in illegalen tschetschenischen Wertstoffhöfen mit Hilfe von Rohrreiniger und abgelaufenen Pestiziden synthetisiert werden. Derlei Zutaten machen Gehirn, Nieren und Leber kaputt, was Stimmung und Wachheit langfristig eher drückt.

Fazit: Partydrogenkonsum gleicht einem One-Night-Stand: Man weiß nicht, worauf man sich einlässt und ob es am nächsten Tag auch wirklich wieder weg ist.

Legal Highs

Durchs Internet vertreiben findige Hobby-Laboranten heute schneller neue Rauschmittel, als Drogenbeauftragte und Kriminalpolizei in ihren Infobroschüren von 1972 nachschlagen können. Praktisch monatlich erscheint so ganz legal synthetischer Irrsinn, der als Duftmischung, Badesalz oder Maggi-Kräuterfix-Ersatz in den Handel gelangt.

Die Wirkungen sind entsprechend breit gefächert und reichen von Sodbrennen bis Serienmord.

Fazit: Kunden, die »Spice« und »Explosion« gekauft haben, rauchen auch Yps-Urzeitkrebse.

Unter medizinischen Gesichtspunkten kann der Bogen um Drogen also nicht weit genug bemessen sein. Auf lange Sicht – und die zählt bei der Lebenserwartung letztendlich – spielen die launigen Substanzen dem Organismus oft übel mit.

Andererseits: Was bitte tut das langfristig nicht? Es ist ja nun auch nicht so, dass eine abstinente Leber ewig hielte. Und um diese biologische Beschränktheit menschlicher Existenz mental zu überwinden, dafür eignen Drogen sich wiederum ganz prächtig. Der Rausch verlängert das Dasein zwar nicht, aber er transzendiert es immerhin. Fragen Sie doch einfach Ihr Gehirn, was ihm lieber ist.

KAPITEL 8

Neunmalklug und übersäuert

Gesundheitsbewusstsein fängt häufig erst da an,
wo Medizin endet

Wohlstand und Bildung sind gesund, wie Studien eindeutig zeigen: Akademiker leiden seltener an Herz-Kreislauf-Erkrankungen, Diabetes oder Lungenkrebs. Woran das im Einzelnen liegen mag, lässt sich indes nur teilweise beantworten. Ein Grund mag sein, dass Intellektuelle die meiste Zeit in risikoarmen Bereichen zubringen: Eine Staublunge kriegen die nicht, so trocken auch mancher Diskurs am Lehrstuhl für Didaktische Soziologie erscheinen mag. Und in einer Feuilleton-Redaktion kann man sogar spielend 100 Jahre alt werden – älter als alle Leser zusammen.

Doch nicht bloß mangelnde Gelegenheit, auch besseres Wissen soll vor einem allzu prompten Ende bewahren, nehmen Gesundheitsforscher an. Gebildete kennen die Risiken des täglichen Daseins und stellen sich darauf ein. Sie essen keine ukrainischen Pilze oder runtergesetzte britische Bregenwurst. Sie tragen Helme beim Radfahren und wissen um die Bedeutung ausgewogener und maßvoller Ernährung. Außerdem schauen sie weiter über den Tellerrand, hinterfragen selbstbewusst medizinische Autoritäten und nutzen häufiger auch unkonventionelle Heilverfahren jenseits der »Schulmedizin«, etwa Homöopathie oder Heilfasten.

Dass sie ausgerechnet deshalb gesünder wären, erscheint laut »Schul-Statistik« allerdings unwahrscheinlich, gilt genaugenommen als widerlegt. Schließlich besteht das entscheidende Qualitäts- und Einschlusskriterium der Alternativmedizin genau in dieser mathematisch sicher ausgeschlossenen Wirkung. Da gibt es ganz klare Regeln: Methoden, die verkrusteten akademischen Standards genügen, etwa einem statistisch signifikanten Wirksamkeitsnachweis, bleiben der dünkelhaften Schulmedizin überlassen.

Genauso wenig, wie also die relativ intakte Gesundheit vieler kluger Menschen etwas mit ihrem Hang zu fragwürdigen Behandlungen zu tun haben kann, lässt sich dieser Hang mit ihrer intellektuellen Reputation in Einklang bringen. Andererseits: Wer es gewohnt ist, sich sein eigenes Bild zu machen, dem bleibt ja manchmal gar nichts anderes übrig als den größten Quatsch zu glauben.

Der Freund eines Freundes von mir, namens Tobias, verdient als Wirtschaftsinformatiker sein Brot. Er hat folglich ein anspruchsvolles Studium absolviert, hat Systemkybernetik gepaukt, an der Kompilierung spezieller Algorithmen zur Constraintprogrammierung gearbeitet und berät nun Firmen wohldotiert hinsichtlich ihres Portfoliomanagements. Trotz dieser ausgewiesenen Kompetenz im Gebrauch seines Verstandes, glaubt er, dass Heilstoffe erst dann so richtig wirken, wenn sie gar nicht mehr da sind.

Von dieser Annahme geht die Homöopathie aus: Stoffe, die üblicherweise bestimmte Symptome verursachen, sollen diese beheben, wenn man sie stark verdünnt. Und zwar so stark, dass sich praktisch kein Molekül der betreffenden Substanz mehr auf dem Globuli genannten Milchzuckerstück befindet. Veranschaulichen lässt sich das Homöopathie-Prinzip auch so: Würde ich in den Pazifik ejakulieren und diesen dann in kleine Fläschchen abfüllen, bekäme ich ein wirksames Verhütungsmittel für eine Trilliarde Frauen.

Leider ist der Weltmarkt dafür zu klein beziehungsweise

die Verdünnungskapazität kleinerer Ozeane zu gering – woran Sie beim Badeurlaub denken sollten. Außerdem wenden Kritiker ein, dass das genannte Konzept dem Massenwirkungsgesetz zuwiderlaufe, welches grob vereinfacht aussagt: Viel hilft viel – und umgekehrt: von nichts kommt nichts. Nicht nur die Schulmedizin verlässt sich auf diese Erkenntnis, sondern auch die griechische Küche, die Personalpolitik von Bayern München und nebenbei die ganze moderne Physik: das gesamte Verständnis von Materie, Energie und Freizeit.

»Bei mir wirkt es!«, wirft Tobias dagegen in die Waagschale. Letztens erst habe er einen »wirklich üblen« Schnupfen gehabt. Da schmiss er sofort zwei Globuli ein und keine zehn Tage später war die Nase wieder frei. Mehr noch: In dem betreffenden Behandlungszeitraum ging auch die Sonne mehrfach auf und wieder unter und in China fielen diverse Säcke Reis um.

Die demnach geradezu kosmische Wirksamkeit der Homöopathie ist aber nur schwer nachzuweisen, was auch daran liegt, dass die Anzahl *nicht* vorhandener Stoffe im Globuli schier unendlich ist und sich also kaum benennen lässt, welcher davon nun was gemacht hat: Haben abwesende Tollkirschen den Schnupfen geheilt? Oder potenzierter Fliegendreck? Oder haben die hoffentlich maximal verdünnten Plutoniumreste der Hiroshima-Bombe die Erkältung weggeblasen? Schwer zu sagen, aber letztlich auch bloß akademische Erbsenzählerei, findet Tobias: Man müsse ja nicht für alles eine Erklärung haben. Hauptsache, der Schnupfen sei weg – dank Homöopathie.

Folgende Erklärung soll dennoch nicht vorenthalten bleiben: Funktionieren soll das Ganze durch das sogenannte Wassergedächtnis. In maximaler Verdünnung sei die Substanz zwar irgendwann stofflich nicht mehr vorhanden, doch speichere sie ihre Information in Molekülschwingungen. Tatsächlich sollen Wissenschaftler solche Resonanzen nachgewiesen haben, in Form von Clustern der Wasserstoffbrücken, allerdings nur für die Dauer von weniger als einer milliardstel Sekunde. So schnell arbeitet bekanntlich kein Heilpraktiker oder Apotheker.

Dennoch sind homöopathische Effekte unbestreitbar: Je verdünnter die Sachkenntnis, desto potenzierter der Glaube an einfache Erklärungen und Begrifflichkeiten. Das Konzept von der »Ganzheitlichkeit« basiert auf diesem Zusammenhang. Frei von all dem Ballast der Molekulargenetik, Biochemie und Zellphysiologie können Alternativmediziner sich dem großen Ganzen widmen und beispielsweise feststellen, dass Heuschnupfen eben nicht nur an langweiligen immunologischen Überreaktionen liegt, sondern auch mit der individuellen Lebenssituation »ganz viel« zu tun hat.

Deshalb gibt es auch ganz unterschiedliche Homöopathie-Präparate für ein und dasselbe Leiden, wie mir erklärt wurde. Die Therapie sei »individualisiert«, keine standardmäßige Massenware. Genau deswegen könne man ihre Wirkung ja auch mit Standardverfahren nicht nachweisen.

Bei Zahnschmerzen zum Beispiel variiert das Präparat abhängig davon, ob zusätzlich noch erhöhter Speichelfluss oder rote Wangen oder Ärger besteht – um nur ein paar ganzheitliche Einflussfaktoren zu nennen. Dieses Konzept macht die Homöopathie auch so treffsicher: Wirken die Globuli nicht, liegt das nicht am Präparat, sondern am Krankheitsbild – dann war einfach der Ärger noch nicht groß genug. Man kann sich aber natürlich auch jeden Ärger sparen und auf ein schönes konventionelles Schmerzmittel zurückgreifen.

Das behandelt auch bloß den Schmerz und nicht die Gesamtsituation. Sofern Individualität nicht nur im Leiden besteht, lässt sich diese mit klassischer Dienstleistungspharmazie eigentlich besser ausleben.

Tobias räumt ein, dass die Schulmedizin ja schon auch ihre Berechtigung habe. Letztes Jahr im Skiurlaub hatte er, beschwingt von ziemlich unhomöopathisch dosiertem Jagertee, im Riesenslalom zwischen zwei Bäumen gepatzt. Da hieß er es durchaus gut, dass die Innsbrucker Chirurgen sein Schienbein nagelten und nicht einpendelten. »Bei akuten Krankheiten hilft die Schulmedizin«, differenziert er, »aber chronischen Krankheiten hat sie nichts entgegenzusetzen.«

Da ist was dran. Genau wie die Polizei aufgeklärte Verbrechen zwar gut bearbeitet, bei unaufgeklärten aber total überfordert ist oder wie ein Fußballteam, das bei Siegen gewinnt, bei Niederlagen aber nicht.

Doch es stimmt schon: Ein Patient mit chronischem Nierenversagen wird durch die Dialyse nicht wieder gesund. »Da wird bloß an Symptomen herumgedoktert und nicht auf die Ursachen eingegangen«, bekräftigt Tobias.

Nun, auf die unbedoktert gewisse Todesursache des Nierenpatienten, nämlich das Nierenversagen, geht die Blutwäsche schon ein – ganz im Gegensatz zur Bachblütentherapie. Da mag die Krankheitsursache zunächst mal nur von akademischem, ja bald philosophischem Interesse sein. Schließlich verursacht ohnehin immer eins das andere: das Leben die Krankheit, die Krankheit den Tod, der Tod das Leben – wo nun den Kreis unterbrechen? Wie ihn quadrieren?

Der »ursächliche« Ansatz bedient aber nicht nur Auf- und Erlösungsphantasien, sondern kommt auch voll praktisch. Denn je nach Krankheitslehre haben so ziemlich alle chronischen Krankheiten stets die gleiche Ursache, was Zeit und Geld bei der Diagnose spart.

Ein populäres Universalübel lautet beispielsweise Übersäuerung. Die entsteht in der alternativmedizinischen Theorie so: Wohlschmeckendes wie Fleisch, Käse, Alkohol oder Kaffee soll grundsätzlich Säuren im Körper bilden. Diese

»Schlacken« würden im Bindegewebe vor sich hin gären, um schließlich Gefäßverkalkung, Rheuma, Krebs, Bandscheibenvorfälle oder Migräne auszulösen, womit natürlich nur besonders prominente Beispiele genannt wären. Wer hingegen schwerpunktmäßig »basisches« Kaninchenfutter wie Löwenzahn, Sauerampfer oder Brunnenkresse speise, der bleibe verschont von so ziemlich allen Malaisen. Der Erfolg der Methode wäre schon nach ein paar Tagen Basenkost im Urin zu messen, der dann weniger sauer sei.

So weit, so simpel – und suspekt: Wenn ein derart universales Krankheitskonzept von der etablierten Medizin ignoriert wird, kann doch etwas nicht stimmen. Das Internet wird dafür sicher eine plausible Erklärung liefern: Fleischindustrie, Pharmalobby und CIA, denen ja »ursächlich« ebenfalls so einiges anzulasten ist, wollen das Volk krank machen, um Absätze zu garantieren. Sauer macht listig.

Vielleicht stimmt aber auch das Netzgerücht, dass im Blut des Menschen ein konstanter pH-Wert im leicht alkalischen Bereich herrscht und dass bereits dessen Abweichen im Kommastellenbereich keine chronischen, sondern höchst akute Beschwerden verursacht. Das würde auch erklären, warum im Blut zahlreiche chemische Puffer gelöst sind, die den Säuregrad ständig stabil halten, und die Nieren saure Stoffe über den Urin ausscheiden. Die vermeintliche Übersäuerung des Organismus am pH-Wert des Urins festzumachen würde demnach so logisch erscheinen, wie aus dem Inhalt der Mülltonne auf die Sauberkeit der Wohnung zu schließen.

Folgt man allerdings dieser Spur durchs Netz und versucht chronische Erkrankungen mit Hilfe der Physiologie zu erklären, verliert man sich schnell in einem Gewirr aus kryptischen Informationen, widersprüchlichen Befunden und uferlosen Details.

Ich fragte Tobias am Ende unserer zugegebenermaßen

einzigen Debatte zu dem Thema, ob er auch auf alternative Ansätze zurückgreife, wenn er beispielsweise in den Urlaub fliegt: Einfach mal beim Astralpiloten einchecken, der die Maschine mit dem dritten Auge fliegt, statt »schematisch« der Schulnavigation zu folgen. Oder ob seine Kunden glücklich wären, würde er ihre Produktplanung nicht auf objektive Daten stützen, sondern auf »individualisierte«, welche Blockaden am Kaffeebuffet und die ansteigende Wangenröte des Global Key Account Managers mitberücksichtigen.

Das fand er polemisch, schließlich würden ja auch immer mehr Schulmediziner alternative Heilmethoden wie die Homöopathie einsetzen.

Auch wieder richtig: 40 000 deutsche Vollapprobierte geben ihren Patienten die Kügelchen. Gerade in gutsituierten und bildungsbürgerlich bevölkerten Gemeinden gehören einschlägige Praxen zum Soziotop wie Osteria und Dachterrassen-Cocktailbars.

Die Nähe mag nicht von ungefähr kommen: Bildung und Einbildung sind nahe Verwandte. Und mehr noch als manchem vom Widerspruchsgeist eingelullten Denkasketen der Sinn nach alternativen – und einfachen – Antworten steht, suchen Ärzte nach alternativen – und einfachen – Verdienstmöglichkeiten. Immerhin neun Milliarden Euro gibt es aufzuteilen, die in Deutschland pro Jahr für Alternativmedizin ausgegeben werden. Wer solvente und wenig arbeitsintensive Kunden aus Starnberg, Oberkassel oder Blankenese glücklich machen und binden möchte, und das möglichst ohne Risiken, Nebenwirkungen und Aufwand, der muss den Affen regelmäßig Milchzucker geben.

KAPITEL 9
Kollegen-Bonus:

Alternativmedizin zum Selberbasteln

Homöopathie, Anthroposophie und Eigenharntherapie sind bereits ziemlich abgegrast. Nur wer es schafft, eine Breakthrough-Innovation zu branden, kann im Wachstumsfeld den Markt machen. Oder genregerechter ausgedrückt: Nur wer ganz bei sich bleibt, zu dem werden andere kommen.

Nach folgendem Baukastenprinzip können Sie eine Heilslehre selbst ersinnen. Wie Sie diese ausgestalten, ob fernöstlich, apokalyptisch oder mixolydisch, bleibt Ihren Drogenerfahrungen überlassen.

1. *Verweisen Sie auf alte Traditionen.* Während schulmedizinische Verfahren deutlich an Vertrauen einbüßen, wenn sie älter als zehn Jahre sind – nur wenige Patienten bestehen darauf, mit kaiserlicher Röntgentechnik untersucht zu werden –, punkten alternative Methoden besonders, wenn sie aus »Jahrtausende alter Tradition« stammen. Altes China, Phönizien, Mesopotamien: Die ältesten Kulturen sollten gerade reichen. Vielleicht lässt sich das Rad noch ein bisschen weiter drehen. Wie klingt das? »Schon die Dinosaurier kannten die heilsame Wirkung des Vulkangesteins ...« Na bitte!

2. *Bemühen Sie leicht verständliche Krankheitskonzepte.* Wie erklärt man die Entstehung von Krebs einleuchtender: »Ma-

ligne, monoklonale Proliferation entsteht durch eine multifaktorielle Aktivierung vulnerabler Proonkogene bei insuffi-
zienter Apoptose« oder »Krebs entsteht durch dysbalancierte
Energiefelder«? Version 2 groovt ja wohl deutlich runder. Und
wenn es gut ankommt, bleiben Sie dabei: »Alle Krankheiten
entstehen durch dysbalancierte Energiefelder.« Lernen Sie
von Profis aus der Medien- und Unterhaltungsbranche: Verwirren Sie Ihr Publikum nicht, dann hört es auch zu.

3. Verwenden Sie Wohlfühlvokabular. Unbedingt sollte Ihr
Therapieangebot ganzheitlich, komplementär, alternativ,
integrativ, natürlich, sanft, traditionell, schamanisch, individuell, makrobiotisch, chinesisch, west-indisch oder sonst wie
asiatisch und apodiktisch sein. Ob es auch wirksam ist, spielt
dagegen eine nachrangige Rolle.

4. Sparen Sie sich den Aufwand teurer Studien, die eh keiner
liest und die immer nur allgemeingültige Aussagen zulassen.
Setzen Sie stattdessen auf die Jahrtausende alte Kraft individuellen Mitteilungsbedürfnisses: Finden Sie Prominente im
Karriereloch, die in Talkshows alles erzählen würden, auch
wie ihnen Ihre Therapie geholfen habe. Richten Sie Internet-
Foren ein, in denen eine Handvoll Sonderlinge mit zu viel
Freizeit den Eindruck eines repräsentativen Meinungsbildes
erzeugen. Argumentieren Sie, dass Statistiken nie dem Einzelnen gerecht werden können – genauso wenig wie Demokratie.

5. Nutzen Sie Fetische für die Behandlung. Was im Puff gilt, kann
für die Praxis nicht falsch sein: Ihre Kundschaft wird weit zu-
friedener sein, wenn Sie irgendwie penetriert wird, oral befriedigt ist und auch Auge und Ohr nicht zu kurz gekommen
sind. Womit Sie das anstellen und Ihre Patienten traktieren,

ob mit Nadeln, Globuli, Trockeneis oder Katzenstreu, bleibt Ihrer Kreativität überlassen. Reichlich Anregungen und geeignete Materialien finden Sie in jedem gut sortierten Baumarkt.

KAPITEL 10

Angesteckt von Sorge

Keime lauern überall,
vor allem auf einem selbst

Neben Sport, Ernährung und Giftstoffverzicht bildet Hygiene eine weitere wichtige Teilstreitkraft im täglichen Überlebenskampf. Der Feind lauert schließlich überall: Bakterien im Kühlschrank, Pilze auf der Toilettenbrille, Viren in der Urlaubsbekanntschaft. Stets gilt es auf der Hut und möglichst sauber zu bleiben.

Leicht ist das nicht. In jedem Gramm Erde hausen allein rund 600 Millionen Bakterien. Man schleppt sie mit nach Hause, hinein in Bad und Bett, und die kleinen Biester treten sich nicht mal die Füße ab. Außerhalb des heimischen Sicherheitsbereiches ist es natürlich noch viel schlimmer. Ganz gefährlich: ungeschützter Nahverkehr. Das ständige Rein und Raus in U-Bahnen und Bussen mit wechselnden, anonymen Verkehrspartnern birgt hohe Ansteckungsrisiken. Öffentliche Verkehrsmittel gelten nicht von ungefähr als rollende Seuchenlager. Aber auch in Kindergärten wachsen und gedeihen vor allem die ganz Kleinen: Streptokokken, Staphylokokken, Rotaviren.

Da solche Keime nicht nur hinterrücks, sondern in der Regel auch absolut rücksichtslos über ihre Opfer herfallen, bieten Infektionskrankheiten den ultimativen Horror. Zwar verliefen die letzten Pandemien hierzulande eher gemächlich, doch sitzt bei vielen Mitmenschen der Schreck von 1347 immer noch tief. Damals tobte der »Schwarze Tod« durch Europa und raffte ein Drittel der Bevölkerung dahin. Städte wie Florenz, Wien oder Bremen waren nahezu entvölkert, was sich noch für Jahrhunderte auf Demographie und Mietpreisentwicklung auswirken sollte.

Das liegt zum Glück lang zurück. Doch scheint die Angst vor Infektionen höher denn je: Ungeimpft wagt sich kaum noch jemand vor die Tür. Die Taschendesinfektion gehört zum unentbehrlichen Survival-Kit im täglichen Miteinander. Ich kenne Leute, die jedes Mal die ganze Wohnung mit Ethanollösung wischen, wenn die Kinder ihre Hausschuhe versehentlich neben den Gummistiefeln stehen hatten, mit denen sie auf dem Bürgersteig waren, wo manchmal auch Hunde laufen, die vorher im Dreck gewühlt haben könnten. Diese Vorstellung von Infektionsketten basiert auf dem Butterfly-Effekt. Der besagt, dass bereits der Flügelschlag eines Schmetterlings ausreichen kann, um ganz woanders eine Katastrophe auszulösen – vor allem natürlich, wenn die Falter sich nicht regelmäßig und gründlich ihre Fühler waschen, wovon man leider wohl ausgehen muss.

Das soll nicht heißen, dass Ansteckungsgefahren grundsätzlich eingebildet wären oder dass man als Neurotiker nicht auch mal Ebola kriegen könnte. Immerhin rund 17 000 Menschen sterben pro Jahr in Deutschland an Infektionskrankheiten, an so Begebenheiten wie einer Lungenentzündung oder fulminanten Sepsis. Allerdings handelt es sich bei solchen Fällen eher selten um junge, gesunde Menschen, die eine oberlinke Bazille jäh aus der Blüte ihrer Jahre reißt, sondern üblicherweise um Hochbetagte und Multimorbide, bei denen sich zuvor diverse Todesursachen ein dramatisches Kopf-an-Kopf-Rennen geliefert haben.

Auch fällt der Anteil des Seuchentods am leidigen Ableben insgesamt eher gering aus: Nur zwei Prozent aller Todesfälle in Deutschland lassen sich auf Infektionen zurückführen. Weltweit sind es siebzehnmal so viel. Daran sollten Fernreisende denken. Allzu unbefangenes Einlassen auf Land, Leute und Schalentiere lässt die Zeit im Urlaub nicht nur wie im Flug vergehen, sondern mitunter auch schneller ablaufen.

Doch gilt in der Ferne wie zu Hause gleichermaßen: Infektionsrisiken werden zumeist irrational hoch bewertet. Denn das Unsichtbare und Unbekannte erhöht die reale Gefahr noch um die zusätzlich gefühlte, was entwicklungspsychologisch und historisch gleichermaßen verständlich ist.

Die Menschen zu Zeiten der Pest wussten zu allem Überfluss nicht, womit sie es zu tun hatten. Sie hatten keine Ahnung, dass der Killer ein mikroskopisch kleines Lebewesen war, welches von Flöhen übertragen wurde, die auf den Ratten saßen, welche munter durch die nicht kanalisierten Städte sprangen. Der Urheber so einer Erklärung hätte seinen Standpunkt vermutlich auf der Streckbank deutlich machen dürfen. Die Lehrmeinung lautete nämlich sinngemäß: Schuld sind das Wetter, sündiges Verhalten und ungeliebte Minderheiten.

Da sind wir heute weiter, dank Robert Koch. Der stellte 1876 fest: Hoppla, die wahre Tücke steckt im Detail. Winzige Schädlinge wimmeln überall rum und können ganz schön fies werden, wenn man sie einfach so wachsen und machen lässt.

Das steht heute in jedem Schulbuch. Begreifbarer geworden ist dadurch das Wesen infektiöser Mikroorganismen aber nur bedingt. Viele Menschen stellen sich Bazillen als eine Art Mini-Al-Qaida vor, eine grundböse Terrortruppe, die durch massive Säuberungen aus der Welt zu schaffen sei. Außerdem gilt als ausgemacht, dass die kleinen Aggressoren besonders agil würden in der »kalten Jahreszeit«, bei bestimmten Formen der »Erwachsenenunterhaltung« und auf Menschen, die sich außerhalb unserer kontaktarmen Leitkultur bewegen – womit im Wesentlichen am spätmittelalterlichen Seuchenkonzept festgehalten wird: Schuld sind das Wetter, die Sünde und ungeliebte Minderheiten.

Doch ließen sich dank der Erkenntnisse von Koch und denen des französischen Kollegen Louis Pasteur zumindest endlich wirksame Maßnahmen ergreifen, um Krankheitserreger unschädlich zu machen, durch Erhitzen etwa. Ihnen zur verdienten Ehre wird Milch bis heute »pasteurisiert« oder eben »abgekocht«.

Durch solche und andere Hygienemaßnahmen wurden stark verbreitete Seuchen wie die Tuberkulose nach und nach zurückgedrängt. Schließlich, gegen Mitte des 20. Jahrhunderts, verfügten Ärzte außerdem über Antibiotika, mit denen sie bakterielle Infekte auch aktiv bekämpfen konnten. Danach waren große Volksseuchen bald nur noch in schwülstigen Opern oder weitschweifigen Bildungsromanen ein Thema – zumindest in der westlichen Welt. In armen Ländern, ohne Kulturförderung, sieht das anders aus.

Bei uns aber fallen Tuberkulose, Syphilis oder Cholera eindeutig in die Rubrik »Was macht eigentlich ...?« Das kriegt man nicht mehr, man holt es sich allenfalls an dunklen Ecken oder in zwielichtigen Kreisen. Selbst das Aids-Virus, das seit gut dreißig Jahren in durchaus katastrophalem Ausmaß über die Menschheit herfällt, konzentriert sich dabei mittlerweile auf die armen Teile der Welt. Geld macht vielleicht nicht glücklich, das aber immerhin länger.

So ist wohl auch die verbreitete Wahrnehmung zu erklären, derart unverseuchte Zeiten würden lediglich das nächste Desaster ankündigen. Experten warnen seit Jahren vor dem nächsten Killer-Keim: SARS, H1N1, R2D2 – je kryptischer das Kürzel, desto heller die Panik. Das Grippevirus H5N1 forderte vor einigen Jahren tatsächlich Millionen von Opfern – allerdings unter Vögeln. Die Anteilnahme humaner Wissenschaftler und Medienvertreter war dennoch ungewöhnlich hoch: Das Virus könne mutieren und seine absolut tödlichen Eigenschaften künftig an Menschen ausleben. Im Grunde sei dies überhaupt nur eine Frage der Zeit. Angesteckt von Sorge, begannen Pharmaunternehmen damit, Impfstoffe herzustellen.

Nicht zu Unrecht: So ein Virusleben verläuft weniger aufregend, als sich viele vorstellen. Es besteht genaugenommen aus nichts anderem als der ständigen Reproduktion. Zufällige Veränderungen des Erbguts, also Mutationen, bilden dabei die einzige Möglichkeit, dem immer gleichen Trott zu entfliehen und neue Lebensperspektiven auszuloten. Die können darin bestehen, einfach mal den Wirt zu wechseln und sich neu zu erfinden, etwa als Endzeitengel der menschlichen Zivilisation. Zwar ist das nur eine Möglichkeit von geschätzt Zillionen, da aber in Anbetracht der schieren Unendlichkeit jede Stochastik in die Knie geht, ist im Prinzip alles eine Frage der Zeit: Wartet man lange genug, passiert es auch. Kommt Zeit, kommt's hart.

Die Gunst öffentlicher Sorge und Aufmerksamkeit währt allerdings nicht ewig. H5N1 verpennte seine fünfzehn Minuten Ruhm und schaffte es währenddessen nicht, über seinen Ruf als Entenschreck hinauszuwachsen. Die schönen Impfstoffe teilten das Schicksal von Bio-Obst: Sie blieben ungespritzt.

Dafür machte ein anderer Keim Karriere. Im Frühjahr 2009 ging H1N1, Erreger der sogenannten Schweinegrippe, auf Welttournee. Die Massenmedien berichteten in Echtzeit darüber, wie der frisch mutierte Newcomer sich unter Menschen ausbreitete. Auch die überstürzte Ummodelung der bislang unverkauften Impfrezepte in Schweinegrippe-Serum erfuhr auf diese Weise reichlich virales Marketing.

Hierbei tat sich naturgemäß vor allem die »Schweinepresse« hervor: Bild-Chefredakteur Kai Diekmann ließ sich und seine Mitarbeiter sogar öffentlich impfen, um zu zeigen, dass die Nebenwirkungen der Spritze nicht so schlimm seien, wie von vielen befürchtet beziehungsweise wie im konkreten Fall überwiegend erhofft.

Das galt aber auch für die neue Grippe selbst. In Deutschland lag die Opferzahl zwanzigmal niedriger als bei der alljährlichen, gewöhnlichen Grippe. Da das neue Virus die alten Erreger verdrängt, hat es vermutlich mehr Menschen gerettet, als alle Impfungen und Kai Diekmann zusammen.

Grippeimpfungen, so nützlich sie in bestimmten Fällen auch sein mögen, werden ohnehin leicht überschätzt. Das liegt daran, dass sie vor allem das Sicherheitsgefühl jener bestärken, welche die fragliche Infektion sowieso nicht gekriegt hätten. Wer nämlich sein Immungedächtnis schon vertrauensvoll in die Hände von Medizin und Pharmaindustrie gelegt hat, muss ja glauben, nur deshalb vom sicheren Virustod verschont geblieben zu sein. Dass es Menschen gibt, welche die Pandemie auch ungeschützt überstanden haben, erscheint dann als unverschämtes Glück der Arg- und Verantwortungslosen. Ein Eindruck, den entsprechend durchgeimpfte Massenmedien noch verstärken.

Dabei verhielt es sich während der neuen Grippe so, dass von 100 000 Ungeimpften nicht etwa alle, sondern bloß knapp 300 krank wurden. Von den Geimpften erwischte es immerhin noch gut achtzig, da das Serum nur einen maximal siebzigprozentigen Schutz bietet. Untersuchungen haben gezeigt, dass die Impfaktion die ohnehin niedrige Krankheitslast gerade mal um 1,4 Prozent zu reduzieren vermochte – für 283 Millionen Euro. Denn so viel hat Kassen und Bundesländer die Runde gekostet. Aber es ist leicht und unredlich, im Nachhinein so zu rechnen und zu polemisieren: Es hätte ja auch richtig schlimm kommen können – außer vielleicht für den Impfstoffhersteller, der 2009 gut sechs Milliarden Euro Gewinn einfuhr.

Sehr viel günstiger vor Krankheitserregern schützen Hygienemaßnahmen. Händewaschen galt lange als »old school«, um nicht zu sagen als konterrevolutionär im Sinne der Ökobewegung, doch hilft es nachweislich, Keime zu reduzieren und Infektionsketten zu unterbrechen, etwa wenn man von der Toilette kommt, aus der U-Bahn oder aus der Leprakolonie.

Mittlerweile widmen Leitmedien sich der Angelegenheit und berichten exklusiv, welche Waschbewegungen »effektiv« und »aseptisch wirksam« seien, wo sich gebrauchte Handtücher gefahrlos entsorgen lassen und wie man Türen öffnet, ohne eigene Körperteile zu benutzen.

Putzen und Desinfizieren allein bringt aber auch keine hinreichende Keimfreiheit. Die meisten und schlimmsten Krankheitserreger tummeln sich genau dort, wo geradezu medizinische Hygiene herrscht, nämlich im Krankenhaus. Auf übelste Gesellen trifft man dort: Pseudomonas, Klebsiellen, Methicillin resistente Staphylokokken (MRSA). Fünfzehn Prozent aller Patienten auf Intensivstationen infizieren sich mit sogenannten Krankenhauskeimen.

Der mikrobiellen Brut gefällt es eben dort richtig gut. Zum einen haben die angeschlagenen Kranken immuntechnisch wenig entgegenzusetzen, zum anderen die in rauen Mengen verteilten Antibiotika noch viel weniger. Sind Bakterien erst einmal unempfindlich gegen die Mittel geworden, halten ihnen diese obendrein jede Konkurrenz von der Zellwand. Für so einen MRSA ist daher eine Intensivstation der reinste Club Med: Man bleibt unter sich, es gibt jeden Tag frische Betten und »All you can eat«, bis sozusagen der Arzt kommt.

Auch außerhalb von Krankenhäusern trifft man Mikroorganismen vor allem da an, wo viel los ist. Gerade Viren »haben total gern mit Menschen zu tun«, denn ohne einen fremden Wirtsorganismus können sie nicht überleben. Wenn Experten heute immer wieder eine zunehmende Bedrohung durch Infektionskrankheiten beschreien, dann nicht vor dem Hintergrund, dass zu wenig Sagrotantücher benutzt würden, sondern eher vor dem, dass es immer mehr potentielle Benutzer, also Menschen gibt. Die mögen sich in die Ellenbeuge husten oder Türen nur noch mit dem Hintern aufmachen, das kann alles nicht ihre Existenz als Keimschleuder kupieren. Auf jedem gesunden Menschen brüten 100 Billionen Keime, wie Forscher unlängst erst ermittelt haben. Multipliziert man das für eine Stadt wie Berlin mit 3,5 Millionen wird klar: An Infektionskrankheiten ist zu allererst die Gesellschaft schuld.

Andererseits machen die Zahlen aber auch deutlich, dass Mikroben in aller Regel mit und auf uns in friedlicher Koexistenz leben. Übertriebene Hygiene, vor allem am eigenen Leib, ist daher vermutlich nichts anderes als Selbsthass. Für diese Erkenntnis bedarf es keiner entlarvenden Psychoanalyse, sondern bloß eines diskreten Blickes in Rachen, Darm oder Vagina. Dort hausen mehr Bakterien, Pilze und Viren als in einem moldawischen Saunaclub, und zwar egal, wie reinlich und sittenstreng die betreffende Person auch sein mag. Die Anzahl der im menschlichen Körper ansässigen Keime übertrifft die seiner eigenen Zellen um ein Vielfaches.

Offenbar verhält es sich so, dass die allermeisten Mikroben dem Menschen nicht schaden, sondern nutzen. Auf der Haut halten sie aggressive Erreger fern. Im Darm helfen sie bei der Verdauung – beziehungsweise der menschliche Darm hilft ihnen. Das ist bloß eine Frage des Standpunkts. Der Mensch ist in seinem eigenen Organismus zumindest nur eine Minderheit – hoffentlich keine ungeliebte.

So halten Sie sich Keime vom Leib

1. Stärken Sie Ihr Immunsystem: Ein guter Rat, nur nicht so leicht zu befolgen. Es gibt in Apotheken, Reformhäusern und Bioläden praktisch nichts, was nicht in irgendeiner Weise »die Abwehrkräfte stärken« soll, es aber erwiesenermaßen auch täte. Ob nun Schüssler-Salze, Taigawurzel oder Echinacea: Nichts davon stimuliert etwas anderes als den Einzelhandel.

Wie sollte so ein gestärktes Immunsystem auch aussehen? Mehr weiße Blutkörperchen? Das entspräche einer Leukämie, die bekanntermaßen nicht so gesund ist. Aggressivere Entzündungsstoffe, die jedem Eindringling mit »Zero tolerance« begegnen? Solcher erfreut sich der Allergiker im Wonnemonat Mai. Rigorosere Lymphozyten, die kein Vergeben und Vergessen kennen? Die wird man leider nicht mehr los, wenn sie erst mal die eigenen Gelenkflächen oder Nervenscheiden abräumen.

Glücklicherweise pfuschen die genannten und unzähligen weiteren Mittel und Maßnahmen allenfalls marginal am Immunsystem rum. Dessen Kompetenz besteht nämlich nicht in schierer Feuerkraft, sondern in komplexer Abwehrstrategie und gewiefter Diplomatie. Solche mit anderen Mitteln fortzusetzen – und seien es pflanzliche – führt bekanntlich zu nichts Gutem.

2. Waschen Sie sich regelmäßig die Hände: 150 verschiedene Arten von Keimen kleben normalerweise an den Händen. Da man sich mit diesen ständig an Mund, Nase und Geschlechtsorgane greift, sind die eigenen Finger Hauptüberträger lästiger Infektionen. Reinigen Sie diese daher regelmäßig mit lauwarmem Wasser und Seife. Drei Minuten später sind die Hände zwar schon wieder so verkeimt wie ein burmesischer

Hühnerstall, doch reicht die Zeit, um gemütlich ein bisschen in der Nase zu bohren.

3. Bleiben Sie großen Menschenmengen fern: Bakterien, Viren und Pilze wären ohne willige Helfer nicht imstande, ihr teuflisches Werk zu verrichten. Erst die passive Masse trägt die Brut des Bösen weiter, macht ein ganzes Volk empfänglich für Grippe, Durchfall und Massenhysterie. Großkundgebungen, Aufmärsche und Fackelzüge sollten Sie daher meiden wie die Pest.

4. Versäumen Sie keine Impfung: Wer wirklich sein Immunsystem stärken möchte, kann dies per Impfung tun. Dabei werden abgeschwächte Erreger in den Körper gespritzt, worauf Abwehrzellen gegen diese mobil machen und im Ernstfall gewappnet sind. Super Sache – so wurden schon die Pocken ausgerottet und außerdem, äh ... sonst noch nichts. Das liegt aber auch an der notorischen Impfmüdigkeit, vor allem in Deutschland. Gewisse, äußerst selektiv kritische Mitbürger argwöhnen allerlei Verschwörerisches und Irrwitziges über das Impfen und halten sich und die Ihren deswegen davon fern. Zu den noch nachvollziehbarsten Ansichten gehört, dass die Immunität natürlich erworben werden müsse, also durch eine Infektion. Was ja grundsätzlich auch funktioniert, genau wie eine natürliche Geburt im Kuhstall, ganz ohne Arzt und Igelball, inklusive der damit verbundenen – natürlichen – Überlebenswahrscheinlichkeit. Die begrenzten Impferfolge liegen aber auch ein wenig in der Natur der Sache: Damit die Impfung Immunität erzeugen kann, muss das Immunsystem dem Eindringling überhaupt etwas entgegenzusetzen haben. Deshalb kann man gegen viele gefährliche Erreger, etwa das HI-Virus, nicht oder nur sehr unzureichend impfen. Nicht ohne Trotz empfehlen Mediziner daher, ausgleichenderweise immer dann zu impfen, wenn es nur geht. Dabei lässt sich bei manchen Infektionskrankheiten auch durch Verhaltensregeln effektiv vorbeugen: Auf die standardmäßige Hepatitis-B-Schutzimpfung bei Babys könnte man theoretisch auch verzichten, wenn die Kleinen von wahllosem ungeschützten Geschlechtsverkehr und Needlesharing absehen würden. Nebenwirkungen von Impfungen ließen sich so immerhin reduzieren. Solche sind zwar sehr selten, aber auch nicht auszuschließen. Die Schweinegrippe-Impfung steht beispielsweise im Verdacht, in wenigen Fällen die Schlafkrankheit Narkolepsie ausgelöst zu haben, was eine gewisse Impfmüdigkeit durchaus nachvollziehbar machen würde.

KAPITEL 11

Gecheckt, gescreent, gefisted

Vorsorge beugt oft nicht vor

Vorausschauendes und planendes Denken unterscheidet den Menschen vom Tier. Ackerbau, Bausparvertrag, Riester-Rente – da haben Tiere wenig mit am Hut, noch viel weniger mit Krankheitsprävention und Reihenuntersuchungen. Die Viecher leben in den lieben langen Tag hinein, ohne sich zu kümmern und zu sorgen, wofür es sie dann irgendwann kalt erwischt. Gut, den Menschen erwischt es auch, aber er kann sein besseres Wissen einsetzen, damit es nicht so kalt und bald geschehe. Der Mensch sorgt vor, vor allem sich.

Ich selber habe diesbezüglich mein Kontingent fürs Erste erfüllt, wie mir ärztlich sogar bescheinigt wurde. »Jetzt haben Sie erst mal Ruhe«, bekräftigte mein Arzt rückwirkend die Erfordernis der vollzogenen Inspektion und ihres unsäglichen Nachspiels. Ähnlich unterstützende Worte finden Automechaniker, wenn sie einem zur anstehenden TÜV-Untersuchung gerade für Hunderte von Euro alle Scheinwerfer ersetzt haben, weil ein Glas gesprungen war. (»Die gab es nur im Set, jetzt haben Sie aber erst mal Ruhe ...«)

Ruhe hatte ich vorher eigentlich auch gehabt. Grund, diese zu stören, bestand lediglich in meinem bereits mehrfach wiederholten 35. Geburtstag und dem Umstand, dass die Krankenkasse zu diesem Anlass einen Check-up springen lässt. Beginnender Abrieb und erste Zeichen drohender Krankheiten sollen so erkannt und möglichst abgewendet werden. Die Gewährleistung der eigenen Mängel wollte ich natürlich ungern verfallen lassen. Also hin zum Doktor, Blutdruck gemessen und Körperflüssigkeiten eingereicht.

Das Schönste an Arztbesuchen ist ja, wenn nichts ist: Wenn der Halbmensch in Weiß gerade jede nervöse Anspannung väterlich beiseitegeschoben hat. Wenn man danach auf die Straße tritt und sich für ein, zwei Stunden neu geboren und unverwundbar fühlt. Üblicherweise pflegt man seinem Körper gegenüber diese Mischhaltung aus Vertrauen und Ignoranz, die gesunde Langzeitbeziehungen ausmacht. Wer aber den Blick in den Abgrund wagt und die Prüfung besteht, der spürt wieder Schmetterlinge im Bauch, fühlt sich jung und auf null, wie einst im Mai.

Mit diesem flüchtigen Rausch lockt die Vorsorgeuntersuchung: Es ist ja nichts, also wird auch nichts sein. Hier besteht aber ein Interessenkonflikt. Die Krankenkassen bezahlen den Spaß nämlich gerade, *um* bestimmte Krankheiten in ihren Frühstadien zu finden, was auch vorkommt. Seit Ärzte die Reihenuntersuchungen durchführen, konnten sie mehr Krankheiten diagnostizieren – allerdings nicht mehr Leben retten. Es gibt nämlich beim Quer-durch-den-Garten-Gucken noch eine dritte, gar nicht so seltene Variante, von der in der Regel keiner was hat: Es wird *irgendwas* gefunden – etwa Blut im Urin, so wie bei mir.

Das klingt bereits dramatischer, als es war. Es handelte sich lediglich um einzelne rote Blutkörperchen, die irgendwie den Weg in den Urogenitaltrakt gefunden hatten, wo sie aber nichts zu suchen haben. Es sei denn, ein Tumor wuchert und blutet dort, die Nieren sind im Eimer oder eine hochnotpeinliche Infektion hat sich untenrum breitgemacht.

Möglichkeiten zwei und drei schieden gleich aus, da mich

alle anderen Werte entsprechend entlasteten. Blieben nur der Tumor und noch die Möglichkeit vier: Es hat halt irgendwie mal irgendwo bei irgendwas ein bisschen geblutet. Tumorverdacht muss man sich aber als Bündnisfall der diagnostischen Medizin vorstellen: kann niemand vor ausweichen.

Also auf zum Urologen. Der hält für solche Fragen eine Prozedur bereit, die den masochistisch veranlagten Connaisseur mit der Zunge schnalzen, Menschen ohne diagnosereife Obsession aber mit Fug und Recht erbleichen lässt: eine Blasenspiegelung. Einen Kameraschlauch durch die männliche Harnröhre in die Blase zu schieben, das sieht nicht nur aus, wie von Bret Easton Ellis und Hieronymus Bosch erdacht, es fühlt sich auch exakt so an.

Dagegen ist die berüchtigte Darmspiegelung was für Verklemmte, zumal es dabei vorab auch so eine Art Rape-Drug gibt, die einen bewusst-, wehr- und willenlos macht, derweil der Arzt einem mehrere Meter Endoskop sonstwo reinschiebt. Das ist längst Mainstream. Prominente wie Barbara Schöneberger, Verona Pooth und Wladimir Klitschko werben für die routinemäßige Koloskopie sogar im Netz: Dabei flippern und hotten die drei so richtig schön aufgekratzt aus und ab, offensichtlich total erlöst von der Gewissheit, in absehbarer Zeit an Darmkrebs schon mal nicht zu sterben: Schmetterlinge im Unterbauch pur.

So ging es mir nicht. Glücklicherweise fand der Spezialist zwar nichts, was mir absehbar an Nieren oder Kragen gehen würde. Doch eine Sorge loszuwerden, die man gar nicht gehabt hat, ist ein schales Vergnügen, erst recht wenn der dafür betriebene Aufwand Würde, Anstand und Geschlechtsidentifikation ins Wanken bringt und einen drei Tage nicht schmerzfrei pinkeln lässt.

Das hätte ich auch einfacher haben können, indem ich mich beispielsweise daran erfreut hätte, in nächster Zeit höchstwahrscheinlich nicht Kannibalen zum Opfer zu fallen oder nicht von Wladimir Klitschko endoskopiert zu werden. So passiert es ja leicht in der Präventionsmedizin: Man will ein Problem lösen und schafft bloß neue.

Ein weiteres gutes Beispiel dafür ist der sogenannte PSA-Test. Dieser kam vor etwa zwanzig Jahren auf und schien zunächst jenes Fachgebiet zu revolutionieren, in dem Vorbeugung noch wörtlich genommen wird: die Urologie. Bis dato nämlich erfolgte die Routinekontrolle auf Prostataveränderungen einzig durch den beherzten Griff des Facharztes, und zwar dorthin, wo – wie man so sagt – die Sonne bei manchem zwar raus-, aber nie reinscheint.

Da die Methode außerhalb von Gefängnisduschen aber nicht besonders beliebt und außerdem ungenau ist, glaubte die Fachwelt mit dem PSA-Test ein elegantes Diagnoseinstrument gefunden zu haben. PSA bedeutet Prostataspezifisches Antigen. Es handelt sich um ein Eiweiß, welches im Blut ansteigt, wenn Krebs in der Vorsteherdrüse wuchert. Man würde einfach Blut abnehmen und wüsste Bescheid.

Mittlerweile hat sich aber rausgestellt, dass der Test mehr verrät, als man wissen möchte. Das PSA geht nämlich auch bei mechanischer Belastung der Prostata an die Decke – beim Radfahren etwa oder beim Sex. Wer also mit dem Rad gekommen ist oder auch ohne, bei dem löst der Test leicht blinden Alarm aus.

Gut, solche Fälle lassen sich ja leicht klären. Und die Möglichkeit, dass es am Sex liegen könnte, gilt ab vierzig praktisch als vernachlässigbar. Doch findet der Test eben auch solche Tumore, die unentdeckt nie stören würden, sogenannten Haustier- oder treffender: Ostverwandten-Krebs.

Jeder dritte Fünfzigjährige trägt Krebszellen in der Feinripp spazieren, bei den Achtzigjährigen sind es schon achtzig Prozent. Der Großteil solcher Mini-Tumore macht nie

Probleme, denn sie wachsen langsam – zu langsam für einen Achtzigjährigen, dem die Gnade des nicht mehr allzu fernen Ablebens erteilt ist. Um zu erfahren, welche Gewächse doch noch den Tod zu Lebzeiten bedeuten könnten, müsste man die volle ärztliche Kunst ausschöpfen und abwarten.

So ein Vorgehen wird aber schnell als »unverantwortlich« und »fahrlässig« bewertet. Wer heute sehenden Auges Risiken eingeht, sitzt schnell bei Plasberg, Jauch oder Alexander Hold und muss sich rechtfertigen. »Muss denn immer erst etwas passieren?«, fragt dann ein engagiertes Publikum unter seinem eigenen Applaus.

Auch wenn der Umstand, dass »etwas passiert«, sozial nur noch schwer vermittelbar ist, so sollte man dennoch wissen, dass es eigene Risiken birgt, dem Schicksal vorzugreifen. Ein alltägliches Beispiel: Wer die Wettervorhersage beherzigt und sich aufgrund eines launigen Regenorakels für die 500 Meter zur S-Bahn ins Ölzeug wirft, der wird bei einem vielleicht mit fünfzigprozentiger Wahrscheinlichkeit tatsächlich eintretenden Regen nicht nass. Gleichfalls zu fünfzig Prozent läuft derjenige aber auch Gefahr, das ganze Zeug umsonst mitgeschleppt und angezogen zu haben. Möglicherweise riecht er dadurch streng, wenn er bei der Arbeit ankommt, und verbaut sich Karrierechancen. Zu hundert Prozent sieht er in der Kluft aus wie ein ostwestfälischer Rindsbesamer, was jenseits von Großenmarpe oder Herrentrup meist auch kaum goutiert wird.

Wer hingegen das läppische Morgengeschwätz in Funk und Fernsehen ignoriert und seine Kleiderwahl nach Geschmack, Anlass und dem Blick aus dem Fenster trifft, den überraschen vielleicht ein paar Tropfen, aber mitunter auch beruflicher Aufstieg oder dufte Begegnungen im öffentlichen Nahverkehr.

Mit Letzterem ist oft Essig, wenn die Prostata erst mal im

OP-Müll liegt. Jeder fünfte operierte Patient ist impotent nach dem Eingriff, mehr noch inkontinent – da überraschen einen dann mehr als nur ein paar Tropfen. Weil diese Nebenwirkungen der Therapie auch die Männer treffen, denen der Krebs keine Beschwerden bereitet hätte, muss man befürchten, dass die PSA-Reihenuntersuchung gesunder Männer auf Prostatakrebs mindestens genauso viel Schaden anrichtet wie abwendet. Experten gehen davon aus, dass statistisch für einen geretteten Patienten rund zwanzig unnötigerweise unters Messer kommen. Die stehen gewissermaßen für dessen Leben gerade – genaugenommen eben nicht mehr ganz so gerade.

Einer Erkrankung vorbeugen kann so ein Test ohnehin nicht, sondern bestenfalls eine solche früh erkennen. Wirklich vorbeugen zu einem gewissen Grad, ganz ohne sich dem Handlungszwang von Ärzten auszusetzen, geht anders. Wer die Prostata regelmäßig benutzt, senkt das Risiko, dort Krebs zu entwickeln. Soll heißen: Make love, not PSA-Screening. Masturbieren geht natürlich auch. Jeder Mann kann also Krebsvorsorge selbst in die Hand nehmen.

Eine ambivalente Angelegenheit ist auch Brustkrebsfrüherkennung. 18 000 Frauen sterben allein in Deutschland jedes Jahr am Mammakarzinom. Verständlich, dass man hofft, durch systematische Früherkennungsmaßnahmen diese Zahl zu drücken. Da aber die dazu eingesetzte Technik, die Mammographie, ungefähr so modern und treffsicher ist wie eine abgesägte Schrotflinte, richtet sie auch vergleichbaren Kollateralschaden an: Bis zu zehn Prozent der Tumore erfasst die Röntgenuntersuchung gar nicht, dafür erweisen sich neunzig Prozent der positiven Befunde als falsch. Für eine Frau, bei der durch eine Reihenuntersuchung rechtzeitig der Krebs entdeckt und behandelt wird, erhalten etwa zehn eine überflüssige Therapie, rund 200 werden wegen Verdachtsdiagnosen verschreckt und nachdiagnostiziert.

Dennoch würde kaum eine Patientin je auf die Idee kommen, dass sie eine Chemotherapie oder gar eine Brustamputation umsonst erlitten haben könnte. Einmal kann man es im Einzelfall nicht wissen, außerdem neigt der Mensch nicht gerade dazu, Entbehrungen in Frage zu stellen, zu denen er keine Alternative kennt: Je traumatischer eine medizinische Prozedur, je drückender die Hypothek aufs Eigenheim, je teurer der kalte Glibber im französischen Restaurant, umso mehr hat es sich im Nachhinein gefälligst auch gelohnt.

Für Konfusion sorgen aber auch die Mysterien der Prozentrechnung. Um 25 Prozent senke das Mammographie-Screening die Anzahl brustkrebsbedingter Todesfälle, kann man hier und da lesen, und es mag ja auch stimmen, wie einige Daten zeigen. Nur versteht es keiner, und es führt leicht zu einhundert Prozent in die Irre.

Die Anzahl boxender Litfaßsäulen namens Klitschko ist in den letzten zwanzig Jahren um einhundert Prozent angestiegen. Aber Verona Pooths Medienpräsenz nimmt lediglich um zwei bis drei Prozent zu, wenn man sie mal irgendetwas moderieren lässt. Was für konkrete Zahlen sich hinter solchen Angaben verbergen, bleibt der Eigenrecherche überlassen.

Um diese für das ernste Thema Brustkrebs abzukürzen: Sterben dank der Früherkennung unter 1000 Frauen nur drei statt vier, also eine weniger, macht das 25 Prozent.

Dass Patienten mit Statistik absichtlich beeindruckt und geblendet werden sollen, stimmt allerdings nicht. Wissenschaftliche Umfragen haben gezeigt, dass knapp fünfzig Prozent der Ärzte statistische Zahlen nicht richtig interpretieren können. Noch mal für Mediziner: Das ist fast die Hälfte.

So glauben beispielsweise tatsächlich viele, dass Früherkennung dann sinnvoll ist, wenn sie zu längeren Überlebenszeiten führt. Das liegt aber in der Natur der Sache: Wird die Diagnose eher gestellt, überlebt der Patient diese länger, ohne dass er dafür notwendigerweise länger lebt. Möglicherweise lebt er genauso lange und weiß bloß länger, dass er es nicht mehr lange tut. In so einem Fall versteht man zumindest, warum das Ganze Vorsorge heißt.

Wegkontrollieren lässt sich Krebs leider nicht. Bestenfalls kann man ihn früh erkennen, so dass unter Umständen die Heilungschancen größer sind. Bei schnell wachsenden Tumoren gelingt das nur durch glückliche Zufälle. Bei langsam wachsendem Krebs – etwa im Darm oder am Gebärmutterhals – fischen regelmäßige Reihenuntersuchungen solch günstige Stadien gelegentlich häufig heraus.

So gesehen hatte mein Arzt schon recht. Die versprochenen ruhigen Jahre bis zum nächsten Check kann ich mich nun in Selbstvergessenheit üben. Es könnte die letzte Gelegenheit sein. Denn in zehn Jahren habe ich bereits ein Alter erreicht, in dem Früherkennung zu einem Ritus mit promiskuitiven Zügen gerät: Darmspiegelung, Prostata-Check, Hautkrebsscreening – es warten intensive Erfahrungen. Aber da muss ich mir ja nicht schon vorher den Kopf drüber zerbrechen.

KAPITEL 12

Sequenzierter Kaffeesatz

Gendiagnosen verraten präzise,
was werden könnte

Wer wissen möchte, was die Zukunft bringt, kann Horoskope lesen, einen Terminator bauen, der durch die Zeit reist und nachsieht, oder man lässt sein gesamtes Erbgut analysieren. Klingt verrückt? Geht aber. Für gut 1000 Euro kann heute jeder nachschauen lassen, was Mutter Natur so geplant hat mit einem: Herzinfarkt mit 46 oder Schluckauf zum Sechzigsten? Etwas Zellmaterial durch die Sequenziermaschine gezogen und man weiß Bescheid – und zwar deutlich günstiger als mit dem Terminator und auch eine Spur exakter als per Horoskop.

2001 wurde der genetische Code des Menschen geknackt, jener Bauplan, der uns entstehen lässt, das Tutorial allen Seins und Werdens, das bis dato geheime Los des Lebens. Der Zellcode entscheidet nicht nur darüber, ob sein Träger blond oder brünett, groß oder klein, hochbegabt oder förderungsbedürftig gerät, sondern auch mit welchen Gebrechen er oder sie im Laufe der Zeit so zu rechnen haben wird. Denn die Gene legen auch individuelle Empfindlichkeiten und Sollbruchstellen an, etwa die Neigung, Bluthochdruck zu entwickeln oder schon morgens zu saufen. Nun, da sich der ganze geheime Plan vorlegen ließ, würde man daran zwar nichts ändern, wohl aber zumindest bewusst gegensteuern können: Sport treiben und die Flasche bis 16 Uhr zulassen.

Zugegeben: Für diese Konsequenzen wäre die ganze Forscherei eigentlich nicht nötig gewesen. Aber das Rätsel des Lebens musste einfach gelöst werden. Mittlerweile wissen Forscher allerdings, dass so schrecklich viel gar nicht dahintersteckt: Gerade mal 23 000 Gene hat der Mensch, etwas mehr als ein Fadenwurm. Dieser besteht eigentlich bloß aus einem beweglichen Darmrohr. Die meiste Information des weitgehend übereinstimmenden Erbmaterials beider Spezies geht folglich für Verdauungsapparat und Muskeln drauf. Dieses phylogenetische Erbe zeigt sich immer noch dann, wenn Menschen in Extremsituationen geraten, wie beim »All you can eat«-Büfett in einem Berliner Studentencafé sonntags um kurz vor 17 Uhr. Doch offenbar hat Homo sapiens durch nur ein paar Gene mehr einzigartige geistige und soziale Fähigkeiten entwickelt. Obwohl das Wurmerbe auch diese prägt, wie sich an verbreiteter Schleime-, Winde- und Arschkriecherei zeigt.

Doch bevor es ans Eingemachte geht, gilt es erst mal die wichtigsten Grundfragen zu klären: Was ist überhaupt ein Gen? Wie bestimmen Gene unser Leben? Und sind nicht auch unsere Politiker bloß ihre willfährigen Marionetten?

Die Strippen der Macht liegen tatsächlich im Zellkern. Dort windet sich ein langes Molekül namens Desoxyribonukleinsäure, DNS. In dem bilden kleinere Moleküle, sogenannte Purinbasen, korrespondierende Paare. Die Abfolge, in der das geschieht, buchstabiert einen Code, nach dem Eiweiße zusammengeschraubt werden. Diese können höhere Strukturen bilden: Enzyme, Zellen, Organe. Jede Informationseinheit auf der DNS, also eine charakteristische Abfolge von Basen, nennt man Gen. Gene entstehen aus Molekülsequenzen: Ordnung ist das ganze Leben.

Aus drei Milliarden solcher Basenpaare besteht der komplette Bauplan des Menschen. Viel ist das nicht. Das entspricht rechnerisch einer Speicherkapazität von maximal 750 Megabyte, der Datenmenge einer CD. Aufs iPhone könnte man sich komplette mittelständische Betriebe draufladen. Dann wären die Kollegen nicht nur ständig erreichbar, sondern direkt ausdruckbar.

Zurzeit allerdings arbeiten Genforscher noch an anderen Projekten. Wöchentlich entdecken sie neue Krankheitsgene, die beispielsweise Diabetes, Schizophrenie oder starke Ohrenschmalzbildung bedingen sollen, das heißt die Konstitution dazu. Je mehr Risikomerkmale bekannt sind, desto besser können Mediziner daraus individuelle Prognosen und Therapieempfehlungen ableiten. Etwa derart: »Sie wird wahrscheinlich der Schlag treffen. Gehen Sie viel spazieren – nicht, dass das helfen würde, aber wenn es Sie draußen erwischt, liegen Sie nicht tagelang in der Wohnung rum.« Oder: »Sie bekommen demnächst eine Depression. Halten Sie sich möglichst von Bahnstrecken, Brücken und Joni-Mitchell-Alben fern.«

Hält sich der Nutzwert solcher Ratschläge auch in Grenzen, so könnte Gendiagnostik für das Gesundheitswesen dennoch erhebliche Konsequenzen haben. Ärzte wären nicht mehr bloß Heiler, sondern auch Wahrsager, womit ihre lang geforderte mystische Transformation endlich vollzogen wäre. Der Doktor würde nicht mehr fragen: »Was für Beschwerden haben Sie?«, sondern: »Wie wollen wir Ihre kommenden Beschwerden durchgehen, alphabetisch oder nach Schmerzintensität?« Private Krankenkassen bräuchten ihre Versichertenbeiträge nicht mehr anhand so vager Risikomerkmale wie Alter und Vorerkrankungen kalkulieren, sondern könnten höchst individuell ganz konkrete Kostenvoranschläge machen. Charmant daran wäre, dass man dafür eigentlich keine Versicherung mehr bräuchte.

Allerdings fallen die Vorhersagen bislang noch nicht so

präzise wie gewünscht aus – in den allermeisten Fällen noch nicht mal so präzise wie gewürfelt. Große Ausnahme: Krankheiten, die durch Defekte auf einzelnen Genen entstehen und so nach dem Alles-oder-nichts-Prinzip vererbt werden, wie etwa die Bluterkrankheit. Um das Wesen solcher »Erbkrankheiten« wussten Mediziner aber auch schon vor der Gensequenzierung, und zwar durch aufmerksames Studieren der übersichtlichen Stammbäume derer von Sodom und Inzest.

Normalerweise aber macht ein Gen nicht bloß eine Sache – oder eine Sache falsch. Die Komplexität des menschlichen Organismus kommt gerade erst dadurch zustande, dass einzelne Gene oft an vielen Produkten und Reaktionen beteiligt sind, dass sie miteinander wirken, einander hemmen und aktivieren. Zusätzliche Verwirrung entsteht dadurch, dass man diese ganzen Interaktionen überhaupt erst ansatzweise begriffen hat.

Wenn die Purinbasen die Buchstaben des genetischen Codes sind, dann stellen Gene gewissermaßen seine Worte dar. Die können unter Umständen schon eine sehr starke Bedeutsamkeit aufweisen, was dann ihren Determinationscharakter erklärt – analog gelingt auch kein schöner Satz mehr, wenn in ihm Ausdrücke wie »Blitzkrieg«, »Penisbruch« oder »Okidoki« vorkommen.

Aber genau wie die meisten Wörter lassen viele Gene unterschiedliche Aussagen zu, je nach Kombination und Kontext. Ein Sex-Gen ist bekanntlich was ganz anderes als Gähn-Sex. Umgekehrt hängen komplexe Körperfunktionen wie der Blutdruck oder die Intelligenz nicht nur von einem Gen ab, sondern von diversen, die wiederum noch ganz andere Sachen machen. Sauber getrennt sind die Zuständigkeiten selten. Wie sich ein Gen also insgesamt auswirkt, ist schwer vorhersagbar. So könnte es zum Beispiel sein, dass eine Variante, die Fettleibigkeit begünstigt, gleichzeitig vor Psychosen schützt. Was ist nun besser? Für zwei essen oder für zwei sprechen? Hängt halt auch davon ab, ob man in Sulzbach-Rosenberg oder Haight-Ashbury lebt.

Das zeigt: Äußere Bedingungen spielen eine entscheidende Rolle. Denn selbstverständlich haben auch Umwelt und Kultur großen Einfluss auf die menschliche Natur, darauf wie sich genetische Anlagen auswirken und überhaupt erst bilden. Ohne den Umweltfaktor »Ursuppe« wären Gene überhaupt nie entstanden. Ohne die folgenden Kontinentalplattenverschiebungen, Erderwärmungen und -abkühlungen, ohne ökologischen Wettstreit und Völkerwanderungen hätten sie sich nicht angepasst und zu ihrem aktuellen menschlichen Muster geformt. Ohne Schoko-Bons und Maxi-Bruzzler wären einige von ihnen keine Krankheitsgene.

Wie genetische Dispositionen erst durch Lebensbedingungen pathologisch werden, lässt sich aktuell in der Südsee studieren. Seit es auch auf Tonga oder Bora Bora Fastfood und überzuckerte Industrienahrung gibt, leidet dort fast jeder zweite Erwachsene unter Übergewicht und Diabetes. Der Grund: Das Jahrtausende währende Inselleben stellte den Energiehaushalt der Menschen auf Fisch und Obst ein. Zudem führte der übersichtliche lokale Heiratsmarkt dazu, dass diese Anlagen nicht übermäßig verwässert wurden. Die noch vor Jahrzehnten an die besonderen Umstände perfekt angepassten Futterverwerter geraten nun zu chronisch kranken Makronesiern.

Für solcherlei Altlast in den Anlagen gibt es auch bei uns genug Beispiele. Warum verbringen vielbeschäftigte Menschen ihre knappe Freizeit damit, ohne ersichtlichen Grund in Grünanlagen rumzulaufen? Weil die Gene Beine, Kreislauf und Stoffwechsel nun mal nicht zum Rumsitzen gemacht haben. Wieso werden selbst dann Freunde kontaktiert, wenn man es doch vorzieht, depriviert, isoliert und in Jogginghose tagelang vor dem Bildschirm zu sitzen? Weil wir nun mal dem Impuls zur Herdenbildung folgen, auch wenn dieser nur darin besteht, einen Button zu drücken.

Zeitgemäßer wären Erbanlagen, die Split-Brain-Funktionen einrichten. Damit könnte man endlich gleichzeitig networken, schlafen und ganz bei sich sein. Moderne Gesundheitsgene, die den Namen auch verdienten, würden Dieselruß zu Omega-3-Fettsäuren verstoffwechseln oder Achselschweiß zu CK Obsession pour homme beziehungsweise zu Contradiction woman, die Biologie macht da ja immer noch diese Geschlechtsunterschiede.

Daran wird deutlich: Genau wie die Gene ein Abdruck ihrer Umgebung sind, ist die Umwelt ein Ergebnis von biologischen Anlagen. Biologie bedingt Kultur, genau wie Inzucht den Adel. Kein Pyramidenbau, kein Wohltemperiertes Klavier, kein Sonderbeauftragter für Transgender-Integration ohne Proteinbiosynthese. Die notorische Frage, ob irgendwas die Umwelt oder die Biologie mache, ist in etwa so zielführend, wie darüber zu grübeln, ob ein Segelschiff nun dank des Segels oder des Windes fährt.

Um im Bild zu bleiben, können Genanalysen in den allermeisten Fällen lediglich prognostizieren, wie viel langsamer ein Schiff im Hafen ankommt, wenn sein Segel beispielsweise zehn Prozent kleiner ist: Kommt halt ganz drauf an. Unter Umständen gelangt es sogar besser übers Meer als der schnittige Viermaster, der mit voller Takelage ins Treibeis hackt. Das zeigt: Mutationen können vor den Folgen des Klimawandels schützen.

Was Wissenschaftler gegenwärtig über die Verbindung bestimmter Genvarianten mit dem Auftreten von Krankheiten wissen, basiert überwiegend auf Assoziationen: Rein statistisch tritt eben das eine oder andere Muster häufig bei gewissen Leiden auf. Beispiel Demenz: Eine Variante des sogenannten ApoE-Gens lässt sich bei dreißig Prozent aller Alzheimer-Patienten finden, bei Gesunden hingegen nur in zehn Prozent der Fälle. Offenbar erhöht diese Mutation das Erkrankungsrisiko um das Dreifache. Ob man aber als deren Träger zu den zehn Prozent gehört, die diesen Umstand genauso gut vergessen können oder jenen dreißig, die es garantiert vergessen werden, zeigt sich nach wie vor erst dann, wenn man Prozentrechnung nicht mehr von Malefiz unterscheiden kann.

Bei der allermeisten Krankheiten liegen die genetischen Zusammenhänge also noch zu tief im Unklaren, als dass sich aus ihnen konkrete Schlüsse und Empfehlungen ableiten ließen – was aber natürlich nicht bedeutet, dass es nicht trotzdem getan würde. Über das Internet bieten verschiedene Firmen an, genetische Profile zu erstellen. Für etwa 500 Dollar kann der Kunde zum Beispiel erfahren, ob sein Risiko, bis zum siebzigsten Geburtstag Diabetes zu bekommen, bei 18 oder 25 Prozent liegt.

Was bedeutet das? Dass derjenige im günstigsten Fall später krank wird oder weniger doll? Dass er ein Viertel mehr Kalorien vertilgen darf? Dass er keine Ahnung von Statistik hat und sich hat verarschen lassen?

Unlängst konnte man lesen, dass ein Gen-Check-Unternehmen die Proben von 96 Kunden vertauscht hat. Da wurden also einigen Leuten Krankheiten versprochen, die sie nun vielleicht nie kriegen werden – oder auch doch. Denn ob die Vorhersagen dadurch ungenauer geworden wären, hätte man mal – quasi doppelblind randomisiert – abwarten können. Das ist bekanntlich seit Jahrtausenden immer noch die beste Bedingung, um verlässliche Aussagen über den Gesundheitszustand zu kriegen.

KAPITEL 13

Love me gender

Wer gesund und lange leben will,
wird am besten Frau – oder bleibt es

Wer meint, in Deutschland sei die Emanzipation der Frau mit gleichen Bürgerrechten, sexueller Selbstbestimmung und einer weiblichen Alleinherrscherin ja eigentlich längst vollzogen, liegt daneben. Lässt man nur die letzten Jahre Revue passieren, stellt man fest, was sich alles noch tut: Frauen dienen bei der Bundeswehr. Sie werden Fußballweltmeisterinnen. Sie können mittlerweile ganz selbstverständlich zu Junggesellinnenabschieden durch Erlebnisgastronomien marodieren und endlich Bestseller-Romane über ihre Hämorrhoiden schreiben.

Trotz solcher Fortschritte sind die Rollenverhältnisse der Geschlechter aber immer noch ungleich. Vorstandsetagen gelten nach wie vor als Männerdomizile. Da haben Frauen es schwer, reinzukommen, so lange sie keinen frischen Kaffee mitbringen. Spitzengehälter im Fußball bekommen nur die Männer, obwohl die immer im Halbfinale rausfliegen.

Auch in der Medizin werden zwischen Mann und Frau allzu oft immer noch Unterschiede gemacht. Schon klar, in der Prostata-Klinik haben Frauen naturgemäß nichts verloren und zu verlieren. Dafür gebührt ihnen mit der Gynäkologie immerhin ein eigenes Fachgebiet (einen »Männerarzt« im engeren Sinne gibt es nicht: Urologen beschäftigen sich mit den sogenannten ableitenden Harnwegen, unabhängig von deren Geschlechtsidentifikation). Jenseits ihrer klassischen Rolle als Gebärende aber werden Frauen in der Medizin häufig benachteiligt.

Studien haben gezeigt, dass sie bei einem Herzinfarkt langsamer und weniger kunstgerecht behandelt werden als Männer. Viele Mediziner denken eben immer noch in althergebrachten Rollenklischees: Herzschmerz bei Frauen liegt an zu viel Pilcher und Kuschelrock. Ein echter Infarkt ist was für Männer – für rauchende, saufende und konzernleitende Alphatiere. Dass aber Frauen beim Rauchen, Saufen und Konzernleiten den Herren heute in nichts mehr nachstehen, wird bei ihrer Gefäßsituation noch zu wenig berücksichtigt.

Um solche Dinge geradezurücken, gibt es neuerdings das Forschungsgebiet der Gender-Medizin. »Gender« ist neudeutsch und bedeutet »soziales Geschlecht« im Gegensatz zu »Sex«, dem »biologischen Geschlecht«. Ein wichtiger Unterschied, der bislang in Ermangelung geeigneten Vokabulars nicht ausreichend gemacht wurde. Denn das Bild von Frau und Mann ist stark kulturgeprägt. Die Mehrheit meint eben nach wie vor, dass Frauenherzen lieber erobert als katheterisiert werden wollen. Mit der biologischen Realität hat das aber nichts zu tun.

Mit derlei Projektionen machen es sich die Herren allerdings auch oft selber schwer. Um nicht ihr Image vom »starken Mann« zu zerkratzen, wenden sie eine leider oft fatale Strategie an und meiden medizinische Realitätschecks einfach komplett. Stattdessen erklärt man körperliche Veränderungen mit einem »momentanen Formtief« und beruft sich auf die »super Werte«, die man zuletzt hatte – bei der Musterung 1978. Möglicherweise ist das auch der Grund dafür, dass Männer bei genanntem Notfall schneller Hilfe bekommen. Wenn die nämlich japsend, gurgelnd und eingenässt in die

Rettungsstelle kommen, kann man ziemlich sicher sein, dass sie jetzt nicht nur reden oder einfach mal in den Arm genommen werden wollen.

Andererseits: Ist der Schaden einmal benannt, schlüpfen Männer in die Veteranenrolle und leiden mit überproportionalem Gestus: Die Bypass-Narbe schwillt zur Mensur auf der Brust des Versehrten. Herzmedikation und Koronarsport bestimmen fortan die Familienchronik. Kein Treppenabsatz wird mehr bezwungen, ohne dass gepresste Lippen tonlos vom Schmerz des Davongekommenen klagen: »Nichts wird jemals wieder so sein wie vorher …« – was alle Beteiligten bestätigen können.

Frauen agieren da weit weniger melodramatisch, was ihnen zum Nachteil gerät. Da kann die Lunge bereits blubbern wie ein Whirlpool: Weibliche Patienten müssen trotzdem noch schnell Haushalt, Job und Familie zu Ende multitasken und möchten außerdem dem Herrn oder der Frau Doktor nicht unnötig viel Arbeit machen. Bescheidene Zurückhaltung ist in der Hochleistungsmedizin aber die falsche Strategie. Da bedarf es maskuliner Ellbogenmentalität, um einen Termin noch zu Lebzeiten zu bekommen – vor allem wenn diese im Begriff ist, gerade abzulaufen.

In anderen Lebensbereichen wird solchen Asymmetrien aktiv mit einigem Erfolg gegengesteuert, per Quote. Etwa bei der Kriminalpolizei: Auf jeden knallharten Action-Cop kommt hier immer hübsch regelmäßig und gleichberechtigt eine toughe Powerfrau. Nicht im wirklichen Leben, da machen leitende Kommissarinnen gerade mal einen Anteil von gut drei Prozent aus, sondern im Tatort: Charlotte Lindholm, Eva Saalfeld, Sarah Brandt – lauter selbstbewusste, eigenständige und vor allem geile Weiber dank ARD-Quote.

Im Patientengut aber wäre so eine Vorauswahl problematisch. Erstens würde es dann auf Visite zugehen wie bei

Brinkmanns auf dem Sofa. Zweitens kommt es in der Klinik schließlich auf reale Bedürfnisse und Voraussetzungen an. Und solche – das haben Gender-Mediziner herausgekriegt – unterscheiden sich bei Frau und Mann. Sie gingen nämlich der Schieflage bei der Herzversorgung nach und kamen zu folgendem Ergebnis: Bei Frauen äußern sich Herzinfarkte häufiger »untypisch« – etwa mit Bauchbeschwerden, was leicht zu Fehldiagnosen führt, hat man als Arzt doch oft nur das »typische« männliche Krankheitsbild im Sinn, das von operngleichen Symptomen wie Brustenge, Atemnot und »Vernichtungsschmerz« geprägt ist.

Außerdem kam raus, dass der weibliche Körper Medikamente anders verstoffwechselt, so dass diese stets latent fehldosiert sind, wenn man ihnen unkritisch das »Herrengedeck« an Blutverdünnern, Fett- und Blutdrucksenkern auffährt. Die Benachteiligung von Frauen in der Medizin besteht also vor allem in ihrer Gleichbehandlung. Da wäre man ohne Gendermedizin vermutlich nicht drauf gekommen.

Allerdings häufen sich schon seit geraumer Zeit Forschungsergebnisse, die annehmen lassen, dass es zwischen Frau und Mann gewisse körperliche Unterschiede gibt. Das fängt schon im Kopf an. Das weibliche Gehirn ist im Schnitt 100 Gramm leichter, kann aber viel mehr – zumindest gleichzeitig. So sollen Frauen beispielsweise in der Lage sein, parallel Fernsehen zu gucken, mit ihrer Mutter zu telefonieren und Sex zu haben.

Oder auch: Nach Mutter gucken, einen Fernseher haben und am Telefon rumstöhnen. Man kennt das ja aus heiteren Kinofilmen, in denen immer so dicke, schrullige oder sonst wie komische Brüche erzeugende Frauen in prekärer Finanzlage sich nicht mehr anders zu helfen wissen, als Telefonsex anzubieten und dabei Staub zu saugen oder Illustrierte zu lesen. So ein Plot wäre mit Männern nicht glaubhaft. Wenn die an Sex denken, können sie einen Staubsauger nicht mehr von ihrer rechten Hand unterscheiden.

Das Metier maskuliner Geisteskraft ist da eher die Tiefe des Raums. Karte lesen, rückwärts einparken, allein zum Klo und wieder zurück finden – Männer können das. Fachleute wie das Ehepaar Pease oder Mario Barth haben darüber umfangreich referiert.

Angeblich soll das Jahrtausende währende Training des Jagens und Sammelns beim Mann sein räumliches Denken derart geschult haben, und zwar mit den rüden pädagogischen Methoden der Evolution. Denn wer dereinst vom Jagdausflug nicht mehr nach Hause fand, der war nicht bloß beruflich gescheitert, sondern auch biologisch: Man diente noch als Wegzehrung des ubiquitären Wildgetiers, hatte aber keine Gelegenheit mehr, seinen defizitären Orientierungssinn irgendwie weiterzuvererben. Wem es hingegen gelang, mit fetter Beute wieder nach Hause zu kommen, dem wirkten die Freuden der Arterhaltung.

Vorteil dieser Theorie ist, dass sie so schön plausibel klingt. Ihr Nachteil: Es lebt heute niemand mehr, der sie bestätigen könnte. Deswegen glauben viele, nicht die Evolution, sondern die Gesellschaft habe Wesensunterschiede zwischen Frau und Mann geprägt. So würde bei der Erziehung von Jungen automatisch mehr Selbständigkeit gefördert und damit ihr Orientierungssinn geschärft. Vorteil dieser Theorie: Man kann mit ihr ein solventes Dasein als Leitartikler und Talkshowgast fristen. Nachteil: Unklar bleibt, wo das geheime Geländetraining nur für Jungs stattfindet und wann genau »die Gesellschaft« beschlossen hat, Frauen fortan nur so viel Orientierung anzulernen, dass sie von der Küche in den Kreißsaal und zurückfinden. Das Ganze liegt vermutlich auch schon sehr lange zurück. War wohl eine Jagdgesellschaft. Genau weiß es niemand.

Messbar ist zumindest Folgendes: Während sich der Grundbauplan weiblicher und männlicher Körper tatsächlich nicht wesentlich unterscheidet, sieht man mal von den Geschlechtsorganen ab – und selbst hier gibt es mehr Annäherung, als vielen lieb sein kann –, trennen ihre Hormonhaushalte Welten. Östrogene machen aus Frauen die liebreizenden, harmoniebegabten und sensitiven Wesen, die sie die längste Zeit des Monats sind – bis ebendiese Wunderstoffe etwa alle dreißig Tage eine kurze Auszeit nehmen. Dann kommt es zu Metamorphosen wie in der griechischen Mythologie, und Frauen verwandeln sich in unberechenbare und übellaunige Sofasirenen, deren bloßer Blick einen den Müll runterbringen lässt.

Männer hingegen stehen unter dem zweifelhaften Einfluss von Testosteron, einem Hormon, das Gott offenbar erfunden hat, als er nach sieben Tagen Genesis einen draufmachen wollte: Das Zeug macht stark, risikofreudig und geil – und leitet einen im Schutz der Morgendämmerung sicher und schnell nach Hause. Psychologische Untersuchungen haben nämlich gezeigt, dass räumliches Denken besser funktioniert, wenn ordentlich Testosteron im Blut schwimmt. Der Hormonspiegel liegt bei Männern etwa zehnmal höher als bei Frauen und ist morgens höher als abends. Dabei handelt es sich um eine weitere sinnvolle Einrichtung der Natur, die sicherstellt, dass nächtlicher Herrenbesuch möglichst vor dem Frühstück auch alleine wieder rausfindet.

Das führt nur leider zwangsläufig zu promiskem Verhalten. Der männliche Fortpflanzungsauftrag ist ja ohnehin relativ kurz gefasst: Kino – Begatten – Vorschlagen, es erst mal nicht zu überstürzen. Testosteron fördert seine stringente Ausführung, um den Ausführenden schnell wieder für ganz neue Aufgaben zu wappnen. Im Extremfall kann das gar zu Sexsucht führen, so wie angeblich bei Tiger Woods. Diese

Sicht der Dinge ist allerdings relativ neu. Noch zu Zeiten vor Bumm-Bumm-Boris und Kaiser Franz galt im männlichen Sinne als erfolgreich, wer die Trophäen nur so stapelte.

Für Sportler macht das krasse Zeug aber sowieso einen besonderen Reiz aus, denn es schärft nicht nur Libido und Orientierungssinn, sondern stählt auch Muskeln und Ausdauer. Im Sozialismus, wo Frauen ja bekanntermaßen stärker gleichberechtigt waren, verabreichte man es daher auch Athletinnen in sportlichem Ausmaß. Die konnten darauf nicht nur schneller laufen, sondern endlich auch im Chor der Donkosaken mitsingen.

Mittlerweile hat dieser Abbau von Geschlechterklischees aber einen Rückschlag erlitten, denn Testosteron erhöht nicht nur die Risikobereitschaft, sondern auch diverse Risiken. Es begünstigt Arteriosklerose, Krebswachstum sowie Aggressivität und Selbstüberschätzung – alles Gründe für vorzeitiges Ableben. Dass Männer durchschnittlich fünf Jahre eher das Zeitliche segnen, soll maßgeblich an diesem Hormon liegen. Offenbar beflügelt seine stoffwechselanregende Wirkung auch Krankheitsprozesse. Selbst Mönche, die von ihrem Testosteronhaushalt ja kaum Gebrauch machen, leben im Schnitt immer noch ein Jahr kürzer als Nonnen.

Als besonders gefährlich aber erweisen sich die Auswirkungen des Hormons auf das Verhalten. Denn vor allem in der Blüte ihrer Keimdrüsen – zwischen zwanzig und vierzig – befinden Männer sich in höherer Lebensgefahr als Frauen: Neunzig Prozent aller tödlichen Arbeitsunfälle passieren Männern – was natürlich auch daran liegt, dass Frauen nach wie vor nicht nur im Vorstand der Deutschen Bank unterrepräsentiert sind, sondern auch im Bergbau, dem Kanalinstallationsgewerbe sowie im Drogen-, Menschen- und Waffenhandel. Demzufolge stellt auch der Strafvollzug immer noch eine Männerdomäne dar: 96 Prozent aller Knastinsassen sind

Männer. Doch bevor man voreilige biologistische Schlüsse zieht, müsste man erst mal diskutieren und untersuchen, ob nicht vielleicht »gläserne Decken« in unserem Rechtssystem die Schieflage bedingen. Müssen Frauen etwa besonders grausam meucheln, um ernst genommen zu werden?

Es scheint manchmal so. Spiegel online fand es unlängst berichtenswert, wie Frauen in kongoeplesischen Rebellentrupps plündernder- und mordenderweise ihre »festgeschriebene Rolle« ablegen. Man fragt sich schon, ob derart martialische Mittel noch den emanzipatorischen Zweck heiligen. Immerhin lässt sich aber in der Dschungel-Miliz Job und Kinderbetreuung perfekt vereinbaren.

KAPITEL 14

Das Auge ist mit krank

*Bildgebende Diagnostik kann den Blick fürs
Wesentliche trüben*

»Mein Haus, mein Auto, meine Lendenwirbelsäule.« Erfolg
definiert sich bekanntlich durch das, was man »am Ende
des Tages« sehen und anfassen kann. Die Medizin macht da
keine Ausnahme, auch was den Gebrauch peinlicher Ame-
rikanismen angeht: Für Benefit und gutes Outcome müssen
Ärzte sich schließlich auf handfeste Befunde und klare Bilder
verlassen können. Und auch Patienten haben gern schwarz
auf weiß, wie es ihnen geht. Da schaffen Röntgen, Computer-
und Kernspintomographie, sogenannte bildgebende Verfahren, die nötige Sicherheit.

Dass solche allerdings stets auf Kosten der Freiheit geht,
wird nirgends so spürbar wie im Kernspin- oder auch Ma-
gnetresonanztomographen (MRT). Wie lebendig begraben
liegt man in der engen, tonnenschweren und lärmenden
Röhre und kann sich eine halbe Stunde als »Ka-Leu« in Wolfgang Petersens »Boot« fühlen.

Für Menschen mit Klaustrophobie, empfindlichem Gehör oder Verschüttungserfahrungen eignet sich die Untersuchung nicht besonders, wohl aber um einen Haufen anderer medizinischer Probleme sicher abzuklären. Vor allem
weiche Gewebe bildet die MRT in nahezu fotografischer Qualität ab – keine Organschwäche, die nicht bloßgestellt, kein
Bandscheibenvorfall, der nicht belangt werden könnte.

Zu welcher oder wessen Sicherheit das Ganze stattfindet, wird hingegen auf den ersten Blick nicht immer so deutlich. Auf der Suche nach Knorpel- oder Hirndegeneration bestätigt der Apparat die ärztliche Erfahrung, dass der Körper innen genauso alt und fertig ist wie außen. Und ein ans Licht geführter Bandscheibenvorfall dokumentiert meist auch bloß das, was man schon wusste: Da zwickt was.

Oft trägt es sich in etwa wie folgt zu.

PATIENT: »Herr Doktor, mein Rücken schmerzt wie verrückt. Das muss ein Bandscheibenvorfall sein.«

ARZT: »Wahrscheinlich ist es ein Bandscheibenvorfall. Da machen wir erst mal eine MRT.«

(Schnitt)

PATIENT: »Und, ist es ein Bandscheibenvorfall?«

ARZT: »Sie haben einen Bandscheibenvorfall.«

Wer das für eine groteske Theaterparabel auf die dysfunktionale Selbstbespiegelung moderner Kommunikationsmuster hält, kennt nur die halbe Wahrheit und die Pointe nicht: Ob die Beschwerden überhaupt irgendetwas mit dem vorwitzigen Rückenknorpel zu tun haben, offenbart die Maschine nämlich nicht. Studien haben gezeigt, dass Rückenschmerzen ohne Bandscheibenvorfall genauso auftreten wie Bandscheibenvorfälle ohne Rückenschmerzen, dass das eine mit dem anderen also so viel zu tun hat wie Weihnachten mit Schnee.

Zielführender, billiger und einfacher wäre im geschilderten Fall die Diagnose gewesen: »Sie haben Rückenschmerzen.« Aber wer traut schon Gefühlen, wenn es Bilder gibt?

Die Macht der Bilder bestimmt unser Leben, nicht nur in der Medizin: Einen Urlaub, den man nicht damit verbracht hat, jeden Busch zu fotografieren, hat man nicht gemacht. Hochzeiten gelten praktisch erst als vollzogen, wenn sie komplett durchgefilmt wurden. Und wie soll ein Vollrausch inklusive sanitärer Entgleisungen anders in launiger Erinnerung bleiben, als hochaufgelöst auf Facebook?

Selbst große Themen der Zeit finden überhaupt nur statt, wenn es Bilder dazu gibt. Was wird wohl öfter im Netz angeklickt: »Operationales Deleveraging von Constant Maturity Swaps« oder »süße Tierbabys«? Was wird von der Finanzkrise in Erinnerung bleiben: Verstiegene Zins- und Wahrscheinlichkeitsrechnungen, die nicht aufgingen, oder die Rehaugen von Anja Kohl?

Das Auge *ist* nun mal mit: Deshalb sind Rückenschmerzen eben auch erst dann so richtig echt, wenn es was zu gucken gibt. Obwohl die Schmerzen als solche ja gar nicht zu sehen sind, genauso wenig wie Erholung, Liebe oder Schuldner-Bonität.

Oder doch?

Weil die Kernspintomographie das Kontur-, Tiefen- und Rattenschärfste ist, was die Medizin zu bieten hat, zeigt sie mittlerweile auch schon Empfindungen, Gedanken und Meinungsbilder in schonungsloser Offenheit. Das funktioniert so: Der Tomograph zeichnet nicht nur Strukturen auf, sondern auch den Blutfluss im Gehirn. Von dem lässt sich auf die Aktivität der Nerven umkehrschließen, weil ohne Blut im Gehirn nämlich gar nichts läuft. Diese Nervenaktivität verortet der Kernspintomograph gleich noch mit, woraus sich topographische Aktivitätsmuster ergeben, die als leuchtende Felder im Hirnschnitt erscheinen. Die Muster gelten als charakteristisch für bestimmte Hirnprozesse. Man kann ihnen also ansehen, ob jemand träumt, lügt oder gerade an Essen oder Sex denkt.

Die Methode beruht auf folgender Alltagserfahrung: Lauert man nachts vor einem Wohnhaus mit bekanntem Grundriss, lässt sich aus der Beleuchtungsverteilung auf die Aktivität im Haus schließen: Fernsehgeflacker im Wohnzimmer lässt andere Schlüsse zu als Rotlicht im Hobbykeller. Doch Vorsicht vor allzu schnellen Interpretationen. Möglicherweise entwickelt da jemand im Keller bloß alte Filme – Buschimpressionen von 1987 –, während oben zwei das Wort zum Sonntag für einen kleinen Sofa-Bolero nutzen.

Diesem Problem zur Abhilfe kommt die Statistik ins Spiel. Liegt man lang genug auf der Lauer und bespitzelt fremde Leute, kann man Regeln registrieren, aus denen sich ableiten lässt, wonach was aussieht: Steht der Kombi vom Rohrverleger jede Mittagspause vor der Tür, denkt die Hausfrau derweil vermutlich nicht ans Essen.

Bleibt dennoch ein Problem. Was im Zwielicht abgründiger Bausparer-Ghettos vor sich geht, ist hinlänglich bekannt, nicht aber welche Gedanken mit »Leuchten« im orbitofrontalen Cortex einhergehen. Um diese »Black-Box« zu lüften, haben MRT-Forscher eine ganz besondere Technik entwickelt: Sie fragen ihre Probanden oder schreiben ihnen Denkaufgaben vor, während der Versuch läuft. Genial, vor allem weil so das Gedankenlesen zur Not auch ohne MRT funktioniert.

Gut, das ist alles bloß Forschung. Doch auch in der alltäglichen Routine stehen sich Befund und Fragestellung leicht mal hilflos gegenüber, wie das genannte Bandscheibenbeispiel deutlich macht. Jede Antwort kann eben nur so erhellend sein, wie es die Frage zulässt. Wer nicht weiß, was zu suchen ist, wird auch nicht finden.

Sicher und super am Kernspin ist allerdings, dass das Verfahren sparsam mit Nebenwirkungen umgeht. Seine gezeitenstarken Magnetfelder mögen das »Energieflussgleichgewicht« stören und Chakren-Herpes auslösen, aber verglichen mit den Effekten der Röntgenstrahlung rangiert das unter Lachseminar.

Dass die energiereiche »X-Strahlung« auf magische Weise zwar den Körper durchleuchtet, aber auch ganz schön zerstörerisch sein kann, erfuhr bereits ihr Entdecker Wilhelm Conrad Röntgen, genauer die ersten Probanden seiner Erfindung. Ließen die ihre Knochen nur oft genug röntgen, sahen die Gliedmaßen irgendwann aus, als wäre ihr Inneres nicht mit Strahlen transparent gemacht worden, sondern mit dem Schraubenzieher.

Das waren allerdings auch Geräte, aus denen es beim Shooting noch blau blitzte. Heute kommen Röntgenaufnahmen mit weit weniger Strahlenbelastung aus. Dafür werden aber auch weit mehr gemacht. Beim Zahnarzt gibt es Kieferaufnahmen als Begrüßungsritual, und im Krankenhaus kann es vorkommen, dass man zwar lange keinen Arzt zu Gesicht, aber garantiert sofort einen »Röntgen-Thorax« verpasst kriegt. Diese Tradition hat sich aus dunklen Zeiten gehalten, als noch so ziemlich jeder Tuberkuloseherde in der Lunge beherbergte. Trotz Rücklauf der Tuberkulose hat sich in der vergangenen Jahrzehnten die jährliche Strahlenbelastung pro Bundesbürger verdoppelt, allein durch medizinische Untersuchungen. Das hat noch keine Open-House-Party in einem Reaktor »sowjetischer Bauart« geschafft.

Ganz klar: Röntgen muss sein. Wenn Knochen entzwei sind, die Luft knapp wird oder der Chirurg im Begriff ist, seine Messer zu schwingen, will man wissen, wie es vor Ort aussieht. Der Blick ins Innerste liefert Informationen, die Leben retten können. Sollten sie allerdings auch, damit die Sache nicht zur fahrlässigen Körperverletzung gerät. Hochrechnungen haben ergeben, dass allein in Deutschland durch medizinische Strahlenexposition im Jahr gut 2000 Menschen Krebs bekommen. Die Zahl basiert zwar nur auf Rechenmodellen, allerdings – muss man den Freunden der bildgebenden Schmerzdiagnostik entgegnen – wenigstens das.

Einen wesentlichen Anteil der Strahlenlast teilt die Computertomographie (CT) aus. Bei diesem Verfahren werden viele Röntgenaufnahmen gemacht, die ein Computer dann zu anatomisch korrekten Schnittbildern zusammensetzt. Wie gesagt: tolle Sache, wenn es darum geht, innere Verletzungen oder Tumore zu suchen – aber mit Bedacht einzusetzen. Bei einer CT kriegt der Patient leicht die Strahlendosis von fünfzig normalen Röntgenaufnahmen ab, von denen übrigens das kumulative Begrüßungsröntgen, Transatlantikflüge, die Radonstrahlung im Schwarzwald und alles, was sonst noch so als Beruhigungsreferenz angeführt wird, nicht abgeht.

Was viele nicht ahnen: Saubere Diagnostik geht oft auch ohne schweres Gerät. Stürzt ein Mensch aufs Haupt und zeigt danach weder neurologische Auffälligkeiten noch stärkere äußere Blessuren, kann mit Fug und Recht davon ausgegangen werden, dass der Kopf innen genauso intakt ist wie außen. Studien haben gezeigt, dass das Gehirn in so einer Situation überhaupt erst durch die CT in Gefahr gerät, da hohe Strahlung zumindest bei Kindern das Nervenwachstum beeinträchtigen kann. Medizinisch würde es sich daher strenggenommen sogar verbieten, ein Bagatelltrauma anders abzuklären als durch äußere Inspektion. Um so vorzugehen, braucht es aber mehrerlei:

• einen Neurologen, der sich eine halbe Stunde Zeit nimmt und nämliche neurologische Auffälligkeiten erfragt und untersucht
• einen Patienten, welcher der Expertise und Sorgfalt eines fremden Menschen mehr traut als einer riesigen, teuren Maschine mit »Computer« im Namen
• eine Krankenhausverwaltung, die im Zweifel lieber einen

Bettenplatz zur weiteren Beobachtung vergibt, anstatt den Fall mit gerichtsgültigem Befund schnell nach Hause zu schicken und teuer abzurechnen.

Es mag magische Momente geben, an denen man all das gleichzeitig am selben Ort vorfindet, doch allzu häufig spielt sich folgendes Drama ab:

Eine besorgte, gleichwohl genervte, schon etwas ange-jahrte, aber trotzdem alles unter einen Hut bekommende Mutter kommt mit ihrem Sechsjährigen in die Notaufnahme und möchte »bitte umgehend einen Arzt sprechen«. Der Luka sei beim ergotherapeutischen Spielkreis »vom Finn-Alexan-der« auf den Kopf geschlagen worden. Nun solle eine Compu-tertomographie erfolgen, »um Spätschäden auszuschließen«.

Der junge Arzt tritt auf. Typ: Voll in Ordnung, sportlich-schlank, wache Augen. Er kniet sich gleich runter zu dem Jungen, der sein routiniertes Rangeschmeiße aber nur mit leerem Glotzen erwidert.

MUTTER: »Ich habe dem Luka schon erklärt, dass er in eine Röhre muss, damit er schlau bleibt und später mal ganz viele Möglichkeiten hat ...«

ARZT: »Ich gucke ihn mir erst mal an, vielleicht könnt ihr dann auch so nach Hause, was Luka? Gib mir Fünf, Partner.«

MUTTER: »Ich muss darauf bestehen, dass Sie eine Bildgebung durchführen. Wir wollen kein Risiko eingehen, und ich möch-te mir auch rechtliche Schritte gegenüber Finn-Alexanders Eltern vorbehalten.«

ARZT: »Wir werden auf jeden Fall eine machen, wenn sich dar-aus ein Impact auf Outcome und Benefit ergibt. Ohne Indikation wollen wir den Jungen aber keiner unnötigen Strahlung aussetzen. Am Ende des Tages würde das nicht wirklich Sinn machen.«

Die Frau kennt aus ihrer Erfahrung mit Männern zwar das Gefühl, als Wohnungsinventar zwischen den Audiophysics-Boxen und dem Kaffeevollautomaten zu rangieren, aber keine Widerrede. Was fällt diesem Diensthabenden überhaupt ein, ihre ultimative Kompetenz als berufstätige Mutter in Frage zu stellen? Bevor sie nach dem Oberarzt verlangt, wird sie noch ihren eigentlichen Trumpf ausspielen, das fleischgewordene Royal Flush ihrer Egozentrik, das erstbeste pathetische Mittel, um maßlose Autoritätsansprüche geltend zu machen.

MUTTER: »Sagen Sie mal, haben Sie eigentlich selber Kinder?«

Der junge Arzt hat keine. Er befindet sich vielmehr in einer Lebensphase, in der er sich nach ordentlich absolviertem Studium und diversen Korsika-Urlauben mit ordentlich absolvierten Langzeitfreundinnen noch mal eine richtig destruktive Beziehung gönnt. Er ist müde, verunsichert und hasst die Mutter jetzt. Er würde ihr gern sagen: »Verstehe, meine drei Staatsexamina sind wenig wert gegen die hohe Reproduktionsfähigkeit. Bestimmt können Sie auch Angriffskrieg und Völkermord besser als Hitler. Der hatte schließlich auch keine Kinder.« Aber er verkneift es sich, weil er auch so noch genug zu tun hat und seine aktuelle Erfahrung mit Frauen die ist, dass er sowieso nichts zu melden hat.

Und so kriegt der kleine Luka seine Schädel-CT und muss deshalb womöglich ein bisschen öfter zur Frühförderung. Seine Mutter hingegen wird abends in der geräumigen Altbauwohnung ihrem Mann den Beleg ihrer Fürsorge präsentieren, den dieser aber kaum zur Kenntnis nimmt, weil er im Netz noch unbedingt das Ferienhaus für Silvester buchen muss. Dann trinken sie die übliche Flasche des tollen portugiesischen Weins, schauen eine Folge »Desperate Housewives« oder »Mad Men« und werden noch ein bisschen brauchen, um zu verstehen, dass bloßer Augenschein ziemlich trügen kann.

KAPITEL 15
Defi muss mit

*Medizinprodukte schaden häufig mehr,
als sie nicht nutzen*

»Hände vom Bett!«

Erschallt diese knappe Order, weiß der Fernsehserienkenner bereits genau, was kommt: Die Doktoren Carter, House oder Grey greifen zum Deus ex machina jeder Krankenhausserie, den magischen Elektroden, die Tote erwecken und dabei auch noch so schön Radau machen. Hat der Retter diese auf den leblosen Körper gepresst und unter viel Hallo damit einige Stromstöße verabreicht, folgt der bange Blick auf den Kreislaufmonitor. Da! Nach einer atemlosen Pause piepst das Gerät wieder rhythmisch, das untrügliche Zeichen pulsierenden Lebens. »Wir haben ihn wieder«, sagt dann noch jemand, die Spannung löst sich und das medizinische Personal kann sich wieder seinen Beziehungsdramoletten widmen.

Wie bei den hervorragend recherchierten Arztserien aus den USA üblich, entspricht der vermittelte Eindruck ziemlich genau der Realität – außer dass es sich bei dem Defibrillator nicht um ein Allround-Überbrückungskabel ins Jenseits handelt, sondern um einen Elektroschocker, der bestimmte Herzrhythmusstörungen wieder einzutakten vermag. Das rettet manchem das Leben, aber längst nicht jede medizinisch ausweglose Situation – und schon gar kein schlechtes Drehbuch.

Dennoch gebrauchen Filmschaffende und Mediziner gleichermaßen gern allerlei Gadgets, Gimmicks und Gleitcreme, um schnelle Auf- und Erlösungen herbeizuführen. Publikum und Patienten stehen halt drauf. Endoskope etwa erfreuen sich derartiger Beliebtheit, dass sich ihr Einsatzgebiet längst nicht mehr nur auf natürlich vorhandene Körperöffnungen beschränkt. Zur Not wird eben ein neues Loch gebohrt, um mit Kamera- und Operationsgerät lustvoll penetriert zu werden. Nicht immer ist das für den Patienten genauso schön wie für den Operateur – vor allem nicht genauso sinnvoll.

Personen mit »degenerativen Gelenkveränderungen« – also im Prinzip jedem im fortgeschrittenen Alter – dienen Orthopäden gern mal eine »Kniegelenkglättung« an. Dabei schieben sie eine Fräse ins Knie, um damit »Rauigkeiten« des Gelenkknorpels wegzuschmirgeln, was Schmerzen lindern und folglich die Beweglichkeit des Knies bessern möge.

Wen das an MacGyver erinnert, der liegt nicht ganz falsch. Der fesche TV-Agent aus den haarsprayumnebelten Achtzigern bevorzugte notorisch so technisch aufwendige wie unplausible Maßnahmen, um aus ausweglosen Situationen zu gelangen: Bevor der eine Leiter nahm, um sich aus einem Laderaum zu retten, schoss er sich lieber mit dem Hochdruckreiniger in die Höhe. Immerhin schonte er so seine Knie.

Ob das auch für die genannte Gelenkspülung gilt, muss hingegen bezweifelt werden. US-amerikanische Ärzte führten vor gut zehn Jahren eine interessante Testvorführung durch: Sie schliffen bei einem Teil ihrer Patienten in bis dato bewährter Weise die Kniegelenke, während sie einer Kontrollgruppe den Eingriff bloß vortäuschten, indem sie ein wenig an deren Knien ritzten und ansonsten hinterm Anästhesiezelt vermutlich »In aller Freundschaft« guckten. Ergebnis: Jacke wie Hose.

Nun hätte man die im Resultat mangelnde Unterscheidbarkeit der beiden Methoden sicher auch derart umdeuten können, dass die »epidermale Mikrostimulation« des Kniegelenks einer Arthroskopie »therapeutsch ebenbürtig« sei und eine weitere »potente Behandlungsoption« darstelle, doch davon sahen die Untersucher ab und interpretierten ihr Experiment dahingehend, dass der ganze Quatsch nichts bringt – außer etwaigen Blutungen oder Infektionen.

Nachweislich helfen bei Knieschmerz können hingegen Schmerzmedikamente und – noch nebenwirkungsfreier – Krankengymnastik. Andererseits: Wem als Arzt an Aufmerksamkeit, Ruhm, Ehre und Kohle liegt, der muss sich natürlich schon fragen: Bin ich Turnvater Jahn oder MacGyver?

Ohne Gerätemedizin sieht man schnell alt aus als Arzt und gerät wirtschaftlich ins Hintertreffen. Welche Mediziner gehören wohl zu den Spitzenverdienern? Eben: die Radiologen, die Kameraleute der Medizin. Menschenscheue und maulfaule Sonderlinge, die keinen Finger rühren, aber mit Hochachtung und Geld überschüttet werden, weil sie schräg genug drauf sind, sich mit Strahlenphysik und monströsen Apparaten auszukennen.

Ärzten hingegen, die auf sprechende Medizin setzen, verschlägt es spätestens dann die Sprache, wenn es am Quartalsende »Break Even« heißt und der Golfurlaub in unabsehbare Ferne rückt. Wem der Sinn nach standesgemäßem Wohlstand steht, der bestellt zum Shoppingpanzer für die Gattin gleich noch schweres Diagnosegerät dazu, das sich fortan großzügig amortisieren lässt. Eine Kernspinaufnahme vom Gehirn kostet schnell mal 500 Euro. Die kriegt dann auch noch jeder Neunzigjährige, beispielsweise um nachzusehen, warum Opi neuerdings immer ohne Hose aus dem Haus geht. Am falschen Ende wird in der Medizin eben nicht gespart. Es gibt ja auch nur eins.

Ebenfalls ertragreich: Dialyse, Katheterlabor, jede Form der Implantologie. In keinem anderen Land werden so viele künstliche Hüftgelenke verbaut wie in Deutschland. Dazu kommen Zahnimplantate, Knieprothesen, Herzschrittmacher. Da mutiert manch einer auf seine alten Tage noch zum Sechs-Millionen-Dollar-Mann. Doch für den uralten Traum, menschliche Unzulänglichkeit mit patenter Technik wettzumachen, scheint kein Preis zu hoch. Wenn es irgendwann dann doch einmal über den Jordan geht, muss man allerdings einen kleinen Umweg über den Wertstoffhof in Kauf nehmen.

Dass man trotz Totalschadens nicht zwangsläufig zum alten Eisen gehört, war die Kinophantasie von Robocop: ein Polizeibeamter, der postmortal recycelt seinen eigenen Tod aufklärt. So viel Effizienz kam gut an. Es folgten Robocop II und III und schließlich Robodoc.

Dabei handelte es sich um einen Roboter, welcher der konsequenten Idee entstammte, dass, wenn man schon mal dabei wäre, ein neues Hüftgelenk einzubauen, man doch gleich auch den Operateur prothetisch ersetzen könne. Der OP-Golem würde millimetergenau mit ruhiger Hand im Knochen fräsen, ganz ohne Arbeitszeitbeschränkung, Urlaubsanspruch und ohne beim Arbeiten dauernd die assistierende Schwester anzumachen.

Leider aber erwies sich Robodoc als so feinmotorisch begabt und behutsam wie der T-800 aus »Judgement Day«: Er zerlegte Hüftknochen, spaltete Beinnerven und machte Gesäßmuskulatur platt. Derartig Malträtierte geben sich nun vor Gericht die Klinke in die Hand, da ihr Gangbild auffällig dem von C-3PO ähnelt.

Doch trotz solcher Rückschläge ist – ganz im Gegensatz zu manchem Oberschenkelhals – das Vertrauen in die Medizintechnik ungebrochen. Die Ingenieurskunst erfährt dermaßen große Wertschätzung, dass ihre Innovationen nicht mal langwierige und teure Studien durchlaufen müssen, um für den

Einsatz am Menschen zugelassen zu werden. Das läuft eher so ab: Wer eine gute Idee hat, fährt in den Baumarkt, schraubt am Wochenende was zusammen und meldet das Ganze beim TÜV in Bratislava an.

So entsteht kreativer Workflow, der selbst die Erfinder vom MI5 stumpf wie Holzwolle aussehen lässt. Oder kann sich jemand an einen Bond-Film erinnern, in dem Q eine kleine Metallstütze konstruiert hätte, die 007 zur Verhinderung einer Hirngefäßthrombose per Sonde einfach in das Hirn schieben solle? Zu unglaubwürdig? Nicht für Neuroradiologen. Die machen das, wenn auch nicht gerade zum Vorteil ihrer Patienten, wie Studien mittlerweile gezeigt haben. Dass solche – wenn überhaupt – erst spät zustande kommen, liegt allerdings nicht nur an der innovationslustigen Allianz aus Herstellern und ärztlichen Anwendern, sondern auch an technologieaffinen Patienten: Wenn die mitkriegen, es gibt nicht bloß Medikamente – voll mit Chemie, Konservierungsstoffen und Nebenwirkungen –, sondern alternativ ein topmodernes Gefäß-Gimmick, wollen alle nur dies, und es kommt keine Kontrollgruppe zusammen. Sondieren geht schließlich über studieren.

Woher kommt so viel Glaube an die Technik? Liegt es im Wesen des Menschen, über sich selbst hinauswachsen zu wollen? Sind die Schwingen des Ikarus, Frodos Harnisch aus Mithril oder die Zahnimplantate der Hollywood-Prominenz nur Variationen dieses immer gleichen Motivs? Oder ist David Hasselhoff schuld?

Als Knight Rider alias Michael Knight rettete ihm ein devot schwatzender Pontiac Firebird in jeder noch so verfahrenen Lage den Arsch. Mit situativ höchst brauchbaren Extras war »KITT« immer dann zur Stelle, wenn es brenzlig oder unlogisch wurde: Der Bolide konnte Verfolgerautos bremsen, hatte einen Geldautomaten an Bord, für den Fall, dass David nichts Bares im Wagen hatte, und half »The Hoff« vermutlich beim Cheeseburger-Essen.

Eine ganze Generation guckte das und wuchs im Glauben an stets rettende Technik heran sowie – bedingt durch das immer gleiche und himmelschreiend einfallslose Erzählmuster – in einer Vorstellungswelt, die auf tragische Weise gleichermaßen Phantasie und Realitätssinn auf ewig verbannte.

Heute sind Fernsehproduktionen natürlich viel besser, vor allem das gute HBO-Zeug aus Amerika. Serien wie »Dr. House« oder »Emergency Room«, gelten als derart realitätsnah, dass sie sogar zur Ausbildung von Medizinstudenten herangezogen werden. Es wäre mal zu überprüfen, ob jungen Ärzten heute der Defibrillator lockerer sitzt als zu Zeiten von Professor Brinkmann – und falls ja, wie sich das auf Überlebensstatistik und Stromrechnung auswirkt.

Ein kleiner Unterschied besteht aber schon zwischen technischen Hilfsmitteln in Fiktion und Wirklichkeit. Die Filmdramaturgie gebraucht »magische Objekte«, um die Handlung voranzutreiben und plausible Verbindungen da zu schaffen, wo es die Realität nur zäh oder gar nicht könnte. Die Medizin hingegen benötigt Technik, um die Physiologie des Körpers zu unterstützen. Aber das ist natürlich nur eine sehr theoretische Unterscheidung der Dinge.

KAPITEL 16

IGeLize it

Die Praxis wird zum Beruhigungsbasar

Weihnachten gilt unter medizinischem Personal traditionell als D-Day: Brennende Bäume, alkoholbefeuerte Familienzerwürfnisse oder implodierter Horror vacui beim dritten durchgeheulten Tom-Hanks-Film halten Rettungsstellen alle Jahre wieder auf Trab. Seit einiger Zeit bieten Privatpraxen aber auch schnelle medizinische Hilfe für den ultimativen Feiertagsnotfall an, dass man Heiligabend um 12 noch nicht alle Geschenke beieinander hat. »Weihnachten kann kommen«, beruhigt ein einschlägiges Gesundheitsetablissement auf seiner Homepage unter Verweis auf feilgebotene Check-up-Gutscheine. Für wahlweise 100, 200 oder 500 Euro kann der Beschenkte sich medizinisch durchtesten lassen – je nach Besorgtheitsgrad seiner Lieben.

Für Menschen in den mittleren Jahren bietet sich so etwas durchaus an. Einmal weil Zipperlein in diesem Alter schon mal unentdeckt vorliegen können, um nur noch auf ihren großen Auftritt bei unpassender Gelegenheit zu warten, aber auch weil man mit Duftwässerchen, Wellness-Wochenenden und Komplettisten-Editionen aller nur erdenklichen Unterhaltungsmedien im Laufe der Jahre bereits hinreichend bedacht wurde. Und es muss schließlich auch nicht immer nur materielle Dinge geben – vor allem nicht, so lange noch ungecheckt ist, ob sie sich überhaupt noch lohnen.

Doch nicht nur zum Fest boomt das ärztliche Kunstgewerbe: 1,5 Milliarden Euro setzen hiesige Mediziner jährlich mit sogenannten Individuellen Gesundheitsleistungen (IGeL) um. Dabei handelt es sich überwiegend um solche Leistungen des Arztes, bei denen der Zusatz »individuell« im Sinne von »eigenwillig« zu verstehen ist: Eigenbluttherapie, Stoßwellen gegen Tennisarm, hyperbarer Sauerstoff – solche Sachen eben, zu denen die Kassen sagen: »Das zahlt mal schön alleine. Wir sind ja keine Erlebnisveranstalter.«

»Wir schon«, denken viele Ärzte: Therapien und Diagnostiken anzubieten, die außerhalb kleinlicher Budgets privat abzurechnen sind und vor allem ohne konkrete Aufgabenstellung und Zielvorgabe wenig Konsequenz und damit Arbeit bedeuten, stellen einfach einen unschlagbaren Deal dar.

So unschlagbar, dass man sich als Kranker bei manchen Medizinern schon beinah deplatziert vorkommt. Ich war mal beim Arzt, als mich eine böse Bronchitis quälte, eine von der Sorte »gefühlte Lungenpest«: Es ging mir wirklich schlecht, und ich wollte nicht versäumen, eine möglicherweise lebensrettende Expertenmeinung einzuholen. Der Arzt aber fragte mich bloß das Gleiche wie unser Hausmeister, nämlich wie es mir ginge, und meinte dann, ich hätte wohl einen dieser Infekte, die »gerade umgehen«. Von weiteren Untersuchungen oder gar Blutproben sah er ab, da ja vermutlich sowieso alles entzündlich verändert wäre. Ich solle aber mal wiederkommen, wenn ich wieder gesund wäre. Dann würde er mal einen »Gesundheits-Check« machen.

Üblicherweise folgt Medizin ja dem altbackenen Dienstleistungsprinzip. Der Patient hat was und will was, nämlich gesund werden – klare Aufgabenstellung an den Fachmann: Fix it! Das geht allerdings nicht immer leicht und häufig gar nicht. Versucht wird es trotzdem, wobei viel Zeit und Geld draufgeht. Am Ende sind trotzdem alle unzufrieden – kein guter Business-Plan!

Marketing-Profis aus der Konsum- und Finanzwirtschaft machen das weit besser. Die entscheiden selbst, was die Kunden wollen. Hätte Steve Jobs bloß darauf reagiert, was irgendjemand braucht, dann gäbe es heute vielleicht Telefone mit beheizter Wählscheibe oder Computer, die dafür sorgen, dass Menschen mehr Muße und Ruhe haben – aber bestimmt kein iPad. Dennoch campieren Menschen alle paar Monate vor geschlossenen Geschäftstüren, verstricken sich in Finanzierungskredite und schreiben Leitartikel, nur weil eine neue Konsummaschine in die Läden kommt.

Schlecht muss das nicht sein. Sogenannte echte Bedürfnisse werden nun mal ungleich erfüllt: Liebe, eine sinnvolle Aufgabe im Leben oder warme Hände sind nicht jedem vergönnt. Das führt nur zu Missgunst und Unzufriedenheit in der Gesellschaft. Eine Breitband-Flatrate hingegen in Verbindung mit einem rund um die Uhr geöffneten virtuellen Krims-Krams-Laden und stets bereiter Berieselungselektronik vermag darüber hinwegzutrösten und die soziale Schieflage auszugleichen. Haben sich erst mal virtuelle Werte wie ein mobiler Facebook-Account und genug Frei-SMS durchgesetzt, ist die Welt gerechter. Denn vor Schrott sind alle gleich, ob nun glücklicher oder unglücklicher spielt keine Rolle und ist ohnehin nur schwer zu unterscheiden, solange es gerecht zugeht.

Absolut unfair laufen dagegen die Dinge im Gesundheitswesen. Moderne Geräte und teure Medikamente stehen nicht etwa jedem zur Verfügung, sondern sind einer elitärer Gemeinschaft von Schwer- und chronisch Kranken vorbehalten, die – und jetzt kommt es – das Ganze noch nicht mal selbst bezahlen. Stattdessen muss die Gemeinschaft für den teuren Spaß aufkommen. Verwaltet, verteilt und verbrannt wird das schöne Geld in finsterster Planwirtschaft, wie man sie seit '89 überwunden glaubte.

Zum Glück gibt es Ärzte, die an die Freiheit des Marktes glauben und sich für die Demokratisierung medizinischer Leistungen einsetzen. Ihre Palette weitgehend wirkungs- und sinnloser Anwendungen operiert innovativ am Portfolio der gesetzlichen Kassen vorbei, die ihr Angebot ja ausschließlich nach ideologischen Kriterien wie Wirksamkeit und Erfordernis ausrichten. Dank IGeL aber bekommt nun endlich jeder so viel Laser, Bachblüten und Darmspülungen, wie er verdient.

Vorbei sind auch die Zeiten, in denen der Begriff »Patient« noch wörtlich, im Sinne des »Erduldenden«, galt. Dieser Gedanke ist heute allenfalls noch präsent bei der Darmspiegelung und generell in der Urologie. Ansonsten aber tritt man heute als Kunde auf: mündig, selbstbewusst und hoffentlich halbwegs im Bilde darüber, was die Damen und Herren Doktoren so treiben mit einem. Falls nicht, leistet der folgende Überblick eine schnelle Orientierung für die angesagtesten IGeL.

1. _Augendruckmessung_: Zu einem Glaukom, dem sogenannten Grünen Star, kommt es durch erhöhten Augeninnendruck. Das heißt, das Kammerwasser fließt aufgrund unterschiedlicher Ursachen nicht richtig ab. Da der Sehnerv unter Druck auf Dauer nicht arbeiten kann, führt das langfristig zur Erblindung. Liegen bereits Sehstörungen vor, gehört die Augendruckmessung zur Standarddiagnostik, die auch von den Kassen bezahlt wird. Nicht bezahlt wird sie, so lange noch keine Schäden auszumachen sind, was erst mal fies klingt, aber folgendermaßen begründet wird: Ohne Krankheitssymptome sagt der Befund relativ wenig aus. Die meisten Patienten mit erhöhtem Augendruck bekommen gar kein Glaukom. Und fast die Hälfte aller Glaukompatienten hat normale Druckwerte. Inwiefern man erhöhte Werte bei so einer »Früherkennung« als Warnsignal deutet, ist also im Prinzip eine Charakterfrage. Wer besonders zu Dramatik neigt, kann sogar einen normalen Druck mit Fug und Recht als alarmierendes Frühzeichen werten.

2. Nahrungsmittelallergietest: Mit Nahrungsmittelallergien verhält es sich ähnlich wie mit Gesangstalent: Viele denken, davon betroffen zu sein, was sich aber mehrheitlich widerlegen lässt. An einer allergischen, also immunbedingten Unverträglichkeit von Nahrungsbestandteilen leiden Untersuchungen zufolge nur zwei Prozent der Bevölkerung. Parallelen gibt es aber noch mehr: Genau wie echtes Talent bleibt eine Allergie in aller Regel nicht unbemerkt – und falls doch, führt die Entdeckung einer fraglichen schlummernden Anlage seltener zu praktischen Konsequenzen, als vielmehr zu persönlicher Verzettelung. Der Nahrungsmittelallergietest kann somit als die Castingshow des ärztlichen Individualangebots gelten: Er macht Menschen mit Selbstwahrnehmungsstörung noch kirrer, als sie ohnehin schon sind, und verhilft vermeintlichen Experten zu leichter Arbeit und Kohle. Mehr Indikationen gibt es nicht. Denn die beim kommerziellen Nahrungsmittelallergietest gängige Bestimmung des Immunglobulins G (IgG) taugt überhaupt nicht dazu, um eine entsprechende Immunreaktion nachzuweisen. Sie zeigt lediglich an, ob die Testperson den Nahrungsbestandteil schon einmal gegessen hat. Genauso gut ließe sich annehmen, dass abgehalfterte Kirmesmusikanten Eigenschaften wie Talent oder Persönlichkeit erkennen würden, nur weil ihnen solche vielleicht mal begegnet sind.

3. Lichttherapie bei Winterdepression: »Ich will den Boden küssen, durchdringen Eis und Schnee, mit meinen heißen Tränen, bis ich den Boden seh ...« (Franz Schubert, »Die

Winterreise«). Ja, in der kalten Jahreszeit schreibt man nicht gerade Ibiza-Stimmungshits. Werden die Tage kurz, möchte man sich am liebsten verkriechen, dunklen Gedanken nachhängen und präfinale Liederzyklen schreiben. Die Ursache dafür liegt – soweit bekannt – im Dunklen. Kriegt der Mensch nämlich zu wenig Licht ab, wird er träge und stimmungslabil. Bei manchen kann das sogar zu einer echten Depression führen. Neben starken Psychopharmaka und längeren Sanatoriumsaufenthalten hilft dagegen Licht. Das kann man sich für etwa zehn Euro beim Doktor unter einer Speziallampe geben. Tipp: Wer den Weg zur Praxis für einen ausgedehnten Spaziergang an der frischen Luft nutzt und insbesondere die U-Bahn meidet, der kriegt die gleiche Lichtdosis schon so vorzeitig wie unentgeltlich ab, kann also gleich wieder nach Hause gehen und hat sich obendrein ganz konform im Sinne der Energiewende verhalten. Wenn das kein Grund zur Freude ist! Auch im Winter gilt: »Nach Regen scheint Sonne, nach Weinen wird gelacht, dubidubidubidu, wer hätte das gedacht …« (Die 3 Travellers, »Nach Regen scheint Sonne«).

4. 4-D-Ultraschall: Kinder werden heute mehr fotografiert und gefilmt als Lady Di damals beim Reitunterricht. An Indiskretion mangelt es dabei ebenso wenig: Schon vorgeburtlich und unfertig, geschweige denn halbwegs zurechtgemacht, müssen die Kleinen vor die Kamera – genauer: vor den Schallkopf. 3- und 4-D-Ultraschall liefern plastische und echtzeitbewegliche Bilder vom Nachwuchs. Die herkömmliche Bildqualität der Schwangerschaftsuntersuchung taugt ja nur bedingt fürs Heimkino, es sei denn, man schätzt surrealistische Werke der Stummfilmära. Wessen Seh- und Empfindungsgewohnheiten aber vom Blockbuster-Kino geprägt sind, der wird 4-D lieben wie sein eigenes Kind. Skeptisch machen könnte allerdings der Umstand, dass die beinahe fotografische Qualität der Bilder dem Arzt keinen Vorteil für medizinische Fragen bietet. Das liegt daran, dass die Bildauflösung bei UD-Ultraschall schwächer ist als beim normalen Bild. Es gibt also keine weiteren Informationen. Man sieht nicht mehr Details, sondern das, was ein Computeralgorithmus aus dem üblichen Bildrauschen zu einem Baby glättet. Der süße Fratz auf DVD ist also etwa so echt wie Gollum im »Herr der Ringe«-Film. Aber was soll's, zumindest gibt es was Erkennbares zum Rumzeigen: »Hier, mein Schatz.«

5. Sonographie der Eierstöcke: Die Angst vor Eierstockkrebs ist berechtigterweise groß. Die Hälfte der betroffenen Frauen stirbt daran, da der Tumor bei ersten Symptomen oft schon weit fortgeschritten ist. Das Ultraschallgerät verheißt Schutz: Es soll den Krebs frühzeitig aufspüren, auf dass er vernichtet werde – »Seek and Destroy« im kleinen Becken gewissermaßen. Dass die große Mehrheit der so ermittelten Verdachtsfälle sich im Nachhinein als falsch entpuppt, mag man da noch hinnehmen. Schließlich hat sich das Prinzip »erst hängen, dann verhandeln« auch als Wildwest- beziehungsweise Antiterror-Recht bewährt. Einem gefährlichen Gegner darf man keine Chance bieten. Grundlos entnommene Keimdrüsen sind da eben als Kollateralschäden zu werten. Allerdings könnte man sich für den gynäkologischen Präventivschlag die Ultraschalluntersuchung eigentlich auch sparen, zumal dabei ein Drittel aller Tumore sowieso übersehen wird. Deshalb kommt es durch die Routine-Sonographie der Eierstöcke insgesamt nicht zu weniger Todesopfern. Die Maßnahme rettet also keine Leben, ganz ähnlich wie Kriege gegen Drogen oder den Terrorismus. Jeder Arzt, der etwas anderes erzählt, wird vermutlich von der CIA bezahlt.

Apropos Verschwörungstheorie: Wer nun kritisch anmerkt, IGeL wären überwiegend dafür da, bei armen Kassenpatienten noch mal extra abzukassieren, der hat zwar grundsätzlich recht, übersieht aber, dass private Krankenversicherungen gewissermaßen die Flatrate für sinnlose Untersuchungen, experimentelle Therapien und fahrlässige Chefarztbehandlung darstellen.

Und bei Best-Betuchten wird ohnehin hingelangt, als sei der Hippokratische Eid eine Freibeuterballade. Da ist der Markt absolut gerecht. Beim »Manager-Check-up« müssen Führungspositionen richtig bluten für ihr Geld: Gegen 4000 Euro Tagessatz gibt es ein straffes Screening-Programm inklusive Rektoskopie, Ganzkörper-MRT und Herz-CT. Gesünder sind die »High Potentials« danach nicht, nur eine Spur ärmer und verstrahlter. Das lässt sich alternativ auch mit einem Stratosphärenflug erreichen, wenn man schon nicht weiß wohin mit der Kohle.

Dabei läuft der oder die Führungspositionierte auch nicht Gefahr, dass wirklich mal was gefunden wird. Dann wird es nämlich richtig teuer für den Patienten und kompliziert für den Mediziner. Dann ist der Privatzahler hoffentlich gut versichert und kennt Ärzte, die sich nicht nur auf das Untersuchen von Gesunden verstehen.

Aber man muss ja nicht immer vom Schlimmsten ausgehen. Im Idealfall bekommt der Kunde für sein Geld das schöne Gefühl, dass alles okay ist. Dabei handelt es sich zwar nur um ein flüchtiges Glück, aber das nächste Weihnachten kommt ja bestimmt ...

KAPITEL 17
Revolutionäre Zellen

Stammzellen können alles,
nur keine medizinischen Durchbrüche

Gott spielt anscheinend gern mal Arzt. In so einem Moment muss er die Stammzellen geschaffen haben: Zellen, die alles werden und reparieren können – die ultimative Medizin gegen jedes Leiden. Das verkündet zumindest die irdische Ärzteschaft. Ganz im biblischen Stil sollen die Wunderzellen Lahme wieder gehend, Blinde wieder sehend und notorische Fortschrittsketzer endlich gläubig machen.

Es brauchte allerdings eine Weile, um auf das göttliche Patentrezept zu stoßen. Erst vor knapp fünfzehn Jahren isolierte und kultivierte der Amerikaner James Thomson die Alleskönner aus menschlichen Embryonen. Seitdem erhalten Erlösungshoffnungen praktisch wöchentlich neue Nahrung: Gegen neurodegenerative Krankheiten wie Parkinson oder Multiple Sklerose sollen Stammzellen helfen, auch gegen Diabetes, gegen jede Form von Zelluntergang im Prinzip. Denn sie sind in der Lage, jedes beliebige menschliche Gewebe zu bilden. Ganze Organe könnten sich damit erneuern lassen, wenn beispielsweise nach einem Infarkt das Herz nur noch als Rodelreifen taugt.

Doch so prägnant die Zeichen der modernen Wissenschaft auch sein mögen, es fehlt an handfesten Wundern: Selbst im Jahre 15 nach Thomson grassieren immer noch Zelldegeneration, Krankheit und Alter, tragen Menschen das

Kreuz ihrer physischen Vergänglich- und ontogenetischen Unwiederbringlichkeit. Es ist heute vermutlich möglich, aus den Darmzellen einer Maus ihre eigene Zwillingsmutter zu klonen, aber wenn menschliche Bauchspeicheldrüsen- oder Nervenzellen leise Servus sagen, führt nach wie vor kein Weg zurück. Was ist das für eine Medizin, die so etwas zulässt?

Wenn es Stammzellen gibt, warum muss man sich dann für ein paar gute Jahre mehr immer noch täglich auf dem Trimm-dich-Pfad quälen? Warum sieht dann John Travolta nicht mehr aus wie in »Saturday Night Fever«? Wenn es doch im Labor mittlerweile möglich ist, Zellen unbegrenzt zu reproduzieren und zu erneuern, warum funktioniert das im menschlichen Organismus allem Anschein nach nur bei Fettzellen?

Zweifel und Unmut rühren aber vor allem daher, dass die reine Lehre von den Menschen leicht missverstanden oder in unredlicher Weise für eigene Belange umgedeutet wird. So firmieren beispielsweise Zellen mit ganz unterschiedlichen Eigenschaften als Stammzellen. Manch falsche Propheten sind darunter. Auch die Ziele, welche mit den Zellen verfolgt werden, driften teilweise weit auseinander. Sie reichen von Grundlagenforschung über Fördergeldakquise bis hin zu Bauernfängerei.

Das folgende Glossar soll einen Überblick über das babylonische Gewirr der Begrifflichkeiten liefern und so helfen, Suchende und Zweifelnde auf den rechten Pfad zu führen.

1. Embryonale Stammzelle: Dieser Zelltyp ist in jeder Hinsicht die Mutter aller Stammzellen. Wie ihr Name andeutet, entstehen embryonale Stammzellen im wachsenden Embryo, und zwar zu einer Zeit, in der dieser noch weitgehend unbemerkt und ungeschliffen im Hotel Mama haust. Entsprechend ergebnisoffen (pluripotent) sind die Entwicklungsperspektiven der sich munter teilenden Zellen: Die einen mag es zu ehrlicher, harter Arbeit ziehen – sie werden Knochen oder Muskel –, andere verlangen eher nach geistiger Tätigkeit – sie werden halt Nervenzelle. Wieder andere wollen vor allem »was mit Menschen machen« – die absolvieren dann eine Ausbildung zum Sprechwerkzeug oder werden Geschlechtsorgan. Nimmt der kleine Mensch auf diese Weise mehr und mehr Gestalt an, ist allerdings auch schon so gut wie Schluss mit der Selbstverwirklichung seiner Zellen. Bereits nach zwölf Schwangerschaftswochen haben so ziemlich alle ihren Platz im Leben gefunden. Verlassen sie diesen zwecks zweiten Bildungsweg, Ausstieg und Neuanfang werden sie zum »Krebsgeschwür der Gesellschaft« – und zwar im ganz wörtlichen Sinne.

Möchten Wissenschaftler die zellulären Alleskönner abgreifen, müssen sie sich also beeilen. Nur wenige Tage bleiben, um dem noch gestaltlosen, sogenannten Embryoblasten die pluripotenten Stammzellen abzuschöpfen. Allerdings – aufmerksame und sensible Leser ahnen es bereits – ist dann Sense mit Arm-, Bein- und Persönlichkeitsentwicklung: Was vom Embryo überhaupt noch übrigbleibt, vertrocknet im Reagenzglas.

Deshalb gilt die Forschung an diesen Zellen als »ethische Herausforderung«, was bedeutet, dass sie selbstredend geschieht, aber dafür wortreich legitimiert werden muss. In Deutschland tut man sich damit wegen der schlechten Erfahrung mit lebensverachtender Medizin besonders schwer. Deshalb greift der Gesetzgeber auf die gängige Handhabe ähnlich belasteter Anliegen wie Territorialkrieg zurück und lässt alles von den Amerikanern erledigen. Die machen das, obwohl christliche Ethik in den USA ja nicht bloß bei Kalendersprüchen gilt und der Schutz ungeborenen Lebens zur Not mit dem Vorderlader verteidigt wird: Da geht es schön zum Traualtar, wenn die vierzehnjährige Mary-Jo von Cousin Rufus ein Kind unter ihrem Herzen trägt. Andererseits kann Forschung, die im Begriff ist, Milliarden von Dollars zu generieren, aber auch nicht des Teufels sein. Und die Kinder kommen schließlich ohnehin von Jesus, nicht aus der Petrischale.

Briten, Chinesen, Russen und womöglich auch Usbeken, Nord-Koreaner und Massai hadern mit derlei Konfliktstoff ebenfalls nicht. Dennoch ist auch im Ausland bislang noch keine Krankheit mit embryonalen Stammzellen geheilt worden. Zwei Probleme bestehen entscheidenderweise: Gibt man einem Patienten embryonale, also naturgemäß fremde Stammzellen, stößt dessen Organismus sie ab. Außerdem ist noch unklar, wie die Zellen mit Migrationshintergrund sich in das gewünschte Gewebe integrieren lassen. Man sieht: Neukölln ist tatsächlich überall, im Falle neurodegenerativer Krankheiten vor allem in den Köpfen der Menschen.

2. Adulte Stammzellen: Wurde an dieser Stelle gerade noch behauptet, alle Zellen würden sich im Laufe der Embryonalentwicklung auf bestimmte Funktionen festlegen, so folgt die Relativierung auf dem Fuße: Einige Stammzellen behalten ihr wankelmütiges Wesen bis in das Erwachsenenalter des Individuums bei und heißen daher adulte Stammzellen. Sie befinden sich vor allem im Knochenmark, wo ja zeitlebens frisches Blut zu bilden ist. Auch können manche von ihnen Verletzungen der Haut, Knochen oder des Bindegewebes reparieren, sofern kein Totalschaden vorliegt. Großer Vorteil: Diese Zellen stehen für jeden potentiellen Patienten lebenslang und relativ einfach zur Verfügung. Da sie körpereigen sind, besteht auch keine Abstoßungsproblematik. Großer Nachteil: Es lässt sich mit ihnen nicht allzu viel anstellen. Denn ihre Entwicklungsperspektiven sind verglichen mit den embryonalen Tausendsassas begrenzt: Einer Blutstammzelle stehen alle Möglichkeiten als Leukozyt oder Blutplättchen offen, aber zur Nervenzelle reicht es nimmer, egal welche Umweltbedingungen und Fördermaßnahmen ihr auch zuteilwerden mögen. Immerhin können Krankheiten des blutbildenden Systems, wie bestimmte Leukämien, mit solchen Zellen geheilt werden – allerdings nicht mit den eigenen, da diese sich im Falle einer Erkrankung ja schon erwiesenermaßen nicht gerade bewährt haben. Führende Hämatologen empfehlen deshalb bei so einer Therapie fremde Stammzellen. Knochenmarkspende hieß die Angelegenheit daher vor ein paar Jahren auch noch. Das war weniger verwirrend, klang aber eben auch ziemlich nach Sixties – was kein Zufall ist, weil die Methode aus dieser Zeit stammt. Neumodische Versuche aber, mit adulten Stammzellen Herzmuskel, Nerven oder insulinproduzierende Zellen zu ersetzen, scheitern bislang. Vermutlich bleibt es vorerst auch dabei, so wie es schon die letzten 200 000 Jahre nicht geklappt hat. So lange verweilen die Zellen ja bereits im menschlichen Organismus.

3. *Stammzellen aus Nabelschnurblut*: Dabei handelt es sich um adulte Stammzellen. Wie oben beschrieben, taugen diese zur Spende, aber kaum zum therapeutischen Eigengebrauch. Dennoch weisen die Nabelschnurzellen spezielle Vorteile auf: Sie lassen sich leicht gewinnen und doofen Eltern für viel Kohle zur Einlagerung andrehen. Dass man mit ihnen »in der Zukunft« einmal Krankheiten heilen könne, wie einschlägige Anbieter visionieren, ist gewiss nicht völlig ausgeschlossen – genau wie dann auch endlich Arminia Bielefeld die Champions League gewinnen und im Oderbruch der Goldrausch ausbrechen könnte. Wer jetzt Wetten auf Arminia abschließt und schon mal einen Claim in Bad Freienwalde absteckt, hat dann die Nase vorn.

4. Induzierte pluripotente Stammzellen (iPS): Der japanische Arzt Shinya Yamanaka hatte vor einigen Jahren eine gute Idee. Cool wären doch Zellen, dachte er sich, welche die Flexibilität von embryonalen Stammzellen mit der Verfügbarkeit von adulten Stammzellen vereinten – sozusagen die eierlegende Wollmilchsau der Zellbiologie. Gedacht, getan: Bei einer normalen Hautzelle schaltete er flugs ein paar Gene an und schon war die Zelle wieder »embryonal« und für alles zu haben. Durch diesen Kniff stünden nun pluripotente Zellen individuell für jeden Menschen nach Belieben zur Verfügung. Dafür gab es dann 2012 schon mal den Nobelpreis. Wie das Ganze im Detail funktioniert, weiß allerdings noch niemand so richtig. Nur so viel: Die Gene, die Yamanaka mit Hilfe eines Virus aktivierte, bleiben normalerweise aus gutem Grund stumm, denn sie fördern Tumormutationen. Patienten, die mit solchen Zellen therapiert würden, wüchse eine eierlegende Wollmilchsau unter Umständen sonstwo rein – was durchaus nicht sinnbildlich zu verstehen ist.

5. Therapeutisches Klonen: Wer in den letzten Jahren die Wissenschaftsmeldungen in *Nature, Science* oder *Super-Illu* regelmäßig verfolgt hat, weiß, dass man Lebewesen auch klonen kann. Das geht so: Einer normalen Körperzelle eines Menschen wird ihr Erbgut entnommen und in eine entkernte Eizelle gesetzt. Aus diesem Ei wächst dann ein Embryo, der genetisch völlig identisch mit dem Erbgutspender ist. Das entstehende Wesen hat nicht zwei Eltern, deren Erbanlagen in ihm neu kombiniert sind, sondern es ist die Kopie eines Einzelnen, sein zeitversetzter Zwilling. In den meisten Staaten ist die Technik verboten – angeblich. Sollte es Zufall gewesen sein, dass die Perfektion der Methode in den neunziger Jahren exakt mit der damaligen Boygroupwelle zusammenfiel? Man kann mit dem Verfahren aber weit mehr herstellen als singende Pausenklons, nämlich persönliche Ersatzteil-lager: Aus dem geklonten Embryo eines Menschen lassen sich wieder embryonale Stammzellen gewinnen, die dadurch genetisch absolut identisch sind mit dem Kopierten. Für jedes medizinische Problem könnte der geklonte Bruder dann ein hundertprozentig passendes Ersatzteil liefern – etwa so wie bei den Ludolfs.

Wem das zu gruselig vorkommt, der kann aufatmen. Es gibt durchaus Grund zu der Annahme, dass so ein biologi-sches Perpetuum mobile genauso wenig funktioniert wie je-des andere. Die aus dem Patienten herausgeklonten Stamm-zellen hätten das gleiche Alter, die gleichen Schäden wie der zu Kurierende. Das ist wie bei einem Studenten, der sich nach zwanzig Semestern Germanistik noch mal in Tanzwissen-schaft einschreibt – er wird nicht jünger. Für die Boygroup-karriere wird es nicht mehr reichen.

KAPITEL 18

Burn out, Spot an

*Zeitgeistphänomene werden zu
psychischen Leiden ... und umgekehrt*

Gleich zwei Bekannte von mir hat es letztens erwischt: Wolfgang musste mehrere Jobs absagen. Er ist Unterhaltungsmusiker, kann sich als Künstler und Freiberufler eigentlich keine Pausen leisten. Doch es ging nicht mehr. Stimmungstief, Konzentrationsmangel, Schlaflosigkeit – »Burn-out«, sprach der Hausarzt, und diverse oberpfälzische Hochzeiten und Ibiza-Schaumpartys mussten ohne Wolles heißen Bass auskommen.

Bei Andrea lag der Fall etwas anders: sicherer, solventer Job, treusorgender Ehemann, zweisprachig Oscar Wilde zitierendes Wunderkind – trotzdem innere Leere und unangemessen hoher Rotweinkonsum. Für fast zwei Monate ging es in die »Fachklinik«, mit einigem Erfolg: Nun nimmt Andrea ihr Leben neu in die Hand und trennt sich gerade von allem unnötigen Ballast, etwa ihrem Gatten. Der wiederum zweifelt jetzt nicht nur an seiner Männlichkeit, sondern auch an seiner Fremdsprachenkompetenz und fragt sich, ob »Burnout« eigentlich von ausgebrannt oder durchgebrannt kommt.

Unsicherheit über die »neue Volkskrankheit« (*Stern*) teilt der Verlassene mit immer mehr Menschen. Klar zu sein scheint lediglich: Das Ganze hat irgendwas mit den notorisch modernen Zeiten zu tun, mit Hektik, Stress, dem so beschleunigten wie entfremdeten Leben. Doch was sich hinter

»Burn-out« genau verbirgt, darüber herrscht Unklarheit: Ist eine Depression gemeint? Oder jene, sich in diffusem Kränkeln äußernde nervöse Dünnhäutigkeit, die früher einmal Neurasthenie hieß? Eine oberfränkische Speed-Metal-Band?

Die Fachwelt weiß es nicht, da sie den Begriff im Gegensatz zu allen anderen nicht benutzt. Die Diagnosefibel der Psychiater, das DSM (Diagnostic and Statistical Manual of Mental Disorders) geizt ja nicht gerade mit ausgemachten Störungsbildern. So werden beispielsweise auch koffeinbedingte Schlaflosigkeit oder schlechtes Träumen bedacht. Burn-out aber fehlt.

Die Medien hingegen widmen sich dem Krankheitsbild ausgiebig, bleiben aber professionell vage und nennen Stresshormone als Ursache von Stress und »Umweltfaktoren«, die »immer mehr« chronische Erschöpfung bedingten. Dafür immerhin sprechen die Zahlen: Noch vor acht Jahren verursachte die Störung unter 100 Bürgern lediglich 0,6 Fehltage im Jahr. Mittlerweile liegt die Quote vierzehnmal so hoch. Bei so einer epidemiologischen Datenlage fliegen Forscher üblicherweise in den Dschungel und gehen auf Virussuche. Aber wie einen Krankheitserreger finden, wenn man die Krankheit noch nicht kennt?

Also versteht jeder etwas anderes darunter. Allein für Wolfgangs Burn-out zum Beispiel gibt es gleich mehrere Deutungen, je nachdem, wen man fragt: Kollegen glauben, sein Ausfall könnte mit hochambivalent besetzten, weil besser bezahlten Gegenangeboten zu tun gehabt haben. Freunde der Familie denken hingegen, die Kreativpause habe in erster Linie seine Frau verordnet, weil Wolfgang nach seinen Wochenend-Gastspielen auf ländlichen Ü-30-Partys immer so verausgabt gewirkt habe, vor allem sexuell.

Wegen solch uneindeutiger Zusammenhänge werden auch Kritik und Zweifel an diesem und anderen psychischen

Leiden laut: Seelenforscher würden normale Unzulänglichkeiten des menschlichen Miteinanders über Gebühr pathologisieren durch Pseudodiagnosen wie »Burn-out«, »Soziophobie« oder »Vollschatten«.

Der Verdacht wiegt schwer und nicht erst seit neuestem. Auch die klassischen Befunde einer Depression oder Psychose hängen schließlich einzig vom Bewertungsmaßstab des Fachmanns ab. Dessen Kriterien sind vor allem kulturell und sozial geprägt. Biologische Messwerte? Fehlanzeige! Da werden Menschen für verrückt erklärt, nur weil innere Stimmen sie der kommenden Weltzerstörung bezichtigen. Oder es kommen Leute in die Psychiatrie, bloß wegen eines jahreszeitlich motivierten Selbstmordversuchs ... Also gut: Man kann schon recht zuverlässig merken, ob jemand was Irres, Trauriges oder Verzweifeltes denkt – Vertrautheit mit dem Denken vorausgesetzt.

Dennoch lässt sich nicht bestreiten, dass das menschliche Verhaltensrepertoire zunehmend psychopathologische Bewertung erfährt. In den fünfziger Jahren kannte der psychiatrische Diagnosekatalog gut hundert psychische Leiden. Heute sind es dreimal so viele. Während man damals noch in den Kleidern seiner im Keller mumifizierten Mutter jungen Blondinen nachstellen musste, um medizinisch ernst genommen zu werden, gilt heute als »pathologisch trauernd«, wer Mutters Nachlass nicht binnen sechs Wochen in Las Vegas verjubelt. Es sind verrückte Zeiten – jedenfalls nach der psychiatrischen Lehre.

Zur Verbreitung neuer Krankheitsbegriffe wie Burn-out oder Hyperaktivität haben allerdings weniger einschlägige Experten beigetragen als Journalisten, Pädagogen und Elternbeiräte. Wie das Beispiel Burn-out zeigt, geraten die Fachleute diskursiv sogar in die Defensive und können die bestehende Nachfrage nach Brand- und Dachschaden nur improvisierend erfüllen (»Bis das neue DSM raus ist, kann ich leider nur eine Erschöpfungsdepression liefern ...«).

Schlecht muss das aber nicht sein: Die Domäne und Autorität der Seelenklempner wird so hinterfragt. Erst die breite öffentliche und demokratische Diskussion um seelische Nöte bringt solche wieder näher zu den Menschen. Dass darin eine Chance, ja ein Weg bestehen kann, haben nicht erst alternative Psycho-Gurus erkannt: Wo gelitten wird, sind Katharsis, Läuterung und Legitimation nicht fern. Andrea etwa konnte sich rundherum pathologisiert erst so richtig befreien, ganz nach Neil Young: »It's better to burn out than to fade away.« Irr- und Wirrsein als Anspruch, Normalität und Neuanfang.

Das war lange anders. Da galten psychische Krankheiten als Hirngespinst. Betroffene wurden als närrisch oder besessen stigmatisiert beziehungsweise verbrannt – »Burn-out« anno 1600, eben. Später, so ab dem 18. Jahrhundert, ging es bei »Nervenfieber« ins Irrenhaus. Seelische Störungen würdigten Ärzte nun zwar als Krankheiten, in aller Regel aber als unheilbare. Erst mit der Psychiatriereform in den 1970er Jahren wurden die Anstalten aufgesperrt.

Das hat mittlerweile dazu geführt, dass mehr reinwollen als raus: Mehr als verdoppelt hat sich seit 1990 die Zahl der Menschen in Deutschland, die wegen einer psychischen Erkrankung stationär behandelt werden. Über die Ursachen dieses Umstandes rätseln Experten: Nehmen psychische Krankheiten tatsächlich zu, als Reaktion auf beschleunigte, reizintensivere und objektiv immer bequemere Lebensbedingungen? Oder werden heute Probleme beim Namen genannt und behandelt, derer sich früher bloß die Jahrmarktaussteller annahmen? Oder liegt das Problem bloß in den Augen des Betrachters, des narzisstisch selbstfixierten und hochneurotischen? Wie dem auch sei: Seelenpein beherrscht die öffent-

liche Debatte, beschäftigt die Medizin, treibt die Kranken-
stände in die Höhe – auch wenn manches bloß Paranoia sein
mag.

Mit dem Anstieg psychiatrischer Diagnosen hat sich auch
das Patientenklientel verändert. Nicht mehr nur die vom
Alkohol, der Inzucht oder Syphilis Gezeichneten füllen Ner-
venkliniken, sondern auch und vor allem die Top-Riege der
Gesellschaft: ausgebrannte Fußballtrainer, gestresste Mana-
ger oder hyperaktive Popliteraten – wobei es zwischen dem
klassischen Patientengut und den Problempromis gewisse
Überschneidungen gibt.

Die prominenten Patienten verstärken die Popularität
von Psychokrankheiten – und umgekehrt. Der ehemals als
Literaturwunderkind geltende Springer-Kolumnist Benjamin
von Stuckrad-Barre und das mutmaßliche Ex-Klassenekel
und jetzige Mitglied des Berliner Abgeordnetenhauses für
die Piratenpartei Christopher Lauer offenbarten gemeinsam
in der Talksendung von Markus Lanz, an ADHS (Aufmerk-
samkeitsdefizit/Hyperaktivitätsstörung) zu leiden. Über
das Krankheitsbild als solches wurden nur wenige Worte
gemacht. Dafür ließ der Moderator seine Gäste so ungelenkt
wie ungelenk drauflos quasseln, entweder um Aufmerksam-
keitsdefizite und Hyperaktivität einfach mal für ein Millio-
nenpublikum erleidbar zu machen oder um währenddessen
seine Karten und Witzchen zu sortieren.

Es entwickelte sich ein Gerede, in dem zunächst einer
der beiden Patienten die ebenfalls anwesende Ost-Chanso-
nette und Agrar-Moderartorin Inka Bause über lateinische
Pluralformen belehrte und später der andere die nunmehr
Angesäuerte auch noch indirekt der Sodomie bezichtigte,
da sie angeben hatte, einen Hund zu mögen. Sie machten
auf erfrischende Weise deutlich, dass die genannte Störung
eben auch eine Chance bedeuten kann. Etwa die, mit altklu-

gem und banalem Gefasel ins Fernsehen zu kommen, selbst wenn's karrieremäßig gerade eher medium läuft.

Mit medizinischen Details hingegen wurde niemand gelangweilt. Dabei wirft das Krankheitskonzept von ADHS durchaus Kontroversen auf. Hirnforscher sind überzeugt, dass Störungen des Dopaminstoffwechsels Konzentrationsdefizite und motorische Unruhe verantworten. Kritiker dieses Konzeptes hingegen warnen davor, Lebhaftigkeit und Impulsivität zu pathologisieren. Krankhaft sei eher eine verstärkt unfreie und reglementierte Gesellschaft, die Kinder ihrer normalen Entwicklung beraube – also etwa delinquent, drogenabhängig oder verhaltensauffällig in Talkshows zu werden.

Bemerkenswert in diesem Zusammenhang ist, dass die gleiche kritische Öffentlichkeit – wie meist verkörpert durch so moralisch parkettsichere wie denkfaule Journalisten –, die ADHS mit dem banalen Hinweis auf die ja »fließende Grenze« zwischen normal und krank hinwegrelativiert, absoluten Anspruch auf eine Diagnose wie »Burn-out« erhebt, wenn es darum geht, physiologische und ebenso fließende Leistungsgrenzen doch bitteschön als pathologisch zu würdigen. Manchmal darf es eben gern auch ein bisschen Stigma sein.

Wenn es nur das richtige ist: Bestimmte Krankheitsbilder hat die Unterhaltungskultur imagemäßig drastisch aufgewertet. Seit »Rain Man« gelten Autisten schlichtweg als Genies – etwas verschroben und mit Luft nach oben in Sachen Sozialkompetenz, aber jederzeit in der Lage, den Higgs-Mechanismus zu widerlegen.

Diese einseitige Sicht hat in verklärender Weise zur Identitätsstiftung der Nerd-Kultur beigetragen: Wer das ganze Jahr die gleiche zu kurze Cordhose trägt, 18 Stunden täglich im Netz zubringt, um dort alte Mathearbeiten zu posten (Algebra-Slam) und in der Einzimmerwohnung ein umfassendes Bonanza-Archiv unterhält, muss wohl einen IQ von 200 haben. Psychologisch ist diese Schlussfolgerung aber nicht haltbar, sondern eher die: Wer als intelligenter Mensch freiwillig so lebt, der muss doch wohl bescheuert sein.

Noch inflationärer und falscher gebrauchen Eloquenzbemühte den Begriff »schizophren«. Üblicherweise meinen sie damit profane Ambivalenz oder Inkonsequenz. Etwa derart: »Eigentlich wollte ich dies Wochenende nichts trinken, aber jetzt bin ich doch schon wieder hackedicht – voll schizophren.«

Das Charakteristikum einer Psychose besteht aber gerade darin, dass sie mit allzu menschlichen Geistes- und Gemütszuständen rein gar nichts zu tun hat: Wenn einem Stimmen erzählen, man müsse eine Invasion aus dem All per Wäschespinne abwehren, oder wenn sich die Gewissheit darüber verfestigt, dass das Radio sämtliche PIN-Nummern der freien Welt an die Chinesen verrät, dient das kaum zur Verklärung der eigenen Gewöhnlichkeit.

Um eine solche geht es aber in aller Regel: Der vermeintliche Autist kann alles – vor allem sich aufführen, wie er will. Beglaubigt Ausgebrannte dürfen die stockende Karriere sausenlassen, genau wie einen langweiligen Gemahl. Ganz im Gegensatz zur psychiatrischen Diagnose geht es bei der gesellschaftlich kultivierten nicht darum, etwas zu pathologisieren, also in seiner Pathologie zu beschreiben, sondern darum, Nachlässigkeiten zu legitimieren oder wenigstens ein bisschen interessant zu machen.

Das Prinzip wird besonders im umgekehrten Fall deutlich, wenn Geisteskrankheit zwar auf der Hand liegt, Legitimation ihrer Folgen – und handle es sich auch nur um eine fehlerhaft implizierte – aber nicht in Frage kommt: Der norwegische Attentäter Anders Behring Breivik hielt sich zwar für einen Commander der Tempelritter mit dem Auftrag, den islamistischen Kulturmarxismus auszulöschen und eine neue norwegische Zuchtrasse aufzubauen, brachte aber laut Gerichtsgutachten 77 Menschen in seiner geistesklaren Freizeit um. Das Gericht attestierte volle Geschäftsfähigkeit für die Tat, übrigens im Einvernehmen mit dem Commander selbst. Das zeigt: Selbst als größenwahnsinniger und gemeingefährlicher Psychopath kann man immer noch gesellschaftliche Verantwortung übernehmen.

In diesem Sinne ist auch hyperaktives Politengagement zu begrüßen. Inwiefern solches nun Ausdruck jugendlicher Unkonventionalität, politischer Frische oder einer Hirnfunktionsstörung ist, möge doch der Wähler entscheiden.

Den Psychiatern, die immer alles nur durch ihr medizinisches Raster beurteilen, darf man diese Frage nicht stellen. Aber das tut ja auch niemand. Die Laiendiagnose gehört längst zu den Must-have-soft-Skills aufgeklärter Menschen. Um diese Kompetenz zu schulen und zu bereichern folgen nun weitere Alltagsmacken, definiert durch die Psychiatrie-Anleitung für Schnelldiagnosen auf Laienbasis (PAUSCHAL).

1. Euthym-amotivationale Störung: Kennzeichnend ist ein absoluter Mangel an Unzufriedenheit oder Getriebenheit über mindestens drei Monate. Chronischer Cannabiskonsum oder buddhistische Erleuchtung müssen zur Diagnosestellung sicher ausgeschlossen sein.

2. Average Sexsyndrome (ASS): Die Diagnose gilt als bestätigt, wenn mindestens zwei von sechs Kriterien vorliegen: Monogamie über zwei Wochen, Geschlechtsverkehr seltener als zehnmal im Monat und unter 90dB Geräuschemission, überwiegende Nutzung des Küchentischs zum Essen, überwiegende Nutzung öffentlicher Grünanlagen zum Spazieren, Penetration ausschließlich natürlicher Körperöffnungen, jeglicher Verzicht beim Sex auf technische, pharmazeutische oder veterinärmedizinische Hilfsmittel.

3. Kommunikative Banalitis: Klinisch imponiert gesteigerter Rededrang bei thematischer Einengung auf das Wetter, Konsumaktivität oder den letzten Tatort. Im weiteren Verlauf der Erkrankung kommt es häufig zum zwanghaften Posten von Körperfunktionen oder dem Verfassen von Sachbüchern über die eigene Elternschaft.

4. Grenzdebile Echolalie: Bei rezidivierender TV-Serien-Exposition treten mit einer Latenzzeit von wenigen Stunden unkontrollierbare Synchrondeutschautomatismen auf wie »Oh – mein – Gott«, »Nicht wirklich« oder »Äh, hallo, geht's noch?« Die Prognose ist schlecht: Bei strenger Serien-, Promi-News- und Twitter-Abstinenz kann lediglich eine Defektheilung der eigenen Integrität erzielt werden.

5. Pseudointellektuelle Paralexie: Betroffene fallen durch einen habituell falschen Gebrauch von Fremdworten auf: Gewöhnliche Ambivalenz oder Inkonsequenz wird als »schizophren« bezeichnet, ein Quantensprung für etwas Riesiges gehalten, kommunizierende Röhren für ihr genaues Gegenteil, nämlich eine umgekehrte Proportionalität. Pathophysiologisch liegt der Störung keine isolierte Unkenntnis, sondern stets eine damit kombinierte Überwertigkeit der kognitiven Eigenwahrnehmung zugrunde.

6. Progedient postironische Infantilisierung: Die Störung ist gekennzeichnet durch eine Konservierung adoleszenter Profilierungsreflexe. Dadurch kommt es zum Gucken von »Star Trek«, Tragen von Slogan-Shirts oder Bescheidwissen über Popmusik bis deutlich über das 25. Lebensjahr hinaus. Die ironische Bemäntelung der Reifungsretardierung und Trivialisierung wird im weiteren Verlauf zunehmend insuffizient. Das Vollbild ist erreicht, wenn der Betroffene Kinderhörspiele oder alte A-Team-Folgen an mindestens drei aufeinander folgenden Tagen in der Woche konsumiert. Es kommt üblicherweise zu einer schnell fortschreitenden Vernachlässigung von Sozial-, Berufs- und Sexleben.

7. *Melancholia brandenburgensis*: Das Krankheitsbild wurde erstmals um die Jahrtausendwende im Berliner Umland beobachtet und ist durch folgende Grundstörungen charakterisiert: Bindungs- und Entscheidungsschwäche, narzisstisch-larmoyante Selbstbespiegelung, provinzidealisierende Wahnvorstellungen. Die Konstellation wird in der Regel um das dreißigste Lebensjahr klinisch manifest, und zwar durch wochenendliches zielloses Rumstreifen in Straßendörfern und Biosphärenreservaten sowie Storchbeobachtungen und Trennungsgespräche. Typisch ist außerdem das Entwickeln von Romanideen und der hohe Selbstmitleidsdruck.

8. *Phobisch-averses Netzverhalten*: Zwei von vier Merkmalen müssen vorliegen, um die Störung zu diagnostizieren: Nicht Beachten von E-Mails über drei Stunden, keinen Facebook-, Xing-, Google+- oder wenigstens MySpace-Account, verbale oder sogar physische Kontakte mit Menschen an mindestens zwei Tagen in der Woche, kein globales Sendungsbedürfnis bei Wahlen, Naturkatastrophen, Grand-Prix-Ausscheidungen oder Schluckauf.

9. *Promotio generale pseudologica (Morbus Guht)*: Nach dem Erwerb akademischer Titel entwickeln sich Durchblicksphantasien, die zu läppischen Generalisierungen komplexer Zusammenhänge in Medizin, Gesellschaft und Showgeschäft führen. Der Verlauf ist hochvariabel und kann von sozialer Deprivation bis zu Talkshowruhm reichen.

10. *Nicht näher bezeichnete Störung unklarer Genese*: Notfall-diagnose, falls keines der obigen Kriterien auf die Schnelle passt.

KAPITEL 19

Vernetzt und zugenäht

Medizin im Internet geht oft nur virtuell

Der Buchdruck, die Gutenberg-Bibel, revolutionierte vor 560 Jahren die Medienlandschaft. Was leicht war, da diese zuvor lediglich aus zugigen Klosterarchiven bestanden hatte, vollgerümpelt mit lateinischem Gekritzel, das niemand lesen durfte, konnte oder wollte. Das Printmedium aber veränderte die Welt. Wissen ließ sich jetzt verbreiten und wurde jedem zuteil, der lesen konnte. Eine Kulturleistung, die nicht nur kommenden gesellschaftlichen Umbrüchen den Weg ebnete, sondern auch Medizin und Wissenschaft modernisieren und verbreiten sollte.

Das Internet, die digitale Revolution, hat diese Entwicklung in den letzten zwanzig Jahren vollendet. Information ist nun in unerschöpfbarer Fülle, überall und zu jeder Zeit verfügbar. Mehr noch: Dadurch, dass das Netz multimediale und interaktive Kommunikation erlaubt, kann praktisch jeder mitmischen – ohne dafür noch notwendigerweise richtig lesen, schreiben oder denken können zu müssen.

#Saskia: »Jeder (jede Frau zumindest) weiß, dass man bei einer Blasenentzündung viel Wasser oder Tee trinken soll, damit die Bakterien ausgeschwemmt werden. Mir dauert das aber zu lange. Man nehme also einen Teebeutel Kamillentee, übergieße ihn mit warmem Wasser und rolle ihn ein

wie einen Tampon. Ja, ihr könnt euch schon denken, auch die Verwendung ist dieselbe und das Rückholbändchen ist auch schon dran. Die Linderung setzt schon nach ein, zwei Minuten ein. Dies ist ein wirklich ernst gemeinter Tipp für aufgeschlossene Frauen! Ach ja, man sollte darauf achten, dass der Beutel eine gute feste Qualität hat, wär ja 'ne Sauerei, wenn das Ding reißt. Bewährt hat sich beispielsweise der Kamillentee von Lidl.«[1]

Dieser Beitrag von »Saskia« in einem Internet-Forum zum leidigen Thema »Blasenentzündung« zeigt moderne Gesundheitskommunikation in Idealform: praxisnah, innovativ, unorthodox. Das Web hat eine neue Informationskultur geschaffen. Ehemaliges Exklusivwissen ist nun ständig und überall verfügbar. Es gibt unzählige Seiten, die alle erdenklichen medizinischen Inhalte offenbaren – wenn man sie denn fände. Doch Suchmaschinen wie Google und äh ... also eigentlich nur noch Google dienen dem Interessierten zu jedem Suchbegriff in Sekundenschnelle viele, viele passende Netzadressen an. Sechzig Prozent der deutschen Internet-User informieren sich auf diese Weise im Netz über Gesundheitsthemen. Noch vor ein paar Jahren war man auf die Zeit und Belesenheit elitärer Ärzte oder entsprechend langweiliger Fachliteratur angewiesen, wenn es irgendwo zwickte, brannte oder rauslief. Heute ist jede gewünschte Information nur einen Klick entfernt.

Vor allem aber erlauben die beidseitig klaffenden Kommunikationskanäle des Mediums, aktiv Probleme und Fragen zu diskutieren. Foren zu Gesundheitsthemen sind beliebt. Hier kann jeder Wissen beitragen oder eben auch konkrete Fragen stellen.

1 Alle Zitate sind Originalbeiträge aus zwei Gesundheitsforen zum Thema Blasenentzündung.

#Melly: »Oho, schleust man so nicht noch mehr Bakterien ein?? Also wenn, würde ich den Teebeutel mit kochendem Wasser übergießen und abkühlen lassen. Trotzdem glaube ich, dass dieser Tipp eher schädlich ist. Mich würde da mal eine ärztliche Meinung interessieren.«

Durch die Möglichkeit zur Reaktion entsteht ein kritischer Diskurs, weit dynamischer und interaktiver, als es ehemals verkrustetete Lehrmeinungen zuließen. Zwar beruft »Melly« sich noch zaghaft auf eine solche und fragt nach einer ärztlichen Meinung. Die kann auch berücksichtigt werden, übt aber keine Autorität mehr aus, nur weil sie qualifiziert ist. Dass eine Blasenentzündung auf einem bakteriellen Infekt beruht, der antibiotisch behandelt werden muss, stellt schließlich nur *eine* Sichtweise dar. Eigenverantwortung, demokratische Mitbestimmung und Akzeptanz von Medizin kann aber erst entstehen, wenn alle mitreden können, auch jene, die nicht den geringsten Schimmer haben, wovon sie eigentlich reden.

#Urmel: »Kamillentee wirkt desinfizierend. Leide leider ständig unter Blasenentzündung und bin um jeden Tipp dankbar! Ich finde den Tipp top.«

#Conny: »Enhm – Du führst den Kamillentee in die Vagina ein? Die hat aber anatomisch mit der entzündeten Blase überhaupt nichts zu tun! Lindernd (aber nicht heilend) wirkt in diesem Fall höchstens die Wärme.«

So langsam prägt sich ein Meinungsbild aus, dank Schwarmintelligenz. Verschiedene Bruchstücke an Information werden kontextuell zusammengetragen: Kamille wirkt also antibakteriell. Die Vagina wärmt die Blase. Um richtig heilen zu können, müsste der Teebeutel durch die Harnröhre. Es werden Zusammenhänge deutlich, die eine singuläre Autorität gar nicht so schnell erfassen könnte. Ein kreativer Prozess entwickelt sich. Warum eigentlich nicht auch andere Therapeutika effektiv dort reinschieben, wo das Problem tatsächlich besteht? Was ist mit der Wärmflasche?

#Suse: »Als ich das Problem mal hatte, hab ich in einem Naturheilbuch nachgesehen und Folgendes gemacht: Eine große Knoblauchzehe mit Faden versehen und ansonsten wie oben beschrieben. Hat bei mir sehr gut geholfen.«

Oder so! Da kommt man alleine ja nicht drauf.

Kritik an der Informationsbeschaffung und interaktiven Wissensgenerierung im Netz wird aber auch laut. Das Internet sei in erster Linie gar nicht dafür da, Informationen zu verteilen, sondern Werbekontakte. Soll heißen: Nicht der User findet Inhalte, sondern umgekehrt.

Zwar ist das bei konventionellen Medien auch nicht anders, allerdings werden kommerzielle Interessen im Web noch weniger transparent. Viele Gesundheitsseiten stellen Werbeplattformen dar für Pharmafirmen, Lebens-, Reinigungs- oder Düngemittelhersteller, die eine Nachfrage für ihre Produktabfälle, sprich: Nahrungsergänzungsstoffe schaffen wollen. Dass Foren, soziale Medien oder Kundenrezensionen regelhaft infiltriert sind von Werbebotschaften, dass ganze PR-Agenturen diesbezüglich beschäftigt und im Netz unterwegs sind, gilt als offenes Geheimnis. Möglicherweise handelt es sich bei »Saskia« in Wirklichkeit um eine »aufgeschlossene« Werbekauffrau, die dem Lidl-Kamillentee ein frisches Branding und höheres Marktvolumen verschaffen soll.

Auffällig unverhohlen und redundant preisen auch andere Netzautoren bestimmte Artikel als ideal zur Blasenentzündungsprophylaxe:

#Anne: »1. Intim-/ Anusbereich nur mit Joghurt waschen. 2. 1–2mal täglich in Joghurt getränkten Tampon in die Scheide einführen, Scheidenaußenbereich mit Joghurt einschmieren. 3. Beim Sex kein Gleitgel, sondern Joghurt verwenden: Klitorisstimulation mit Joghurt, auch auf den Penis nur Joghurt statt Gleitgel auftragen. Mit Spritze ca. 25 ml vor Geschlechtsverkehr einführen, am besten Beine zum Bauch anziehen, damit Joghurt tiefer in die Scheide einfließt. Während des Geschlechtsverkehrs läuft das ganze Joghurt wieder heraus. Restjoghurt mit Sperma herauslaufen lassen, nochmals 25 ml einführen.«

Dass Milchsäurebakterien geeignet sind, um der Scheide ein saures und damit bakterizides Milieu zu bereiten, ist ja im Prinzip richtig. Doch befinden diese sich auch so an Ort und Stelle, ohne dass es dafür einen Familieneimer Milchspeise ins Liebesspiel einzubeziehen gilt. Gut möglich, dass hier ein neuer Markt abgesteckt werden soll.

Auch möglich, dass lediglich zu einer passiv-aggressiven Form sexueller Verweigerung angeleitet wird. Denn der Zusammenhang zwischen sexueller Aktivität und Infektionen im Urogenitalbereich ist offenkundig. Begünstigt durch die kurze weibliche Harnröhre und die anatomische Nähe zum Darmausgang, können Darmbakterien beim Sex in die Blase gelangen. Von »Honeymoon-Zystitis« ist daher mitunter auch die Rede. Oder auch von »Gangbang-Zystitis«, denn je nach Intensität oder Art des Paarungsverhaltens steigt das Risiko, wie »Biene« weiß.

#Biene: »Und vor allem aufpassen, wenn ihr Analverkehr habt. Auch davon bekommt Frau leicht eine Blasenentzündung.«

Das stimmt nur bedingt. Denn bei dieser Praktik bleiben die Darmbakterien ja genau da, wo sie hingehören. Biene meint wahrscheinlich das Risiko einer gewissen Unentschlossenheit oder Beliebigkeit beim Liebesakt, frei nach dem beliebten Après-Ski-Hit »Wir steigen auf das Matterhorn, mal von hinten, mal von vorn«.

Hier zeigt sich ein weiteres Problem virtueller Kommunikation. Informationen sind häufig unvollständig oder aus dem Zusammenhang gerissen, was der medizinische Laie (oder sexuell Unerfahrene) nicht ohne weiteres erfassen kann.

Hochselektiv läuft aber bereits der Suchprozess im Internet ab. Wer sich über Blasenentzündung informieren möchte, wird völlig unterschiedliche Inhalte finden, je nachdem ob derjenige nach »chronisch rezidivierender Zystitis« googelt oder nach »Blase« und »Sex«. Vor allem wird den entsprechenden Treffern vermutlich höchst unterschiedliche Aufmerksamkeit zuteil.

Ablenkung droht stets und ständig im Netz, zumal derlei Angebot nachfragebedingt jenes an seriöser Information auch drastisch übersteigt. Leicht landet man bei der unbedachten Gesundheitsrecherche auf www.hot-pussy.de oder verliert sich in essayistischen Abhandlungen darüber, ob die Klingonen in den ersten Enterprise-Staffeln zwei Blasen hatten, wie es in der unsynchronisierten »Star Trek«-Filmversion angedeutet wird.

Diese unbegrenzte Informationsvielfalt führt dazu, dass User im Internet ganz überwiegend das finden und erfahren, was sie ohnehin schon immer falsch verstanden haben. Eingeben bei Google kann ja jeder schließlich nur das, was er kennt – und das ist oft nicht viel. Mancher Kulturpessimist beklagt daher, dass die Dummen im Netz nur noch dümmer würden. Und die Kranken gar immer kränker? Man muss es manchmal fast befürchten, etwa beim Studium des folgenden Beitrags.

#Buggi: »Wer Angst vor Bakterien hat, soll den Teebeutel vorher in Alkohol tränken, vorzugsweise Jägermeister oder Kümmerling. Das brennt nicht so sehr. Und mit dem gelben oder grünen Ausfluss ist das dann auch nicht mehr so schlimm. Wenn du mal 'nen Kerl abschleppst, hat der noch was Leckeres zu schlecken, und die Möse ist mal wieder geputzt.«

Vor solchen Beiträgen muss gewarnt werden. Es liegt eine fahrlässige Anleitung zur Fehlmedikation vor: Kümmerling ist natürlich nur für den Magen.

Doch solche Ausreißer gehören zur Meinungsvielfalt nun mal dazu. Es handelt sich lediglich um leichte Turbulenzen im digitalen Strom der Erkenntnis. Dafür kann man in Echtzeit gleich eine Gegenposition einholen und wieder eine andere und noch eine weitere ... und noch eine.

Damit einem nicht irgendwann die neuronale Festplatte abstürzt, sorgt Google für Ordnung. Sein Suchalgorithmus fischt nämlich vorzugsweise solche Adressen aus dem Netz, die mit dem eingegebenen Begriff besonders oft verknüpft wurden. Vorteil: Informationen und Meinungen sind bereits mehrheitsfähig, wenn man sie findet. Nachteil: Sie müssen nicht unbedingt stimmen.

Aufsehen erregte zum Beispiel der Fall der ehemaligen Präsidentengattin Bettina Wulff, die zumindest laut Google-Suche eine gewisse Nähe zum Rotlichtmilieu hegte. Die kam bloß zustande, weil viele Menschen nach der Begriffskombination gesucht hatten.

Die Nachfrage an Realität bestimmt somit ihr Angebot. Eigentlich ein sagenhafter Zustand, der aber das Risiko der

Mythenbildung birgt – oder zweifelhafter Behandlungs-praktiken. Wer nach »Blasenentzündung« sucht, landet ganz schnell bei »Kamillentee«. Von da ist es nicht mehr weit zu »Kümmerling«, »Möse« und »Bettina Wulff«.

Dennoch bieten sich ungeahnte Möglichkeiten. Schließ-lich liefert Google nicht nur, sondern bezieht auch reichlich, nämlich die Daten seiner Nutzer, all die Wege und Adressen, denen sie im Netz gefolgt sind. Dass diese Informationen brauchbarer sind als jene, die die User üblicherweise erhalten, zeigt sich auch an medizinischen Beispielen. Epidemiologen gelang es bereits, Grippewellen am Surfverhalten vorherzu-sagen: In Regionen, wo sich die Grippe anbahnte, googelten die Menschen verstärkt nach Erkältungssymptomen oder entsprechenden Therapien. Enorme Möglichkeiten ergeben sich daraus. Würden Foreneinträge wie die oben zitierten zeitlich und örtlich gehäuft auftreten, könnten Krankenhäu-ser und Praxen ihre Kapazitäten darauf einstellen, Apothe-ken Antibiotika bereitstellen und Lidl schon mal ordentlich Kamillentee einlagern.

KAPITEL 20

Selbsterfahrungs-Bonus

*Lange leben in Echtzeit –
die Suchmaschinenreportage*

11.42 h: Mein Rechner fährt seit zwei Minuten hoch. Draußen trudelt das erste Herbstlaub auf die Straße. Es sind Momente wie dieser, in denen man ins Sinnieren kommt: Neigt das Jahr sich tatsächlich schon wieder seinem Ende zu? Wo rast die Zeit nur hin? Wie lange kann das noch so weitergehen?

11.47 h: Der Computer ist wach, genau wie ich jetzt. Die letzten Minuten bin ich biographischen Zwangsgedanken nachgehangen und habe dabei festgestellt, dass mein Rentnerdasein nur noch so weit weg ist, wie mein Abitur zurückliegt, dass selbst dreißigjährige Frauen mittlerweile »ein bisschen jung« für mich sind, dass das schwarze Loch, in das die Zeit mich reißt, immer näher kommt. Instinktiv google ich »jung bleiben«. Die Überlebensreflexe funktionieren zumindest noch.

11.48 h: Gleich ein Volltreffer! Ich bin auf den Antiaging-Rezepten von »Playmate des Jahrhunderts« Gitta Saxx gelandet. Gitta hält dort aus unerfindlichen Gründen einen Krug Wasser schief ins Bild, setzt ansonsten aber durchaus optische Reizpunkte. »Jung bleiben für Anfänger« lautet ihr Slogan. Ich bin multimedial angesprochen und möchte mehr erfahren.

11.57 h: Purer Etikettenschwindel! Gitta empfiehlt warmes Wasser, Meditation und Zähne putzen als Antiagingmaßnahmen und ist – wie ich weiter recherchiert habe – Playmate des letzten (!) Jahrhunderts und mit 48 Jahren im Jungbleiben nun wirklich keine Anfängerin mehr. Also weitersuchen ...

12.10 h: Neugierig bleiben und trotzdem zur Ruhe kommen, den Flow finden und nebenbei Rituale fördern, ordentlich vögeln und dabei wenig schwitzen: Was der Suchalgorithmus sonst noch so an Ratschlägen zum Jungbleiben ausspuckt, führt regelhaft an die Grenzen praktischer Umsetzbarkeit – und journalistischer Qualitätsmaßstäbe. T-Online zumindest gibt einen handfesten, schon beinahe mechanistischen Tipp und empfiehlt Zink für eine lange Laufzeit. Das erinnert mich an ...

12.19 h: Genau: Zink-Kohle-Batterien, wie Wikipedia schnell mal bestätigt hat. Die halten allerdings eher kurz, weil ausfallendes Diaminzinkchlorid ihren Widerstand erhöht, worauf sie aufwendig entsorgt werden müssen. Konnte man früher im Fernsehen sehen. Auf YouTube gibt es doch bestimmt diesen Clip mit den lustigen Hasen ...

12.23 h: Ja, gibt es. Habe ich mir gerade angeguckt. Hat mich deprimiert. Dass der Spot lief, ist dreißig Jahre her. Dreißig Jahre! Werde ich in noch mal dreißig Jahren überhaupt noch hier sein? Ich muss meine Suchstrategie ändern und vor allem bei der Sache bleiben, sonst bin ich in ein paar Jahren entweder hinüber oder immer noch auf YouTube. Ich gebe »lange leben« ein.

12.24 h: Das ist interessant. Es gibt einen Ort dieses Namens. Handelt es sich um das sagenhafte Shangri-La, wo Weisheit,

Freiheit und Gesundheit herrschen? Falls ja, liegt es im östlichen Niedersachsen, bei Königslutter. Wer dachte, die Gegend habe bloß Autobahnbaustellen und Atommülllager zu bieten, ist zunächst mal überrascht …

12.41 h: … und bald ernüchtert. Langeleben ist eine Waldlichtung nebst Burgruine, wo man heute die Asche Verstorbener endlagern kann. Lange leben lässt sich theoretisch nur in der eben so benannten Seniorenresidenz – allerdings auch nur, wenn man diesbezüglich schon ziemlich in Vorleistung gegangen ist.

12.57 h: Da scheint Okinawa schon eher der richtige Ort für eine recht lange Lebenszeit zu sein, wie ich auf gofeminin schnell noch gelesen habe. Auf der japanischen Insel werden fünfmal mehr Menschen hundert als bei uns – sofern sie sich ausgewogen ernähren, viel bewegen und Japaner sind. Im nächsten Leben vielleicht …

13.02 h: Ich bin bereits über eine Stunde im Netz und noch nicht weitergekommen. Vielleicht sollte ich meine Ansprüche relativieren – und die Adverbien gleich mit. »Länger leben« sollte ausgewogene Ergebnisse liefern.

13.03 h: Die Autovervollständigung der Suchmaske ist mir mit »länger können« zuvorgekommen. Offenbar fürchten die meisten Internet-User mehr noch als ein vorzeitiges Ende einen vorzeitigen Abgang.

13.36 h: Schon interessant, was sich mit der eigenen Dammmuskulatur, Darmspiegelungsphantasien und etwas Natodraht alles bewirken lässt. Verlängert nur leider nicht das Leben, sondern bloß den »kleinen Tod«.

13.59 h: »Länger leben« bringt es nicht – zumindest als Suchbegriff: Weniger Fleisch, mehr Sport, inneres Gleichgewicht halten. Nichts, was nicht schon bei Gitta zu erfahren gewesen wäre, nur ohne Bikinifotos. Vielleicht waren die bisherigen Stichworte einfach zu lapidar. Etwas Wissenschaftlich-Seriöses muss her: »Lebensverlängerung« klingt schon eher nach aerzteblatt.de.

14.01 h: Na bitte. Auf dem »Forum Lebensverlängerung« wird es endlich interessant und konkret: Antiaging, Telomerverlängerung, Transhumanismus, Kyronik lauten nur einige grobe Themenfelder, deren zahlreiche Unterpunkte genug Raum gewähren, um seitenlanges Halbwissen zu posten, uferlose Bloggs zu verlinken und einsame lange Nächte zu verbringen. Und das soll ich alles lesen? Ich schaue auf die Uhr und hinterlasse eine Nachricht: Sollte ich um Mitternacht bewegungsstarr und mit irrem Blick immer noch vor dem Computer sitzen, möge man den nächsten Anstalts-Notdienst alarmieren oder am besten gleich den GSG 9.

16.38 h: Mir schwirrt der Schädel. Mir bluten die Augen. Ich gebe auf. Seitenweise Nerdkonversation über Apoptosegene, Telomerasehemmung und Stammzelltherapie habe ich studiert und mich dabei schutzlos den Allmachtsphantasien ihrer Verfasser ausgesetzt. Tausend Jahre alt wollen diese Menschen werden. Wozu eigentlich? Um noch mehr Zeit mit Fachsimpelei im Internet verschwenden zu können? Doch vermutlich richtet sich mein Ärger bloß gegen mich selbst. Vier Stunden habe ich vor dem Bildschirm gehockt und mir mit Hilfe einer Suchmaschine meine eigene Plan- und Ziellosigkeit vorgeführt. Ich werde dadurch nicht länger leben, sondern mindestens vier Stunden weniger gelebt haben, weil ich mich in betreffender Zeit nur von einer enttäuschten Erwartung zur nächsten habe locken lassen. Mein inneres Gleichgewicht war schon mal ausgewogener. Ich brauche dringend etwas Ablenkung. Wo war noch gleich der Duracell-Hase?

KAPITEL 21

Da helfen keine Pillen

Medikamente wirken am besten,
wenn man auch krank ist

Die Pharmazie spaltet die Gesellschaft. Es gibt Leute, die halten sie für pure Magie: Egal ob Dschungelvirus, Blutsturz oder generalisierte Zellkernschmelze – Tabletten werden es richten. Andere hingegen sind überzeugt, dass Medikamente lediglich dazu dienen, Sucht und Allergien zu verbreiten, Flüsse zu verpesten und die Erlösung der Menschheit durch außerirdische Superwesen zu verhindern. Letzteres glauben zumindest Scientologen, weshalb sie vor allem Psychopharmaka grundsätzlich ablehnen – möglicherweise aber auch gerade *weil* sie es tun.

Auch wenn das extreme Positionen sein mögen, zwischen Heilserwartung und Verschwörungstheorie schwanken viele. Wer hat noch nicht die Gnade der Pharmazie erfahren und gepriesen, wenn mildtätiges Paracetamol die Schatten aus dem Ruder gelaufener Tequila-Partys auflöste. Oder wenn verlässliches Loperamid den Darm diskret wieder besänftigte, nachdem man so unvorsichtig gewesen war, morgens um drei unbedingt noch die Buletten im Texas-Grill kosten zu müssen ...

Andererseits: So ein Beipackzettel ist nichts zum Vorlesen in der Snoozle-Ecke. Und es kann auch ganz schön verunsichern, wenn ein Apotheker förmlich nach dem Technischen Hilfswerk schreit, nur weil man ihm abgelaufene Schmerzmittel zum Entsorgen vorbeibringt. Nach dem Motto: »Das kann man nicht einfach wegwerfen, das hätten Sie nehmen müssen.«

Keine Frage: Fluch und Segen liegen eng beieinander. Die Sache ist komplex. Halten wir uns also zunächst an die Fakten: Rund 40 Milliarden Euro setzen allein deutsche Pharmaunternehmen im Jahr um. Folgt man der Logik des Marktes, kann das Zeug so übel schon mal nicht sein. Zugegeben: Von Marktbedingungen kann hier kaum die Rede sein – die Preise werden festgelegt und von der Solidargemeinschaft pflichtschuldig bezahlt, gesetzlich garantierte Nachfrage quasi, die noch dadurch erhöht wird, dass Konsumverweigerer Leib und Leben aufs Spiel setzen. Das gibt es sonst eigentlich nur noch im sizilianischen Gaststättenschutz.

Doch die Pharmazie hat ja auch echte Erfolgsgeschichten zu bieten. Antibiotika und Impfungen nahmen Infektionskrankheiten ihren Schrecken. Noch vor sechzig oder siebzig Jahren konnte eine Lungenentzündung oder ein eingewachsener Zehennagel leicht das Ende bedeuten. Heute geht es für derlei Unbill oft noch nicht mal mehr ins Krankenhaus. Der Hausarzt verschreibt »Tabletten« und damit hat es sich.

Penicillin zum Beispiel tötet Bakterien, indem es deren Zellwandsynthese behindert. Die Wand hält dann nicht dicht, Wasser strömt ein, der Keim platzt – hasta luego, Baktus!

Neben diesem klassischen Antibiotikum gibt es noch zahlreiche weitere, deren Wirkweisen der genannten an Heimtücke in nichts nachstehen. Dennoch helfen viele der Mittel nicht mehr. Denn Bakterien strafen jeden Evolutionskritiker Lügen und passen sich ständig an. Werden nur wenige durch Mutation unempfindlich gegen ein Antibiotikum, vermehren sie sich besonders gut, wenn genau das Mittel zum Einsatz kommt, da es ihnen nun einen Selektionsvorteil verschafft. Solche Resistenzen breiten sich also da besonders schnell aus, wo viele Keime und viele Antibiotika zusammen-kommen: in der Schweinemast, im Krankenhaus und in der Bedienung vom Texas-Grill.

Deshalb besteht im Prinzip eine ständige Nachfrage nach neuen Mitteln, die allerdings in Reserve gehalten werden müssen, damit nicht gleich wieder neue Resistenzen entste-hen. Die Nachfrage nach Reservemittel ist für Pharma-, also Wirtschaftsunternehmen aber etwa so interessant wie ein eingewachsener Zehennagel, um im Bild zu bleiben. Da muss man sich von verabschieden, genau wie von manch weniger sinnbildlicher Gliedmaße, wenn sie denn dann von multire-sistenten Keimen angenagt ist.

Initiativer wird die Branche bei Mitteln, deren Erfolg nicht so selbstlimitierend ist. Etwa dadurch, dass sie ihre Wirkung verlieren oder dass Patienten durch sie allzu gesund würden und keine Medizin mehr bräuchten. Statine sind so eine Sub-stanzgruppe, die alle glücklich macht. Sie hemmen ein Enzym der Cholesterinsynthese, was dazu führt, dass mehr »gutes« Cholesterin als »schlechtes« im Blut umhertreibt.

Auf diese Weise soll aber nicht nur das Gute im Menschen bewahrt, sondern auch Arteriosklerose vorgebeugt werden, jener chronischen Gefäßversteifung, -verengung und -ent-zündung, die zu Herzinfarkten und Schlaganfällen führt. Tatsächlich können die Mittel bei Patienten mit bestimmten Gefäßrisiken die Zahl derer, die innerhalb von fünf Jahren versterben, um gut zwei Prozent senken.

Mit Arteriosklerose verhält es sich allerdings ähnlich wie mit sadistischen Pflegekräften: Man kann weder mit noch ohne alt werden. Schon vierzigjährige Adern weisen entspre-chende Veränderungen auf, die aber keine Beschwerden ver-ursachen, solange sie unterhalb eines gewissen Ausmaßes bleiben.

Da das aber oft nur eine Frage der Zeit ist, könnte man

doch gleich jedem ab vierzig die Pillen geben, fordern manche Mediziner. Der amerikanische Krebsexperte und Bestseller-Autor David Agus meint gar, mit ihrer Hilfe jede Krankheit und unerwartetes Ableben vor dem 110. Geburtstag abschaffen zu können. Lebenswirklichkeit und Studien widersprechen dieser These allerdings: Gesunde Personen leben durch die »primärprophylaktische« Einnahme eher nicht länger. Die bekommen davon höchstens Diabetes.

In großen Studien fiel zuletzt auf, dass etwa einer von hundert unter der Therapie zuckerkrank wird. Das ist natürlich besonders ärgerlich, wenn man vorher völlig gesund war. Kleiner Trost: Durch den Diabetes liegt nun ein Gefäßrisiko vor – man braucht die angebrochenen Statine also nicht wegzuwerfen.

Wegen derartiger Nebenwirkungen geraten Medikamente aber auch leicht unter Generalverdacht: Kortison, Antibiotika oder gar Analgetika gelten bei vielen als Teufelszeug, als Instrumente eines faustischen Doppelspiels, das unweigerlich einen hohen Preis fordert: Nierenversagen, Leberzerfall, Nessel- oder Schmerzmittelsucht – schon flüchtiges Überfliegen des Beipackzettels zementiert den bangen Gedanken: Irgendetwas wird dabei sein.

Die um kein Detail verlegenen und der Produktbindung eher abträglichen Informationsbeilagen stellen allerdings keine Warnhinweise im engeren Sinne dar, sondern müssen per Gesetz alle Zwischenfälle aufführen, die je mit dem Wirkstoff aufgetreten sind. Der Beipackzettel dient also nur der Sicherheit – und zwar der des Herstellers, damit den später keiner verklagen kann, wenn es doch mal zu »überaus seltenen« Lähmungserscheinungen kommen sollte.

Dennoch lässt sich beruhigt feststellen: Nebenwirkungen treten nicht übermäßig oft auf. »Seltene« unerwünschte Ereignisse kommen definitionsgemäß bei weniger als einem

Promille der Fälle vor. Als »häufig« muss ein Effekt bereits deklariert sein, wenn er nur bei ein bis zehn Prozent der Behandelten auftritt. Bei Statinen wären das beispielsweise Schwindel, Verstopfung, Diabetes oder eben das Verhindern von Gefäßverschlüssen bei Arteriosklerose.

Es gibt also nicht nur unerwünschte Nebenwirkungen. Legendär ist die Geschichte von Sildenafil. Der durchblutungsaktive Wirkstoff sollte eigentlich Lungenhochdruck senken, erhöhte aber mehr noch den Lendendruck männlicher Patienten – und den Leidensdruck von Prostituierten. Benannt in Viagra ging das Mittelchen daraufhin gewissermaßen durch die Bettdecke.

Risiko und Nebenwirkung der umgewidmeten Potenzpille bestehen nun in der starken Blutdrucksenkung, die zum Kollaps führen kann. Da kann es also durchaus passieren, dass man schon vor dem Sex einschläft – ein bei Männern bislang unbekanntes Phänomen, das bei Frauen hingegen bekanntermaßen gelegentlich auftritt, vor allem auf Technopartys.

Zentralnervös wirksame Medikamente wie Schlaf- und Schmerzmittel oder gar Psychopharmaka haben auch deshalb keinen guten Ruf. Ihnen haftet der Nimbus von Kontrollverlust, Sucht und Beatnik-Literatur an, Dingen also, die der gewünschten medizinischen Ordnung eigentlich krass widersprechen. Oder der Deutungshoheit anderer Heilslehren, wie beispielsweise Scientology. Der bekennende Scientologe und Schauspielerdarsteller Tom Cruise schimpfte im US-Fernsehen schon einige Male auf Psychopharmaka und bezeichnete die komplette Psychiatrie als Pseudowissenschaft. Seriös sei hingegen der Ansatz, die in menschlichen Körpern degenerierten außerirdischen Seelen mit Hilfe von Voltmetern und dem Überweisen von tierisch viel Kohle an die Sekte zu befreien. Psychopharmaka würden diesen irren Plan nur stören.

Da mag der Mime richtig liegen. Andererseits besteht der Ruf von zombiegenerierenden »Psychodrogen« meist zu Unrecht: Studien haben gezeigt, dass beispielsweise moderne Mittel gegen Depression, wie das in Amerika als »Prozac« berühmte Fluoxetin, häufig kaum besser wirken als ein Placebo, also im wissenschaftlichen Sinne so gut wie gar nicht.

Zur Erinnerung: Bei Placebos handelt es sich um Scheinmedikamente, die bei Studien eingesetzt werden, um herauszufinden, ob die zu überprüfende Medikamentenwirkung nicht bloß auf Einbildungskraft beruht. Genau das scheint bei dem Antidepressivum demnach der Fall zu sein.

Fachleute wollen die Wirksamkeit der Mittel deshalb aber nicht in Frage gestellt wissen: Autosuggestion sei bei psychischen Leiden nun mal sehr mächtig. So mächtig, dass sie die Medikamenteneffekte überdecken könne. Ganz ähnlich also, wie auch der Glaube an Scientology mitunter stärker sein kann als die echte Superpower aus dem All.

Möglicherweise helfen Medikamente aber nur dann so richtig gut, wenn man auch richtig krank ist. Bei schweren Depressionen nämlich ließ sich eine stimmungsaufhellende Wirkung von Prozac gegenüber Placebo nachweisen. In den USA aber nehmen schätzungsweise zwanzig Millionen Menschen die Pille ein, mehrheitlich um Stress und Abgespanntheit zu lindern. Die könnten laut Datenlage auch was anderes konsumieren – chinesische Smartphones, deutsche Autos oder tiefentektonische Energievorräte etwa. Dabei drohen allerdings schwere Nebenwirkungen von Elektrosmog bis Erderwärmung. Dann doch lieber einfach mal die Seele ein bisschen taumeln lassen.

So viel kann dabei nicht passieren. Pharmakritiker und Medizingläubige können sich gleichermaßen entspannen: Nebenwirkungen treten auch nicht häufiger auf als die erwünschten Effekte der Medizin. Vorausgesetzt natürlich, die Pillen werden korrekt eingenommen. Dabei ist das ganz leicht. Die folgenden zehn Pharmaregeln machen jeden Warnhinweis vergessen:

1. Nehmen Sie Tabletten nur ein, wenn Sie auch krank sind. Das erhöht die Erfolgsaussichten beträchtlich.

2. Nehmen Sie Neuroleptika, also Mittel gegen Wahnvorstellungen, hingegen nur ein, wenn Sie absolut überzeugt sind, nicht krank zu sein.

3. Meiden Sie Tabletten mit wenigen oder gar keinen Nebenwirkungen – die helfen nämlich genauso wenig.

4. Bedenken Sie bei langfristiger Medikamenteneinnahme stets das Verfallsdatum – nicht nur das der Medizin, auch Ihr eigenes.

5. Nehmen Sie bei Auslandsaufenthalten genug Fieber-, Schmerz-, und Durchfallmittel mit. Sollte die Reiseapotheke bereits nach wenigen Tagen leer sein, verlassen Sie das Land, falls Sie noch können.

6. Bedenken Sie, dass im Ausland erworbene Medizin nicht immer hiesigen Standards genügt und dass die Einfuhr eventuell Probleme beim Zoll bereiten kann. Das gilt etwa für afghanisches Mohnextrakt oder Hochland-Nervenpulver aus Peru.

7. Nehmen Sie Antibiotika weiter wie vom Arzt verordnet, auch wenn es Ihnen nach kurzer Zeit wieder bessergeht. Absetzen sollten Sie das Mittel nur, wenn es den Bakterien nach Einnahme bessergeht.

8. Falls Sie mehrere Tabletten einnehmen müssen, sollten Sie sich einen fixen Einnahmeplan machen. Grundsätzliche Regel: Medikamente gegen Übelkeit sollten immer zuerst, Schlafmittel dagegen ganz zum Schluss eingenommen werden.

9. Placebos können stärker helfen als mancher Wirkstoff. Als besonderen Service packt die Pharmaindustrie daher in jede Tablette auch unwirksame Substanzen. Die zusätzliche Einnahme von Schüssler-Salzen, Globuli oder Mondscheinwasser ist also im Prinzip überflüssig.

10. Achten Sie auf Nebenwirkungen. Kontaktieren Sie Ihren Arzt, wenn Sie nach der Einnahme das Gefühl haben, Ihre Organe würden irgendwie Schaden nehmen. Sollten Sie hingegen anhaltende Glückszustände oder Erektionen oder beides bemerken, kaufen Sie Aktien des Herstellers.

11. Nehmen Sie im Texas-Grill nichts ein, was nicht eingeschweißt war.

KAPITEL 22

Für mein Alter noch recht jung ...

Antiaging schützt nicht vorm Altwerden,
allenfalls vorm Reifen

Was haben Lemmy, Keith Richards und Udo Lindenberg gemeinsam? Ja klar, die Leberwerte. Aber was noch? Genau: Sie
benutzen vermutlich keine Antiaging-Produkte, sieht man
mal von Hüten, Ganzgesichtsbrillen und Popindustrie ab. Als
Rocker vertreten und verkörpern sie eine Kunstform, die per
se das vitalisierende Gefühl der Jugend nährt: den Aufbruch,
die Rebellion, die egomane Einfalt. Rock 'n' Roll will never die!
Er altert nicht, weil er das Alte niederreißt, die Konventionen,
die guten Ratschläge von Eltern und Establishment: Fuck you,
I won't do what you told me!

Wie Ende sechzig sehen die Herren mittlerweile zwar
auch aus – so lange das Licht günstig fällt. Dennoch fühlt
man sich nach wie vor »speedy« und als »Bambino«, wie
Lindenberg in radebrechenden Interviews glaubhaft macht.
Das zeigt: Jugend ist eine Einstellungssache. Sie entsteht
durch Neugier, Wagemut und den Kontakt mit der werbe-
relevanten Zielgruppe. Sie kommt von innen, schafft es
allerdings irgendwann nicht mehr so recht an die Oberfläche.

Außerdem ist es nicht jedermanns Sache, um frisch zu
bleiben, mit Jungkomparsen wie Jan Delay oder Silbermond
abzuhängen oder in Mehrzweckhallen allabendlich den
»Dr. Schleudermann« zu geben. Daher bleibt den meisten nur,

dem Alter mit Hilfe von Wissenschaft, Medizin und Shopping-Kanal ein Schnippchen zu schlagen. So wie Hollywood-Schauspielerin Demi Moore, die angeblich 150 000 Dollar im Jahr für Antiaging-Behandlungen ausgibt und dafür mit fünfzig aber auch noch schön ist wie die Mona Lisa – an der aber vermutlich nicht ganz so viel restauriert wurde.

Das mag mancher als Starneurose abtun. Doch wem graut nicht vor dem Alter? Wer fürchtet nicht das unumkehrbare Erschlaffen und Verwelken? Man ist schließlich so alt, wie man sich anfühlt.

Immerhin: Stars wie Demi Moore, Cher und natürlich die Medizin zeigen manche Lösung auf. Fettabsaugen, Hungerkuren, Nervengift – wer nichts fürchtet außer den körperlichen Verfall, kann viel tun und machen lassen.

Natürlich kann man auch auf die Gnade der Genetik hoffen und sich an die gängigen Präzedenzfälle von Senta Berger bis Paul Newman klammern, die auch jenseits der fünfzig noch leidlich feuchttraumtauglich rüberkamen. Doch verhielt es sich auch bei denen nicht so, dass sie ab vierzig immer heißer geworden wären. Die waren trotz ihres Alters noch attraktiv, nicht deswegen.

Anders nämlich als mittlerweile die Popkultur, ist der menschliche Körper ein Wegwerfartikel mit begrenzter Haltbarkeit: Jede Zelle stirbt irgendwann den genetisch programmierten Zelltod. Zwar kann der Körper manches ersetzen und reparieren, doch gelingt ihm das im Laufe der Jahre immer weniger gut.

Medizinisch gilt man dennoch erst spät als alt. Vitale Funktionen kann der Organismus relativ lange aufrechterhalten: Es vergehen üblicherweise sieben bis acht Jahrzehnte, bis alle Gelenke abgerieben und Gefäße dicht sind, bis die Hirnzellen nur noch Testbild senden und die Schließmuskeln Altersteilzeit machen. Doch eher administrative Körpermerkmale wie

Hautglätte, Brustumfang und Povolumen welken deutlich früher dahin.

Das mag – wie so vieles – evolutionäre Gründe haben: Schön muss der Mensch aus biologischer Sicht ja bloß in der Paarungszeit sein, also von 16 bis 25, dann wenn Sex nicht bloß experimentellen oder traditionellen Charakter hat. Tritt dann Kindersegen ein, ist Attraktivität nicht bloß überflüssig im evolutionären Sinne, sondern möglicherweise sogar hinderlich, machte sie doch nur empfänglich für den nächsten flotten Genträger, der des Weges käme und so Familienzusammenhalt und Überleben gefährden würde.

Diese Relikte sind heute natürlich nicht mehr zeitgemäß. Heute gibt es Kinderbetreuung, nebst Elterncafés, wo diese süße Bedienung arbeitet ... Dolce Kita gewissermaßen. Da kann man natürlich nicht aussehen wie grad vom Stammbaum gefallen.

Antiaging muss also viel eher losgehen. Nämlich dann, wenn das Individuum dank eines Rests adoleszenter Realitätskittung noch glaubt, den Lauf der Dinge im konkreten eigenen Fall doch irgendwie abwenden zu können. Der Leidensdruck setzt sowieso bereits in dieser Lebensphase ein. Mag das medizinische Alter durch bessere Lebensbedingungen auf die lange Bank gerückt sein, die weit heiklere Phase des Nichtmehr-Jungseins hat sich dadurch sogar noch verlängert.

Spätestens mit Mitte dreißig hat es jeder erblickt, jenes Antlitz der sinkenden Sonne, meist in Gestalt eines leeren jungen Gesichts, dem man gerade irgendwas über Popmusik – der neunziger Jahre – erzählt hat. Auch kann es ab diesem Alter passieren, dass man in Fachgeschäften für moderne Kommunikationselektronik vom juvenilen Einzelhandelskaufmann besonders laut und langsam beraten wird und der junge Mann dabei so seltsam in sich hinein lächelt, undulierend zwischen nachsichtiger Milde und Süffisanz.

Solche Begebenheiten machen schmerzhaft deutlich: Die eigentliche Jugend ist bereits dann vergangen, wenn einem nicht mehr klar ist, welche Jugend man eigentlich meint – die der Siebziger, Achtziger oder die letzte von heute. Die Postmoderne kennt ja keine Alten mehr, sondern nur noch unterschiedlich Junge. Die Skala reicht vom Teenager (sagt man so noch?) im Led-Zeppelin-T-Shirt bis zur lippengepiercten Großmutter. Sich jung zu fühlen taugt kaum noch als Abgrenzungsmerkmal. Gerade deshalb zählt das Aussehen umso mehr.

Im vierten Lebensjahrzehnt wird es also Zeit, einen Fachmann aufzusuchen, einen Antiaging-Spezialisten, jemanden, der das Erscheinungsbild wieder dem naiven Geist angleicht. Andernfalls stehen einem bei heutiger Lebenserwartung Demütigungen der beschriebenen Art für ein halbes Jahrhundert bevor. Wenn die Jugend schon nicht wiederkommt, muss sie eben länger bleiben. Doch wie mag das gehen?

Kosmetik verspricht schnelle und einfache Lösungen. Cremes und Pasten mit Kollagen, Retinol, Q10 und vor allem blickdichter Spachtelmasse sollen die Zeichen der Zeit verstreichen. Auch Männer greifen mittlerweile darauf zurück, schließlich sind die klassischen Rollenbilder zugunsten des modernen Geschlechtermodells gleichberechtigter Konsumopfer gewichen.

Denn leider funktioniert das, was bei Frauen seit jeher nur mäßig gelingt, bei Männern auch nicht besser. Die diversen Vitamine, Co-Faktoren und Radikalfänger verbleiben im Falle ihres Auftragens allesamt in den obersten 0,5 Millimetern Haut, wo sie zusammen mit viel Wasser die Zellen kurzzeitig ein wenig aufquellen und für eine flüchtige jugendliche Röte sorgen. Kalt duschen oder ein paar um die Ohren hätten den gleichen Effekt und wären wegen der Leichtgläubigkeit auch nicht unangebracht.

Länger anhaltende Faltenglättung versprechen allenfalls die reichlich enthaltenen Zusatz- und Konservierungsstoffe, allerdings nicht etwa durch ihre konservierende Wirkung, sondern dank ihres allergischen Potentials: Da schwillt einem der Kopf schon mal um zwei, drei Hutgrößen und verstreicht jedes Fältchen.

Also lieber gleich einen Mediziner konsultiert, jemanden, der den Körper und seine Funktionen kennt und auch die erforderliche Drastik nicht scheut: Skalpell, Hormone, Nervengift – Wellness geht anders. Aber jung bleiben ist bekanntlich nichts für Feiglinge. Und so hat beispielsweise Botulinumtoxin in nur wenigen Jahren einen umfassenden Imagewechsel erfahren vom tödlichen Konservengift hin zum konservierenden Faltentod. Spritzt der Beauty-Arzt das lähmende Gift in Stirn- und Gesichtsmuskulatur, rührt sich dort nichts mehr, was zwar eine maskenartige Ausdruckslosigkeit, aber eben auch jugendliche Glätte zur Folge hat. Übertreiben darf man es nicht, sonst fallen einem beim Aufstehen immer die Augen zu. Der Fachmann weiß: Die Dosis macht das Gift – und das Gift macht die Ptosis.

Hormone wirken ähnliche Wunder. Ein New Yorker Frauenarzt bemerkte vor fünfzig Jahren, dass vom Östrogenspiegel einer Frau abhängt, ob diese auch in mittleren Jahren noch als das durchgeht, was Fachmedien als »hot busty milf« definieren. Also begann er, seine im kritischen Alter befindlichen Patientinnen mit Hormonen zu behandeln, womit sich auch Wechseljahrsbeschwerden wie Hitzewallungen, Osteoporose und sexuelle Unlust beheben ließen. Die Damen, ihr Befinden und Aussehen sowie sein eigener Hormonspiegel dankten es ihm.

Apropos männliche Hormone: Möchte man als gesetzter Herr seinen Porsche Carrera Cabrio nicht nur wegen der frischen Luft fahren, empfiehlt es sich, ab und zu etwas Tes-

tosteron zu tanken. Das gute Zeug hält Muskeln und Kampf-
geist gespannt und lässt die Libido hüpfen wie einst mit 13 im
Freibad. Nebenwirkungen wie Thrombose, Schlaganfall oder
Luftgitarrespielen nimmt man da gerne in Kauf.

Noch mal apropos: Die Rolling Stones, nunmehr seit fünfzig Jahren im Dienst der Jugendkultur in Amt und Unwürden,
machen eindrucksvoll deutlich, wie sich ein jugendliches
Hormonniveau offenbar auch retrograd über die Verhaltens-
ebene aufrechterhalten lässt, also durch ununterbrochenes
Heiraten, Hotelzimmer aufmischen und besoffenes Irgend-
wo-Runterfallen. Einzige Nebenwirkung dieses Prinzips: Man
muss ewig »Satisfaction« spielen.

Ein anderer Rocker alter Schule und Bauart, nämlich Ste-
ven Tyler von Aerosmith, erklärte einmal sein jung geblie-
nes Aussehen damit, dass ihm die gelüfteten Brüste in der
ersten Konzertreihe eine bleibende zarte Röte aufs Gesicht
zaubern würden. Das Zitat ist allerdings schon runde zwanzig Jahre alt. Tyler war bereits Mitte vierzig, aber die Groupies
noch ausreichend hormonsubstituiert.

Damit hatte es vor zehn Jahren ein Ende. Da stellten
Mediziner fest, dass die Hardbody-erhaltende Wirkung der
Hormongaben leider auch eine erhöhte Sterblichkeit an Em-
bolien und Brustkrebs mit sich bringt. So erschien der Anti-
aging-Gedanke den allermeisten dann doch eine Spur zu
wörtlich umgesetzt. Heute geben Mediziner die Präparate
daher nur noch bei dringender Indikation, also etwa wenn
die Frau das gefälligst mal so haben will.

Abgesehen davon bedeuten Hormoneinstellungen aber
ohnehin einen stets brisanten Balanceakt. Wie beim Umgang
mit Kalorien, Medikamenten oder Alkohol gilt: Zu viel ist
schlecht, zu wenig erst recht. Wer es real und vor allem hand-
fest wünscht, muss zur schneidenden Zunft: Schönheitschirurgen gehen da hin, wo es wehtut, wo Alter, Schwerkraft

und Nachwuchs gewütet haben. Dann wird geschnitten, gerafft und aufgefüllt. Etwa 20 000 kosmetische Brustoperationen werden jährlich in Deutschland durchgeführt und dabei 20 000 Liter Brustzuwachs, um nicht zu sagen tonnenweise Titten, generiert: Die Branche platzt aus allen Nähten.

Welche Kunststücke Schönheitschirurgen vollbringen, lässt sich täglich in der Fachpresse von *Bunte* bis *Intouch* bewundern: Prominente wie Viktoria Beckham oder Pamela Anderson werden dort als Raushängeschilder der ästhetischen Chirurgie geführt, aber eben auch als moderner Frauentyp, welcher dem Alter trotzt und dabei auch noch Kinder, Karriere und Doppel-D-Belastung unter einen Hut bringt.

Leider altern die Implantate aber teilweise noch schneller als ihre Trägerinnen. Etwa jede fünfte operierte Frau muss sie innerhalb von zehn Jahren austauschen lassen. Narbenbildung, Infektionen oder eine Fremdkörperreaktion auf das künstliche Vorbaumaterial sind die Ursachen. Schlimmstenfalls kann es zu schweren Abstoßungsreaktionen kommen – nicht nur im Gewebe, sondern vor allem beim Geschlechtspartner.

Doch nicht nur Brustoperateure haben alle Hände voll zu tun. Schlupflider straffen, Hände aufspritzen, Fett absaugen – das fachmännische Angebot reicht weit. Irgendwas ist schließlich immer, hat man das Problem der Vergänglichkeit erst einmal erkannt. Männer wehren den Zeichen der Zeit heute ebenfalls: Nahmen früher nur flüchtige Geheimagenten Gesichtsoperationen in Anspruch, besteht die Klientel von Schönheitseingriffen heute zu zwanzig Prozent aus Männern.

Besonders beliebt bei den Herren: Fettabsaugen und Lidstraffen. Das Auge sieht schließlich mit. Eher selten wird die berüchtigte Penisverlängerung gewünscht – zumindest von den Männern selbst. Das hat vermutlich zwei Gründe: Männer sind von Natur aus resistenter gegen Selbstzweifel sexueller Art und obendrein meist pragmatisch veranlagt: Wenn das Ding zum Vorschein kommt, bleibt der Angebeteten sowieso kaum noch Gelegenheit für verlegenen Rückzug.

Außerdem macht das Alter das genitale Erscheinungsbild eines Mannes ohnehin eher imposanter: Nachlassende Gewebespannung des Hodensacks, Krampfadern und voluminöse Leistenbrüche bedingen eine zunehmend dicke Hose.

Die Problemzone des Mannes ist vielmehr der Kopf: Glatzenbildung bedeutet Kastration auf Raten. So traditionell wie sinnlos wird Haarausfall ja vor allem mit Wunderelixieren bekämpft, etwa mit Cystin, Biotin oder »Dr. Panaritius magischem Schlangensaft«. Wirklich helfen tut aber nur eine Haartransplantation. Dabei werden Haare einzeln von weniger exponierter Stelle auf die kahle Kopfhaut verpflanzt. Elton John, der britische Fußballer Wayne Rooney oder auch Fußballtrainer Jürgen Klopp haben sich auf diese Weise den Schädel wieder aufforsten lassen. Spannend wäre mal zu erfahren, warum gerade Fußballer sich so heikel mit ihren Matten haben. Vielleicht begünstigt auch nur eine Mode die nächste. Wer sich nämlich in den späten 80ern einen schönen Vokuhila stehen ließ, kann in mittleren Jahren auf ausreichend umtopfbare Restbestände am Hinterkopf hoffen. Anderenfalls bleibt nur die Uweola-Frisur – unten weg, oben lang.

Teuer ist der Spaß auf jeden Fall: Je nach Aufwand über 100 000 Euro. Und auch sonst muss Jugendlichkeit teuer erkauft werden: 5000 Euro für feste Brüste, 1500 Euro für straffe Lider, bis zu 800 Dollar für eine Rolling-Stones-Karte. Auf Dauer wird Jugend leider doch unbezahlbar.

Und vor allem unzumutbar: Denn damit Jagger, Richards und Konsorten auch heute noch wild und gefährlich wie einst im Mai '63 rüberkommen, müssen Kinolegenden wie Martin Scorsese betreten stimmende Varietéen wie »Shine a Light« inszenieren, in denen die rüstigen Rockrabauken von

Modells, die zu jung sind, um das neueste Stones-Album zu kennen, in der ersten Reihe kamerawirksam behottet werden.

Die gleiche Frischzellenkur leisten bei Lindenbergs Tanz-Tee-mit-Rum-Veranstaltungen junge Musiker wie Clueso, Jennifer Weist oder Stefanie Kloß, die weniger mit dem Alten brechen, als ihm vielmehr zu huldigen, und brav in seine Fußstapfen treten. »Die sind ja mal nett und anständig«, hört man förmlich das betagte Rockpublikum seufzen. Und wenn dann Jan Delay die Krawattennadel seines Opas ansteckt, wischt sich mancher ein Tränchen der Wehmut aus den frisch gestrafften Lidern und spricht milde: »Wir waren ja schließlich auch mal alt.«

Folgend noch sieben Antiaging-Tipps für wenig Geld und Tourneelogistik:

1. Pflegen Sie eine jugendliche Ausdrucksweise. Achtung: Dazu gehören seit einiger Zeit nicht mehr Begriffe wie fetzig, dufte, kolossal oder fürwahr gar hold. Im Zweifel benutzen Sie einfach konsonantenlastige Abkürzungen wie lol, rofl oder kjhgdk.

2. Besuchen Sie Popkonzerte. Gehen Sie aber keinesfalls zu neuen Bands (die eh scheiße sind), da könnten Sie für ein begleitendes Elternteil gehalten werden. Beim Panikorchester, Deep Purple oder gar den Stones läuft praktisch niemand Gefahr alt zu wirken, es sei denn, er oder sie wird von den Kindern abgeholt.

3. Ernähren Sie sich bewusst. Aus dem Tierreich ist bekannt, dass Alterungsprozesse umso schneller ablaufen, je mehr Energie pro Körpermasse das Individuum verbraucht. Es gibt zwei Möglichkeiten, dieses Verhältnis günstig zu beeinflussen:

a) Halten Sie strikte Diät und verringern Sie so Ihren Energieverbrauch.

b) Schlagen Sie sich den Wanst voll und erhöhen Sie so Ihre Körpermasse.

4. Gehen Sie sexuelle Beziehungen mit Menschen ein, die jünger als dreißig und älter als 18 sind – oder wenigstens so aussehen. Das hält aktiv und frisch. Vermeiden Sie dabei aber unbedingt jeden geistigen Austausch: Wer sich über Justin Bieber unterhalten muss oder darüber, wie sich Spotify-Shareware unregistriert auch über einen Proxy-Server streamen lässt, altert gefühlt um ganze Zeitalter.

5. Posten, twittern und bloggen Sie was das Zeug hält, irgendwas. Schaffen Sie jugendaffinen Content. Seien Sie stets vernetzt und »unterwegs« in sozialen Netzen. So bleiben Sie geistig aktiv und am Puls der Zeit. Außerdem rennen Sie nicht unbeaufsichtigt auf der Straße rum.

6. Gehen Sie mit der Mode. Reanimieren Sie Ihre alten Blockstreifen-Stretchjeans, Kiss-T-Shirts und das »Born to kill«-Basecap als Hipster-Wear. Das wird man als super fresh und cremig liken oder auch als endpeinlich dissen – je nachdem, ob Sie die Klamotten in den letzten 25 Jahren mal aus hatten oder nicht.

7. Bleiben Sie rebellisch. Hören Sie nicht auf, gegen Establishment und Mainstream zu opponieren. Ist die träge und arrivierte Mehrheit irgendwann jünger als Sie, fangen Sie einfach an festzustellen, dass die Kultur den Bach runtergeht, früher alles besser war und die Jugend von heute nichts taugt. Schon bald werden Sie sich wieder so unverstanden, zornig und verwirrt fühlen wie mit sechzehn.

KAPITEL 23

Morbus Methusalem

Die meisten Patienten heute sind nicht krank,
sondern alt

»Haben Sie schon an Ihr Alter gedacht?«, fragte mich letztens die Broschüre eines besorgten Anlageberaters. Obwohl genug da sein werde, um libidinös umschlungen mit der archetypisch silbergrauen, aber ansonsten zeitlos schönen Partnerin barfuß an der Atlantikküste zu spazieren, so wie es die Hochglanzbilder darunter verhießen? Würde ich bloß 500 Euro im Monat lockermachen, stünde dem Lebensherbst im ewigen Frühling nichts im Wege.

Vorausgesetzt natürlich, es würde auch medizinisch alles bedacht worden sein, dank einer privaten Krankenzusatzversicherung. Bluthochdruck, Krebs, Arthrose, Demenz: So manche Krankheit blüht bekanntlich im Alter. Da gilt es gesundheitlich auf der Hut und stets vollversorgt zu bleiben. Früher war das Alter eine Gnade, heute ist es ein Krankheitsrisiko, das einem leicht die geriatrische Beachparty versaut, wenn man nicht aufpasst.

Gedanken über mein Alter habe ich mir übrigens tatsächlich schon früh gemacht, zumindest ansatzweise. Vor über zwanzig Jahren nämlich, noch vor meiner bescheidenen Medizinerkarriere, diente ich als Zivildienstleistender in der Altenpflege. Ich kann weder behaupten, damals übermäßig Erfüllung in meinem Tun gesucht, geschweige denn gefunden zu haben, noch dass mein geleisteter Beitrag dort wandtafelwürdige Hochachtung erfahren hätte. Am Ende gönnte ich mir dennoch einen kleinen, nicht ganz unsentimentalen Spaß und schrieb vor dem Gehen auf den Dienstplan: »Macht es gut. Bin in fünfzig Jahren wieder da. Bis dann …«

Typisch adoleszenter Quatsch halt: kokettes Pathos, notdürftig als Gag bemäntelt. Tatsächlich empfand ich natürlich so wie jeder mit zwanzig. Alt waren die Alten. Das ging mich nichts an. Zu Recht: In meinen Adern rauschte das junge Blut jederzeit ungehindert, das Gewebe war fest und meine Nerven hochgradig lern- und strapazierfähig, was wegen der noch folgenden Studiererei, dem ständigen Kopfzerbrechen über Nichtzuänderndes und dem sportiven Rauschmittelkonsum auch absolut erforderlich war.

Nun, da die fünfzig Jahre schon bald zur Hälfte rum sind, sieht die Sache schon anders aus. Gut 55 Millionen Liter Blut hat mein Herz seitdem durch mich durchgewälzt, voll mit den handelsüblichen Schadstoffen, dem Feinstaub pulsierender Metropolen und der Cholesterinlast ungezählter Schnellmahlzeiten. Die ein oder andere Blutdruckspitze mussten die Adern wegfedern und sich manches Herzrasen gefallen lassen. Völlig klar, dass mein Gefäßbett sich vom Erosions-, Sedimentations- und Verseuchungsgrad so langsam dem Mississippi-Delta angleicht.

Apropos Wiege des Blues: Es fehlte auch nicht an Stress und Seelenleid, keine Vollkatastrophen oder handfesten Depressionen zwar, aber auch keine Dauerlachparade. Wie es eben manchmal so läuft und kracht, wenn man es laufen und krachen lässt.

Dazu kommen noch die Gene, die bekanntlich ihre eigenen Pläne haben und ab dem vierten Lebensjahrzehnt schon mal so langsam den Feierabend vorbereiten – Zellregeneration aufs Nötigste runterfahren, Bewegungsapparat abwickeln, Newsletter für Gehirn und Geist abbestellen.

Zweifellos haben die Jahre schon etwas Tribut gefordert. Aber bin ich deswegen krank? Kommt drauf an, wen man fragt und wann: Sobald mein Blutdruck den Pegelstand von 140 übersteigt und das Ganze irgendwie aktenkundig wird, schon. Die Chancen, dass es in den nächsten zwanzig Jahren soweit ist, stehen nicht schlecht: Bei 75 Prozent aller Bundesbürger über sechzig Jahren ist genau das der Fall – sie haben Bluthochdruck. Warum? So ganz genau weiß das niemand. Mit Sicherheit aber erfüllen die allermeisten die gleiche »multifaktorielle« Risikokonstellation wie ich, die sich in der Formel »Leben x Zeit« ausdrücken lässt. Hundert Prozent aus der genannten Gruppe sind eben auch nicht mehr die Jüngsten.

Verglichen damit, stört der erste Befund zunächst mal kaum. Im Gegenteil: Leichter Bluthochdruck macht frisch, agil und vertreibt kritische Gedanken, wie psychologische Tests gezeigt haben – ideale Voraussetzungen eigentlich, um dem Lebensherbst mit gebotenem Hedonismus zu begegnen. Gerade Männer in fortgeschrittenem Alter sind für etwas Extradruck auf der Leitung in der Regel durchaus dankbar, was sich aber erst dann zeigt, wenn sie Blutdruckmittel einnehmen. Dann stehen zwar die Werte, aber sonst nichts mehr.

Andererseits weist Bluthochdruck nicht unwesentlichen Krankheitswert auf. Er setzt den Arterien weiter zu. Das führt zu noch höherem Druck, zu Schäden an Augen und Nieren, schließlich zu Gefäßverschlüssen – zu Schlaganfall und Herzinfarkt –, und zwar alles umso krasser und schneller, je höher der Druck liegt.

Studien haben gezeigt, dass Werte ab 140/90 mit einer erhöhten Sterblichkeit einhergehen, was manchen allerdings zu dem Umkehrverschluss veranlasst, mit normalen Werten, also mit 120/80, weniger sterblich zu sein. Das – es muss mal ganz deutlich gesagt werden – ist nicht so: Man stirbt nach den launischen Regeln der Wahrscheinlichkeit eventuell später, ist dann aber genauso tot.

Das treibt Mediziner natürlich um, weshalb viele auch die obere Unbedenklichkeitsgrenze von 139/89 kritisieren und bereits ab 130/85 von einem Borderline-Hypertonus sprechen, der sicherheitshalber auch schon mal behandelt, auf jeden Fall aber als pathologisch bewertet und observiert werden müsse. Studien haben gezeigt, dass sich aus solchen Werten oft Bluthochdruck entwickelt. (Der Begriff hat übrigens nichts mit der Borderline-Persönlichkeitsstörung zu tun, außer vielleicht der in beiden Fällen bestehenden Schwierigkeit, Grenzen zu erkennen.) Genaugenommen könnten nämlich bereits Idealwerte von 120/80 als Alarmsignal gelten: Nahezu alle Hypertonie-Patienten wiesen solche im Frühstadium der Krankheit, also ihrer Jugend, auf – Einstiegs-Bluthochdruck quasi.

Die Gefäß- und Blutdrucksituation der mir einst anvertrauten Senioren kann ich nur grob rekonstruieren. Einige konnten sich nur noch unvollständig bewegen und machten beim Waschen distanzlose Angebote – da hatte wohl schon so manche Hirnarterie dichtgemacht. Mit detaillierteren Befunden wurden wir damals aber nicht belastet, vermutlich auch sonst niemand. Es handelte sich ja schließlich um ein Altersheim und keine Klinik. Die Bewohner waren folglich alt, nicht krank.

Als ich einige Jahre später im Krankenhaus das frisch erlernte Theoriewissen aus der Arztschule praktisch erproben durfte, waren die Vorzeichen komplett andere. Da ließ man auch Verdun-Veteranen noch mal wahre Materialschlachten des Medizinhandwerks erleben: Computertomographie, Angiographie, Echokardiographie – unabgeklärt wurde da niemand entlassen, schon gar nicht aus dem Leben.

Diese Praxis hat allerdings dazu geführt, dass es mehr

Kranke gibt als je zuvor – und zwar jene, von denen früher niemand was wusste. Da trat man nach langem, gelebtem Leben ja noch wegen »Altersschwäche« ab: Der Opa wurde lahm und wunderlich und lag irgendwann neben seiner noch dampfenden Pfeife. Dann wurde eine Kiste gezimmert, ein Loch gebuddelt, viel gesoffen, und das war's.

Heute, da es viel mehr Alte gibt, würde eine solche Praxis zu unhaltbaren sozialen Zuständen führen. Eine einzige lebenserwartungslimitierende Rauch- und Sauferei wäre das. Also muss die Medizin ran und für Ordnung und diagnostische Klarheit sorgen. Hieß es einst: »Das Alter ist ein Spital, das alle Krankheiten aufnimmt«, liegt der Fall nun anders: Das Krankenhaus ist ein Spital, das alle Alten aufnimmt.

Nicht immer zu deren Vorteil übrigens. Anders als in US-Arztserien zumeist dargestellt, reißen sich die jungen ambitionierten Diensthabenden nicht gerade um das ihnen nächtens überführte Patientengut, vor allem nicht um die Jahrgänge vor 1930. Denn die kommen häufig wegen schlechtem Pflege- oder Bewässerungszustand, bergen aber mehr Neben- und Zufallsbefunde als eine ganze Staffel »Dr. House«.

Ich habe in meiner Zeit im neurologischen Bereitschaftsdienst manches Nicht-Zuständigkeitsgerangel um derlei Klientel ausfechten dürfen, vor allem mit Internisten, die sich fachbedingt in der Defensive befinden, irgendwie für alles zuständig zu sein. Deren letzter Ausweg besteht oft nur darin, EKG und Labor mit großer Nachsicht zu beurteilen und nach dem Neurologen zu rufen, da der mitternächtlich in die Notaufnahme gekarrte Hochbetagte »irgendwie komisch« sei

Groß war jedes Mal die Verblüffung, wenn man erklärte, dass die Neurologie keine esoterische Zauberlehre ist, sondern ebenfalls auf definierten Krankheitskonzepten beruht, die mit »irgendwie komisch« kaum hinreichend erfüllt wären.

So plänkelte das immer eine Weile hin und her: Jeder ordnete die Befunde seiner Disziplin als »altersentsprechend«, die des anderen als »dringend abklärungsbedürftig« ein. Irgendwann wurde es der Rettungsstellenschwester zu eng, zu laut und zu bunt. Spätestens dann musste irgendeiner sich der Angelegenheit annehmen und den alten Menschen möglichst schnell mit Wasser, Elektrolyten und Kreislaufmitteln wieder aufpimpen, bevor die Krankenhauskeime über ihn herfallen konnten.

Die Arbeitstitel für solche Projekte lauteten je nachdem, wer sich ihrer annahm, entweder »sonstige, näher bezeichnete Symptome, die das Kreislaufsystem und das Atmungssystem betreffen« oder »zerebrovaskuläre Krankheit«. Man hätte auch »altersentsprechend uralt« diktieren und darüber jeden Fachstreit beilegen können.

Dass auch das Nervenkostüm mit den Jahren dünner und löchriger wird, fällt ja bereits im mittleren Lebensalter auf: Das späte Erlernen von Fremdsprachen oder Musikinstrumenten wird zwar stets empfohlen, gerade um die Nerven zu beschäftigen und am Einrosten zu hindern, doch wer im Eifer des ständigen Neuanfangs es tatsächlich einmal wagt, die so erworbenen Spanisch- oder Klavierkenntnisse öffentlich zu Gehör zu bringen, der lernt vor allem dies: Spanisch und Musik sind Sprachen, die man nicht nur aufsagen, sondern auch verstehen muss. Und dafür reicht es nimmer. Alles hat seine Zeit, und die für Spracherwerb und Talentförderung liegt eindeutig in den ersten zwanzig Lebensjahren. Fatalerweise gräbt sich aber auch diese Erkenntnis nur noch oberflächlich ins Gedächtnis und kein halbes Jahr später müht man sich an Aquarellen oder Saxophon-Linien ab.

Nervenzellen sind hochspezialisiert und einmalig – zum Glück und leider. Denn einmal fort, bleiben sie weg. In Jahrzehnten des Sendens, Empfangens und Vernetzens sammelt sich in ihnen zunehmend Zellmüll an, der Strukturen schädigt und es schwieriger macht, ihren hohen Energiebedarf aufrechtzuerhalten. Schon ab Mitte dreißig schrumpft das Gehirn. Das entspricht ja auch so in etwa dem Zeitpunkt, ab dem man den Reiz des Altbekannten zu entdecken beginnt, gleich ob es sich um Musik, Urlaubsorte oder Überzeugungen handelt.

Doch droht schon Alzheimer, wenn man plötzlich die Samstage mit »Wetten, dass..?« verbringt oder die Urlaube wandernd im Allgäu? Definitionsgemäß zumindest nicht. Kennzeichnend für eine Demenz ist das Tempo des geistigen Abbaus und seine Auswirkung auf die Alltagstauglichkeit des Betroffenen. Verdächtig wäre also zum Beispiel, wenn man zwei Jahre nach »Wetten, dass..?« bereits bei »K11 – Kommissare im Einsatz« angelangt wäre oder wenn man eigentlich gar nicht wandern gehen wollte, sondern einkaufen.

Schuld daran sollen sogenannte Amyloid-Plaques sein, also Eiweißmüll, der im Gehirn rumliegt und die Nerven zerstört. Das Amyloid entsteht, wenn bestimmte Enzyme, sogenannte Sekretasen, Proteine fehlerhaft spalten. Hat Alzheimer also gar nichts mit altersbedingtem Zellverlust zu tun, sondern mit mangelhafter Mülltrennung?

Das mag im Alter schon mal vorkommen, sollte aber zu beheben sein. Forscher, Ärzte und Pharmaaktionäre bauen bereits seit einiger Zeit auf eine brillante Idee: Würde man die Sekretasen mit Medikamenten hemmen, ließe sich die Plaquebildung abstellen. Verschiedene Studien mit derartigen Mitteln wurden in den letzten Jahren durchgeführt. Die Ergebnisse lassen sich in eine schlechte und eine gute Nachricht zusammenfassen. Die schlechte: Das Ganze funktioniert kein bisschen. Die gute: Wenn es funktioniert hätte, wäre es vermutlich sowieso wirkungslos gewesen.

Bei Sektionen hochbetagt Verstorbener, die zu Lebzeiten

keine Alzheimersymptome boten, fiel nämlich auf, dass auch diese oft reichlich Amyloid im Kopf hatten, dass also die bloße Anwesenheit der Plaques nicht zwangsläufig zu schnellem Nervensterben und geistiger Umnachtung führt. Die Ablagerungen könnten also auch Folge oder Nebeneffekt der Krankheit beziehungsweise des Alters sein, das der eine bekanntlich besser wegsteckt als der andere.

Lässt man mal die komplizierte Neurobiologie beiseite, die so richtig eh keiner versteht, fällt zumindest auf, dass mit steigendem Alter die Wahrscheinlichkeit, eine neurodegenerative Erkrankung wie Alzheimer oder Parkinson zu erleiden, deutlich steigt, und zwar so deutlich, dass sich regelhaft sagen lässt: »Kommt Zeit, kommt Ratlosigkeit.«

Die einzig sicher wirksame Therapie gegen den Hirnschwund wäre demnach eine Zeitmaschine. Doch wohin mit so einer reisen, wenn es sie denn gäbe? In die Vergangenheit, in der man wieder jung wäre, aber noch mal Zivildienst leisten müsste? Oder in die Zukunft, wo es sicher tolle Medikamente gegen Kreislaufleiden, Krebs und Hirnabbau gibt, man aber 300 Jahre alt wäre?

Bauen sollte man darauf lieber nicht. Zum Glück hat ja auch die Gegenwart ihre Reize. Und die dauert hoffentlich noch ein bisschen.

Wie viel Leben ist noch zumutbar?

Um es kurz zu machen: Beim Metabolic-Staging, beim Cardio-Check und Urologic-Update kam nichts heraus, was mir nun allzu große Sorgen bereiten müsste. Ein Glück! Gesundbleiben ist immer noch die beste Medizin.

Die zweitbeste sind gut ausgebildete, motivierte, interessierte und gewissenhafte Ärztinnen und Ärzte, von denen es – das muss auch mal gesagt werden – sehr viele gibt. Auch Medizintechnik, Pharmazie und Biowissenschaften sind per se alles andere als Unfug. Da wird sich nicht nur profiliert und bewusstlos verdient, sondern auch manch kluge Idee gefasst und viel Segensreiches entwickelt. Sollte ein anderer Eindruck während der zurückliegenden Lektüre hier und da entstanden sein, dann liegt das daran, dass ich für mein Buch »Dr. Guht enthüllt: Alles hat zwei Seiten!« noch keinen Verlag gefunden habe.

Und daran, dass die Stärken der Medizin erst deutlich werden, wenn man auch seine Grenzen nennt (und die des guten Geschmacks gleich noch mit). Natürlich ist jeder im Angesicht des drohenden Endes dankbar für Aufschub und Linderung, woraus die Medizin ihre beinah religiöse Aura und Autorität bezieht. Doch aufgeschoben ist bekanntlich nicht aufgehoben. Ärzte, das sollte man sich klarmachen, haben irgendwann noch jeden aufgegeben. Auch wenn sie eine noch so große Hilfe sind, messianische Erwartungen werden sie immer enttäuschen.

Wem diese Feststellung banal erscheint, der hat recht, blendet aber die Realität öffentlicher Debatten aus: Dass in Krankenhäusern, auch auf Frühgeborenenstationen, bisweilen Menschen sterben, liegt leider in der Natur der Sache, weil in solchen Einrichtungen eine gewisse Vorauswahl an äußerst schweren Fällen besteht. Dennoch gibt es ganze Redaktionen, die sich an dem Umstand abarbeiten.

Von noch ausgeprägterer Lebensferne zeugt der Alarmismus darüber, dass Herz-Kreislauf-Erkrankungen den »Zivilisationskiller Nummer eins« darstellen, weil vierzig Prozent aller Deutschen daran versterben – überwiegend im gesegneten Alter übrigens. Irgendwann bleibt das Herz nun mal stehen und irgendeinen Grund dafür gibt es jedes Mal. Trotz immer besserer Medizin und Lebensbedingungen, steigender Lebenserwartung und explodierender Weltbevölkerung muss man resignierend feststellen: Immer mehr Menschen sterben am Tod.

Wir pflegen heute eine Kultur, in der Krieg, Elend und Diskriminierung glücklicherweise nicht mehr allzu gesellschaftsfähig sind. Diese Entrohung der Gesellschaft hat aber auch dazu geführt, dass schlimme Dinge wie die Endlichkeit von Jugend, Gesundheit oder Finanzwirtschaft zunehmend tabuisiert werden. Die Entwicklung hat leider nicht dazu geführt, dass es deswegen keinen Krieg, kein Elend und keine Diskriminierung gäbe.

... oder weniger Kranke. Der wackere Versuch, das Paradoxon unseres Daseins – man lebt, um zu sterben / je länger man lebt, desto höher die Wahrscheinlichkeit, krank zu werden – mit Sport, Diät und Vorsorgemedizin aufzulösen, ist einerseits verständlich und in seiner Alternativlosigkeit auch nicht grundsätzlich zu kritisieren. Andererseits bleibt es nun mal ein Paradoxon und damit ein Abwägen, wie viel Leben und damit verbundenen Abrieb man seinem Körper zumuten möchte. Jeden gesundheitsideologisch ins Abseits zu stellen, der gerne gut isst, keinen Bock auf Step-Aerobic hat oder bei Rot über die Straße geht, führt zu Unfreiheit. Aus der Zoologie ist bekannt, dass Wildtiere in Gefangenschaft oft eine deutlich längere Lebenserwartung haben. Dieser Zusammenhang wird beim Menschen interessanterweise unter völlig anderen Vorzeichen bewertet: Betrachtet man durch die Glasfront eines Fitnessstudios die Kreaturen, die dort in hospitalismusartigen Bewegungsstereotypien vor sich hin dämmern, sagt niemand: »Die armen Tiere.«

»Aber es geht doch um Menschenleben«, wird oft entgegnet. Das stimmt. Darum geht es immer, bei allem, was man tut und lässt. Nämlich um das eigene Menschenleben. Ob man dies im Wirtshaus, im Internet oder auf dem Laufband verbringen möchte, gilt es gelegentlich zu überdenken. Denn was wir auch anstellen, der Tag wird kommen, an dem der Cardio-Check oder die Blutwerte nicht mehr okay sind. Bis dahin sollten wir es uns so gutgehen lassen wie möglich und die Sorge um Gewicht, Antikörperstatus und Teebeutelgebrauch auf ein gesundes Maß beschränken.

Daten, Fakten und Belege

Wer länger lebt, wird auch nicht jünger

Ignaz Semmelweis wurde am 1.7.1818 in Budapest geboren und
starb am 13.8.1865 in Wien. 1847 erkannte der Arzt, dass es sich
beim sogenannten Kindbettfieber um eine Wundinfektion handeln
musste. Ihm war zuvor aufgefallen, dass in jener Geburtsabteilung
des Allgemeinen Krankenhauses Wien, die von Hebammen betreut
wurde, deutlich weniger Frauen am Kindbettfieber verstarben
als in der Abteilung, in der junge Mediziner ausgebildet wurden.
Diese unternahmen unmittelbar vor ihrem klinischen Unterricht
üblicherweise Leichensektionen. Durch strenge Hygieneregeln
konnte Semmelweis die Müttersterblichkeit an seiner Klinik auf ein
Zehntel senken. Trotz des großen Erfolges lehnten viele damalige
Ärzte Semmelweis' Entdeckung ab, da sie nicht akzeptieren wollten,
»schuldig« am Tod ihrer Patientinnen zu sein. Semmelweis' Erkenntnis fand in den nachfolgenden Jahrzehnten wenig Beachtung. 1865
wurde er ohne Diagnose in die Irrenanstalt Döbling eingeliefert, wo
er zwei Wochen später unter unklaren Umständen verstarb.

Laut Forsa-Befragung von 2012 genießen Ärzte bei 89 Prozent der
Bundesbürger ein hohes Ansehen. Höher geschätzt werden nur
Kranken- und Altenpfleger sowie Feuerwehrleute.

Das Fritz Beske Institut in Kiel hat 2009 berechnet, dass die Anzahl
Demenzkranker in Deutschland bis zum Jahr 2050 um 104 Prozent
ansteigen wird. Demzufolge würde es sich dann um 2,2 Millionen

Betroffene handeln. Die Deutsche Alzheimer Gesellschaft geht sogar von rund drei Millionen Demenzkranken in 2050 aus.

Die Altersabhängigkeit von Demenzerkrankungen machen verschiedene Untersuchungen deutlich, die im GEK Pflegereport von 2010 zusammengefasst werden. Demzufolge sind 1,2 Prozent aller 65- bis 69-Jährigen dement. Bei den 70- bis 74-Jährigen sind es 2,8 Prozent, in der Gruppe über 80 Jahre 13,3 Prozent, über 85 Jahre 23,9 Prozent und bei den über 90-Jährigen schließlich 34,6 Prozent.

Laut dem QuaSi-Niere-Bericht von 2007 gibt es in Deutschland gut 91 000 Patienten mit chronischem Nierenversagen. Davon sind etwa 66 000 dialysepflichtig, rund 25 000 haben bereits eine Spenderniere erhalten. Seit 1997 hat QuaSi-Niere eine jährliche Zunahme niereninsuffizienter Patienten von 4,4 Prozent verzeichnet.

Eine Übersichtsarbeit des Max-Planck-Instituts für Demographie in Rostock zeigte, dass mit dem Anstieg der Lebenserwartung in den vergangenen Jahrzehnten auch die Anzahl gesund und selbständig verbrachter Lebensjahre angestiegen ist (*Lancet*, Vol. 374, 2009).

Die Lebenserwartung liegt für einen 2011 geborenen Jungen bei knapp 78 Jahren, für ein Mädchen bei fast 83 Jahren (Statistisches Bundesamt, Stand Januar 2013).

Die Lebenserwartung der einkommensstärksten und einkommensschwächsten Bevölkerungsgruppe in Deutschland unterscheidet sich um 10,8 Jahre bei den Männern und 8,4 Jahre bei den Frauen zugunsten der Wohlhabenden (*Aus Politik und Zeitgeschichte*, 42, 2007).

Einer für alle, alle fürs Alter

Laut dem PROCAM-Score, der aus den Ergebnissen einer seit 1979 laufenden Studie der Universität Münster zu den Risikofaktoren von Herz-Kreislauf-Erkrankungen ermittelt wurde, weist eine Person mittleren Alters, die gerade die NCEP-Kriterien des sogenannten metabolischen Syndroms erfüllt, ein jährliches Herzinfarktrisiko von 0,2 Prozent auf. Von tausend solcher Personen erleiden also zwei im Jahr einen Herzinfarkt, von einer Millionen entsprechend 2000. Nach dem Framingham Risk Score liegt das Risiko dieser Person etwa viermal höher als bei einem Gleichaltrigen, der nicht raucht und normale Blutdruck- und Blutfettwerte aufweist.

Laut Statistischem Bundesamt betrugen 2011 die Ausgaben für Gesundheitsleistungen gut 294 Milliarden Euro.

Der Marburger Bund berechnete 2011, dass in Kliniken 12 000 Arztstellen unbesetzt seien. Laut einer Studie der Deutschen Krankenhausgesellschaft (DKG) mangelte es 2010 etwa an 5500 Klinikärzten, ab 2019 würden etwa 37 400 Ärzte in Deutschland fehlen.

Im Rahmen der Gesundheitsreform unter Ministerin Ulla Schmidt wurde 2006 ein Gesetzentwurf formuliert, der vorsah, Krebskranke, die keine Vorsorge in Anspruch genommen hatten, mit höheren Zuzahlungen zu sanktionieren. Die Regelung wurde 2007 zu einer Beratungspflicht abgemildert.

Renn um dein Leben

Der Lebenszeitgewinn durch 2,5 Stunden Joggen in der Woche über 35 Jahre beträgt laut der Copenhagen City Heart Study 6,2 Jahre bei Männern und 5,6 Jahre bei Frauen. Das erforderliche Pensum liegt also etwa bei einem halben Jahr reiner Laufzeit (4550 Stunden).

Der Kalorienverbrauch beim Joggen beträgt für eine achtzig Kilogramm schwere Person etwa 650 kcal in der Stunde, also gut das Fünffache seines Umsatzes bei sitzender Tätigkeit.

Stahlharte Hengste

Eine Untersuchung der Harvard School of Public Health (*Archives of Internal Medicine*, Online, August 2012) ermittelte, dass dreißig Minuten Krafttraining, fünfmal in der Woche, das Risiko einer Diabetes-II-Erkrankung um 34 Prozent mindern. Laut dem Deutschen Gesundheitsbericht Diabetes 2012 liegt das absolute Erkrankungsrisiko bei etwa acht Prozent. Kraftsport würde dieses also auf rund fünf Prozent reduzieren.

Daten des National Health and Nutrition Examination Survey zeigten, dass muskulöse Männer durchschnittlich mehr Sexualpartner haben als schlanke (*Evolution & Human Behavior*, 2009, 30).

Menu fatal

Die »Studie zur Gesundheit Erwachsener in Deutschland« des Berliner Robert Koch-Instituts von 2012 hat ergeben, dass 23,3 Prozent der Männer und 23,9 Prozent der Frauen adipös, also stark übergewichtig sind.

Ältere Studienteilnehmer mit deutlich gesenktem Vitamin-D-Spiegel weisen ein um sechzig Prozent erhöhtes Demenzrisiko auf (*Archives of Internal Medicine*, 2010, 170). Ein kausaler Zusammenhang lässt sich aus solchen Beobachtungsstudien aber nicht ableiten.

Untersuchungen von Ernährungswissenschaftlern der Universität Jena legen nahe, dass Oxidation eine wichtige Rolle bei Adaptionsvorgängen, etwa durch Sport spielt. Vitaminpräparate (C und E) hingegen würden die blutzuckersenkende Wirkung von körperlicher Aktivität negativ beeinträchtigen (*Proceedings of the National Academy of Science*, 2009, Bd. 106).

In einer 2008 im US-amerikanischen Ärzteblatt *JAMA* (*Journal of the American Medical Association*, Online, Dezember 2008) erschienenen Studie zeigte sich, dass Personen, die Vitamin-E-Präparate einnehmen, ein um 13 Prozent (nicht signifikant) erhöhtes Prostatakrebs-Risiko aufweisen. Zuvor hatte eine Untersuchung im *JAMA* (2007, Bd. 297) eine erhöhte Gesamtmortalität unter Vitaminsupplementation (A, E, Beta-Carotin) aufgezeigt.

Eine Studie im *Archives of Internal Medicine* (2012, Bd. 172(7)) wies eine um zwanzig Prozent erhöhte Sterblichkeit bei Personen nach, die täglich rotes Fleisch und Wurstwaren verzehren.

Übersichtsstudien britischer Epidemiologen im *American Journal of Clinical Nutrition* (Online, September 2009 und Juli 2010) zeigten keine Unterschiede im Nährstoffgehalt von biologisch und konventionell hergestellten Lebensmitteln und auch keine Gesundheitsvorteile durch strikten Konsum von Bio-Lebensmitteln.

Teer und Er

Laut der Deutschen Hauptstelle für Suchtfragen (DHS) sterben in Deutschland jedes Jahr bis zu 120 000 Menschen an Erkrankungen, die auf das Rauchen zurückführbar sind.

Eine WHO-Studie geht weltweit von jährlich 600 000 Toten durch Passivrauchen aus (*Lancet*, Online, November 2010).

Dopamin around my brain

Laut der Deutschen Hauptstelle für Suchtfragen besteht eine jährliche volkswirtschaftliche Belastung durch Alkoholkonsum von
26,7 Milliarden Euro (Adams, Effertz in: *Alkohol und Tabak. Grundlagen und Folgeerkrankungen*, 2011).

Eine Untersuchung der Universität von New Hampshire zeigte
2010, dass Cannabiskonsum in der Jugend kein Risikomerkmal für
den Gebrauch harter Drogen darstellt (*Journal of Health and Social
Behavior*, 2010, Vol. 51, No. 3).

Kognitive Langzeitschäden durch dauerhaften Cannabis-Konsum
hingegen zeigen verschiedene Studien, etwa im *JAMA* (2002,
Vol. 287, No. 9), im *PNAS* (2012, Vol. 109, No. 40) oder im *Journal of
Addiction Medicine* (2011, Vol. 5, No. 1).

Neunmalklug und übersäuert

Neben vielen anderen Studien zeigen beispielsweise Daten der sogenannten Monica-Studie der Weltgesundheitsorganisation (WHO)
eine niedrigere Sterblichkeit an Herz-Kreislauf-Erkrankungen und
Krebs in gebildeten Schichten.

Keine Studie mit hohen wissenschaftlichen Standards konnte bislang eine Wirkung der Homöopathie zeigen, die über den Placebo-
effekt hinausginge.

Siehe Lehrbuch der Physiologie: Säure-Basen-Haushalt.

Angesteckt von Sorge

Laut dem Berlin-Institut für Bevölkerung und Entwicklung sind in
den Industrieländern zwei Prozent aller Todesfälle auf Infektionen

zurückzuführen, wogegen der Anteil in Entwicklungsländern 34 Prozent beträgt. Zwei Prozent von beispielsweise 852 328 Todesfällen in Deutschland 2011 wären 17 046 Tote durch Infektionen.

Das Robert Koch-Institut berichtete Anfang 2010 (*Influenza-Wochenbericht* KW 4, Stand 2.2.2010), dass während der Grippewelle durch H1N1 eine Gesamterkrankungszahl von 221 764 Fällen vorgelegen haben.

Das Robert Koch-Institut zählte am Ende der Infektionswelle 253 Tote durch die H1N1-Grippe in Deutschland (*Epidemiologisches Bulletin* 21, 31.5.2010). Während einer üblichen jährlichen Grippewelle wird von etwa 5000 Opfern ausgegangen.

Der Gesundheitsausschuss des Europäischen Parlaments teilte laut *Ärztezeitung* 2011 mit, dass die Grippesaison 2009/2010 in Europa rund 2900 Tote gefordert habe, während sonst im Verlauf einer moderaten Grippesaison mit 40 000 Todesopfern zu rechnen sei.

Der Gewinn allein des Impfstoffherstellers GlaxoSmithKline (GSK) im Jahr 2009 betrug 5,5 Milliarden britische Pfund, also etwa 6,3 Milliarden Euro zum damaligen Wechselkurs. Das Unternehmen steigerte in diesem Jahr seinen Gewinn um zwanzig Prozent (RP online).

100 Billionen Mikroben leben auf jedem Menschen, hat das Mikrobiom-Projekt 2012 aus Genanalysen ermittelt.

Die *Ärztezeitung* berichtete im Mai 2012 unter Berufung auf das Paul-Ehrlich-Institut, dass in Deutschland unter der Grippe-Impfung Pandemrix 29 Fälle von Narkolepsie aufgetreten sind. Studien aus anderen europäischen Ländern ermittelten vier bis sechs solcher Fälle pro 100 000 Impfungen. Im *British Medical Journal* (2013, 346) kamen Wissenschaftler zu dem Schluss, dass das Erkrankungsrisiko durch den Impfstoff um das 14-fache erhöht sei.

Gecheckt, gescreent, gefisted

Eine Cochrane-Untersuchung im *British Medical Journal* (2012; 345: e7001), welche die Daten von über 180 000 Patienten auswertete, zeigte, dass die Check-up-Untersuchungen nicht die Zahl der Todesfälle senken, wohl aber die Diagnosezahl erhöhen.

Sektionsstudien zeigen, dass achtzig Prozent der Achtzigjährigen Krebszellen in der Prostata haben (*Arznei-Telegramm*, 2009, 40).

Eine Metaanalyse verschiedener Studien im *British Medical Journal* (2010, 341) konnte keine Reduktion der Sterblichkeit durch PSA-Screening belegen.

Eine Untersuchung im *New England Journal of Medicine* (2012, 366) wies eine Reduktion der Sterblichkeit an Prostata-Krebs durch PSA-Screening um 21 Prozent nach, allerdings um den Preis einer hohen Überdiagnose und Übertherapie: Demnach müssen 1055 Männer untersucht und 37 behandelt (rund 20 operiert) werden, um einem das Leben zu retten.

Eine Untersuchung australischer Mediziner zeigte, dass Männer, die öfter als fünfmal die Woche ejakulieren, ein um ein Drittel niedrigeres Prostatakrebsrisiko aufweisen (*BJU*, 2003, Bd. 92, 3).

Eine Studienauswertung von Mühlhauser und Höldke (Radiologe 2002, 42) kam zu der Aussage, dass von 1000 Frauen, die über zehn Jahre gescreent werden, drei an Brustkrebs sterben, während es von 1000, die nicht untersucht werden, vier Todesopfer sind.

Laut Gøtzsche *The Cochrane-Library, 2011*, erhalten durch Mammographie zehn von 2000 Frauen eine Krebsdiagnose, die sie sonst nie tangiert hätte. 200 von 2000 gescreenten Frauen erhalten einen sogenannten falsch positiven Befund, der sich durch Nachuntersuchungen als solcher herausstellt. Eine Frau wird gerettet.

Jüngere Studien im *Journal of the Royal Society of Medicine* (2013, Bd. 106) und im *New England Journal of Medicine* (2012, Bd. 367) zeigten überhaupt keinen Effekt des Mammographie-Screenings auf die Sterblichkeit durch Brustkrebs.

Der Evaluationsbericht 2008–2009 des Mammographie-Screening-Programms in Deutschland kommt zu besseren Ergebnissen. Demnach werden acht Frauen pro 1000 Untersuchungen gerettet (in zwanzig Jahren). Vier Frauen werden unnötig operiert.

Das Max-Planck-Institut für Bildungsforschung ließ in einer Studie Mediziner Statistiken interpretieren. Fast die Hälfte der Probanden zog falsche Schlüsse.

Sequenzierter Kaffeesatz

Der Fadenwurm besitzt etwa 20 000 Gene, der Mensch 23 000.

Die Speicherkapazität von drei Milliarden Basenpaaren beträgt gemäß ihrer Variationsmöglichkeiten sechs Milliarden Bit oder eben 750 Megabyte. Der tatsächliche biologische Informationsgehalt lässt sich so aber nicht erfassen, da es sich bei den Basenpaaren nicht um binäre Ziffern eines Computers handelt.

Laut WHO liegt die Diabetesrate von Erwachsenen im Südpazifik bei über vierzig Prozent, also etwa fünfmal höher als in Deutschland.

Die Deutsche Alzheimer Gesellschaft gibt an, dass die Genvariante 4 für das Apolipoprotein E bei dreißig bis vierzig Prozent der Alzheimerkranken vorkommt und bei zehn Prozent der gesunden Kontrollpersonen.

Love me gender

Laut der *Pharmazeutischen Zeitung* (9/2006) wurde auf dem ersten
Weltkongress für Gendermedizin auf die defizitäre Situation
hingewiesen: Frauen werden bei Herzinfarkten schlechter versorgt
als Männer. Ihre Symptome werden öfter fehlgedeutet. In Pharma-
studien sind sie unterrepräsentiert.

Zahlreiche Untersuchungen zeigen, dass das räumliche Denkver-
mögen von der Höhe des Testosteronspiegels abhängt (*The Psychologist*, 2009, Bd. 22).

Männer sterben im Schnitt fünf Jahre eher. Gefährdeter sind sie
vor allem zwischen dem zwanzigsten und vierzigsten Lebensjahr.
Neunzig Prozent aller tödlichen Arbeitsunfälle erleiden Männer
(*Deutsches Ärzteblatt*, 2013, 7).

Das Auge ist mit krank

Eine Studie im *New England Journal of Medicine* (1994, 331) zeigte,
dass sich bei 64 Prozent beschwerdefreier Personen pathologische
Veränderungen an den Bandscheiben finden ließen.

Umgekehrt zeigen nur zwanzig Prozent der Patienten mit Rückenschmerzen passende krankhafte Veränderungen an der Wirbelsäule
(*Der Orthopäde*, 1999, 28, 11).

Die durchschnittliche Strahlenbelastung jedes Bundesbürgers
durch medizinische Anwendungen liegt bei 1,9 Millisievert im Jahr.
Zum Vergleich: Die natürliche Strahlenbelastung durch kosmische
Strahlung, Radonbelastung etc. liegt bei 2,1 Millisievert. Die noch
bestehende Strahlenlast durch die Tschernobyl-Katastrophe von
1986 bei 0,012 Millisievert (*Deutsche Medizinische Wochenschrift*
2010, 135).

Basierend auf einer Dosis-Wirkungsbeziehung gehen Epidemiologen der Universität Oxford von 2049 jährlichen Todesfällen durch Röntgenstrahlung in Deutschland aus (*Lancet* 2004, 363).

Eine Untersuchung von Erwachsenen, die als Kleinkinder Bestrahlungen wegen Gefäßmissbildungen in der Kopf- oder Gesichtshaut erhalten hatten, wies bei diesen kognitive Defizite nach (*British Medical Journal*, 2004, 328).

Defi muss mit

Die arthroskopische Glättung und Spülung des Kniegelenks wirkt nicht besser gegen Schmerzen als eine Schein-OP, wie US-amerikanische Orthopäden gezeigt haben (*New England Journal of Medicine*, 2002, 347).

Laut eines Berichts der Organisation für wirtschaftliche Zusammenarbeit und Entwicklung (OECD) von 2013 werden in Deutschland mehr Hüftprothesen eingesetzt als in allen anderen Staaten.

Eine Untersuchung im *New England Journal of Medicine* (2011, 365) zeigte, dass eine sogenannte interkranielle Stentbehandlung zur Prophylaxe von Schlaganfällen das Risiko eines solchen Ereignisses gegenüber der medikamentösen Prophylaxe um mehr als das Doppelte erhöht.

IGeLize it

Eine Übersichtsstudie (*Cochrane Database Systematic Review*, 2006, 4) konnte keine Evidenz dafür finden, dass bei symptomfreien Probanden der Augendruck eine prädiktive Aussage über eine Glaukomentwicklung zulässt.

Das Ultraschall-Screening beschwerdefreier Frauen auf Eierstockkrebs führt laut der PLCO-Studie (*JAMA*, 2011, 305) pro einem entdeckten Fall zu 99 falsch positiven Befunden. Jeder dritte vorhandene Tumor wird übersehen. Von 35 000 untersuchten Frauen starben
118 an Eierstockkrebs, von der gleichen Anzahl nicht untersuchter
Frauen waren es nur hundert.

Revolutionäre Zellen

Keine Studie mit adulten Stammzellen konnte bislang eine eindeutige Geweberegeneration belegen.

Da helfen keine Pillen

Die Heart-Protection-Studie belegte eine Reduktion der Mortalität
um 1,8 Prozent unter Statin-Behandlung bei Patienten mit koronarer
Herzkrankheit: Ohne Therapie starben innerhalb von fünf Jahren
14,7 Prozent an einem Gefäßereignis, mit Statinen nur 12,9 Prozent
(*Lancet* 2002, 360).

Statine können das relative Herzinfarktrisiko um zwanzig bis
dreißig Prozent senken, wie zahlreiche Studien gezeigt haben.
Ihr Nutzen hängt somit von der Höhe des Erkrankungsrisikos ab:
Liegt durch Gefäßerkrankungen die Wahrscheinlichkeit, einen
Herzinfarkt in den nächsten zehn Jahren zu erleiden, bei zwanzig
Prozent, wird es durch die Statin-Einnahme um vier Prozent
gesenkt, d. h., vier von hundert hochgefährdeten Patienten schützt
die Therapie vor einem Herzinfarkt.

Für gefäßgesunde Probanden zeigte eine Metaanalyse mehrerer
Studien hingegen keinen Überlebensvorteil durch Statine (*Archives
of Internal Medicine*, 2010, 170).

Eine Metastudie der Cochrane Collaboration zeigte bei Risiko-
patienten ohne bisherige Gefäßerkrankung hingegen einen Überlebensvorteil unter Statin-Therapie: Von 1000 Patienten leben mit
Behandlung nach fünf Jahren 18 mehr als ohne (*Cochrane Database
of Systematic Reviews*, 2013, 1).

Die sogenannte JUPITER-Studie zeigte ein um 27 Prozent erhöhtes
Diabetesrisiko unter Statin-Behandlung (*New England Journal of
Medicine*, 2008, 359). Metaanalysen (*Lancet* 2010, 375 und *Diabetes
Care* 2009, 32) bezifferten die relative Risikoerhöhung auf zwischen
9 und 13 Prozent. Demnach würde sich das absolute Risiko um etwa
ein Prozent erhöhen: Einer von hundert Patienten wird durch die
Therapie zuckerkrank.

Eine Übersichtsarbeit im Fachmagazin *Public Library of Science*
(*PLoS Medicine*, 2008, 5) konnte bei den Serotonin-Wiederauf-
nahmehemmern Fluoxetin und Paroxetin keine wesentlich über
den Placeboeffekt hinausgehende Wirkung feststellen. Erst bei
schweren Depressionen ließ sich eine deutliche Wirksamkeit aufzeigen.

Für mein Alter noch recht jung ...

2002 zeigte die Womans Health Initiative-Studie, dass Hormonsub-
stitution zur Behandlung von Wechseljahrsbeschwerden zu einem
erhöhten Risiko von Brustkrebs, Schlaganfall, Herzinfarkt und
Lungenembolie führt (*JAMA*, 2002, 288).

Die Assoziation mit Brustkrebs bestätigte die Million Woman Studie
ein Jahr später (*Lancet*, 2003, 362).

Morbus Methusalem

Laut den Daten der Monica-Studie leiden mehr als fünfzig Prozent aller Deutschen zwischen 55 und 64 Jahren und rund siebzig Prozent in der Altersgruppe 65 bis 74 Jahre an Bluthochdruck (*Deutsche Medizinische Wochenschrift*, 2000, 125). Bei den Hochbetagten sind es über neunzig Prozent (Institut für Medizinische Statistik der Universität Köln).

Das Risiko von Folgeschäden steigt mit erhöhten Blutdruckwerten praktisch linear an. So liegt beispielsweise das Risiko eines tödlichen Schlaganfalls für einen Sechzigjährigen mit normalen Werten bei etwa drei Prozent, bei schwerer Hypertonie mit Werten von 180/100 bei rund dreißig Prozent (*Lancet* 2002, 360).

W0086502

Daan Heerma van Voss

Die Sache mit der Angst

Und wie ich lernte, damit zu leben

Aus dem Niederländischen
von Gregor Seferens

Diogenes

Der Diogenes Verlag wird vom Bundesamt für Kultur
für die Jahre 2021–2024 unterstützt

Die Übersetzung dieses Buches wurde von der
Niederländischen Stiftung für Literatur gefördert

N ederlands
letterenfonds
dutch foundation
for literature

Für M.

Inhalt

Blumen

Ich überreiche ihr einen Blumenstrauß, und sie beginnt zu weinen. Ihre Tränen fließen langsam. Sie und ich stehen in unserer Küche, inmitten der Einrichtung, die wir gemeinsam aufgebaut haben, Brett für Brett und Schrank für Schrank. D., mit der ich seit etwas mehr als fünf Jahren zusammen bin, nimmt die Blumen und kürzt schluchzend die Stiele, leises, doch entschlossenes Pochen auf dem Schneidebrett. Voller Angst vor dem, was nun kommt, starre ich auf den Kühlschrank, auf die Fotos von gemeinsamen Freunden, die in den letzten Jahren geheiratet haben, auf die Geburtsanzeigen von Kindern, die inzwischen unsere Namen kennen, auf die Leben, von denen wir ein Teil sind. (Manchmal stellen wir uns vor, dass auch wir eines Tages so am Kühlschrank von anderen befestigt werden.)

D. sagt, sie habe sich in den vergangenen Wochen hilflos gefühlt. Sie gibt mir dafür zwar nicht ausdrücklich die Schuld, aber es gibt keinen Zweifel: Die Ursache bin ich. Beschämt höre ich mir ihre Schilderungen meines Verhaltens an, keine Anamnese ist so klar oder so schmerzlich wie die deiner Geliebten. Ich schlafe nicht gut, muss häufig beruhigt werden, jede Verabredung, für die ich das Haus verlassen muss, ist mir zu viel. Wenn ich rausgehe, ziehe ich die Kapuze meines Hoodies tief über die Stirn. Nachts

9

klappere ich mit den Zähnen, morgens schrecke ich nass geschwitzt aus dem Schlaf. Wenn meine Freundin aufstehen will, versuche ich sie jedes Mal zu überreden, noch ein Weilchen liegen zu bleiben, nicht lange, nur ganz kurz. Lediglich abends fühle ich mich gut, weil ich dann wieder einen Tag überstanden habe, und offenbar bin ich der Ansicht, dass mir dafür irgendein Orden zusteht.

Aber ich komm doch klar.

Sie meint, das tue ich nicht.

»Ich halte meine Verabredungen doch ein?«

»Du hast tagtäglich im Treppenhaus eine Panikattacke.«

»Das hörst du?«

Sie rollt mit den Augen. Ich weiß, dass sie mein Keuchen hört, und sie weiß, dass ich das weiß. Vielleicht hoffe ich, dass oben an der Treppe ihr Gesicht erscheint, vielleicht kann ich auch einfach nicht anders. Oder stelle ich mich an? »Wenn du mich fragst, hast du Angst, in dein Arbeitszimmer zu gehen.«

Sie hat recht. Zu lange habe ich für meine Arbeit gelebt. Die Euphorie nach der Einhaltung eines Abgabetermins, dieser Dopaminrausch, ließ mich immer wieder neue Aufträge annehmen. Als ich dieses Muster durchschaute, beschloss ich, keine Schwäche zu zeigen, und nahm erst recht mehr Aufträge an. Die Folge war, dass ich eines Tages, ein paar Monate vor dem heutigen Tag, ganz aufgehört habe, mit allem. Ich hatte keine neuen Pläne, keine Ideen, fand aber auch keine Ruhe; noch nicht mal Langeweile empfand ich. Keine Konzentration, aber auch keine Entspannung. Gehetzte Untätigkeit, ein nervöses Nichtstun, das mich nur müde machte. Freunde mit solidem Leben empfahlen

Hobbys wie Holzhacken oder kleinere handwerkliche Arbeiten und sahen mich erwartungsvoll an. Weil ich nicht ständig über meine Gefühle reden wollte und jedes andere Gesprächsthema sich banal oder sogar unecht anfühlte, sagte ich in Gesellschaft wenig. D. fand es in zunehmendem Maße schade, dass die Menschen nicht bemerkten, »wie nett ich sei«. Irgendwann hörte sie auf, dies zu sagen.

Ich zog mich in mein Zimmer zurück, das die Bezeichnung »Arbeitszimmer« nicht mehr verdiente. Ich hörte Podcasts und Nachrichtensendungen, schuf mir einen Nebel aus angenehmen Stimmen, über deren Lautstärke ich entschied und die nie schwiegen. Solange diese Stimmen erklangen, brauchte ich mich nicht zu fürchten. Solange es Abend war, brauchte ich mich nicht zu fürchten.

Solange sie bei mir war, brauchte ich mich nicht zu fürchten.

Wir sind einander zufällig begegnet, in einer Kneipe. An diesem allerersten Abend unterhielt sie sich zwar mit mir, aber sie schaute mich nicht an, ihr Desinteresse war beinahe aggressiv. Ich beschloss, ihre Aggression zu imitieren, und bat um ihre Telefonnummer. Ich verliebte mich in sie, wie ich nie zuvor in jemanden verliebt gewesen war, so heftig, so vorbehaltlos. Verliebt in ihr Aussehen, verliebt in ihre Entschiedenheit, in ihre Imitationen von Menschen, die wir gerade getroffen hatten, darin, wie sie das Wort ›Flanell‹ nicht aussprechen konnte, und in ihre hohen Ansprüche, die mich manchmal beklommen machten, die mir aber auch das Gefühl gaben, dass ich, wenn es mir gelang, sie glücklich zu machen, unmöglich ein Versager sein konnte. Und sie erzählte mir, sie habe vor mir noch nie einen Mann geliebt. Während unseres ersten gemeinsamen Urlaubs auf Sizilien stellten wir einander jeden Tag vor die gleiche Entscheidung: noch zehn Tage oder noch zehn Jahre? Dieses Spiel konnten wir uns erlauben, weil wir die Antwort bereits wussten. Das ist die eine Seite unserer Geschichte.

Die andere Seite hat etwas mit dem zu tun, was ich kurz vor unserer Begegnung in einem Tagebuch beschrieben habe: »Es gibt Phasen, in denen ich nicht in der Lage bin, ein normales und vernünftiges Gespräch zu führen«, notierte ich. »Zu niedergeschlagen, zu ängstlich usw. Ich spüre, wie sehr das andere bedrückt, und hoffe dann, dass mein Schweigen nicht weiter auffällt, die Menschen um mich herum mich nicht bemerken, ich unsichtbar bin. Am allermeisten habe ich Angst davor, die Person, die mich mehr als alle anderen liebt, am Ende unglücklich zu machen.« Die Perioden, in denen sich meine Angst in Panik verwandelte, dauerten einige Wochen, darüber hinaus gab es einzelne, übers Jahr verteilte Tage. Das Problem war jedoch weniger die Gesamtdauer dieser Perioden – es war ja nicht so, dass es zwischendurch nicht auch helle Phasen gegeben hätte, die gab es durchaus –, sondern schwierig war vor allem ihre Unvorhersagbarkeit.

Manchmal sei es, sagte D., als hätten wir Schutz vor einem Sturm gesucht, den wir nicht aufziehen sahen. Bis er mit einem Mal unausweichlich geworden sei und wir ihm nicht mehr entkommen konnten.

Und sie? Sie sei »nicht der fürsorgliche Typ«. Das sagte sie, als wir etwa einen Monat zusammen waren. Es war ein kalter Sonntagmorgen, die Walnussbäume auf dem Platz waren kahl, die Wolken hingen tief. Ich erschrak bei ihrer Bemerkung, die wie aus dem Nichts kam. Ahnte sie vielleicht etwas? Nach einer Weile reagierte ich schließlich doch auf ihre Äußerung. »Das trifft sich gut, denn ich bin nicht der Typ, der Fürsorglichkeit braucht.« Ich hoffte sehr, dass das stimmte.

Heute, in der Küche, bombardiere ich sie mit fatalistischen Fragen – Werde ich wieder gesund? Wird das jemals vorbei sein? –, auf die sie eine gnädige Antwort geben muss, was sie auch mechanisch tut.

Sie schaut mich lange an und sagt mit sichtlicher Mühe, dass sie mich nicht wiedererkennt. Ich bin nicht mehr derjenige, in den sie sich verliebt hat.

»Aber noch der, den du liebst?«

»Das schon, natürlich. Aber reicht Liebe?«

Vor einem Monat hat sie sich einen Arbeitsplatz gemietet, damit wir tagsüber nicht gleichzeitig zu Hause sind. Doch wenn sie abends heimkam, fand sie mich im selben Zustand, in dem sie mich am Morgen zurückgelassen hatte. Wir experimentierten mit kleinen Veränderungen, um nicht über große Kursänderungen nachdenken zu müssen.

Sie trägt heute das rote Sporttrikot, das wir zusammen in Berlin gekauft haben, und eine Jeans, die nach jeder Wäsche fahler aus der Maschine kommt. Ich kann jedes Detail ihres Äußeren datieren und erläutern. Aber die Tränen überraschen mich dennoch. Es sind nicht die ersten dieser Art, das nicht. Sie folgen mir. Meine früheren Freundinnen haben genauso geweint. Der Grund für die Tränen bin ich, in gewisser Weise ist es, als würde ich sie mir jedes Mal ausleihen, ohne dass ich mir dessen bewusst bin, ohne dass ich mich davon abhalten könnte, und weil ich sie selbst nicht vergießen kann. Sie schlägt vor, sich für eine Weile eine andere Wohnung zu suchen. Ich sinke auf die Stufen, die das Wohnzimmer mit der Küche verbinden, atme tief ein und aus, vier Sekunden ein, sieben Sekunden aus, so wie man es mir beigebracht hat. »Das wäre wirklich besser«, sagt sie. »So könnte ich zu mir selbst zurückfinden.«

Ich lege meine Hand auf die Dielen, als suchte ich etwas, einen Herzschlag, einen Beweis, dass unsere Wohnung noch lebensfähig ist. Ich bilde mir ein, kurz den Geruch vom erhitzten Holz, vom herabrieselnden Sägemehl der ersten Einrichtungswochen wahrzunehmen.

»Hast du dich vielleicht selbst verloren? Ich weiß noch, wo du bist.«

Sie schüttelt den Kopf und spricht nun leiser; oder vielleicht dringen ihre Sätze nicht mehr zu mir durch, jedenfalls verstehe ich nur noch einzelne Wörter: »mürbe«, »leer«, »müde«.

Ich weiß, wie jemand aussieht, der mir wehtun will, ich weiß, wie Worte klingen, die mich verletzen sollen – das hier ist etwas anderes. Indem sie geht, folgt sie ihrem Selbsterhaltungstrieb. Ich sage, dass es sehr schlimm ist, das zu hören, sie sich aber allen Raum nehmen soll, den sie braucht. Wider besseres Wissen hoffe ich, dass mein Einverständnis ihr genug Luft verschafft, dass meine angebliche Großzügigkeit mir zum Vorteil gereichen wird und sie trotz allem bleibt.

»Du hast ständig solche Ängste«, sagt sie.

»Sehr viele Menschen haben Ängste«, erwidere ich. »Überall auf der Welt.«

»Ein Grund mehr herauszufinden, wovor sie sich fürchten. Du musst dich damit auseinandersetzen, sonst wird das nichts.« Sie sieht mich lange an, Mitleid leuchtet in ihren Augen. »Oder betrachte es als eine Reise.«

»Du weißt, ich reise nicht gern. Die Leute schauen mich immer so merkwürdig an.«

»Dann denk dir doch Reisegefährten aus.«

»Kommst du denn wieder?«

»Das hoffe ich. Nach einer Weile.«

»Zehn Tage oder zehn Jahre?«

Sie lächelt.

Immer wieder habe ich mir vorgestellt, wie das Ende unserer Beziehung wohl aussehen würde, sie sind eine Art Beschwörung, die Szenarien, die ich meist im Dunkeln, im Bett, durchspiele. Wie eine geringe Dosis Gift, das ich schlucke, um mich zu immunisieren. Dieses imaginierte Ende, diese letzte Szene, der Bruch findet meistens zu Hause statt, im Bett oder in der Türöffnung, ganz selten mitten auf der Straße, mit dramatischen Gesten. Der gemeinsame Nenner dieser Fantasien: Ich bin derjenige, der seine Tränen nicht zurückhalten kann. Ich will noch etwas sagen, etwas Nettes, etwas Liebes, doch ich bekomme kein Wort heraus. Wir umarmen einander lange, länger als üblich, fast kameradschaftlich.

Am nächsten Tag hat sie ihre Idee zu einem Plan entwickelt und am darauffolgenden eine Wohnung bei einer Freundin organisiert. Ich zwinge mich dazu, ihren Weg zu akzeptieren und nicht zu protestieren. Um ehrlich zu sein, bewundere ich sie dafür, dass sie sich überhaupt für einen Weg entschieden hat.

Am Morgen ihres Auszugs vereinbaren wir, uns nach einiger Zeit in unserem Lieblingsrestaurant wiederzusehen, wenn der richtige Moment gekommen ist (wann das sein wird, bleibt im Vagen). Sie radelt davon, dreht den Kopf um 90 Grad, zögert – und schaut dann wieder geradeaus. Danach bin ich allein. Allein, doch in Gesellschaft der Idee, die sie mir dagelassen hat, die Idee einer Reise. Einer Reise zu der Antwort auf die Frage, was Angst genau ist, wo dieses Phänomen herkommt, was wir von ihr lernen können und wie wir mit ihr umgehen müssen.

Eine Studie meiner Angst ist zugleich eine Studie der Angst im umfassenderen Sinn, wird mir sogleich bewusst. Auch weil Angst so viele Facetten hat. Wir kennen den überwältigenden, alles übertönenden Anfall von Angst, den wir Panik nennen, den eher konstanten Grundton von Besorgtheit, den wir als Ängstlichkeit bezeichnen. Die sehr pointierte Angst, meist vor einem Objekt, die wir Phobie getauft haben, die weniger spezifische Angst vor der Interaktion mit Menschen: soziale Angst. Jede dieser Erscheinungsformen hat eine eigene Geschichte und wurde von unterschiedlichen Menschen erforscht. Es gibt keinen noch so kleinen Organismus, der nicht über eine Angstreaktion verfügt, und kein Wesen ist so groß, dass es der Angst entgeht. Ist Angst also eine Emotion? Ein Seinszustand? Ein philosophisches Problem? Eine Krankheit? Gerade diese Nichtfassbarkeit von Angst hat mich immer fasziniert und zugleich frustriert, weil die Folgen der Angst so unausweichlich sind. Wohl auch deshalb wird es eine lange Reise werden, mit Stationen bei Philosophen, Künstlerinnen und Künstlern, Superhelden, Angsthasen und Ärztinnen und Ärzten, bei Fachleuten und Koryphäen, durch Zeit und Raum. Ich habe nämlich den Eindruck, dass die Pfade, die es gibt, dass die vielen Studien und Bücher, die über Angst bereits geschrieben wurden, nicht zielführend sind: Sie isolieren einen einzigen Aspekt von etwas, das der Definition nach vielschichtig und ungreifbar ist. Sie sind nicht falsch, aber unvollständig. Bei meiner persönlichen Suche möchte ich die unterschiedlichen Aspekte miteinander vereinen, um so allmählich eine neue Landkarte zu zeichnen, die der Weitläufigkeit des Phänomens Angst gerecht wird. Und auf dieser Karte gibt es kaum gerade Linien. Das Ziel wechselt ständig die Position, weshalb sich auch der Weg dorthin ändert. Ich werde Abzweigungen und Schlängelpfade nehmen müssen, und ab und zu gibt es eine Sackgasse.

All die möglichen Richtungen machen es zunächst schwierig zu bestimmen, wohin die erste Etappe der Reise führen wird. Während der ersten Tage nach D.s Auszug weiß ich nicht, was ich machen soll. Ich erwache früh, Stunden bevor die Sonne aufgeht. Es ist eiskalt. D. ist noch überall in der Wohnung gegenwärtig. Die Zimmer riechen nach ihrem süßen japanischen Parfüm. Ich wasche, falte ihre Oberteile und Socken, andächtig, als würde sie mir dabei zusehen. Obwohl ich das Bett für mich allein habe, schlafe ich weiterhin auf meiner Seite.

Irgendwann, an einem Montag oder Freitag, lädt mich ein Freund ein, der vor Kurzem beschlossen hat, ein Landmensch zu sein, und der daraufhin in Frankreich zwei Schuppen auf einer Wiese gekauft hat, die er als Blockhütten bezeichnet. Er fragt, ob ich ihn besuchen wolle, die Gegend heißt ausgerechnet auch noch Vallée de Misère. Kurzum – ein Angebot, das ich nicht ablehnen kann. Ich packe zwei Koffer voll mit Büchern über Angst und breche auf.

Auf halber Strecke, in Belgien, als mein rumpelnder Waggon Aussicht auf die aschgrauen Rauchwolken der Industrieanlagen von Charleroi bietet – dem Gefühl nach bin ich auf der Flucht, ohne zu wissen wovor –, wird mir bewusst, dass die Reise nicht erst jetzt beginnt. Sie hat bereits begonnen, vor langer Zeit, ohne dass ich es damals wusste.

2

Das Vallée de Misère

Es lebt etwas in mir, das mich nicht in Ruhe lässt. Das wird mir wieder einmal bewusst, als ich von meiner Blockhütte aus auf friedliche, monochrome, französische Weiden schaue und mich nicht eine Sekunde an die Stille gewöhnen kann. Hier im Vallée de Misère, zu Besuch bei meinem Freund, ziehen die Unheilsszenarien weiter im Geiste an mir vorbei. Ich grüble viel und schlafe schlecht. Schaudernd und verwirrt klammere ich mich an die einzige Regel, die ich mir auferlegt habe: sie nicht anzurufen. Denn was ich empfinde, hat nicht ausschließlich mit ihr zu tun; es ist viel älter. Solange ich mich erinnern kann, ist eine diffuse, allgemeine Ängstlichkeit tief in mir verankert. Ich gehe damit zu Bett und stehe damit auf. Wie ich festgestellt habe, bin ich sowohl einer von vielen als auch ein merkwürdiger Fall.

Vor Kurzem habe ich zweimal meinen Cortisolspiegel messen lassen, um herauszufinden, wie viel von diesem Stresshormon in meinem Hirn herumgeistert. Am zuverlässigsten lässt sich das anhand einer Haarprobe ermitteln. Man gibt eine Haarsträhne ab, die dann in einem Labor untersucht wird. In meinem Fall erledigte dies das Medizinzentrum Amsterdam, in Zusammenarbeit mit dem Medizinischen Zentrum Erasmus. Das durchschnittliche Angstlevel der Niederländer beträgt 2,7 Picogramm Cortisol pro Milligramm Haar. Menschen mit langwierigen psychischen Problemen kommen höchstens auf 15 Picogramm. Meine Tests zeigten ein anderes Profil.

Der erste Test, mit dem mein Cortisolspiegel über einen Zeitraum von drei Monaten gemessen wurde, ergab 34,4 Picogramm, etwa das 13-Fache des Durchschnittswerts. Schon da waren die Ärzte überaus erstaunt. Beim zweiten Test wurde monatlich gemessen: Diesen Monat waren es 74 Picogramm, im Monat davor 87, davor 132 und noch einen Monat früher über 200 Picogramm, das 74-Fache des landesweiten Durchschnitts. Nein, es lag nicht am Test. Aus Neugier hatte die leitende Ärztin eine Haarprobe von sich mit ins Labor geschickt. Ihr Resultat: 0,8. Die Ärzte waren sprachlos, ein Ergebnis wie meins war ihnen noch nicht begegnet. Sie äußerten die Vermutung, dass ich an einer seltenen Krankheit litt, an einem Tumor, der bewirkte, dass meine Drüsen zu viel Cortisol abgaben. Diese Diagnose hielt ich für ausgeschlossen, ich hatte keinen Tumor. Dem stimmte man schließlich zu, da sich keine weiteren tumorspezifischen Symptome nachweisen ließen und ich die Tests aus Neugier veranlasst hatte. Daraufhin versuchten die Ärzte mich zu beruhigen: Dieses Ergebnis sei so bizarr, dass ich es am besten vergessen sollte. Bestimmt sei irgendwas schiefgelaufen. Dann wollten sie das Ganze weiter untersuchen, was ich nicht für notwendig hielt. »74-mal so viel?«, fragte ich sicherheitshalber noch einmal. »74-mal«, erwiderten die Ärzte.

Obwohl das Ergebnis seltsam war, änderte sich für mich wenig. Die Angst war seit jeher da gewesen. Mein Körper hatte sich darauf eingestellt. Es kann mir lange Zeit gut gehen. Dann mache ich Reisen. Dann bin ich meinen Freunden ein guter Freund und meinen Geliebten ein guter Liebender. Mir ist nichts anzumerken. Durch irgendein ›bedrohliches‹ Ereignis von außen kann sich die Intensität meiner Angst jedoch plötzlich ändern; sie wird schärfer und konkreter, und sie spitzt sich auf einen einzigen Gedanken zu, ein Katastrophenszenario, das allen Raum und allen Sauerstoff beansprucht. Ich komme an einen Wendepunkt, überschreite eine Grenze. Und dann stecke ich mittendrin.

Wenn ich mittendrin stecke, löst alles, was ich sehe und höre, Panik in mir aus. Straßen mit hohen Bäumen, die das Licht abhalten, meide ich lieber. Niemand in meiner Umgebung versteht, was mit solchen Straßen nicht in Ordnung ist. Ich ziehe mich in meine Gedanken zurück, meine Welt wird immer kleiner. Die Zeit verliert ihren üblichen Rhythmus, die Uhren bleiben stehen. Ich kann nicht mehr schlafen. Die Stunden ziehen sich in die Länge, und wenn wieder ein Monat vergangen ist, kann ich mich an keinen einzelnen Tag erinnern. Andere, sowohl Vertraute als auch Fremde, sehen sofort, wenn ich mittendrin stecke. Ich bin blass und zittrig, im Sitzen beuge ich den Oberkörper vor, meine Schultern und Finger sind verkrampft.

Da das Denken und Analysieren schwieriger wird, sobald die Angst da ist, hat es Jahre gedauert, bis ich lernte, die ›Bedrohung‹ von den unmittelbaren körperlichen Reaktionen darauf zu unterscheiden. Eigentlich ist das Wort ›Reaktion‹ irreführend, denn Auslöser und Reaktion treten fast gleichzeitig auf. Oft habe ich gedacht: Vielleicht ist der Rückschlag, der Misserfolg, der die Kettenreaktion in Gang gesetzt hat, vollkommen willkürlich. Vielleicht würde ich sonst so lange weitersuchen, bis ich eine andere passende Ursache für meine Angstgefühle gefunden hätte.

Seltsamerweise reagiere ich in Momenten, in denen ich tatsächlich in Gefahr bin, meist entschlossen und furchtlos. 2015 berichtete ich als Journalist bei den niederländischen UN-Soldaten in Mali über den Kriegsverlauf. Mitten in der Nacht gab es Luftalarm, rund um das Lager schlugen Bomben ein, dumpfe, aber heftige Explosionen. Die Gefahr war klar und konkret und damit leicht zu akzeptieren. Als ich mein Zelt öffnete, sah ich Soldaten zu den Unterständen laufen. Ich zog in aller Ruhe meine Slipper an und lief zähneputzend hinter ihnen her. Man könnte mein Gefühl mit der Erleichterung eines Hypochonders vergleichen, bei dem tatsächlich eine Krankheit diagnostiziert wurde. Natürlich, ihm droht Gefahr, aber er muss zumindest nicht mehr denken, er sei verrückt. Etwas Ähnliches geschah zu Beginn der Coronakrise. Während jener postapokalyptischen Wochen und Monate, in denen Angst und Panik mit einem Mal zu einem kollektiven Daseinszustand wurden, war ich merkwürdig ruhig. Ich tat, was ich tun musste, und stand anderen bei, eine seltsame Konzentration erfüllte mich, Angst bereitete mir nahezu keine Probleme. Das Gegenteil war der Fall: Die Welt schien sich meinem Krisenmodus angepasst zu haben.

Die erste Panikattacke, an die ich mich erinnern kann, hatte ich im Alter von sechs oder sieben Jahren. Der Auslöser: das Brett, über das ich gehen musste, um zum Ferienhaus meiner Mutter zu gelangen. Die Planke war etwa einen Meter breit, anderthalb Meter lang und lag über einem Bach, dessen Wasser so schwarz war, dass ich seine Tiefe nicht einschätzen konnte. Herbstblätter, aus den nahe gelegenen Wäldern herbeigeweht, hatten sich in den schimmeligen Ritzen gesammelt, stellenweise faulte das Holz. An besagtem Tag ächzte das Brett, als ich meinen Fuß darauf setzte. Ich sprang ans andere Ufer. Gerade noch rechtzeitig, dachte ich. In den Stunden danach vergaß ich meine Angst.

Doch am Abend, als ich im Bett lag, begann mein Herz wieder schneller zu klopfen. Ich fing an zu keuchen, zu würgen. Ich wühlte mich unter meiner Ikea-Dinosaurierdecke hervor, kletterte aus dem Etagenbett und lief ins eiskalte Badezimmer. Die Tränen in meinen Augen ließen die Gegenstände verschwimmen, ich sah einen fragmentierten Wasserhahn, bruchstückhafte blasse Fliesen, Fetzen eines alten, schmuddeligen Duschvorhangs und Einzelteile eines Rasenmähers, den meine Mutter in die Dusche stellte, damit er nicht draußen im Regen rostete. Sie klopfte besorgt an die Tür, zweimal, dreimal, und fragte, ob es mir gut gehe. Ich bejahte dies kurzatmig, begriff jedoch nicht, was mit mir geschah.

Atemnot und Angst waren für mich stets eng miteinander verbunden.

Während meiner ersten Lebensjahre sorgten Atemprobleme dafür, dass ich zunächst in einem Brutkasten und später wiederholt im Krankenhaus landete. Ich litt an Asthma, Pseudokrupp, Kehlkopfentzündung, ganz gleich welches respiratorische Leiden – ich hatte es. Nachts wachte ich oft angsterfüllt und keuchend auf. Dann drehte meine Mutter den Wasserhahn auf, heißes Wasser, bis das Badezimmer voller Dampf war. In diesem Nebel normalisierte sich meine Atmung wieder. Doch dieser schwierige Start ins Leben reicht als Erklärung für meine Ängste nicht aus. Wer litt als Kind auch oft unter Atemnot? David Blaine, der »furchtlose Mann«. Im Laufe seiner Karriere als Illusionist und Stuntman hat der Houdini-Verehrer Blaine sich nicht nur lebendig begraben lassen. Er verbrachte auch rund 60 Stunden in einem Eiskokon und schloss sich 44 Tage ohne Nahrung in einer über der Themse hängenden, durchsichtigen Kabine ein. Der Grund, warum er eines Tages mit seinen Stunts begann: Er war fest entschlossen, seine Atemnot zu besiegen. Übrigens hat selbst der furchtlose Mann inzwischen vor etwas große Angst: dass seine offenbar ebenso unerschrockene kleine Tochter nicht in der Lage ist, Gefahr zu erkennen.

Der enge Zusammenhang zwischen Atemnot und Angst findet sich auch in der Sprache wieder. Das Wort ›Angst‹ (von dem es im Niederländischen, Dänischen, Schwedischen und Norwegischen Varianten gibt) stammt ebenso wie das Wort *anxiety* (von dem es Varianten in fast allen romanischen Sprachen gibt) von der indogermanischen Wurzel *angh* ab, die ›einengen‹ oder ›schnüren‹ bedeutet. Das griechische Wort *anchein,* ›würgen‹, ist hiervon abgeleitet. Und auch im lateinischen *angor,* das ›Zusammenschnürung‹ oder ›Verengung‹ bedeutet, ist das Urwort für Angst erkennbar.

Um mich selbst besser zu verstehen, habe ich in den vergangenen Jahren sehr viel über Angst gelesen. Die Bücher stapelten sich, mein Arbeitszimmer füllte sich, und ich klammerte mich an Fakten. Gewichtige Fakten wie etwa, dass Angst überall auf der Welt vorkommt. Aber auch an Fakten über kulturspezifische Ängste, wie zum Beispiel die vor allem in Malaysia, Indonesien und in China bei Männern vorkommende *Koro*: die Angst vor dem Schrumpfen und eventuellen Verschwinden des Penis in den Unterleib. Oder das japanische *Taijin Kyōfushō*: die Angst, andere könnten deinen persönlichen Stil oder deine körperliche Anwesenheit als anstößig empfinden. Einer meiner persönlichen Favoriten ist die Kajakangst der Inuit: Panikanfälle, die infolge längerfristigen Ausbleibens von Sinnesreizen während der Robbenjagd auftreten. Doch die Fakten, die ich sammelte, befreiten mich nicht von meiner Angst.

Wohl aber fand ich heraus, dass ich nicht allein bin.

Am Morgen, es ist noch dunkel im Vallée, weckt mich das verzweifelt klingende Iahen eines einsamen Esels. Zuallererst checke ich meine Wetter-App. Ich will wissen, welches Wetter in Amsterdam herrscht, ob ihre Tage verregnet oder sonnig sind. Ich hoffe Letzteres; der Geruch von Sonnenmilch, wenn ich meine Nase an ihre Schulter drücke.

Am Nachmittag wandere ich durch dichte Wälder, die nach heftigen Regenfällen ominös dampfen. Ich gehe, bis meine Füße müde sind. Als der Abend hereinbricht, verstecken die Vögel sich, und es ist, als würden die Gebüsche und Hecken singen. Mein Freund brät Fischstäbchen, die man sowohl als angebrannt als auch als nicht gar bezeichnen könnte. Danach rauchen wir in unseren Klappstühlen eine Zigarre und bereden den Tag, der uns beiden nichts Besonderes gebracht hat. Am Wochenende gönnen wir uns etwas Zerstreuung: Wir besuchen die Kneipe im nahe gelegenen Dorf, wo wir uns in Gesellschaft eines Mannes mit fünf Zähnen, der ein ausgefranstes Johnny-Hallyday-T-Shirt trägt, einen Radrennklassiker anschauen. Hin und wieder fragt mein Freund nach D. Dann erwidere ich: »Zu früh.«

Mein Schreibtisch in der Blockhütte – eigentlich ein Campingtisch – ist mit Artikeln, Aufsätzen und Büchern zum Thema Angst übersät. Die Bücher sind nach Genres geordnet – innerhalb eines Genres stehen sie in alphabetischer Reihenfolge, innerhalb des Alphabets in chronologischer. Ich habe mir selbst einen Irrgarten aus Papier geschaffen, in dem nur ich den Weg finde. Doch in Gedanken bin ich Legion, nicht einer, sondern viele.

Als ich hier ankam, war der Cousin meines Freundes gerade abgereist. Dieser Cousin hatte in einer Woche mehrere Zusammenbrüche und Panikattacken. Zittrig und gehetzt machte er Pläne, die er nie ausführen würde. Er weigerte sich, nach Osten raus zu schlafen, später wollte er auch nach Westen raus nicht übernachten. Natürlich bekam er am Ende überhaupt kein Auge mehr zu. Er trank viel und schluckte Pillen, die nicht wirkten. Abreisen war auch keine Option, weil Autobahnen ihm Angst einjagten und er sich nicht traute, schneller als 70 km/h zu fahren. Er würde, gemächlich über Landstraßen tuckernd, fast einen Tag brauchen, bis er zu Hause in Koblenz ankam. Fast einen Tag mit dem Auto, in diesem Zustand! Am Tag bevor ich eintraf, setzte der Dorfarzt ihm eine Valiumspritze in den Arm, woraufhin sich so etwas wie Ruhe über ihn senkte.

Weltweit leiden Schätzungen zufolge 7,3 Prozent der Menschen an einer Angststörung. Laut der kürzlich erschienenen *Lancet*-Studie gibt es infolge der Corona-Pandemie

76 Millionen zusätzliche Fälle von Angststörungen. (Derartige Statistiken sind nicht unbedingt zuverlässig, da die Messmethoden sich oft unterscheiden, ebenso wie die zugrunde gelegten Definitionen. Aber andere Zahlen gibt es nicht. Diese Einschränkung gilt auch für alle epidemiologischen Schätzungen.) Die Diagnose »Angststörung« wird mithilfe des DSM getroffen, *Diagnostisches und Statistisches Manual Psychischer Störungen,* dem Standardwerk zu psychischen Erkrankungen, das in jedem Behandlungszimmer liegt – oder dem ICD, dem internationalen Diagnoseschlüssel der Weltgesundheitsorganisation (WHO). Das DSM erschien erstmals 1952, die Angststörung tauchte 1982 zum ersten Mal darin auf. Ungefähr jeder fünfte Niederländer entwickelt im Laufe seines Lebens eine Angststörung, die im DSM definiert wird als »übermäßige Angst und Sorge (ängstliche Erwartung), die mindestens 6 Monate lang an mehr Tagen als nicht auftritt, in Bezug auf eine Reihe von Ereignissen oder Aktivitäten«. Während Sie dies lesen, leben etwa eine Million Niederländer mit einer Angststörung. Laut dem Bericht *Gesundheit in Deutschland* des Robert-Koch-Instituts litten 2015 15,3 Prozent der Deutschen zwischen 18 und 79 Jahren an einer Angststörung.

Wenn wir den Radius erweitern, werden die Zahlen nicht besser. Insgesamt 18,5 Millionen Europäer im Alter von 18 bis 65 leiden Schätzungen zufolge an einer Phobie, weitere 6,7 Millionen an einer sozialen Phobie. Die Vereinigten Staaten übertreffen alle. Einer von drei Amerikanern entwickelt in seinem Leben eine Angststörung. Eine Studie aus den frühen 2000er-Jahren schätzt, dass rund 19 Prozent der erwachsenen Amerikaner an einer Angststörung leiden.

2017 waren das insgesamt rund 40 Millionen Menschen. Das sind doppelt so viele wie die, die an einer Depression leiden. Sollten diese Zahlen Sie allzu sehr ängstigen, dann könnte es gut sein, dass Sie eine Arithmophobie haben, eine Angst vor Ziffern, Zahlen und Nummern. Doch keine Panik, laut den medizinischen Handbüchern kann man Sie mit einer Kombination aus Pillen und Therapie davon befreien.

Am frühen Nachmittag, wenn die Angstgeschichten mich schwindelig machen, entfliehe ich meinem papierenen Irrgarten und mache einen Spaziergang durch die Wälder des Vallée, vorbei an den Wiesen voller aufgerollter Heuballen, über die Schritte nachgrübelnd, die mich hierhergeführt haben, und die Schritte, die ich gehen muss, um weiter zu dem Begriff Angst vorzudringen, vielleicht sogar bis zu seinem Kern.

Mir wird bewusst, dass bei jeder Entscheidung, die ich in meinem Leben treffe, die Angst vor meiner Angst eine wichtige Rolle spielt. Wofür auch immer ich mich entscheide, ich darf das Ungeheuer nicht aufwecken. Nach all den Jahren kann ich mitunter nicht einmal sagen, wo meine Ängste enden und meine Intuition beginnt. Neurologisch betrachtet lässt sich das erklären: Die Wahrnehmung von Bedrohungen verändert die Physiologie des Gehirns. Die Freisetzung von mit Angst verbundenen Hormonen wie Serotonin und Dopamin machen den Menschen wachsamer und alerter, aber auch empfänglicher für neue Stimuli. Ängstliche Menschen nehmen Bedrohungen deutlich schneller wahr. Doch ängstlichen Menschen macht auch ein Interpretationsbias (die Deutung von gutartigen oder neutralen Stimuli als Bedrohung) sowie ein kognitiver Bias (das Erwarten negativer Ereignisse in der Zukunft und die Annahme, dass die Folgen dieser Ereignisse unverhältnismäßig schwer sein werden) zu schaffen. Man stelle sich nur mal vor, man wäre plötzlich unfähig, den Unterschied zwischen Angst und Intuition zu erkennen. Dann kann sich jeder Gedanke, so irrwitzig und zersetzend er auch sein mag, wie die Wahrheit anfühlen. Wenn man nicht mehr weiß, ob man seiner Intuition vertrauen kann, ist man seiner Fantasie völlig ausgeliefert, und die Folge davon ist, dass eine Angst die andere ansteckt. Ehe man es sich versieht, hat die Angst sich überallhin ausgebreitet, und jeder Gedanke wird von ihr infiziert.

Ohne Übertreibung kann ich sagen, die Angst hat mich mitgeformt, und mein Umgang mit anderen, Freunden und Fremden, wurde und wird zum größten Teil von ihr geprägt. Freundschaften sind dadurch in die Brüche gegangen, Beziehungen gescheitert. An manchen Tagen denke ich, dass das, was andere für meinen Charakter halten, nicht mehr ist als ein System von Eigenschaften, das als Reaktion auf meine Ängste entstanden ist. Jedes Mal, wenn das Monster sich zeigt, bin ich davon überzeugt, sein Auftauchen sei im Kern ein Geständnis, ein Geständnis, das von meinem wahren Ich abgelegt wird.

Das Ungeheuer. Exakt die Worte meiner Mutter, exakt die Worte meiner Oma. Doch von welchem Ungeheuer sprechen wir genau?

Als ich eines Nachmittags nach dem üblichen Spaziergang wieder in meiner Hütte bin, lese ich Robert Louis Stevensons Roman *The Strange Case of Dr. Jekyll and Mr. Hyde*

(1886). Die Hauptperson Dr. Henry Jekyll ist ein viktorianischer Arzt, der herauszufinden versucht, ob die guten von den bösen Kräften im Menschen getrennt werden können. Beim Experimentieren entdeckt er ein Mittel, das die bösen Kräfte in ihm entfesselt. Sein anderes Ich, der Schurke Edward Hyde, der ein Spielball seiner (mitunter mörderischen) Triebe wird, ist geboren. Nur mithilfe eines Gegenmittels kann sich das Ungeheuer in den gutherzigen Arzt zurückverwandeln. Welches der beiden Ichs leidet wohl am stärksten? Ich denke, es ist nicht das Ungeheuer Mr. Hyde, sondern Dr. Jekyll, derjenige, der das Ungeheuer fürchtet, der sich ständig Sorgen macht, wann es wieder zum Vorschein kommt und was es diesmal zerstören wird. Lähmender als eine Panikattacke ist die Angst vor der nächsten Panikattacke.

Um mich selbst zu schützen, habe ich mein Leben oft so überschaubar wie möglich eingerichtet. Mein Studentenzimmer musste internetfrei bleiben, mein Telefon ließ ich stets im Flur. Damals war ich vor allem damit beschäftigt, vermeintliche Gefahren zu beschwören, ihnen auszuweichen oder sie zu entkräften. In den Pausen zwischen den Seminaren flüchtete ich auf die Toilette, wo ich versuchte, meine Panikattacke zu überstehen, ohne dass andere etwas davon mitbekamen. Ich entwickelte eine Vorliebe für eine bestimmte Kabine, in der ein gewisser René seine Liebe zu Mara bekannt und ein Herz in die Wand geritzt hatte.

Rational betrachtet sind meine Ängste absurd; mit wirklichen Gefahren war ich nie konfrontiert. Ich komme aus einer sicheren und wohlhabenden Stadt in einem sicheren und wohlhabenden Land. Millionen Menschen hatten es schwerer als ich. Ich wurde von liebevollen Eltern erzogen, die mein Bestes wollten (und wollen). Selbst wenn es mir schlecht ging, gab es ein Auffangnetz. Ich habe sehr von den sicheren, privilegierten Lebensumständen profitiert. Sie haben mich zwar nicht vor meiner Angst oder vor Unheil bewahren können, doch sie haben sehr wohl dafür gesorgt, dass ich nie völlig zusammengebrochen bin oder nicht wiedergutzumachende Entscheidungen getroffen habe. Ich hatte treue Freunde und Verwandte, erhielt in wichtigen Momenten Unterstützung, konnte immer darauf vertrauen, dass es jemanden gab, der sagte: Fürchte dich nicht. Hunderttausende Niederländer und Millionen andere Menschen verfügen nicht über die Möglichkeiten, von denen ich Gebrauch machen konnte. Wo ich es ›geschafft‹ habe, sind viele daher auch gescheitert, haben aufgegeben oder sind sonstwie am Rand der Gesellschaft gelandet

Ihre Position am Rand hängt mit der Tatsache zusammen, dass Angst im Westen inzwischen stark medikalisiert wurde. (Mit Westen meine ich, grob gesagt, Westeuropa, Nordamerika, Großbritannien und Australien.) In der Antike betrachtete man Angst vorwiegend als ein körperliches Leiden, im Mittelalter galt sie als Zeichen dafür, dass man von Dämonen besessen war, im 19. Jahrhundert wurde sie zu einem philosophischen Problem. Heute ist Angst eine psychische Krankheit, eine Störung, die man mit Therapie und Pillen bekämpft.

Das ist aber das jüngste Kapitel in der Geschichte der Angst. Doch wo beginnt diese Geschichte eigentlich?

Beginnt sie bei dem altgriechischen Waldgott Pan, dem kleinen, hässlichen Männlein, dessen Geschrei Menschen und Göttern Angst einjagte, dem Stammvater unseres Wortes ›Panik‹? Oder bei Phobos, dem Sohn des Kriegsgottes Ares und der Liebesgöttin Aphrodite, der die kriegsbedingte Angst verkörpert, der aus diesem Grund von den Soldaten verehrt wird und in dessen Namen wir das Wort ›Phobie‹ wiederfinden? Oder beginnt sie bei Nikanor und Damokles, von denen Hippokrates berichtet hat und die vielleicht sogar die Ersten waren, die offiziell an einer Angststörung litten. Nikanor geriet beim nächtlichen Klang einer Blockflöte in Panik, und Damokles hatte lähmende Höhenangst. »Damokles […] wäre weder an einem Abgrunde vorbeigekommen, noch über eine Brücke gekommen«, schrieb Hippokrates, »ja er hätte nicht einmal einen Graben von noch so geringer Tiefe durchschreiten können, aus Furcht, er könne fallen.«

Meine Unterlagen rascheln, ich blättere eifrig, von vorne nach hinten und wieder zurück. In der Blockhütte bleibt es lange hell. In der Ruhe des Vallée de Misère kann ich endlos lesen, puzzeln und nachdenken, während die Routinen des Landlebens mir ausreichend Halt geben, um mich nicht im Text zu verirren. Die Tage vergehen langsam und die Wochen schnell. Ich habe das Gefühl, immer vertrauter zu werden mit der Materie, mit dem Begriff Angst. Allmählich entwickle ich mich zu jemandem, der mehr und mehr im Griff hat, was ihn so lange im Griff hatte. Dann, an einem ganz normalen Tag, fällt mir ein, dass ein entscheidendes Kapitel der Geschichte mit einem Schiff und einem Anker beginnt.

3
Der Fall Charles Darwin und
die Angst des Menschen

Am 17. September 1835 ging die *Beagle* in dem kleinen, pittoresken Hafen von St. Stephen's Bay auf der Pazifikinsel San Cristobal vor Anker. Gleich nachdem Charles Darwin einen Fuß an Land gesetzt hatte, fiel ihm die große biologische Vielfalt auf. »Ich will meine Beschreibung der Naturgeschichte dieser Inseln damit beschließen, dass ich die außerordentliche Zahmheit der Vögel schildere. […] Sie alle kamen häufig hinreichend nahe, um mit einer Gerte und zuweilen, wie ich selbst versucht habe, mit einer Mütze oder einem Hut totgeschlagen zu werden.« Darwin äußerte die These, die zutraulichen Vögel hätten auf der Insel so wenige natürliche Feinde, dass ihr wichtigster Schutzmechanismus, die Angst, nur unzureichend entwickelt sei. Seine Schlussfolgerung lautete: Die natürliche Selektion wirke sich zu ihrem Nachteil aus, die Vögel würden infolge ihrer fehlenden Angst aussterben. Selbst extreme Ängste seien im Prinzip kräftige Stimulanzien, schrieb Darwin woanders.

Darwin hat die einfache Definition von Angst, die bereits von Aristoteles formuliert worden war, auf dem Gebiet der Biologie bestätigt: Angst ist eine (essenzielle) unangenehme körperliche Empfindung, die eine Reaktion auf Gefahr darstellt. Alle Organismen erkennen und reagieren auf Gefahr, selbst ein Pantoffeltierchen schwimmt davon, wenn man es mit einer winzigen Nadel berührt.

Und jetzt zum Menschen: Menschliche Föten machen abwehrende Bewegungen, wenn sie ein grelles Licht wahrnehmen. Schon vor unserer Geburt zeigen wir also ein Verhalten, das als Angst bezeichnet werden kann. Auch unsere ersten Lebensjahre sind keineswegs angstfrei. Wir sind vollkommen unfähig, für uns selbst zu sorgen, hilflos und bedürftig robben wir herum, umgeben von Risiken und Gefahren, die wir nicht begreifen, auf die wir aber sehr wohl reagieren. Die Gefahren verlieren meist ihr Potenzial, wenn wir älter werden und lernen, unsere Ängste gleichsam anzupassen. Doch manchmal verläuft diese Anpassung nicht, wie sie soll. Darum ist die einfache Definition des Aristoteles irreführend. Für den modernen Menschen sind ›Gefahr‹ und ›Bedrohung‹ diffuse Begriffe. Der eine sieht sich häufiger von Gefahren bedroht als der andere, und was für den einen eine Gefahr darstellt, ist für den andern nicht der Rede wert.

Um zu verstehen, warum es so eine große Bandbreite erlebter Angst gibt, ist es sinnvoll, zwischen der Angst des Menschen (gemeint ist die Art von Angst, die alle Menschen empfinden können) und der Angst der Tiere zu unterscheiden. Grob gesagt ist die Angst der Tiere ein Reflex und die Angst des Menschen eine Erfahrung. Ich klappe die Bücher von und über Darwin zu und nehme mir nun die ziegelsteindicken biologischen und neurologischen Handbücher vor, die ich ins Vallée mitgeschleppt habe. Was die Bücher verbindet, ist ein außergewöhnliches Interesse für Ratten.

Das Rattengehirn ist eigentlich ein vereinfachtes, maßstabs-gerechtes Modell des menschlichen Gehirns. (Deshalb verwenden Forscher oft Mäuse und Ratten als Versuchstiere.) Die Amygdala des Rattenhirns prüft jeden ankommenden Reiz auf seine potenzielle Gefahr hin. Erscheint die Gefahr realistisch, versetzt der Hypothalamus den Körper durch den schnellen Ausstoß von Adrenalin in Kampf-, Flucht- oder Erstarrungsbereitschaft. Das ist der Krisenmodus, der intensivierte körperliche Zustand, den wir Menschen auch aus unserem alltäglichen Leben kennen, zum Beispiel wenn wir an der Kasse feststellen, dass wir unsere Kreditkarte vergessen haben oder den Anschlusszug zu verpassen drohen. Dieser Modus hat durchaus Vorteile. Neuere Forschungen haben gezeigt, dass jemand eine ihm gestellte Aufgabe besser ausführt, wenn er sich einigermaßen ängstlich fühlt, als in einem Zustand vollkommener Entspannung. Hat man zu wenig Angst, ist die Leistung nicht optimal, hat man zu viel Angst, ist man völlig gelähmt. Dies bezeichnet man als das Yerkes-Dodson-Gesetz.

Für das Erkennen von Gefahren ist die Amygdala, der kleine, mandelförmige, paarig angelegte Bereich an der Unterseite unseres Hirns, entscheidend. Ratten, bei denen die Amygdala entfernt wurde, zeigen daher keine Angst-reaktion. Bei Menschen mit einer beschädigten Amygdala beobachten wir dasselbe Phänomen. Forscher der Universität von Iowa untersuchten jahrelang eine mit dem Pseudonym »sm« bezeichnete Frau, deren Amygdala durch eine Krankheit zerstört worden war. Sie war die einzige Person in der Weltgeschichte, von der wir sicher wissen, dass sie nie Angst empfunden hat. Auch Psychopathen besitzen häufig eine weniger gut funktionierende Amygdala, was zur Folge hat, dass sie kaum Angst empfinden und die Angst anderer nicht wahrnehmen oder nicht begreifen.

Nachdem die Ratte sich einige Zeit im Krisenmodus befunden hat, produziert sie ein zweites Hormon, das Stresshormon Cortisol, das, wie bereits erwähnt, in meinem Körper in Fülle vorhanden ist. Cortisol wird für die körperlichen Reaktionen auf Angst benötigt, für den tatsächlichen Kampf oder die Flucht. Nimmt die Gefahr ab, wird es langsam abgebaut, und zwar so lange, bis der Körper wieder seinen normalen, ›sicheren‹ Zustand erreicht hat. Stößt man eine Ratte an, springt sie zurück. Stößt man sie noch ein paarmal an, geht sie zum Angriff über. Sie kämpft. Wenn man sie jedoch lange genug anstößt, gräbt sie sich eine Höhle, die sie nicht mehr verlässt, selbst dann nicht, wenn man irgendwann aufhört, sie anzustoßen. Das Cortisol hat ihre Gehirnzellen geschädigt und ihr Immunsystem unterdrückt. Ihre Angst ist chronisch geworden.

Diese Struktur körperlicher Reaktionen nennt man das Angstsystem, wobei wir eigentlich von einem Angsterkennungssystem sprechen müssten. Einst hatten wir Menschen, so wie jede Tierart, natürliche Feinde – den Säbelzahntiger etwa oder Schlangen. Dementsprechend verfügen wir über ein vergleichbares Angsterkennungssystem wie die Ratte. Dennoch ist das, was ich die Angst des Menschen nenne, etwas anderes: eher eine nuancierte Erfahrung als ein biologischer Reflex. Meiner Ansicht nach gibt es zwei wichtige Unterschiede zwischen Mensch und Tier, die dafür gesorgt haben, dass unsere Angst komplexer ist als die der Ratte.

Ich war sechs oder sieben Jahre alt, als ich, sobald die Nacht-tischlampe – ein lächelnder Mond – aus war, wochenlang obsessiv zu begreifen versuchte, wie mein eigener Tod aus-sehen würde. Diese Versuche führten immer dazu, dass ich die Kontrolle über meine Gedanken verlor und in Panik ge-riet. Es fühlte sich an wie ein endloser Sturz in die Tiefe. So sehr überforderte mich das Konzept »Tod«, oder genauer gesagt der Gedanke, dass ich irgendwann verschwunden sein würde, als hätte es mich nie gegeben. Mitschüler er-klärten, ihre Omas und Opas schauten vom Himmel aus zu. Ich konnte mir nicht vorstellen, wie das gehen sollte. Wo genau befanden sie sich denn? Unterhielten sie sich auch mit den vorbeikommenden Astronauten und Raum-fahrern? Welche Sprache sprachen sie überhaupt? Und die wichtigste Frage: Wer kümmerte sich um Nahrung? Als ich meinen Vater fragte, wie er mit dem Wissen um den Tod umgehe, erwiderte er: gar nicht. Ich dachte darüber nach und mir fiel auf: Kein Erwachsener sprach jemals vom Tod oder schien auch nur daran zu denken. Sie verfolgen die gleiche Bewältigungsstrategie wie Woody Allen, der mal gesagt hat, er fürchte sich nicht vor dem Tod. Er wolle nur nicht dabei sein, wenn es passiert. Der Schatten des Todes ist ständig anwesend, aber wir ignorieren ihn einfach.

Dies ist der erste Unterschied zwischen der Angst der Tiere und der des Menschen: Anders als die Tiere hat der Mensch von früher Kindheit an ein Bewusstsein seiner un-vermeidlichen Endlichkeit. Das haben wir unserem weiter entwickelten limbischen System zu verdanken, das für un-sere Emotionen verantwortlich ist, und unserem größeren präfrontalen Kortex, der uns die Fähigkeit zum abstrakten

Denken und zum sprachlichen Ausdruck verleiht. Ohne Sprache ist es unmöglich, die Welt zu konzeptualisieren und Abstraktionen zu entwickeln und zu verstehen. Auch bei anderen Primaten finden wir eine Reihe von Anzeichen für ein Bewusstsein. Was sie aber nicht haben, ist eine Sprache, um abstrakten Ideen und Vorstellungen Form zu geben. Wir Menschen sind die einzige Tierart, die mit dem absurden Bewusstsein lebt, dass wir sterben werden. Die Angst vor dem Tod wird schon seit dem römischen Naturdichter und Philosophen Lukrez als Urangst betrachtet, von der alle anderen Ängste abgeleitet sind. Meiner Meinung nach müssen wir etwas genauer sein: Der Tod ist zwar die Quelle der Urangst, doch unsere eigentliche Angst betrifft unsere Hilflosigkeit, die Erkenntnis, wie vollkommen chancenlos wir letztendlich gegen Alter und Tod sind, die permanent auf der Lauer liegen. Daraus ergibt sich die merkwürdige Situation, dass wir Menschen einerseits sicherer leben als nahezu alle anderen Tierarten, wir aber andererseits mehr Angst empfinden, weil wir ständig im Hinterkopf haben, dass unser Leben zeitlich terminiert, fragil und im Vergleich zu unserem Vorstellungsvermögen relativ begrenzt ist.

Nun zum zweiten Unterschied. Dabei geht es um das, was ich als kleiner Junge tat, als ich begreifen wollte, wie mein Tod aussehen würde, um das, was wir alle tagtäglich tun: unsere Fantasie gebrauchen und versuchen, in Worte zu fassen, was wir denken oder fühlen. Auch diese Fähigkeit verdanken wir unserem stark entwickelten präfrontalen Kortex. Grüne Meerkatzen verfügen über ein Repertoire von Alarmsignalen, Kohlmeisen haben einen Warnruf für eine in ihre Richtung kriechende Schlange. Doch dieser konkrete »Sprachgebrauch« beschränkt sich auf das Hier und Jetzt. Tiere können keine Abstraktionen formulieren oder kommunizieren. Selbst die einfachste Information über Ereignisse in der Vergangenheit oder in der Zukunft können sie nicht übermitteln. Während die Amygdala vor allem damit beschäftigt ist, Gefahren zu registrieren und die Hormone zu produzieren, die die geeignete körperliche Reaktion möglich machen, interpretiert unser präfrontaler Kortex fortwährend unser Verhalten, unsere Gedanken und Erinnerungen, um anschließend daraus ein vernünftiges Agieren zu formen, mit dem wir durch den Tag kommen. Ohne präfrontalen Kortex kein Bewusstsein.

Was hat das mit Angst zu tun?

Viele Studien haben gezeigt, dass die Amygdala auf bedrohliche Stimuli mit erhöhtem Herzschlag oder stärkerer Schweißproduktion reagieren kann, ohne dass die Testperson sich dessen bewusst ist; sie empfindet daher auch keine Angst. Man muss also unterscheiden zwischen ängstlichem Verhalten (die Angst des Tiers) und dem Empfinden von Angst (die Angst des Menschen). Die Angst des Menschen ist weniger durch messbare, physische Angstsymptome gekennzeichnet, denn die kennt die Ratte auch. Die Angst des Menschen zeichnet sich vielmehr durch das bewusste Erleben der Symptome aus und durch das Bedürfnis, diese Erfahrungen ergründen oder typisieren zu wollen. Hieraus können wir ableiten, dass es so etwas wie »unbewusste Angst« oder »unbewusste Ängstlichkeit« nicht gibt. Sobald man Angst oder Ängstlichkeit bei sich bemerkt – oder diffuse negative Gefühle, die man als Angst wahrnimmt –, empfindet man sie bewusst.

Dank unseres Sprachvermögens und unseres Bewusstseins sind wir Menschen in der Lage, uns eine Vorstellung von allerlei bevorstehenden Ereignissen zu machen; von Krankheiten, die uns treffen können, bis hin zur großen Liebe, die uns über den Weg läuft oder die wir womöglich verpasst haben. Bewusst oder unbewusst vergegenwärtigen wir uns fortwährend, was geschehen könnte, wenn wir eine bestimmte Entscheidung treffen, oder was hätte passieren können, wenn wir anders gehandelt hätten. Wir bewegen uns permanent in parallelen Zukünften und Vergangenheiten, plagen uns selbst mit unendlich vielen Möglichkeiten. Das angstauslösende Problem des Menschen besteht also darin, dass seine Fantasie seinem Beurteilungsvermögen im Weg steht und er dadurch nicht immer genau sagen kann, welches Übel tatsächlich auf ihn zukommt und welches er sich nur einbildet.

Es wird Abend im Vallée, der Regen prasselt heftig auf den auf der Wiese zurückgelassenen Heuwender. In der Zimmerecke liegen neue Bücher über Angst und von mir angeforderte Texte meines Urgroßvaters, die der Postbote – ein Mann mit einem schmalen Gesicht voller Furchen und Falten – heute gebracht hat. In Pantoffeln (der Fußboden ist kalt) gehe ich zum Fenster. Fünf Kühe schlendern in Richtung einer Baumreihe auf der rechten Seite der Wiese, auf der Suche nach Schutz. Der Himmel wird von Sternen überfallen, grell und hellblau. Das Geräusch des Regens schwillt an, die Nuten der Blockhütte knarzen. Nachdem ich die rostige Espressokanne auf den Herd gestellt habe – es wird eine lange Nacht –, schiebe ich die Neurologiebücher beiseite und lege die philosophischen Werke auf den Tisch.

Angst ist ein von der Fantasie ausgelöstes Leiden, ein *perturbationem imaginationis,* wie es der im 13. Jahrhundert lebende Philosoph Thomas von Aquin ausdrückte. Thomas von Aquin fügt sich in eine lange Reihe von Philosophen, die das Verhältnis zwischen Angst und Fantasie am Beispiel eines Brettes illustrieren.

Aus der Tatsache, dass man problemlos über ein Brett geht, wenn es im Gras liegt, aber in Panik gerät, sobald dasselbe Brett über eine Schlucht gelegt wird, schloss Thomas von Aquin, es sei vor allem die menschliche Fantasie, die uns Angst einjagt. Vor dem Aquinaten wusste der um 980 geborene persische Philosoph Avicenna bereits: Jemand, der über ein Brett geht, das eine Schlucht überbrückt, fällt eher als jemand, der über ein auf dem Boden liegendes Brett geht, obwohl der Vorgang in beiden Fällen der gleiche ist. Und schließlich ist da noch der Gelehrte Robert Burton, der mit seinem Opus magnum *The Anatomy of Melancholy* (1621) eines der ersten Standardwerke auf dem Gebiet der Seelenheilkunde schuf. Er schreibt: »Ludovicus Vives erzählt von einem französischen Juden, der nachts auf einem gefährlichen Steg oder einem Brett heil ein reißendes Wasser überquerte und bei seiner Rückkehr am nächsten Tag, als er die Gefahr erkannte, in der er geschwebt hatte, vor Schreck verschied.« Mit anderen Worten: Im Dunkeln, ohne visuelle Information, erzeugte die Fantasie des Franzosen keine Angst. Doch bei Tageslicht, als er sah, dass er leicht hätte hinabstürzen können, da wurde er von einer solchen Angst erfasst, dass er tot umfiel. Die Fantasie sei viel stärker als der Verstand, schlussfolgert Burton.

Da nun mal jeder Mensch über Vorstellungskraft verfügt, kann auch jeder unter ›irrealen‹ Ängsten leiden. Ist Flugangst (Aviophobie) real? Oder nur für Piloten? Auf jeden Fall kann man sich darauf einigen, dass manche Kinder in Stephen Kings Roman *Es* ein beachtlich längeres Leben geführt hätten, wenn sie etwas mehr Coulrophobie an den Tag gelegt hätten. Coulrophobie? Das ist die ›irreale‹ Angst vor jenen unheimlichen Wesen, die wir als Clowns bezeichnen.

Für mich ist nach gut 30 Jahren Angsterfahrung der Unterschied zwischen realen und irrealen Ängsten vollkommen uninteressant geworden. Auch nur schwer vorstellbare Ängste sind für denjenigen, der darunter leidet, von großer, ja sogar von existenzieller Bedeutung. Ob man jemandem gegenübersteht, der unter unbestimmter, allgemeiner Ängstlichkeit leidet, oder jemandem mit einer Phobie vor Schrauben und Bolzen – wenn man demjenigen nur genug Fragen stellt, wird man feststellen, dass er das Gefühl hat, sein Leben stünde auf dem Spiel. Angst ist immer existenziell. Und je weniger eine Angst ihre Ursache in der realen Wirklichkeit zu haben scheint, je ›sonderbarer‹ und schwerer vorstellbar die Angst ist, umso mehr offenbart sie über den verängstigten Menschen, darüber, wer er ist, wie sein Leben verlaufen ist, was er will und was er zu verlieren oder nicht zu bekommen fürchtet. Außerdem ist aus neurologischer und physischer Perspektive jede Angst gleich real, so harmlos oder ›irreal‹ der ursprüngliche Auslöser auch gewesen sein mag.

Dennoch hängt unser Urteil über verängstigte andere zum größten Teil davon ab, ob wir ihre Ängste als legitim erachten (was mitunter schwerfällt, da der Grund für ihre Ängste Außenstehenden oft als harmlos erscheint). Häufig steckt im alltäglichen Sprachgebrauch von ›real‹ und ›irreal‹ die subtile Wertung ›berechtigt‹ und ›unberechtigt‹. Wenn wir Ängste für real oder nachvollziehbar halten, finden wir jene, die darunter leiden, bedauernswert, und wir spenden ihnen Mitgefühl und Rat. Sind die Ängste in unseren Augen irreal oder unglaubwürdig, ignorieren wir die Verängstigten. Wir murmeln, sie sollten sich nicht so hängen lassen, wenden uns von ihnen ab oder bezeichnen sie als Simulanten. Wir haben Hunderttausende Jahre Erfahrung mit Angst, und die Art, wie wir darüber sprechen, ist immer noch unbeholfen und moralistisch.

Niemand illustriert die praktische Sinnlosigkeit der Kategorien ›berechtigte‹ oder ›unberechtigte‹ Angst besser als Michael Bernard Loggins, auf den ich später noch zurückkommen werde. Loggins, der 1961 in San Francisco geboren wurde, lebt mit einer geistigen Behinderung, die es ihm erschwert, den Ernst einer ›bedrohlichen‹ Situation richtig einzuschätzen. Als Loggins 1994 gebeten wurde, seine Ängste aufzuschreiben, listete er 138 auf, die von Angst vor Krankheiten, paranoiden Ängsten und abstrakten Ängsten bis hin zu recht spezifischen Ängsten reichten, wie zum Beispiel, dass seine Lieblingsnudeln von jemandem aufgegessen werden, der Douglas heißt. Der Fall Michael Bernard Loggins macht deutlich, was ich instinktiv immer schon geahnt habe: Man muss Todesangst nicht ernster nehmen als die Angst, dass Douglas deine Lieblingsnudeln aufisst, und die Angst vor Douglas, der deine Lieblingsnudeln aufzuessen droht, kann erstickender sein als die absolute Unausweichlichkeit des Todes.

Wie fühlt es sich an, wenn die Angst zuschlägt?

Die bestimmbaren äußeren Symptome, die zur Angst gehören, gleichen denen, die mich im Badezimmer des Ferienhauses meiner Mutter überfielen: übermäßiges Schwitzen, eine sich immer weiter steigernde Herzfrequenz, Beklemmung, angespannte Muskeln, ein trockener Mund, ein flaues Gefühl im Magen und Kribbeln in den Fingerspitzen. Das Physische, die Körperlichkeit des Angstempfindens ist ein entscheidender Teil dessen, was Angst ist. Der amerikanische Philosoph und ›Vater der Psychologie‹ William James schrieb bereits 1890, dass er sich nicht vorstellen könne, »welche Art emotionalen Erlebens von Angst übrig bleibt, wenn es weder das Gefühl des beschleunigten Herzschlags gibt noch das Gefühl der flachen Atmung, zitternder Lippen oder schlaffer Gliedmaßen, von Gänsehaut oder rebellierenden Eingeweiden. Kann man sich in den Gemütszustand Wut hineinversetzen, ohne sich dabei eine sich heftig auf und ab bewegende Brust, ein rot angelaufenes Gesicht, weit aufgerissene Nasenlöcher, fest aufeinandergepresste Kiefer und den Drang zu tatkräftigem Handeln vorzustellen, sondern stattdessen entspannte Muskeln, einen gleichmäßig gehenden Atem und ein ruhiges Gesicht?«

Selbst wenn man in diesem Zustand der das Bewusstsein einschränkenden Erregung die verschiedenen physischen Prozesse aufzeigen und kategorisieren würde, selbst wenn man haargenau messen könnte, welche Hormone das Gehirn produziert, wenn man sich bedroht fühlt, entginge einem, was Angst genau ist. Niemand weint *wegen* seiner Tränen, niemandem ist schlecht *wegen* seines Erbrechens. Das bewusste Empfinden von Angst, ihr Erleben (das per Definition ein subjektives ist) stellt einen wesentlichen Bestandteil des Phänomens Angst dar.

Das Nachdenken über Angst war traditionell die Domäne der Philosophie.

Dass man nie genau weiß, woher die Angst kommt, brachte Martin Heidegger zu der Behauptung, Angst sei »nirgends« speziell. »Das Drohende kann sich deshalb auch nicht aus einer bestimmten Richtung her innerhalb der Nähe nähern, es ist schon ›da‹ – und doch nirgends, es ist so nah, daß es beengt und einem den Atem verschlägt – und doch nirgends.« Die Angst ist der Aggressor, man selbst ist passiv. Und dennoch entspringt die Angst in einem selbst. Ist man verantwortlich für seine Ängste, oder sprechen die Ängste einen von jeder Verantwortlichkeit frei? Ist man Täter oder Opfer? Kann ein Mensch beides zugleich sein?

Die Totalität der Angsterfahrung taucht in fast allen Beschreibungen verängstigter Menschen auf. Die poetischste und zugleich zutreffendste Beschreibung von Angst fand ich in einer Doktorarbeit über Angst, die der Psychiater Gerrit Glas 1991 an der Universität Utrecht vorgelegt hat. Sie stammt von B., einem fünfunddreißigjährigen Mann, der sich wiederholt hat einweisen lassen. B. beschreibt Angst als »eine Leere im Magen, die sich bewegt und spürbar ist. Es ist ein Gefühl und zugleich ein körperliches Erleben, in deinem Kopf und in deinem Körper, es ist ein

Ganzes, und es lässt sich kaum herausfinden, wo es genau beginnt.« Die Intensität von Panik, wie kräftig Angst einem manchmal die Kehle zudrückt, wie stark sie einen betäubt, sodass man keinen Ausweg mehr sieht, das lässt sich kaum messen oder darstellen – doch ich kann davon Zeugnis ablegen. Und andere können das auch. Wir alle können der Angst zum Opfer fallen.

Charles Darwin, der es verstand, äußerst scharfsinnig über die Angst als biologisches Phänomen zu schreiben, war oft sehr niedergeschlagen, litt unter Herzrasen, unter regelmäßiger Hyperventilation, konnte höchstens eine Stunde am Tag arbeiten und übergab sich mehrfach. Nach der Durchsicht von Darwins Tagebüchern und Briefen sowie seiner Krankenakte kamen amerikanische Ärzte vor einigen Jahren zu dem Schluss, dass man heute bei ihm zweifellos eine Angststörung diagnostizieren würde. Darwin hatte neun der dreizehn Symptome. Es reichen vier, um zu dem Befund ›Angststörung‹ zu kommen. Jeder, der sich heute auf der guten Seite befindet, kann morgen auf der schlechten aufwachen; jeder, der heute als ›gesund‹ gilt, kann morgen als ›krank‹ geführt werden.

Ich klappe die Bücher zu. Nachdem ich diese grundlegenden Dinge zu Papier gebracht habe, wieder festen Boden unter die Füße bekomme und mich als Student der Angstkunde betrachten darf, spüre ich, dass mein Besuch im Vallée zu Ende geht. Es ist Zeit, die Welt der Bücher zu verlassen und tiefer auf meine eigenen Ängste einzugehen, die vielleicht ja nicht nur mir gehören. Möglicherweise haben Verwandte unter denselben Symptomen gelitten, vielleicht geistert die

Angst schon seit Jahrhunderten durch unsere Gene. Oder vertraue ich zu sehr auf die Biologie? Sind es vielmehr seine Lebensumstände, die einen Menschen ängstlich machen? Auf jeden Fall weiß ich, wo ich mit meiner Suche beginnen muss, wo und bei wem: bei meinem Vorfahren Jaap Kunst, in Indonesien.

Nachdem ich mein Flugticket gebucht habe, wende ich mich per E-Mail an einige Experten, die sich in den vergangenen Jahren intensiv mit Angst beschäftigt haben. Auf den Etappen meiner Reise werde ich sie hin und wieder erwähnen, um mir Rat zu holen und mich mit Wissen auszustatten. Die wichtigsten Publikationen packe ich, wenn ich sie nicht auf dem Laptop habe, in meinen Koffer. Die übrigen Bücher wird mein Freund im Vallée de Misère mir nachsenden. Mitten auf der rostfarbenen Wiese, umgeben von Heu und Disteln, da, wo der Empfang am wenigsten schlecht ist, lade ich die Karten herunter, von denen ich annehme, dass ich sie in Indonesien brauchen werde. Vielleicht, geht es mir, während ich zu meiner Blockhütte zurückgehe, durch den Kopf, sollte ich Angst nicht als ein Ungeheuer betrachten, sondern als Beifahrer, einen, der die Straßenkarte nicht teilen will. Vielleicht wird er während meiner Reise den Platz wechseln, vielleicht setzt er sich auf die Rückbank oder kriecht heimlich in den Kofferraum. Manchmal wird er sich auf den Fahrersitz drängen, doch die Tatsache, dass Sie dies gerade lesen, bedeutet, dass es ihm nicht gelungen ist, dort dauerhaft zu bleiben. Aber ehe ich auch nur daran denken darf, ihn zu bitten, den Wagen zu verlassen, muss ich erst herausfinden, wer er ist, wo er herkommt, wie er sich selbst nennt und was er bloß von mir – von uns – will. Mein letzter Abend in Frankreich ist angebrochen. Der Abschied von meinem Freund ist stoisch. Ein letztes Abendessen mit Fischstäbchen und Carrefour-Wein. Gegen elf umarmen wir einander brüderlich, aus Angst vor Sentimentalität sagen wir nichts. Als ich im Bett liege, denke ich an das Brett aus meiner Jugend und stelle mir vor, es läge, so wie Avicenna es beschreibt, über einer Schlucht und nicht über einem schmalen holländischen Bach. Anstatt ängstlich darüberzugehen, schaue ich ruhig in die Tiefe. Der dänische Philosoph Søren Kierkegaard, der die Angst mit einem Abgrund verglich, schreibt, dass das Erlernen von Angst ein Abenteuer ist, welches »jeder Mensch zu bestehen hat«. Ich ziehe weiter. So lange, bis ich im Osten angekommen bin, in Jakarta, um genau zu sein.

4
Zauberklänge des Gamelan

In Jakarta ist es heiß und schwül, der Geruch von verbranntem Pertamax-Benzin hängt in den Straßen. Von diesem Turm aus, dem *Uitkijk* im Hafen, hätte ich vermutlich ihre Abfahrt sehen können, die von Jaap Kunst und seiner Familie – meinen Verwandten.

Nach 14 Jahren in Niederländisch-Indien reisten sie im März 1934 zurück in die Niederlande, mit der *Sibajak*, einem der größten und komfortabelsten Schiffe der Reederei Rotterdam Lloyd, die die Strecke zwischen Rotterdam und Niederländisch-Indien, dem heutigen Indonesien, bediente. Während der Schiffsreise fühlte Jaap Kunst sich nach eigener Aussage hundeelend. Ihn überkamen plötzliche Weinanfälle, er klammerte sich an die Reling, während er gegen das kämpfte, »was deutsche Psychiater ›frei flottierende Ängste‹ nennen«, wie er in seinem Tagebuch schrieb. Bei Jaap Kunst, meinem Urgroßvater, stoße ich auf die erste Spur der Angst in meiner Familiengeschichte. Von Jaap führt die Fährte zu meiner Großmutter, meiner Mutter und zu mir. Die Leben meiner Vorfahren sind interessant, weil sie ein Licht auf die Frage werfen, inwieweit genetische Faktoren eine Rolle bei der Vererbung von Angst spielen. Woher kamen die Ängste, die Jaap an Bord des Schiffes plagten? Um das zu beantworten, müssen wir noch ein Stück wei-

ter zurück in der Zeit, in das Jahr 1919, als mein Urgroßvater in Niederländisch-Indien ankam. Grund der Reise:
die Musik.

Der 1891 in Groningen geborene Jaap (Jacob) war, nach
eigener Aussage, »erblich vorbelastet« in Sachen Musik. Er
konnte Noten lesen, ehe er schreiben konnte, und er hatte
ein phonographisches Gedächtnis. Als er drei Jahre alt war,
hörte er seinen Vater eine ungewöhnliche Melodie spielen,
die er sich Ton für Ton merkte und erst 50 Jahre später, bei
einem Cello-Abend, wieder hörte und sofort erkannte. An
seinem vierten Geburtstag bekam Jaap einen Wutanfall, als
er sein Geschenk auspackte und statt einer echten Geige
eine Spielzeuggeige in den Händen hielt. Mit sechs bekam
er dann seine erste Geige, das Instrument, auf dem er bis zu
seinem Tod spielen sollte. Auf der weiterführenden Schule
war er wegen, wie er selbst sagt, »inneren Spannungen«
kein allzu guter Schüler.

Als 1914 der Erste Weltkrieg ausbrach, meldete Jaap sich
freiwillig zum Landsturm. Leider übten sie nur, und das
auch noch mit Knallkorkenpistolen, ›Waffen‹, mit denen
man Hunde abschreckte. Um das Desaster komplett zu
machen, endete jedes Manöver vorzeitig in der Kneipe, weil
der Leutnant unter ›chronischem Durst‹ litt. Als der Erste
Weltkrieg 1918 endete und die Meere für Passagierschiffe
wieder befahrbar waren, machte Jaap sogleich Pläne für
eine ambitionierte Reise. Zusammen mit jemandem, den
wir heute als *spoken word artist* bezeichnen würden und
der damals *diseur lyrique* genannt wurde, sowie einem Pianisten gründete er ein Trio. Er selbst übernahm die dank-

bare Doppelbesetzung der Geige und der Imitation von Tierlauten. Mit geliehenem Geld fuhren sie 1919 von Rotterdam aus los. Der Plan war, das Geld in Niederländisch-Indien durch Auftritte zurückzuverdienen, ein Vorhaben, das sie rasch erfolgreich umsetzten. Jaap war verzaubert vom indonesischen Archipel, und als die beiden anderen Mitglieder des Trios im Mai 1920 in die Niederlande zurückkehrten, blieb er dort, und zwar aus zwei Gründen.

Am Weihnachtsabend des Jahres 1919 hatte er, bei einem Besuch beim Sultan von Yogyakarta, die indonesische Gamelanmusik kennengelernt, ein Genre, das er in einem Brief an seine Mutter als »heilig«, »Jahrhunderte alt« und »überwältigend« beschrieb. Er nahm sich auf der Stelle vor, »die Geheimnisse des Gamelan zu entschleiern«. Er hatte etwas gefunden, das seinem Leben Richtung gab, das seine »inneren Spannungen« mäßigte. Während der darauffolgenden Jahre sollte er, sobald sein Beamtenjob in der Kolonialverwaltung es zuließ, herumreisen, um die javanische Musikkultur zu dokumentieren. Zum Teil Entdeckungsreisender, zum Teil Konservator, wurde er zu einem niederländischen Alan Lomax. Jaap Kunst, der erste Musikethnologe des Landes, in kleinem Kreis weltberühmt.

Der zweite Grund, in Niederländisch-Indien zu bleiben, war noch poetischer. Wenn man den Familiengeschichten glauben darf, begegnete er bei einem seiner Auftritte – vermutlich am Hof von Paku Alam VII. einem Fürsten aus Yogyakarta – seiner großen Liebe, Katy van Wely. »Beautiful Katy« war die Tochter eines hohen Verwaltungsbeamten von gemischter Herkunft, dessen größte Angst es war, dass seine Kinder zu »indisch« werden könnten.

Sehr bald begannen Jaap und Katy, einander Briefe zu schreiben. Im ersten Brief, den Jaap ihr im April 1921 schickte, lädt er sie ein, ihn – wenn sie das wünschte – ins Vertrauen zu nehmen, wenn es ihr nicht gut gehe. »Ich glaube, ich kann so ziemlich alles verstehen, was jemand an inneren Konflikten und seelischem Leid durchmachen muss«, versicherte er ihr. In seinem fünften Brief an Katy präzisierte er die Konflikte, die ihn selbst regelmäßig quälten. »Am Morgen erhob plötzlich mein alter Feind wieder sein Haupt: die elende Unruhe, um nicht zu sagen Angst, mit der für mich bis heute jede Annäherung an einen anderen untrennbar einhergeht. Schüchternheit, fehlende psychische Spannkraft, Bewusstseinsverengung: Ich weiß nicht, was es ist, doch es hat schon mehrere Male in meinem Leben dazu geführt, dass ich dachte: Wäre ich doch nur tot, weil es andere und mich selbst manchmal so furchtbar unglücklich gemacht hat.« Doch mit Katy könne er sich vielleicht ändern, dachte er. »O, wenn Du, die Du so feinfühlig bist«, schrieb er in demselben Brief, »mit der ich mich innerlich so nah verwandt fühle, und die mich so gut versteht, wenn Du – indem Du mir Deine Zuneigung und Freundschaft schenkst, so wie ich sie Dir meinerseits von ganzem Herzen schenken will – helfen könntest und wolltest, dieses Unausgeglichene, dieses psychische Defizit in mir zu überwinden, dann würde ich ein anderer Mensch werden, es würde für mich ein neues Leben bedeuten.« Eine Warnung, eine flehentliche Bitte und ein Liebesbrief in einem. Jaaps Worte fielen bei Katy auf fruchtbaren Boden: Noch nie war sie einem so empfindsamen Mann begegnet. Doch eine Freundschaft wurde es nicht. Noch im selben

Jahr, am 4. Oktober 1921, heirateten sie in einem Meer von Blumen. Von Ängsten war vorerst keine Rede mehr, das heißt, die Liebe war stärker. Nicht lange nach der Hochzeit zogen Jaap und Katy in das höher gelegene und relativ kühle Bandung. Bandung verfügte über eine geschlossene Kanalisation, sodass Infektionskrankheiten wie Typhus und Ruhr kaum vorkamen. Auf Fotos aus jener Zeit sieht man saubere Straßen mit weißen, unlängst gebauten Häusern, als würden die Menschen auf ihren Fahrrädern durch ein lebensgroßes Modell radeln. Am 11. August 1922 wurde ihr erstes Kind geboren, Sjuwke, meine Großmutter. Im Babybuch notierte Jaap: »Vom ersten Tag an reagiert sie auf Geräusche: Wenn man pfeift, hört sie auf zu weinen. Ob sie wohl musikalisch ist? Ihre Händchen mit den langen, gelenkigen Fingern eröffnen eine Perspektive als Violinistin.« Über die einjährige Sjuwke schrieb er in einem Brief: »Unsere Tochter zeigt großes Interesse an Musikinstrumenten.« Vor allem die besukische Angklung aus Ost-Java, ein traditionelles, aus dem 13. Jahrhundert stammendes und aus Bambusköchern gefertigtes Instrument, mache sie glücklich, so ihr Vater. Katy interpretierte das Verhalten ihrer Tochter ein wenig anders: »Musik findet sie immer noch höchst unerfreulich, und das hat sehr traurige Weinanfälle zur Folge. Singen erträgt sie inzwischen, doch die Geige ist ein Folterinstrument.« Ausgerechnet die Geige.

Ein paar Tage nach meinem Besuch in Jakarta (bei dem ich vor allem auf der Flucht vor den Mücken war und mich um die Kopien der Briefe meines Urgroßvaters sorgte, die in der Hitze labberig wurden) stehe ich mitten im Modell, in

Bandung, der Stadt, in der Jaaps Familie ihre schönste Zeit verbracht hat, wo er aber auch viele Ängste ausstand. Der alte Feind hatte ihn nämlich nicht verlassen, er wartete nur auf die passende Gelegenheit. In dem Augenblick, in dem Jaap zu viel um die Ohren hatte, würde er zuschlagen.

Ich hole die Kopie eines Fotos von Jaap aus der Tasche. Ich betrachte lange sein Gesicht, in der Hoffnung, darin das meine zu sehen, doch seine Wangenknochen sind zu kantig, sein Gesicht ist zu schmal. Es war ein langer Tag. Ich habe mich verlaufen, starrte kopfschüttelnd auf Schilder mit Straßennamen, ging weiter und verlief mich erneut. Mit viel Mühe gelang es mir schließlich, meinen Stadtplan und meine historischen Quellen in Einklang zu bringen. Nach der Unabhängigkeit wurden fast alle Straßennamen geändert – die Stadt hatte meine Unterlagen zu einem Schlüsselroman gemacht.

Von den drei Häusern, in denen die Familie Kunst in Bandung gewohnt hat, stehen heute noch zwei. In dem einen Gebäude, an allen Seiten umgebaut, der historische Kern ist kaum noch erkennbar, firmiert ein dubioses Privacy-Unternehmen. In dem anderen, eigentlich eine veredelte Hütte, ist ein Nagelstudio untergebracht, das vor allem wegen des Angebots eines »Vagina-Spas« auffällt, Nr. 14 auf der Karte. Das dritte Haus hat man abgerissen, um Platz für ein gigantisches, weißes Bankgebäude zu schaffen. In dem Gebäude, das jetzt die Privacy-Firma beherbergt, hielt die Angst ihren Einzug in das Leben der Familie. Dort war Katy das erste Mal Zeuge von einer von Jaaps »Episoden«, die laut der Tochter Sjuwke jedes Jahr vorkamen. Und sie folgten stets dem gleichen Muster: Zunächst gab es eine Phase, in der Jaap fast manisch hart arbeitete, niemand durfte ihn stören. Danach brach er zusammen. Sjuwke berichtet: »Dann saß er tagelang bewegungslos in einem Sessel. Er tat nichts mehr für uns, nicht für Mami und auch nicht für mich. Nach ein paar Tagen stand er dann auf und verließ das Haus mit der Geige auf dem Rücken, ohne zu sagen, wohin er ging. Zu Freunden, um zu musizieren, wie sich später zeigte. Nach ein paar Wochen rief er an und fragte Mami kleinlaut: Hast du vielleicht Lust vorbeizukommen? Und das tat sie, immer. Das war das Zeichen, dass er wieder da war. Dass er wieder ihr gehörte.«

Katy war diejenige, die ihm wieder auf die Beine half, jedes Mal. Während ihrer fast vierzigjährigen Ehe versorgte sie den Haushalt und half Jaap bei seinen Forschungen. An seine Episoden wurden nicht viele Worte verschwendet, und sie schalteten erst recht keinen Arzt ein. Die übliche Erklärung war, dass seine »Empfindlichkeit« zu seiner Genialität gehörte, er war sensibel, außergewöhnlich. »Man fand seine Depressionen unglaublich interessant«, erinnert Sjuwke sich. Sobald Jaap wieder der Alte war, setzte er seine Studien fort. Feldforschung. Mit seinem damals hypermodernen Phonographen, einem Edison Amberola, Modell 50, machte er zahllose Musikaufnahmen auf Wachswalzen, von denen später in Berlin Matrizen gemacht wurden, mit denen die Aufnahmen vervielfältigt werden konnten. Meistens war er mit dem Pferd unterwegs, den schweren Edison-Phonographen hinter dem Sattel festgeschnallt, durch Urwälder und über ländliche Straßen, lokale Sänger mit Zigaretten und Spiegelchen bestechend, alles, damit sie für ihn sangen. Überall, wo Jaap hinkam, kaufte er Instrumente, die er stolz mit nach Hause oder ins Archiv nach Batavia brachte, wo Katy sie ordnete. Alles Geld wurde in seine Forschungen gesteckt, die einer religiösen Mission gleichkamen. Er selbst fasste diesen Enthusiasmus am besten in Worte, und zwar in einem Brief vom November 1923, in dem er schrieb, dass er »blind dem innerlichen Drang gehorche, der mich weitertreibt auf meinem Weg, den Neigung und Talent mir weisen«. In Briefen an Freunde und Kollegen führte mein Urgroßvater seine seelischen Tiefs auf konkrete, äußere Umstände zurück. Im Mai 1922 charakterisierte er die schwierige wirtschaftliche Lage, in der sie sich befanden, als »Malaisezeit«. Im September desselben Jahres berichtete er von Problemen infolge »der Kombination von Gamelan, Forschung, Geburt des Babys, Begleichung von anderthalb Jahren überfälliger Steuer, Umzug und Einrichtung des Hauses«. Aber »wir arbeiten mit aller Kraft«. Regelmäßig bezahlte er seine Rechnungen zu spät. Er schrieb Dutzende Entschuldigungsbriefe. Am 18. Februar 1924 freuten Katy und Jaap sich über ihr zweites Kind: Jacobus oder auch Japie. Zwei Jahre später, am 2. Januar 1926, bekam die Familie ihre endgültige Form: Ein drittes Kind wurde geboren, Egbert Diederik. Eine wachsende Familie, ein Job, die immer umfangreicheren Forschungen, wenig Geld – Katy und Jaap waren mehr und mehr erschöpft. Angst kroch durchs Haus.

In Briefen vom Oktober 1926 sprach Jaap von einer »Unpässlichkeit infolge von Übermüdung« und sogar von »einem Zustand des ständig beinahe Überarbeitetseins«. Ihre Situation verbesserte sich nicht. »Die Unsicherheit – die nun schon so lange herrscht – ist ruinös für die Gemütslage. Und die Nachtruhe«, schrieb er im September

1928. Nach dem Börsencrash 1929, das Startsignal für eine internationale Wirtschaftskrise, wurde das Leben der Familie Kunst noch mal schwerer. Dennoch befanden sich 1931 nicht weniger als 237 Wachswalzen und 245 Musikinstrumente in ihrem Besitz. Nur ein Mal machte Jaap für seine Sorgen nicht nur externe Faktoren verantwortlich. In einem Brief an den befreundeten Historiker Johan Huizinga schrieb er 1932: »Ich muss aufpassen, dass ich mich nicht überarbeite. […] Der hiesige Arzt sagt, mein Nervenkostüm habe einiges zu verkraften gehabt.« Den Brief lese ich mehrmals. Das Nervenkostüm, da lag seiner Ansicht nach also der Schlüssel.

Hätte er nicht seinen Hausarzt, sondern einen europäischen Facharzt zurate gezogen, hätte dieser vermutlich die Diagnose gestellt, dass Jaap an Neurasthenie, Nervenschwäche, litt. Im England des 18. Jahrhunderts wurde Nervenschwäche, die man damals noch *The English Malady* nannte, als ein Problem der höheren sozialen Klassen oder der arrivierten Kapitalisten betrachtet. Es sollte bis ins 19. Jahrhundert dauern – als man in den Bann der Moderne mit all ihren revolutionierenden, Angst einflößenden Erscheinungen geriet: Eisenbahnen, Telefone, die Ausbreitung städtischer Lebensformen, Fotografie –, bis auch die übrige westliche Welt dieses Etikett verwendete. Von Menschen, die mit all diesen Veränderungen nicht mithalten konnten, sagte man, sie litten an Neurasthenie.

Als psychopathologischer Begriff wurde ›Neurasthenie‹ erstmals von dem amerikanischen Psychiater Edwin H. Van Deusen verwandt, der nach seiner ärztlichen Visite in der psychiatrischen Anstalt von Kalamazoo, Michigan, in einem Bericht anmerkte, dass »eine neue Krankheit« aufgetaucht war, »eine Störung des Nervensystems«, die durch »Angst« und »Überarbeitung« verursacht wurde. George Miller Beard, der erste erfolgreiche amerikanische Autor auf dem Gebiet der Psychiatrie, etablierte den Begriff 1869. Die Krankheit wurde nun scherzhaft ›Amerikanitis‹ genannt. Einige der zahlreichen Symptome: allgemeine Schwäche, Kopfschmerzen, erweiterte Pupillen, Schwindel, Ohrensausen, Gefühllosigkeit, Übelkeit, Erröten, Schlaflosigkeit, Alkoholismus oder Drogenabhängigkeit, Zittern, Hysterie, Antriebslosigkeit, Reizbarkeit, Ängste, Zwangsvorstellungen und sexuelle Probleme. Neurasthenie wird oft als ein historischer Vorläufer des Burnout betrachtet. Aber Angst, Ängstlichkeit oder Phobien, damals noch keine eigenen Kategorien, spielten von Anfang an eine wichtige Rolle in dem Krankheitsbild. In der Zeit, bevor die Neurasthenie sich als Diagnose durchsetzte, hatten einige Ärzte und Wissenschaftler dafür plädiert, Angst gesondert zu untersuchen, doch sie richteten ihren Blick vor allem auf die physischen Äußerungen von Angst wie Schwindel oder Atemnot, sodass ihre Beiträge meist in medizinischen Handbüchern erschienen und nicht in psychiatrischen. Weniger akute und physische Formen von Angst, eine allgemeine Ängstlichkeit also (heute bekannt als *anxiety*), hielt man im 19. Jahrhundert häufig für ›normal‹ und alltäglich.

Woher die übermäßigen Ängste stammten, darüber konnte man sich nicht einigen. Mitte des 19. Jahrhunderts meinte der einflussreiche ungarisch-französische HNO-Arzt Maurice Krishaber, übermäßige Angst werde durch instabile Blutkörperchen verursacht. Ein Zeitgenosse Krishabers, der ungarisch-österreichische Neurologe Moriz Benedikt, meinte, die Hauptursache für Panikattacken seien pathologische Veränderungen im Ohr. Doch Theorien, die übermäßige Angst vor allem als ein körperliches Leiden betrachteten, zogen letztendlich gegen den Nervenarzt und Begründer der Psychoanalyse, Sigmund Freud, den Kürzeren, der sich 1894 dafür aussprach, innerhalb der Neurasthenie ein neues Krankheitsbild zu unterscheiden. Die Angstneurose. Sein Vorschlag wurde uneingeschränkt angenommen, kaum jemand kritisierte Freuds Idee, was ihn selbst im Übrigen erstaunte, hatte er doch, nach eigener Aussage, »kaum Fallbeispiele oder Statistiken benutzt«.

Die Begriffe ›Neurasthenie‹ und ›Angstneurose‹ kommen in Jaaps Briefen gar nicht vor. Dasselbe gilt auch für den damals populären Begriff ›Melancholie‹, den – ein kleiner Ausflug in die Antike ist an dieser Stelle angebracht – Hippokrates von Kos (460–370 v. Chr.) eingeführt hat. Im Kern besagt Hippokrates' sehr einflussreiche Lehre, dass unsere Gesundheit auf einem ausgeglichenen Verhältnis der vier verschiedenen Säfte *(humores)* beruht, die es im menschlichen Körper gibt: Schleim *(phleuma)*, Blut *(sanguis)*, gelbe Galle *(cholera citrina)* und schwarze Galle *(melancholia)*. Der Idealzustand ist ein Gleichgewicht, ein perfektes Mengenverhältnis (Krasis) der *humores*. Zu viel Schleim äußere sich in einem ruhigen und schwerfälligen Temperament. Hierin erkennen wir den Phlegmatiker. Ein Überschuss an schwarzer Galle wiederum sei der Grund für ein düsteres, nostalgisches Gemüt. Daher kommt die Bezeichnung Melancholie.

Die Lehre des Hippokrates sollte, mit einigen Veränderungen, bis weit ins Mittelalter die Standardtheorie bleiben und erst im 16. und 17. Jahrhundert ins Wanken geraten, als Wissenschaftler aufgrund von anatomischen Studien besser verstanden, wie der menschliche Körper funktioniert. Der Begriff Melancholie blieb jedoch erhalten. Zu Jaaps Zeiten war Melancholie kein Phänomen mehr, das mit den Körpersäften zusammenhing, sondern ein breiter gefasster Vorläufer dessen, was wir heute als Depression bezeichnen. Melancholie verursachte eine traurige Stimmung und Lethargie. Aber unter dem Begriff wurden auch allerlei Symptome subsumiert, die wir heute mit anderen Krankheitsbildern wie Angststörungen, Zwangsneurosen und Psychosen verbinden. Im 18. Jahrhundert identifizierte man Angst immer stärker mit Melancholie, wie man unter anderem dem Werk des führenden französischen Arztes F. Dufour entnehmen kann, der schrieb, dass »Furcht und die Traurigkeit« die wichtigsten Merkmale von Melancholie seien. Manche Ärzte benutzten Angst sogar als Mittel, um Patienten melancholischer zu machen, sozusagen als Gegengewicht zu deren hitzigen Disposition. »Die Angst ist eine Leidenschaft, die die Erregung des Gehirns vermindert, und kann infolgedessen dessen Auswüchse und vor allem den Zornesausbruch der Maniakalischen beruhigen«, schrieb William Cullen, der Leibarzt des Philosophen David Hume, 1785. Vor allem glühende Schüreisen waren hervorragend geeignet, die Angst zu steigern, fanden die Ärzte heraus.

Auch nicht unwichtig im Fall von Jaap: Im Gegensatz zu Depressionen heute war Melancholie schon seit

Aristoteles bei gelehrten, kreativen und intellektuellen Männern als beklagenswerter Nebeneffekt ihrer kontemplativen Veranlagung allgemein akzeptiert. Dass weder in Jaaps Briefen noch in den Erinnerungen seiner Kinder das Wort Melancholie zu finden ist, lässt mich vermuten, dass es ihm schwerfiel zuzugeben, dass seine Probleme nicht ausschließlich auf die (wirtschaftlichen) Lebensumstände zurückgeführt werden konnten – Java stand am Rande des wirtschaftlichen Untergangs –, sondern auch in ihm selbst waren. Nur in seinen Briefen an Katy schien er vollkommen ehrlich sein zu können.

Das Jahr 1930 brachte einen kleinen Hoffnungsschimmer für Jaap und seine Familie. Er bekam die Stelle des Gouvernements-Musikologen: Seine Berufung und sein Job wurden eins. Die Familie zog erneut um, diesmal innerhalb von Bandung. Der offene Umzugswagen mit den gesammelten Instrumenten wurde dank der Bevölkerung vor Ort zu »einem fahrenden Orchester im Sonnenschein«. Jaap war mehr unterwegs als je zuvor, Katy blieb zu Hause bei den Kindern. Er zog durch den Dschungel, über baufällige Bambusbrücken, war Zeuge von Festen in der Wildnis, Tanzveranstaltungen von Männern und Frauen in farbiger Adat-Kleidung, geschmückt mit weißen Hahnenfedern, roten und weißen Perlen, einem Stab mit Federn, Pfeil und Bogen und »Glöckchen an den Knöcheln und auf dem Allerwertesten«. Solange er in Bewegung war, konnten die Ängste ihn nicht einholen.

Im Dezember 1931 fiel das Damoklesschwert. Jaaps musikwissenschaftliche Forschung wurde beendet. Er bekam »irgendeinen juristisch-administrativen Posten« zugewiesen, der ihn nicht interessierte. In einem Brief an einen Freund schrieb er: »Die plötzliche Veränderung und die Aussicht, wieder diese hoffnungslos zähe administrative und juristische Arbeit verrichten zu müssen, hat mich psychisch sehr belastet. [...] Dass nun diese Forschungen wieder eingestellt werden. Es ist zum Heulen.« Katy erkrankte des Öfteren und magerte ab. Die Kinder kränkelten. Es reichte. Zeit, um die Rückkehr in die Niederlande zu planen. Zu diesem Zeitpunkt gab es im Haus fast 1200 Instrumente.

»Ich bin gespannt«, schrieb er 1934 am Vorabend der Abreise an einen Freund, »ob ich Indien noch in diesem Jahr wiedersehen werde, ja, ob ich überhaupt nach Java zurückkehren werde. Aus verschiedenen Gründen ist es für mich erstrebenswerter zu versuchen, mir eine neue Existenz in Europa aufzubauen. Weder meine Frau noch ich vertragen das hiesige Klima gut, und ich habe noch immer das Gefühl, dass meine Nerven infolge der vielen Arbeit gelitten haben.« Jaap ahnte es. Er sollte nie wieder niederländisch-indischen Boden betreten.

*

Auch ich reise wieder ab. Drei Wochen bin ich in Indonesien gewesen, mit historischem Quellenmaterial und Fotos meines Urgroßvaters im Gepäck, mit dem ich mich zuvor noch nicht beschäftigt hatte, in dessen Leben es aber zahlreiche Vorausdeutungen auf mein Leben gibt. An meinem letzten Abend in Bandung besuche ich eine traditionelle

javanische Musikveranstaltung. Es ist eine Feier des Gamelan und des Angklung, des Instruments, auf dem meine
Großmutter, laut Jaap, so gerne spielte, als sie ein Jahr alt
war. Orchester und Instrument haben einen warmen, ein-
ladenden Klang, sie verwenden Vibrato und Halleffekte. Es
ist eine harmonische Kakofonie, die man nur versteht, solange man sie hört, und die sich verflüchtigt, unverständlich
wird, sobald sie verstummt ist. Vielleicht ist es das, was Jaap
an javanischer Volksmusik so faszinierte: ihre Unanalysier-
barkeit, ihre Rätselhaftigkeit, als Hörer kann man darin
eintauchen, sich selbst für ein Weilchen verlieren. Ich entscheide mich, das Mini-Angklung, das man mir mit einem
Band um den Hals gehängt hat, an der Kasse nicht wieder
abzugeben – ein willkürliches, zerbrechliches, gestohle-
nes Andenken an einen Bekannten, dem ich nie begegnet
bin.

*

Wie gesagt, Jaaps Reise zurück in die Niederlande war eine
emotionale Herausforderung. Zunächst gab es Probleme
mit Jaap junior. Bei der Abfahrt aus Colombo (Sri Lanka)
hatte Japie sich in einem Winkel des Maschinenraums versteckt, wo er auf die dröhnenden Dieselmotoren starrte, die
das Schiff antrieben. Für die anderen Unannehmlichkeiten
war Jaap senior verantwortlich: plötzliche Heulanfälle, das
Sich-an-die-Reling-Klammern, die Ängste. Schon während
der Reise fantasierte er über eine Rückkehr nach Niederländisch-Indien, nach einer Weile, wenn alle wieder fit für
die Überfahrt wären. Sie gingen in Rotterdam von Bord,

der größten Hafenstadt des Landes, das sie ab jetzt ihre Heimat nannten. Holländer waren sie.

Nach einem Jahr in den Niederlanden riet Jaaps Hausarzt ihm entschieden davon ab, jemals wieder in die Tropen zu reisen, schon gar nicht mit Frau und Kindern. Jaap fand sich damit ab, in der Hoffnung, so seine »elende Schlaflosigkeit« endlich loszuwerden. Das gelang ihm nicht. Es fiel ihm schwer, wieder in den Niederlanden zu sein. Sie hatten wenig Geld, und seine Forschung stieß auf kein sonderlich großes Interesse bei den Niederländern. Jedes Mal, wenn er ins Ausland reiste, empfand er den Verlust seiner Freiheit umso stärker: die Weite in Niederländisch-Indien, die Unabhängigkeit und vor allem die Musik, die Zauberklänge des Gamelan. Um 1939 herum machte er, entgegen der Empfehlung seines Arztes, konkrete Pläne für eine Rückkehr nach Java. Sie würden aufbrechen, sobald es der Familie besserging. Im Mai 1940 sollte es so weit sein. Die Tropenausrüstung war gekauft, die Koffer hatte man bereits vorausgeschickt, sie befanden sich in Genua. Doch dann überfiel Deutschland am 10. Mai die Niederlande. Ihr Schiff lief nicht mehr aus. Das Gepäck kam Monate später wieder in den Niederlanden an, zerbeult, aber ansonsten wohlbehalten.

Im Elend des Krieges bot nur die Musik Trost. Im Hungerwinter 1944/45, als es kein Heizmaterial, keinen Strom, kein Gas und kaum mehr etwas zu essen gab, trafen Jaap und seine Freunde sich regelmäßig. »Wir spürten das alles nicht, wenn wir musizierten«, erinnerte er sich. Gäste und Musiker brachten alle jeweils ein Holzscheit oder ein paar Stücke Torf mit, damit die Finger der Musiker nicht vor

Kälte steif wurden, denn dann litt die Musik entsprechend. Doch als der Krieg zu Ende ging, verschwanden die Ängste nicht. Schlimmer noch, Jaap befand sich immer häufiger in seelischen Tiefs, die jetzt, da man keine arbeits- oder kriegsbezogenen Ursachen mehr vorschieben konnte und niemand da war, der einem Genialität zuschrieb, umso schmerzlicher waren. In den Fünfzigerjahren reiste Jaap durch die Welt und hielt Vorträge. Überall, wo er hinkam, spielte er Geige. Manchmal gelang es ihm, irgendwo ein »gutes indisches« Frühstück zu ergattern: Kaffee, Bananen, Papaya, Brot und Dosenbutter.

1956 war er mit dem Reisen so gut wie durch. Es war an der Zeit, seine Memoiren zu schreiben. Erst jetzt, das Ende in Sicht, traute er sich, ehrlich zu sein hinsichtlich der »inneren Spannungen«, die ihn auf der weiterführenden Schule geplagt hatten, der Ängste während der Schiffsfahrt von der Kolonie in die Niederlande und seiner Verlobungen vor Katy, die in nicht näher ausgeführten »Angstkatastrophen« geendet waren. »Ein Überbleibsel dieser Angst«, schrieb er, »in Form einer gelegentlich unerwartet aufkommenden Beklemmung hindert mich daran, das Leben in vollkommener Harmonie zu genießen.« Es sei seiner »lieben und klugen« Frau zu verdanken, dass er hatte funktionieren können – sie, die die »Abnormalität seiner inneren Struktur« verstand, sie, die ihn schonte. Jaap starb am 7. Dezember 1960, ein grauer, kalter, urholländischer Tag. Er hinterließ eine Korrespondenz von 8500 Briefen, einige laufende Meter wissenschaftlicher Bücher, Mappen und Notizhefte, endlos viele Telegramme, in denen es um Geldmangel geht, Kisten voller Fotos von Instrumenten. Jede Unebenheit im

Holz, jeder Riss im Firnis ist dokumentiert, alles ist exakt verschlagwortet und untergebracht in einem kühlen Archiv einer Amsterdamer Museumssammlung. So wird ein Lebenswerk zum Katalog und ein Mensch zu einer Quelle.

*

Von Jaaps Kindern kenne ich nur Sjuwke, meine Großmutter, die Angklung-Spielerin. Bis auf den heutigen Tag besteht eine tiefe Affinität zwischen uns. Wenn ich sie im Pflegeheim besuche, reicht uns oft ein einziger Blick. Unsere Beziehung beruht zu einem großen Teil auf unserer geteilten Erfahrung von Angst, als würden wir beide dasselbe Geheimnis kennen. Mit Sjuwke wurde die niederländisch-indische Angstgeschichte zu einer holländischen. Wie ihr Vater hat Sjuwke immer einen starken »inneren Drang« verspürt. Sie war noch sehr jung, als ihrem Vater auffiel, dass sie, wie sie selbst sagt, »außergewöhnlich gut« zeichnen konnte. Sie besuchte die Dorfschule auf Terschelling, die höhere Mädchenschule in Arnheim und das Montessori-Lyceum in Leusden. Nach eigener Aussage war sie ein braves, fleißiges Mädchen, das ständig zeichnete. Einmal fuhr sie für einige Monate nach Eijsden in der Provinz Limburg, zum Schloss Oost, einer Künstlerkolonie. Die Monate dort waren vielleicht ihre glücklichsten, glücklich genug, um sich ein Leben lang dorthin zurückzusehnen. Während die Niederlande von den Deutschen besetzt waren und die Züge in Richtung Osten fuhren, schwamm sie jeden Tag in der kühlen, klaren Maas, radelte durch das hügelige Limburger Land, zeichnete Sträucher, Bäume, Wege und Wasser. Hin und wieder war ein junger Mann hinter ihr her, doch für Jungs interessierte sie sich nicht.

Das änderte sich 1941, als Sjuwke meinem Großvater Geurt begegnete, auf dem Bahnhof in Amersfoort. Eigentlich kannten sie einander schon, sie war mit seiner Schwester befreundet. Doch 1941 auf dem Bahnhof traf sie plötzlich einen erwachsenen und attraktiven Mann. Geurt kehrte gerade aus Rom zurück, wo er zum Katholizismus konvertiert war, nachdem die Kirchen, Bauwerke und jahrhundertealten Traditionen den jungen Künstler so beeindruckt hatten. »Die Zugfahrt hatte Tage gedauert, in einem verdunkelten Waggon«, schrieb er später. »Es war eiskalt im Vaterland. Ich schleppte meinen Koffer über den festgefrorenen Schnee. Das erste bekannte Gesicht, das ich sah, gehörte einer Klassenkameradin meiner Schwester Else. Sjuwke Kunst kam mir auf dem Fahrrad entgegen, aber sie winkte nicht zurück.« Der Grund war: Als sie ihn bemerkte, wie er da stand mit seinem schweren Koffer, fiel ihr ein, dass sie gegen die Eiseskälte ein schmuddeliges Kopftuch trug, und es hingen Eiszapfen an ihrer Nase. So durfte er sie nicht sehen, und deshalb fuhr sie, ohne sich umzusehen, an ihm vorbei. Diese Anekdote haben mir beide genüsslich erzählt. Er war stolz, weil er sie am Ende doch für sich gewonnen hat, sie war stolz, weil er um sie gekämpft hatte.

Geurt und Sjuwke zogen in ein winziges, zugiges Haus an der Amsterdamer Lijnbaansgracht. Es waren schwierige Zeiten. Geurt arbeitete als Medailleur, Sjuwke als Zeichnerin und Bildhauerin, keine Fertigkeiten, für die es während des Krieges großen Bedarf gab (davor und danach auch nicht). Sie bekamen vier Kinder, einen Sohn und drei Töchter. Meine Mutter, das dritte Kind, wurde 1949 geboren.

Der Krieg war vorbei, doch Trauer und Entbehrungen legten einen Schleier über die Tage. Fast eine Million Niederländer besaßen nur die Kleider, die sie trugen, und meine Großeltern bildeten keine Ausnahme. Sie kamen gerade so über die Runden. Sjuwke schämte sich nicht, aus alten Lappen und Tüchern Kinderkleider zu nähen. Manchmal, wenn sich das Haus zu klein anfühlte oder es nicht genug zu essen gab, ging Sjuwke mit den Kindern zu ihrer Mutter, zu »Beautiful Katy«, die inzwischen am Valeriusplein wohnte, in einer Wohnung voller indonesischer Totems und verstaubter Erinnerungsstücke.

Die ersten Jahre nach dem Krieg kosteten meine Oma sehr viel Kraft. Sie durchlebte depressive Verstimmungen, die oft monatelang dauerten. Sie spricht nicht gern darüber, bis heute. »Ich bin ein Spannungen aufsaugender Schwamm«, sagt sie dann. »Ich habe ein empfindliches Nervenkostüm, genau wie mein Vater.« Sie beschreibt ihren Zustand als eine Art Erschöpfung. »Ich bin immer an die Grenze meiner Leistungsfähigkeit gegangen. Ich machte einfach immer weiter, es ging einfach immer weiter. Dann überkam mich irgendwann plötzlich das Gefühl, mein Leben nicht mehr in der Hand zu haben. Es war eine Art Überfall in meinem Kopf. Ich verlor mein Gleichgewicht. Und hinzu kam schließlich noch das Gefühl zu versagen, es nicht zu schaffen, einfach zu blöd zu sein.« Es hat lange gedauert, ehe sie mir darüber berichtet hat, wie sie sich fühlte, wenn »es« wieder zuzuschlagen drohte. Es begann mit einem wachsenden Unbehagen, mit Unruhe, Sorgen und Ängsten, die nicht verschwanden. »Es überfiel mich, es kam auf mich zu, Widerstand zwecklos.« Sie empfand ein Gefühl der Beklemmung, fühlte sich gefangen. Sie konnte nicht einschlafen, quälte sich durch die Nacht. Am nächsten Tag fürchtete sie sich vor dem Abend, vor dem Zubettgehen. Sie wusste: Wenn ich wieder nicht schlafe, bin ich nicht widerstandsfähig. Es kostete sie immer mehr Mühe, nicht zusammenzubrechen. Aus Angst, nicht schlafen zu können, machte sie kein Auge zu. Am Ende schlief sie kaum noch.

»Wir Kinder sahen es, wenn wir aus der Schule kamen«, erinnert sich meine Mutter. »Wie sie am Tisch saß, ihre gebrochene Stimme, die wandernden Augen, der ratlose Blick. Mit einem Mal konnte sie nichts mehr, war fix und fertig. Arbeiten, die sie früher mit links machte, waren ihr zu viel, jeder Gedanke war beunruhigend. Besänftigende Worte drangen nicht zu ihr durch, der Halt, den die Ordnung der Dinge und andere Menschen bieten können, wirkte nicht. Manchmal schien etwas bei ihr anzukommen – wie sehr wir sie liebten, und dass es bestimmt vorübergehen werde –, doch dieser Eindruck verflüchtigte sich wieder, sobald man aufhörte zu sprechen. Nichts von dem, was wir sagten, blieb hängen. Unheilverkündend war das, als wäre sie von einer finsteren Macht besessen.«

Die depressiven Phasen kamen und gingen, sie hinterließen Spuren bei der jungen Familie. Der solide, praktisch eingestellte Geurt tat sein Bestes und kümmerte sich rührend um seine Frau, er verstand aber nicht so recht, was mit ihr los war. Die Kinder taten das noch weniger, sie sahen keinen Zusammenhang zwischen ihrem Verhalten und der

Stimmung ihrer Mutter, sie waren hilflos. Mitunter fragten sie sich: Liegt es an uns? Tochter Clara erinnert sich daran, dass ihre Mutter Schutz bei ihr suchte, sich im Bett an sie drückte und beruhigt werden wollte. Vielleicht war es ja doch ihre Schuld, hatte Mama nicht gesagt, sie sei am glücklichsten, wenn sie zeichnete?

Es gab etwas, da draußen, das sich monatelang versteckt hielt und dann plötzlich zuschlug und ihre sonst so liebe und fürsorgliche Mutter in einen ängstlichen, trübsinnigen Schatten ihrer selbst verwandelte, etwas, das sie entzweibrach, in zwei Menschen, die keinerlei Gemeinsamkeiten hatten. Meine Mutter empfand dieses »Etwas« als ein Ungeheuer. »Und dann, ebenso unvermittelt, wie es aufgetaucht war, verschwand es wieder«, berichtet meine Mutter. »Die Angst und das Chaos waren weg. Ihre Stimme klang wieder fester, ihr Blick war weniger hilflos, es entstand mehr Licht und mehr Raum. Es verschwand ebenso plötzlich, wie es gekommen war, und dann wollte sie auf keinen Fall an die Zeit davor erinnert werden. Meine Mutter hat immer zwei Gesichter gehabt.«

Doch wie sollte man dieses Etwas, das den verschiedenen Identitäten zugrunde lag, nennen?

Das ehrwürdige Etikett ›melancholisch‹ war nie für Frauen vorgesehen. Für sie gab es eine besondere Kategorie, die Hysterie, eine Ableitung aus dem griechischen Wort *hystéra,* das ›Gebärmutter‹ bedeutet. Eigentlich war Hysterie letztendlich Melancholie, ohne die dazugehörigen positiven Konnotationen von Außergewöhnlichkeit und Genialität. Die Vorstellung, dass die Gebärmutter aufgrund von spontanen Bewegungen einen negativen Einfluss auf die Gesundheit hat, gab es bereits um 1900 v. Chr. im alten Ägypten. Eines der ältesten medizinischen Dokumente, das *Ebers Papyrus* (circa 1600 v. Chr.) erwähnte bereits das wichtigste ›hysterische‹ Symptom: das Gefühl zu ersticken. Der Therapievorschlag der alten Ägypter: die Gebärmutter an ihre ›natürliche Position‹ zurückschieben, manchmal nachdem eine beißende, stinkende Substanz um die Vulva herum aufgetragen wurde. Hippokrates war der Erste, der den Begriff ›Hysterie‹ benutzte. Laut seiner Theorie ist die Gebärmutter ruhelos und neigt zum Wandern, wodurch das innere Gleichgewicht der Frau gestört wird. Hippokrates nahm an, der Körper der Frau sei kalt und nass und könne daher schneller in Faulung übergehen, was Ängste, Erstickungsgefühle und Zittern nach sich zog. Laut Hippokrates bedürfe eine Frau des Geschlechtsverkehrs mit einem Mann, um ihren Körper zu ›reinigen‹. Erst im 17. Jahrhundert gelangte man durch die Arbeiten des französischen Gelehrten Charles Le Pois (der meinte, Hysterie sei eigentlich dasselbe wie Hypochondrie) und des Oxforder Gelehrten Thomas Willis zu der Erkenntnis, dass die Gebärmutter bei dem, was man unter Hysterie verstand, keinerlei Rolle spielte.

Zu Zeiten von Sjuwke verlor der Begriff ›Melancholie‹ allmählich seine wissenschaftliche Autorität. Ein neues Etikett war geschaffen worden, ein neues Etikett für eine alte Krankheit: die Depression, abgeleitet vom lateinischen Wort *deprimere,* niederdrücken.

Seit 1860 taucht der Begriff ›Depression‹ bereits in medizinischen Wörterbüchern auf, um einen Zustand der Niedergeschlagenheit zu benennen. Nach der Aussage von Historikern war genau dieses Element, die Niedergeschlagenheit, der Auslöser für das Entstehen eines neuen medizinischen Begriffs. Melancholie wurde einerseits als zu breit gefasst angesehen, bot aber andererseits keinen Raum für die Bedrücktheit, die Ärzte bei ihren Patienten beobachteten. Melancholie zerfiel daher in unterschiedliche Krankheitsbilder, von denen die Depression das wichtigste war. In der 1885 erschienen ersten Auflage des *Manuel pratique de médicine mentale* (Handbuch der Psychiatrie) von Emmanuel Régis wurde Depression als »der Zustand, der das Gegenteil von Erregung ist« definiert, der von »kleinen Konzentrationsschwierigkeiten bis hin zu völliger Lähmung« reicht. Der Arzt Sir William Gull, der die psychisch bedingte Essstörung beschrieb und dafür die Bezeichnung ›Anorexia nervosa‹ einführte, präzisierte den Begriff der Depression, indem er konstatierte, dass sie »scheinbar ohne adäquaten Grund« auftreten konnte. Zu Beginn des 20. Jahrhunderts, als die Psychiatrie sich immer eindeutiger als eigenes medizinisches Fachgebiet profilierte, verlor Melancholie den Kampf der Begriffe gegen die genauere, wissenschaftlich fundierte Bezeichnung Depression endgültig. Während Melancholie zunehmend als eine vage Stimmung betrachtet wurde, die man laut Freud am besten mit Trauer vergleichen konnte, wurde die Depression in der Welt der Medizin schließlich die anerkannte Krankheitsbezeichnung.

Meine Oma Sjuwke wurde auch mit diesem neuen Namen konfrontiert. Zu ihrer Verärgerung übrigens. »Der Doktor bezeichnete es als eine Depression, aber das half nicht die Bohne. Er schickte mich zu einem Psychiater, was auch nichts brachte. Mann, war das ein Miesepeter. Es passierte einfach nichts.« Medikamente fand sie erst recht schrecklich. Sie absolvierte eine Schlafkur, eine von dem Schweizer Psychiater Jakob Klaesi entwickelte Therapie, bei der der Patient oder die Patientin in einem Zeitraum von zwei Wochen 18 bis 20 Stunden pro Tag medikamentös ruhiggestellt wird, um so zur Ruhe zu kommen. Nach der Kur ging es ihr noch schlechter. Sie versuchte es mit Schlaftabletten, danach mit Antidepressiva. »Es war eine chemische Zerstörung, ein Vergiften.« Bis heute misstraut sie sogar Paracetamol.

Auch mit 96 Jahren leidet sie ab und zu noch unter depressiven Phasen, doch die Täler sind längst nicht mehr so tief. Sie wartet, bis es vorbei ist, und hört währenddessen im Pflegeheim Radio, klassische Musik, Klavier- und Klarinetten- und natürlich Geigenmusik.

*

Hatten Sjuwkes Seelentiefs vielleicht mit ihrer unterdrückten Selbstentfaltung zu tun, mit dem Zeichentalent, das nicht zur Entfaltung kommen durfte, um Zeit für die Familie zu haben, mit ihren unerfüllten Sehnsüchten, die wie selbstverständlich denen des Familienoberhaupts, des Patriarchen, untergeordnet wurden? Diese Frage stellte Sjuwkes Tochter, meine Mutter, sich regelmäßig. Selbstentfaltung, Unterordnung – das sind Begriffe aus einer anderen Zeit, aus den 60er-Jahren, in denen das stoische Schweigen aus den Jahren des Wiederaufbaus gegen die Redefreiheit, den Feminismus, einen Fokus auf das Individuum, die Psyche, das Selbst, das wahre Selbst (du weißt schon), gegen Herzensergießungen eingetauscht wurde.

Meine Mutter studierte so wie ich später an der Universität von Amsterdam, am Oudemanhuispoort. Sie hatte sich aus exakt denselben Gründen eingeschrieben, wie ich gut 30 Jahre später: Sie wollte sich und die Welt besser verstehen, aber wusste nicht, wo sie anfangen sollte. Um sich nicht in der dunklen, irrationalen Innenwelt ihrer Mutter zu verlieren, klammerte sie sich an die Wissenschaft, an die Ratio. Als sie 17 war, lernte sie einen bekannten Architekten kennen, der 13 Jahre älter war als sie. »Ich hatte mein Abitur noch vor mir«, erzählte sie mir. »In der Mittagspause ging ich oft zu ihm essen. Er machte Eier mit Käsesauce und Knoblauch und brachte mich anschließend wieder zur Schule. Ich stank dann fürchterlich, aber das war mir völlig egal. Es war, als wären alle Grenzen verschwunden, als läge die Welt offen vor mir. Er fuhr mit mir nach Venedig, nach Rom. Die Welt war schöner, als ich gedacht hatte. Und ich durfte daran teilhaben. Ich wurde gesehen.«

Ihre Mutter, Sjuwke, nähte aus hellblauem Cordstoff des Textilgeschäfts Barotex das Brautkleid. Am Vorabend der Hochzeit seufzte meine Mutter, sie wolle eigentlich gar nicht heiraten. Sie fand, sie sei noch zu jung, und zweifelte sehr. »Du hast nicht viel zu wollen im Leben«, sagte meine Oma, und so wurde meine Mutter eine junge Braut, die sich Mühe geben musste, nicht traurig dreinzuschauen. Während der Hochzeitsreise, in Venedig, hatte sie ihre erste Panikattacke.

Einige Jahre lief es gut zwischen den beiden. Doch irgendwann fing sie an, sich über ihn zu ärgern. »Die schönste Zeit hatten wir, als er der Vater und ich die Tochter war«, sagt sie. »Den Übergang zu einer Beziehung auf Augenhöhe haben wir nie geschafft.« Es dauerte nicht lange, bis ihre Bewunderung vollständig in Enttäuschung umgeschlagen war. Mit 24 war sie nicht nur eine Studentin, sondern auch eine geschiedene junge Frau, die nun so traurig dreinschauen konnte, wie sie selbst wollte. Als so jung Geschiedene war sie eine Attraktion. Die damals tonangebende Zeitschrift *Haagse Post* führte mit ihr ein Interview über das »neue Scheiden«; das ›Neue‹ war vermutlich, dass die Scheidung von der Frau eingeleitet wurde anstatt vom Mann. Redakteur der *Haagse Post* war ein Journalist aus Brabant, der Mitgefühl mit dem verlassenen Ehemann hatte, der seiner Meinung nach »unter kompliziertem Geschwätz begraben zu werden schien«. Dieser Journalist wird in dieser Geschichte noch eine Rolle spielen, auch wenn er das damals noch nicht wusste.

Weil meine Mutter auf den Unterhalt ihres Exmannes verzichtete, musste sie eigenes Geld verdienen, und zwar schnell. Sie wurde die Assistentin von Joop Goudsblom und Abram de Swaan, namhafte, charismatische Soziologen. Neben ihrem Soziologiestudium machte sie an der Rietveld-Akademie eine Ausbildung zur Bildhauerin und spielte Geige im Amsterdamer Volks-, Salon- und Amüsement-Orchester. Sie bewohnte zugige Obergeschosse in den schmalen *hofjes* des Stadtteils Jordaan, ging spät zu Bett, meistens nachdem sie zuvor stundenlang in Kneipen gesessen hatte, trinkend, Schach spielend, Zigaretten drehend. Sie schaffte es, sich als einzige Frau in den männlichen Soziologenkreisen, in denen sie verkehrte, zu behaupten. Aber das war nicht leicht, und der Druck, den sie sich selbst auferlegte, war groß. Das nagende Gefühl, das sie immer häufiger beschlich, bekämpfte sie, indem sie noch mehr las, noch härter arbeitete.

Und dann ging es plötzlich nicht mehr. Auf einige gute Monate folgte immer ein Zusammenbruch. Sie traute sich nicht mehr aus dem Haus, traf ihre Freunde nicht mehr, die Bücher wurden nicht mehr angefasst. Sie verkroch sich unter der Decke und hörte beruhigende Musikstücke von Erik Satie, ein ums andere Mal, immer wieder. Sie stand nur auf, um zur Toilette zu gehen oder die Schallplatte umzudrehen; ihre Zeiteinheiten hießen Seite A und B, das Bewusstsein für Stunden und Tage war ihr vollständig abhandengekommen. Sie hatte das Gefühl, »keinen Boden mehr unter den Füßen« zu haben. Wenn sie heute davon erzählt, wird ihre Art zu sprechen automatisch abgehackt. »Hatte dann Angst, das Leben nicht meistern zu können. Die Dinge, die normalerweise halfen, hatten ihre Halt gebende Wirkung verloren, der Glanz war weg. Angst vor der Außenwelt verstärkte innere Angst und umgekehrt.« Sie drehte die Platte um. »Ich wusste, ich würde da wieder rauskommen, doch das war eher etwas, das ich mir immer wieder sagte, das aber nicht wirklich in mir verankert war.« Von Seite B auf A. »Sah verbraucht aus, hatte Ringe unter den Augen. Das Gefühl, immer kurz vorm Heulen zu sein. Welt war für mich nicht wirklich erreichbar, als wäre eine Glasscheibe zwischen uns oder eine Art Schleier.« Das alles dauerte einige Wochen. Danach rappelte sie sich wieder auf. Anlauf, Verlauf, Ablauf, das war der Zyklus.

Abram de Swaan, der außer soziologischen auch psycho-analytische Ambitionen hatte, riet ihr, eine Psychoanalyse zu machen. Sie wolle doch nicht ihr ganzes Leben dem-selben Muster verhaftet bleiben und in dieselben Gruben fallen?

Die Psychoanalyse ist die Methode, die Sigmund Freud allmählich entwickelt hat und die, seiner Ansicht nach, eine »Mittelstellung zwischen Medizin und Philosophie« ein-nimmt. Psychoanalyse war für Freud wie Feldforschung: So konnte er seine Theorien in der Praxis erproben und zu-gleich neue Erkenntnisse gewinnen, die er dann wieder in sein Theoriegebäude integrierte. Und so, Stück für Stück, veränderte Freud unsere Vorstellung von Angst endgültig.

Aus Unzufriedenheit über die Unbestimmtheit des Begriffs Neurasthenie, der viel zu viele Symptome umfasste, formu-lierte Freud, wie gesagt, 1894 das Krankheitsbild der Angst-neurose, deren Kernsymptom »die ängstliche Erwartung« ist. Mit dieser Behauptung griff er, vielleicht ohne es zu wissen, auf zwei lange Traditionen zurück: die Tradition, die Angst als Leiden unserer Fantasie typisierte, und die Tradition, die Angst als Reaktion auf mögliches zukünf-tiges Unheil betrachtete. Freuds größter Einfluss auf die Geschichte des Begriffs Angst beruht auf seiner Signal-theorie oder sogenannten Zweiten Angsttheorie, die darauf hinausläuft, dass er Angstsymptome als ein Signal (Aus-löser) betrachtet. Obwohl dieses Signal mehr oder weniger willkürlich ist, kann es sich mit einem inneren Problem verbinden und so die Empfindung von Angst hervorrufen. Zu denken wäre dabei an Phobien, also die Furcht vor augenscheinlich harmlosen Objekten oder Wesen wie einer Spinne oder einer Maus.

Laut Freud liegt der Ursprung solcher Probleme in unverarbeiteter sexueller Erregung, einer der vielen Triebe, die wir als Kind gefühlt haben und für den es im Erwachsenenleben keinen Platz gibt. Deshalb interessierte sich Freud – der einst Neurologe hatte werden wollen und in einem Labor Hirne untersucht hatte, um herauszufinden, wo sich in dem mattgrauen, schwabbeligen Klumpen der Wahnsinn versteckte – auch so sehr für die frühe Kindheit. Das Schnappen nach Luft, eine häufig vorkommende Begleiterscheinung von Angst und Panik, interpretierte er als ein Überbleibsel unseres Schreiens nach der Geburt. Ein Zeitgenosse und enger Mitarbeiter Freuds, Otto Rank, ging noch weiter. Rank meinte, Angst werde durch das Trauma der Geburt verursacht, eine Theorie, die selbst Freud für spekulativ hielt, was keine Empfehlung ist. Ein Leitmotiv in Freuds Denken ist die Ödipus-Situation: Die Gefahr in der wirklichen Welt ist der besitzergreifende Vater, König Laios, der den Auftrag erteilt, seinen frisch geborenen Sohn zu ermorden, weil er Angst hat, dieser könnte sich später mit seiner Frau, also der Mutter des Kindes, vermählen. Die daraus resultierende Angst des kleinen Ödipus fühlt jeder, laut Freud, mehr oder weniger stark.

Vor Freud waren allerlei Arten von Angst und psychischen Leiden, in denen Angst eine große Rolle spielt, ausführlich beschrieben worden, doch die Vorstellung, dass wir unsere eigenen Ängste produzieren, war vollkommen neu. Nur von Erkenntnissen, die so revolutionär waren, dass sie unsere Art zu denken definitiv verändert haben, können wir heute sagen: Das weiß doch jeder. Doch Angst als besondere medizinische Kategorie zu betrachten, sie zu einer ganz eigenen Störung zu machen, hätte Freud vermutlich dennoch als sehr merkwürdig empfunden. Für Freud war Angst die Scheidemünze, die bei jedem inneren Konflikt eingesetzt wird.

Als meine Mutter zur Schule ging, hielt man die Psychoanalyse allgemein für Scharlatanerie. Doch als sie studierte, gewann die neue Therapie just in den soziologischen Kreisen, in denen sie verkehrte, an Ansehen, vor allem weil de Swaan und Goudsblom sich dafür interessierten. Hinzu kam, dass damals alle namhaften Psychiater auch als Psychoanalytiker arbeiteten; die Grenzen waren weniger rigide als heute. (Das erste *Diagnostic and Statistical Manual of Mental Disorders*, kurz DSM, war 1952 erschienen, doch es sollte noch Jahrzehnte dauern, bis es als Standardwerk benutzt wurde.) Freunde meiner Mutter fanden es seltsam, dass sie eine Analyse machen wollte, all diese freudschen Spekulationen und diese übersexualisierte Symbolik. Doch sie hatte ein großes Bedürfnis nach einem zusammenhängenden, erklärenden Narrativ. Und außerdem, die Swaan und Goudsblom wussten doch, wovon sie sprachen?

An einem Nachmittag rufe ich meine Mutter an. (Sie denkt sofort, mir sei etwas passiert oder ich sei krank, dasselbe denke ich, wenn sie mich anruft.) Ich berichte ihr über die Reise, die ich gerade unternehme, über Jakarta und Bandung, über Jaap und ihre Mutter. Doch ich habe auch eine Bitte: Ihr erklärendes Narrativ, das würde ich gern mal hören.

∗

79

An einem verregneten Donnerstagabend ist es so weit. Meine Mutter und ich sitzen ich in der Amsterdamer Künstler-Sozietät, deren Mitglied mein Großvater war. Er ist hier gestorben, an seinem Lieblingstisch, wo er oft zu Mittag aß. Vor mir liegt die Mappe mit ihrer Anamnese, auf Schreibmaschine getippt, die Fehler mit Tipp-Ex korrigiert. Nachdem sie die Unterlagen vor Jahren angefordert hatte, war sie vor Kurzem beim Aufräumen wieder darauf gestoßen. Sie war damit einverstanden, die Papiere mit mir durchzugehen. Die sexuell gefärbten Passagen hat sie mit einem blauen Edding durchgestrichen, was dem Dokument die Aura eines FBI-Memorandums verleiht. Wenn man die Blätter gegen das Licht hält, kann man hier und da das Wort »Orgasmus« lesen. Nervös schlage ich die Seiten um, zunächst bei einer Tasse Kaffee, doch schon bald gehe ich zu einem Glas Wein über.

Es ist eine merkwürdige Erfahrung zu lesen, wie die eigene Mutter früher war. Als Kind ist man in gewisser Weise immer der Höhepunkt der Erzählung, die biografischen Linien deiner Eltern laufen in dir zusammen, finden in dir sozusagen ihren natürlichen Kulminationspunkt. Diese narzisstische Illusion wird gnadenlos zerstört, wenn man dann der Wirklichkeit ins Auge sieht: Deine Mutter hätte ebenso gut ein anderes Leben führen können, sie hätte ebenso gut ein anderes Kind bekommen können oder überhaupt keine Kinder.

Während ich die Unterlagen durchlese, schaue ich durch die Augen des aufnehmenden Arztes (der entscheiden muss, ob eine Analyse ratsam ist) und sehe sie mit einem Mal als junge, unsichere Frau. Der Analytiker beschreibt sie als »Frau mit Brille mit leicht getönten Gläsern und metallener Fassung, regelmäßiges Gesicht, Cordjacke, ein wenig schmuddelig gekleidet. Auffallend ist, dass die Nägel der linken Hand lackiert sind, die der rechten nicht.« Warum dies auffallend ist, bleibt unklar, der Ton des Analytikers ist ebenso vage wie suggestiv, sie haben offensichtlich keinen Rapport, wie man in der Psychologie sagt. Ein wenig später beschreibt er sie als »verwirrt, fahrig, unruhig, irritiert«. »Heute hat sie sich verirrt. Hat mich aus einer Pommesbude angerufen, hat sich vollkommen verfahren.«

Ihre Beschwerden: Sie hatte »Mühe mit dem Leben«. Sie hatte »das Gefühl, immer zu versagen.« Sie hatte »Selbstmordgedanken, beinahe obsessiv, nie den Wunsch, wohl aber starke Gedanken«. Zudem kämpfte sie mit dem Grundgefühl, einsam zu sein. Sie fürchtete sich vor Kontrollverlust. Sie hatte »große Angst, ihre Autonomie zu verlieren«. Meine Mutter beschrieb ihre Mutter, Sjuwke, die Angklung-Spielerin, als »Hausfrau, mitfühlend, sehr herzlich, kann gut zeichnen, tut es aber nicht. Recht labil. Mutter hat Phasen großer Labilität: sie vergisst viel, ist verwirrt und muss beruhigt werden.« Die Geschichte ihrer Mutter, die ihre persönlichen Ambitionen für die Ehe opferte, war zum abschreckenden Beispiel geworden. Sie würde es anders machen.

Der aufnehmende Arzt fährt fort: »Sie fürchtet sich vor jeder Form der Abhängigkeit, auch vor Verliebtheit.« Physisch war sie todmüde. Das Wort »depressiv« fällt oft, hin und wieder mit einem »chronisch« davor. Dann ist da die Angst, die in vielerlei Gestalt auftaucht. Oft Versagensängste. Sie sei »zweifelsüchtig«. »Panikattacken, begleitet von Muskelkrämpfen, sodass alle Gliedmaßen zittern.« Sie fühlte sich oft »bedroht, ohne zu wissen wovon«.

Angst ist der rote Faden in dieser Geschichte. Als Kind schon hielt sie in ihrem Tagebuch fest, dass sie Angst habe, »hässlich zu sein, plump und mit einer krummen Nase, niemand wird mich mögen«. Sie hatte Angst vor Teufeln und Ungeheuern unter dem Bett. Sie fürchtete, dumm zu sein, und hatte Angst, das sichere Haus zu verlassen. Andere Kinder jagten ihr Angst ein, und sie hasste Partys. Gleichzeitig war sie sehr fanatisch: »Ich darf keine Zeit verschwenden (vom 8. bis zum 14. Lebensjahr)!« Ich lese auch von Ereignissen, die ich nicht kannte: dass ihr erster Freund ertrunken ist, dass ihr zweiter Freund suizidal war und ihr erster Freund nach der Scheidung ebenfalls. Ich lese über Großtanten, die Selbstmord begangen oder ihr Leben in einer psychiatrischen Anstalt verbracht haben. Dennoch beruhigt mich die Lektüre eher, als dass sie mich verwirrt. Da die Beschwerden meiner Mutter den meinen so ähnlich sind, kommt es mir vor, als schaute ich in einen Spiegel, einen schräg gestellten zwar, aber dennoch. Merkwürdigerweise habe ich mich selten so tief mit ihr verbunden gefühlt wie in diesem Augenblick, in dem ich über ihre verzweifelten Zwanzigerjahre lese. Dann folgt der Satz, den ich als ersten Keim meines Lebens betrachten kann. »Ich möchte schon Kinder haben, bin aber noch nicht so weit.« Sie ist noch nicht so weit. Das vage Bewusstsein, dass sie vielleicht doch irgendwann so weit sein könnte, ist bereits vorhanden. Die Hoffnung, der positive Zweifel sollte in den darauffolgenden Jahren immer stärker werden, bis sie, mit 36, 13 Jahre nachdem sie auf der Couch des Analytikers gelandet war, schwanger wurde.

Je weiter die Gespräche mit dem Aufnahmepsychiater voranschritten, desto strenger wurde seine Anamnese. »Sie ist sehr unsicher und verletzlich, rasch verängstigt und vollkommen verwirrt, häufiges Erröten, macht einen verträumten Eindruck.« Zu anderen Zeitpunkten konnte sie jedoch auch überaus klar sein. »Sie verblüfft mich weiterhin und verunsichert mich.« Die abschließende Bewertung des Analytikers ist überraschend aggressiv: »Sie spielt mit mir und benutzt dafür alles Mögliche, auch ihre Unsicherheit. […] Phallisch.« Jawohl, phallisch oder auch schwanzbezogen. Etwas später wird dies zu »phallisch-narzisstisch« erweitert. Plötzlich empfand meine Mutter angeblich eine »Mordlust gegenüber dem Mann«, eine Verschiebung der »mörderischen Wut auf die Mutter«. Der Deutlichkeit halber: Nichts in den Dokumenten deutet darauf hin. »Im phallischen Funktionieren«, urteilt der gute Mann, »kann die Patientin sich endlich mit der Tatsache versöhnen, dass sie als Frau geboren wurde.« Meine Mutter und ich schauen einander schweigend an, brechen dann in Lachen aus und bestellen mehr Wein.

Schließlich bekam meine Mutter vom aufnehmenden Analytiker die Erlaubnis, sie durfte eine Analyse machen. Und welche Erkenntnis gewann sie aus den 1200 Stunden, die sie auf der Couch verbracht hat?

Sie gewann die Erkenntnis, dass Angst und Übermut, die beiden Pole, zwischen denen sie immer wieder hin und her gerissen wurde, keine Gegensätze waren, sondern zusammengehören. Dieses Wissen machte sie, wie sie es selbst ausdrückt, zu »einem vollständigeren Menschen«. Aus Dankbarkeit gegenüber der Psychoanalyse, jener Denkweise, die ihre Entwicklungsgeschichte aus dem Chaos herauskristallisiert (oder konstruiert) hatte, beschloss sie, die Entwicklungsgeschichte der Psychoanalyse in den Niederlanden zu erforschen. Das wurde ihre Doktorarbeit, mit der sie ihre Studienzeit, die Periode der Angst und des Übermuts, abschloss. Sie veröffentlichte ihre Arbeit 1984, zwei Jahre vor meiner Geburt.

Während der letzten Wochen der Schwangerschaft durchlebten sowohl meine Mutter als auch meine Großmutter enorme Ängste. Reale Ängste aufgrund der möglichen Folgen meiner Steißlage. Zwei Wochen vor meiner Geburt schrieb meine Mutter in ihr Tagebuch: »Ängstlich heute, fühle mich nicht wohl, fürchte mich vor der Entbindung, er liegt weiterhin quer. […] Warum liegt er nicht einfach normal?« Aber auch irreale Ängste. Einige Wochen vor der Geburt notierte meine Mutter: »Sich bemerkbar machende Ängste, ›die Kräfte‹ sind stärker: das Gefühl, wehrlos zu sein, anderen Menschen ausgeliefert zu sein, ihren Wünschen, ihren Bitten, ihrer Aggression.« Und über meine Oma schrieb sie: »Die arme Sju ist wieder grüblerisch. Merkwürdige Ängste, wie etwa wegen der Nadel, die brach, als sie die Flickendecke für das Baby nähte. Die Decke ausschütteln, den Stoff kontrollieren, nichts kann sie beruhigen, immer wieder aufs Neue fängt sie von dem fehlenden Nadelstück an und macht einen wirklich wahnsinnig damit, ich sage, sie solle damit aufhören, was sie überhaupt nicht ertragen kann, sodass man sich doch wieder schuldig fühlt: jemanden so anfahren, der so liebevoll eine Decke für dein Baby näht.« Dann, am 20. Januar 1986, ein einfacher Ausruf: »Kind bekommen!«

Seit es mich gibt, leidet meine Mutter weniger unter seelischen Tiefs. Nicht, dass ich sie geheilt hätte oder etwas ähnlich Romantisches. Sie hatte weiterhin ihre verletzlichen Phasen. Wenn sie dann auf ihrem Bett lag, war es nicht empfehlenswert, in den ersten Stock zu gehen. Wenn ich dennoch dorthin musste, war es am besten, auf Socken am Schlafzimmer vorbeizuschleichen. Nein, ich war kein Heiler, eher war ich der nächste Staffelläufer, der den Stab von ihr übernahm.

5
Soundbites und Stammbäume

Die Spur der Angst führt also über Indonesien nach Amsterdam, von Jaap zu meiner Oma Sjuwke, von meiner Oma zu meiner Mutter und von meiner Mutter zu mir. Eine Spur, die ich nur ansatzweise kannte, bevor ich mich auf die Suche gemacht habe. Und doch passten meine Fußspuren haargenau in die von ihnen.

Inzwischen wurden hier eine Reihe von Bezeichnungen genannt: Neurasthenie, Melancholie, Depression, phallischer Narzissmus. Jede Epoche hat ihr eigenes Gefühlsrepertoire, jede Epoche hat ihre eigene Sprache, deren Bezeichnungen wiederum spezifische Nebenbedeutungen und andere Gewichtungen haben, zu denen der ›Patient‹ sich verhalten muss. Aber sollte man deshalb auch von unterschiedlichen Krankheiten sprechen? Ich denke nicht. Die psychische Verletzlichkeit meiner Mutter war die meiner Großmutter, und ihre psychische Verletzlichkeit war die meines Urgroßvaters Jaap. Sie alle haben blind dem inneren Drang gehorcht, der sie vorwärtstrieb ›auf dem Weg, den Neigung und Talent‹ ihnen gewiesen hatten, und sie alle wurden regelmäßig von der Angst befallen, ›es‹ nicht zu schaffen. Es sind, kurzum, nicht die Menschen, die sich verändern, sondern die Diagnosen. Aber wie soll man die Spur, die von Jaap zu mir führt, dann bezeichnen?

Die Bücher, die ich nicht mit nach Indonesien genommen, sondern die mein Freund vom Vallée de Misère in die Niederlande geschickt hatte, habe ich wieder in meine Amsterdamer Angstbibliothek einsortiert – meine Sammlung ist nicht mehr auf leicht durchhängenden Brettern aufgestellt, vielmehr liegen die Bücher nun in unterschiedlich hohen Stapeln auf dem Boden. Zurück in meinem Arbeitszimmer kann ich wieder ungehindert weiterforschen – eine Tätigkeit, die mich hoffentlich eine Weile vor dem Grübeln bewahrt, vor Gedanken an D., an die Szene in der Küche. Leider stechen mir, als ich mein Notizbuch öffne, zuerst die vielen Versuche, ihr einen Brief zu schreiben, ins Auge. Entwürfe, in denen ich auf vielerlei Weise Verständnis für ihren Weggang äußere und der Hoffnung Ausdruck verleihe, dass sie wiederkommt. Aber je länger ich blättere, umso mehr ändert sich der Charakter meiner Notizen. Ich stoße immer häufiger auf Passagen aus wissenschaftlichen Studien über Angst, und diese Passagen drängen mich dazu, mir das ewige *Nature-nurture*-Problem (Umwelt-Genetik-Problem) genauer anzuschauen. Wird ein Mensch vor allem durch seine Gene geprägt *(nature)* oder durch seine Sozialisation *(nurture)*? Und wie verhält es sich bei mir?

Zuerst möchte ich kurz auf die Geschichte dieses Problems eingehen. In der ersten Hälfte des 20. Jahrhunderts schien die Frage geklärt: *Nurture* hielt man für wichtiger als *nature*. Unter dem Einfluss Freuds und seiner Geistesverwandten setzte sich die Ansicht durch, dass die Umgebung, in der jemand aufwächst, der alles bestimmende Faktor für den Verlauf seines Lebens ist. *Nurture* also. Grob gesagt:

Wenn er oder sie keine Traumata erlitt, wenn er oder sie keine allzu großen inneren Konflikte mit sich trug, keine unaufgeklärten ödipalen Neigungen, kein Verlangen nach der Mutter oder keinen auf den Vater gerichteten Territorialtrieb, würde wahrscheinlich alles gutgehen. Auch Erblichkeit interpretierte Freud als etwas Soziales. Dass Verwandte die gleichen Charakterzüge und psychologischen Merkmale aufweisen, war laut Freud in der Erziehung begründet.

Die Stärkung der *Nature*-These begann rund 1953 mit der Entschlüsselung der chemischen Zusammensetzung der DNA durch James Watson, Francis Crick, Maurice Wilkins und Rosalind Franklin. Ihre Entdeckung, die Doppelhelix, wurde am 25. April 1953 in der Zeitschrift *Nature* veröffentlicht. Nach diesem Durchbruch, für den nur die drei Herren mit dem Nobelpreis ausgezeichnet wurden, dauerte es bis in die 70er-Jahre, ehe die ersten ernsthaften Forschungen zu genetischen Grundlagen psychischer Eigenschaften gemacht wurden, wenn auch ohne großen Erfolg. Wirklich interessant wurde es erst in den 80er-Jahren. Die zentrale Fragestellung der damaligen Forscher lautete: Welche unserer Eigenschaften sind erblich determiniert?

Die am besten geeignete Forschungsmethode, um dieser Frage auf den Grund zu gehen, ist die Untersuchung von Adoptivkindern und Zwillingen. Der dahinterliegende Gedanke sollte deutlich sein: Die DNA von Verwandten ersten Grades – Eltern und Kinder, Geschwister – ist zu 50 Prozent identisch, die von adoptierten Kindern stimmt zu null Prozent mit der der nichtbiologischen Eltern und Geschwister überein. Nichtbiologische Eltern sind daher zwar für die Sozialisation ihrer Adoptivkinder verantwortlich, nicht aber für deren Erbgut.

Eines der ersten großen, wichtigen Forschungsprojekte über Adoptivkinder wurde in den 70er-Jahren in der Vereinigten Staaten gestartet, das *Colorado Adoption Project,* kurz CAP. Die ersten Ergebnisse, die in den 80er-Jahren vorgelegt wurden, waren revolutionär. Die adoptierten Kinder ähnelten ihren biologischen Eltern viel stärker als ihren nichtbiologischen, mit denen sie unter einem Dach und nach deren Regeln sie gelebt hatten. Gewicht, Intelligenz, sprachliche Fähigkeiten, räumliches Erkennungsvermögen, Gedächtnis, aber auch Temperament und Lebensführung wie zum Beispiel Alkoholkonsum und Ehescheidung erwiesen sich zum größten Teil als genetisch bedingt. Selbst das Ausmaß des Fernsehkonsums eines Adoptivkinds entsprach viel mehr dem der biologischen Eltern, obwohl sie ihr Kind im Alter von einer Woche zur Adoption freigegeben hatten.

Es folgte der zweite wichtige Schritt in der Geschichte des Beitrags der Genetik in der *Nature-nurture*-Debatte: das Studium von Zwillingen. Aus genetischer Perspektive ist vor allem die Untersuchung von eineiigen Zwillingen interessant. Da eineiige Zwillinge aus ein und derselben befruchteten Eizelle entstehen, ist ihre DNA zu 100 Prozent identisch. Obwohl Zwillinge, die früh getrennt wurden, selten sind, ist es wissenschaftlich betrachtet überaus attraktiv, sie zu untersuchen. Wie könnte man besser herausfinden, ob ein Verhalten genetisch bedingt ist, als zwei Menschen zu untersuchen, die eine identische DNA besitzen, die aber unter vollkommen anderen Bedingungen aufgewachsen sind? Eines der frühesten Beispiele einer solchen Untersuchung sind die sogenannten »Jim Twins«, die wenige Wochen nach ihrer Geburt im Jahr 1940 zur Adoption freigegeben wurden. Als sich die beiden 1979 zum ersten Mal trafen, zeigte sich, dass beide 1,83 groß und 82 Kilo schwer waren; beide hatten Probleme mit der Rechtschreibung und waren gut in Mathe, beide schreinerten und zeichneten gern. Auch ihre Lebenswege wiesen merkwürdige Parallelen auf. Beide waren zweimal verheiratet, zuerst mit Frauen namens Linda und danach jeweils mit einer Betty. Beide kauten an den Fingernägeln, litten unter Migräne und rauchten wie ein Schlot, beide die Marke Salem; beide fuhren sie einen hellblauen Chevrolet und arbeiteten in der Sicherheitsbranche. Beide hatten sie einen Sohn, dem sie den Namen James Alan gegeben hatten.

Die Twins Early Development Study (TEDS), eine groß angelegte britische Zwillingsstudie aus den 90er-Jahren, an der mehr als 16 000 Familien teilnahmen, brachte erneut überzeugende Resultate. Eineiige Zwillinge, die getrennt aufwuchsen, ähnelten einander fast so wie eineiige Zwillinge, die gemeinsam groß wurden. Auch in diesen Fällen war *nature* also viel stärker als *nurture*. Außerdem zeigte sich, dass eineiige Zwillinge einander viel ähnlicher sind als zweieiige Zwillinge, was natürlich nicht der Fall wäre, wenn genetische Unterschiede keine Rolle spielen würden. Die Zwillinge unterschieden sich zudem nicht nur bezüglich ihres Äußeren. Auch Lesefähigkeit, Sprachvermögen, allgemeines Lernverhalten und räumliches Vorstellungsvermögen erwiesen sich als zum größten Teil genetisch bedingt.

Je zahlreicher die Adoptions- und Zwillingsforschungen in den 90er-Jahren und danach wurden, umso mehr nahm die wissenschaftliche Überzeugung zu, dass Gene einen großen Einfluss auf den Charakter, das Temperament sowie auf die psychische Stabilität eines Menschen haben.

Letzteres wird in der wissenschaftlichen Literatur mit ›Neurotizismus‹ in Verbindung gebracht, ein Begriff, der in einem so engen Zusammenhang mit der Neigung zu Angst steht, dass manche Forscher Neurotizismus und *anxiety* gleichbedeutend verwenden. Neurotizismus ist ein Persönlichkeitsmerkmal, das zur Folge hat, dass eine Person empfänglicher für Ängste ist, hypersensibel auf Stress reagiert und zu starken negativen Emotionen wie Nervosität, Trauer und Wut neigt. Je höher der Wert auf der Neurotizismus-Skala, umso empfänglicher ist man für Angststörungen, Burnouts und Depressionen. Vielleicht bin ich nicht der Einzige, dem jetzt zuerst der zartbesaitete Jaap Kunst in den Sinn kommt.

Und nun zur Angst im Speziellen.

Erst in den 80er-Jahren wurde die *Nature*-Theorie mit einem gewissen Erfolg bei Menschen mit übermäßigen Ängsten bestätigt.

1983 publizierte der norwegische Genetiker Svenn Torgersen die Ergebnisse seiner Forschung. Er hatte alle norwegischen Zwillinge, bei denen eine Angststörung diagnostiziert worden war, untersucht. Sein wichtigster Befund: Die Wahrscheinlichkeit, dass beide Zwillinge an einer Angststörung erkranken, ist bei eineiigen Zwillingen dreimal so groß wie bei zweieiigen Zwillingen: 45 zu 15 Prozent. Die meisten Metaanalysen (das sind große Studien, in denen die Ergebnisse verschiedener wissenschaftlicher Studien kombiniert werden) haben gezeigt, dass die Wahrscheinlichkeit, eine Angststörung und/oder eine Depression zu entwickeln, vier- bis sechsmal so groß ist, wenn diese bei einem Verwandten ersten Grades vorkommen. Die Erblichkeit beider Erkrankungen beträgt schätzungsweise 30–50 Prozent. Aber: Dies ist kein eindeutiger Sieg für das *Nature*-Lager; in 50–70 Prozent der Fälle ist diese Krankheit schließlich nicht genetisch bedingt.

Eine Frage, die ich mir sowie Ärzten und Fachleuten jahrelang gestellt habe: Was ist, genetisch gesehen, der Unterschied zwischen einer Angststörung und einer Depression? Kein Wunder, dass niemand mir eine Antwort geben konnte. Es gibt offenbar keinen eindeutigen Unterschied. Die Gene, die die eine Störung beeinflussen, begünstigen auch die andere. 1987 führte eine einflussreiche Untersuchung von 3800 australischen Zwillingen zu der wichtigen Erkenntnis, dass die Wahrscheinlichkeit einer psychischen Erkrankung als Folge von negativem Stress, der sogenannten Disstress-Veranlagung, zwar größtenteils erblich bedingt ist, die Ausprägung der Krankheit aber von zufälligen Umgebungsfaktoren abhängt. (Davor dachten die Wissenschaftler oft, es verhalte sich umgekehrt: Die Wahrscheinlichkeit einer Erkrankung würde durch die Umgebung bestimmt, während die Form, in der sie sich zeige, genetisch bestimmt wäre.) Im Allgemeinen kann man sagen, dass Erfahrungen mit Verlust und Trauer einen eher in Richtung Depression führen, während die Konfrontation mit einer ernsten Gefahr eher in einer Angststörung mündet.

Es ist wichtig zu wissen, dass nicht ein spezifisches Gen für eine bestimmte psychische Abweichung verantwortlich ist. Diese falsche Vorstellung bezeichnet der Genetiker und

Psychologe Robert Plomin als den OGOD-Irrtum (»One Gene, One Disorder« – Ein Gen, eine Störung). Es gibt nicht das eine ›Depressions-Gen‹. Psychische Störungen sind nicht die Folge von ein paar abnormalen DNA-Abschnitten, sondern von Zehntausenden normalen DNA-Abschnitten, die sich, einmal miteinander verbunden, negativ auf unsere geistige Gesundheit auswirken können. Und um es noch komplizierter zu machen, können jene ›schlechten‹ Genkombinationen wiederum günstige Auswirkungen auf manche unserer Talente oder positiven Eigenschaften haben. Menschen, die zu Angst neigen, sind oft besonders sensibel und fürsorglich. Das, was man als psychische Unregelmäßigkeit bezeichnet, ist also nichts anderes als eine extreme Abweichung innerhalb einer Normalverteilung von Zehntausenden DNA-Abschnitten, die möglicherweise einen nachteiligen Einfluss auf unsere seelische Gesundheit haben. Um es einfacher auszudrücken: Jeder verfügt über viele dieser ›schlechten‹ DNA-Abschnitte, es ist eine Frage von mehr oder weniger, nicht von Haben und Nicht-Haben.

Insgesamt kann man also sagen, dass *nature* ganz sicher eine Rolle bei der Vererbung von Ängsten spielt. Um noch einmal Jaaps Worte aufzugreifen: Es sind Neigungen, es ist Veranlagung.

*

Und damit kehre ich zurück zu meinem Fall. Inwieweit können die Naturgesetze auf meine Familie angewandt werden? Ich greife nach dem Notizbuch mit dem Stammbaum meiner Familie. Jaap, Sjuwke, meine Mutter, ich.

Ohne Zweifel hatte Jaap Kunst diese Disstress-Veranlagung, deren Existenz viele Jahre nach seinem Tod festgestellt wurde. Von den drei Kindern, die Jaap hatte, war nur Sjuwke anfällig für Depressionen, Egbert und Jaap nicht. Von Sjuwkes vier Kindern leiden nur meine Mutter und mein Onkel an Depressionen. Meine Mutter hat zwei Söhne. Weder mein jüngerer Bruder noch ich sind Frohnaturen, doch nur bei mir äußert sich die Disstress-Veranlagung regelmäßig in Form von Depressionen und Angstzuständen. Statistisch gesehen entspricht mein Stammbaum also exakt der fünfzigprozentigen Wahrscheinlichkeit der Vererbung. (Väterlicherseits habe ich noch zwei Halbschwestern; doch da ich mit ihnen weniger Gene ›teile‹ als mit meinem Bruder und wir außerdem nicht zusammen aufgewachsen sind, lasse ich sie hier außen vor.) Natürlich spielt auch die Familie meines Vaters eine Rolle in dieser Geschichte, doch diese Rolle ist diffus. Die Eltern meines Vaters waren schwermütige Menschen, doch sie waren ja vor allem vom Verlust ihrer Tochter gezeichnet, die als Kind von einem Motorrad überfahren worden war. Daher ist nicht deutlich, ob ihre Schwermut erblich *(nature)* oder die logische Folge eines Traumas war *(nurture)*. Außerdem passt das Muster ihrer Schwermut (chronisch und unterdrückt) kaum zu dem, was ich bei mir selbst und in der Familie meiner Mutter beobachte, nämlich den Wechsel von an Übermut grenzender Lebenslust und tiefer Depression.

Wie gesagt leidet mein jüngerer Bruder, der mehr oder weniger dieselbe Jugend und auf jeden Fall dieselben Eltern wie ich hatte, viel weniger unter ängstlichen Phasen als ich. (Er ist allerdings vorsichtig, regelmäßig gestresst und fürchtet, »alles in den Sand zu setzen«.) Okay, die Wahrscheinlichkeit der Vererbung einer stark erhöhten Ängstlichkeit liegt also bei 50 Prozent. Verrückterweise beruhigt mich dieser genetische Determinismus einigermaßen – als hätte ich einfach nur die Vorschriften meiner Gene befolgt und trüge daher nicht die Schuld an meinen Ängsten.

Doch Gene erzählen nicht die ganze Geschichte; *Nurture*-Elemente spielen ebenfalls eine Rolle, wie vor allem die psychologische Forschung zeigt.

Erfahrungen von Kindern, die in derselben Familie aufwachsen, unterscheiden sich nämlich stark. Sie erleben andere Dinge, haben andere Freunde und Lehrer, und aufgrund ihrer verschiedenen genetischen Ausstattung und jeweiligen Empfindlichkeit sind andere Dinge für sie von Bedeutung. Diese Unterschiede bei den Umgebungsfaktoren wirken sich wiederum auf die Psyche aus. So hat negatives, wütendes oder ungeduldiges Verhalten der Eltern eine erhöhte Wahrscheinlichkeit von späteren Depressionen des Kindes zur Folge. Wenn ein Elternteil dem einen Kind weniger zugewandt ist als dem anderen, ist die Wahrscheinlichkeit hoch, dass das vernachlässigte Kind Probleme mit Angstgefühlen und depressiven Stimmungen haben wird. Mein Bruder und ich haben ein unterschiedliches Temperament. Er ist ausgeglichener, ruhiger, ähnelt mehr unserem Vater. Mein Vater fand mich oft hitzköpfig und wusste nicht, wie er damit umgehen sollte. Mit mir war er strenger als mit meinem Bruder, aber das lag auch an meinem Verhalten, das wiederum von meinem Temperament beeinflusst war. Solche Formen der ›Ungleichheit‹ in der Erziehung haben fast immer Auswirkungen auf die Familiendynamik. Oft versucht die Mutter, ein ängstliches Kind über Gebühr zu beschützen, was dem Vater unterbewusst das Gefühl vermitteln kann, ein wenig entschiedener auftreten zu müssen. So entsteht eine vollkommen andere Dynamik für das eine Kind als für das andere. Keine Familie gleicht einer anderen, nicht einmal für Mitglieder derselben Familie.

Und um das *Nature-nurture*-Problem noch komplizierter zu machen: *nature* und *nurture* beeinflussen einander fortwährend. Die genetische Ausstattung eines Menschen beeinflusst nicht nur seine Umgebung und wie er diese erlebt, sondern die Umgebung wirkt sich auch auf seine Gene aus.

Der noch relativ junge, eher holistisch eingestellte Forschungszweig der Biologie, der diese Interaktion erforscht, heißt Epigenetik.

Epi bedeutet ›dazu‹ oder ›außerdem‹. Die Epigenetik beschäftigt sich mit den umkehrbaren erblichen Variationen in der Genexpression (die Art, wie ein Gen in Erscheinung tritt), die ohne Modifikation der DNA-Sequenz auftreten. Sie erforscht die Abschnitte des Erbmaterials, die sich während des Lebens verändern können. Im Laufe des Lebens bleibt nämlich die Ausprägung der Gene, wie sie sich auf das Aussehen und Verhalten eines Organismus auswirken, nicht unbedingt gleich. Es kann sogar sein, dass einer DNA Moleküle hinzugefügt werden. Ratten, die von ihrer Mutter häufig geleckt und geputzt worden waren, leckten und putzten ihre Jungen später auch mehr. Bestimmte chemische Gruppen hatten sich an die Gene im Hippocampus gehängt, was bewirkte, dass sie sich automatisch an dieses

Verhalten erinnerten. Mäuse, die mit Spielzeug aufgezogen wurden, hatten Nachkommen mit besseren kognitiven Fähigkeiten.

Ähnliche Prozesse gibt es auch beim Menschen. Es gibt Beispiele, in denen äußere Bedingungen Einfluss auf unsere Gene genommen haben, ohne dass Wissenschaftler dieses Phänomen genau erklären können. Eine groß angelegte Studie in Schweden kam zu dem Ergebnis, dass die Enkel von Männern, die in ihrer Kindheit unterernährt waren, weniger häufig an Herz- und Gefäßkrankheiten starben. Eine andere Studie ergab, dass Söhne von Soldaten, die im amerikanischen Bürgerkrieg gefangen genommen und missbraucht wurden, eine um zehn Prozent erhöhte Wahrscheinlichkeit besaßen, in jedem willkürlichen Jahr nach dem Erreichen des Jugendalters zu sterben. Aus einer weiteren amerikanischen Studie geht hervor, dass Kinder, die während des niederländischen Hungerwinters 1944/45 ausgetragen wurden, eine bestimmte chemische Reaktion aufwiesen, eine epigenetische Signatur, die zur Folge hatte, dass sie im späteren Leben übergewichtig waren.

Das epigenetische Prinzip funktioniert etwa so: Die Neuronen im Gehirn reagieren auf das, was man erlebt. Sie produzieren Eiweiße und Enzyme, die sich wiederum an die Gene heften. Also selbst in dem hypothetischen Fall, dass man eine Person klont und ihr einen ›genetischen Zwilling‹ an die Seite stellt, würden individuelle Erlebnisse und Erfahrungen dafür sorgen, dass sich die DNA der beiden anders verhält. Wenn sich der eine beispielsweise häufiger in Gefahr wähnt oder sich unsicher fühlt, wäre die Zunahme von Stresshormonen eine logische epigenetische

Reaktion, weil ein gut funktionierendes Angstsystem bei diesem Kind von Vorteil ist. Obwohl also die spezifische Erziehung keinen besonders großen Einfluss auf die Entwicklung von Angst bei Kindern hat, ist die Kindheit dennoch sehr wichtig, da man annimmt, dass die meisten epigenetischen Veränderungen in dieser Zeit stattfinden.

Die Kindheit also, stelle ich nach dem ersten Viertel meiner Reise fest, während ich die Treppe zu meiner Wohnung hinuntergehe.

Die strikte Trennung von Umgebungsfaktoren und Genen ist größtenteils künstlich, wie sich herausgestellt hat. Auch weil *nature* und *nurture* auf vielerlei Weise miteinander verknüpft sind. Nachdem ich Dutzende von Studien zu diesem Thema gelesen habe, kann ich nur die Schlussfolgerung ziehen, dass es eine einmalige Mischung aus *nature* und *nurture* ist, welche die Menschen ängstlich macht.

Nature <u>versus</u> *nurture*? Das irreführende Element dieses vermeintlichen Dilemmas ist das Wörtchen ›versus‹. Jeder Wissenschaftler weiß, dass *nature* und *nurture* keine Gegensätze sind, sie reagieren aufeinander, arbeiten auf allerlei komplexe Arten zusammen. Leider sind die Metaphern, die Wissenschaftler öffentlich verwenden, oft vereinfachend. Richard Dawkins und sein *Das egoistische Gen*, Dick Swaab und sein *Wir sind unser Gehirn* – liest man diese Bücher, stellt man fest, dass die simplifizierenden Soundbites, die im Fernsehen wiedergegeben werden, nicht immer repräsentativ sind für das, was ihre Autoren sagen wollen. Doch ungeachtet ihrer wirklichen wissenschaftlichen Expertise dreht sich die öffentliche Debatte, die sich daran anschließt, sehr wohl um diese Vereinfachungen. Egal wie sorgfältig Wissenschaftler arbeiten, wie nuanciert sie sich, auch nachdem ihr Buch zum Bestseller geworden ist, äußern – dem Publikum bleibt der Soundbite im Gedächtnis.

Aber die Geschichte meiner Ängste lässt sich auf der Basis von Soundbites, Genen, Studien, Statistiken, Wissenschaftlern und Büchern nicht vollständig erklären. Berichte über Angst sind immer persönlich und einzigartig; sie handeln von Menschen, von Individuen, die sich auf intime Weise mit ihren Ängsten auseinandersetzen. Genau wie ich. Der Tag ist diesig, Nebelschwaden ziehen über die Grachten, als ich mein Fahrrad aufschließe. Das Problem ist: Keine Angstgeschichte lässt sich eindeutig umreißen. Auch meine nicht. Sie enthält eine Vielzahl von Plotwendungen, Nebensträngen, die zu anderen Forschungsgebieten führen, und, nicht zu vergessen, unerwartete Auftritte von Personen, von denen ich manche schon seit über 30 Jahren kenne.

6
Der dunkle Pfad der Fledermaus

Wenn ich einen Sohn hätte, würde ich ihn zwingen, sich die Haare wachsen zu lassen. Mit einem Jahr käme er in die Krippe. Es wäre mir wichtig, dass er zu möglichst vielen Menschen Beziehungen knüpft. Eifersucht und Aggressivität zwischen ihm und seiner Schwester würde ich nicht tolerieren, für sie gäbe es keinen Grund. Überall im Haus lägen Comic-Hefte. Auf der Innenseite der Klappe seines Schulranzens klebte eine Liste mit Adressen von alternativen sozialen Hilfsangeboten. Er würde sie nie brauchen. Er müsste nicht Karriere machen. Auch ein Studium wäre nicht unbedingt nötig. Hauptsache, er findet eine schöne Arbeit, mit der er seinen Lebensunterhalt verdienen kann. So, dass er aus seinem Leben etwas machen kann. Mehr als ich.«

Vor mir, auf dem Schreibtisch in meinem Kinderzimmer, liegt die vergilbte, nach Nikotin riechende letzte Ausgabe von *Aloha*, eine Zeitschrift, die von 1969 bis 1974 am Kiosk zu haben war. Der Artikel »Wenn ich einen Sohn hätte« wurde von einem *Aloha*-Redakteur geschrieben. Da am Montagmorgen Redaktionsschluss war, schrieb er seine Texte immer sonntagnachts, auf seiner mittelgroßen Olympia-Schreibmaschine in seinem kleinen Arbeitszimmer. Manchmal blieb er so lange auf, dass ihm mehr als genug

Zeit blieb, das Frühstück für seine Töchter vorzubereiten. Diese Töchter sind meine Halbschwestern. Der Redakteur ist mein Vater. Und der Sohn, den er 1974 haben wollte, der bin ich geworden, 1986. Vielleicht ist dieser Artikel ja der erste Hinweis auf mein Leben. Auf jeden Fall ist er der erste Hinweis auf ihn als meinen Vater. Ich nehme auf meinem alten Schreibtischstuhl Platz. An der Wand, neben den Postern von Filmhelden, hängen meine ehemaligen Fußballtrikots; meine Schulbücher sind noch da. Was mein Vater 1974 haargenau vorhergesehen hat: Überall im Haus liegen Comic-Hefte.

Es fällt mir nicht schwer, mich an Gefühle meiner Kindheit zu erinnern, positive, negative, diffuse, deutliche. Bei den negativen Gefühlen geht es nicht um Gefahr – die größte Gefahr, in der ich mich befand, war, dass ich mich an einem Weingummi verschlucken konnte –, sondern um Unverständnis. Die Welt, deren Teil ich war, erschien mir manchmal unbegreiflich. Wie genau lauteten ihre Regeln, Vereinbarungen, Gesetze? Oft verstand ich das Warum hinter den Dingen, die ich sah und hörte, nicht und interpretierte dieses Nichtwissen als bedrohlich. Es gelang mir nicht, meine Erlebniswelt zu ordnen. Mein Schlafzimmer verwandelte sich im Dunkeln. Spukende Schatten. Ein Bleistiftbecher krümmte sich zu einem Geweih, ein in die Ecke geworfenes Hemd wurde zum Flammenmeer. Manchmal hatte ich Angst, plötzlich mein Zimmer nicht mehr verlassen zu können, dass meine Zimmertür nicht mehr zum Flur führte. Möglicherweise schwebte mein Zimmer ja frei durch die Stadt (Auslöser: unklar). Manchmal hatte ich ganz unvermittelt Angst vor Steckdosen, vor der ›Tatsache‹, dass Körperteile einfach so verschwinden konnten. (Auslöser: Mein Onkel hatte als Kind den Daumen in eine nicht geerdete Steckdose gesteckt, woraufhin von seinem Daumen nur noch ein Stumpf übrig war.) Ich hatte Angst, ich würde am Schaum ersticken, wenn ich zu viel Zahnpasta benutzte. (Auslöser: Ein Film im Fernsehen, ein Schurke schluckte eine Zyankalikapsel, und Schaum quoll aus seinem Mund. Mein Vater schüttelte den Kopf: Das ist nur Zahnpasta.) Ich wähnte mich in Gefahr, auch zu Hause, und doch gab es keinen Ort, an dem ich mich sicherer fühlte als dort. Ich hatte oft Heimweh und übernachtete erst im Teenageralter ab und zu und mit der Zaghaftigkeit von jemandem, der mit den Zehen die Tiefe eines Tümpels testet, bei einem Freund. Ich lief oft weg von zu Hause, kam aber immer sehr schnell wieder.

Meine beste Freundin in der Grundschule war Jara. Weil ich mir die Schnürsenkel nicht binden konnte, dackelte ich mindestens zweimal die Woche zu ihrem Klassenraum. Sobald sie mich sah, stand sie von ihrem Stuhl auf. Auf diese Weise entwickelte ich meine erste Vorstellung von einem echten Freund: jemand, der dir die Schnürsenkel bindet, ohne dass du ihn darum bitten musst. Darum rief ich sie auch an, als die Schulleitung mich der Schule verweisen wollte. Zusammen mit einem Freund hatte ich ein Schimpfwörterbuch geschrieben, in dem wirklich schmutzige Wörter verzeichnet waren, Wörter wie ›Schwanzklemmen‹, versaute Neuschöpfungen wie ›Rudelficker‹ und Fantasiewörter wie ›Bimsbuttel‹, was so etwas wie ›Idiot‹ bedeutete. Ein paar Tage lang plagte mich eine große Ungewissheit. Um meinen Eltern nicht unter die Augen treten zu müssen, schlief ich (mit ihrem Wissen) bei Jara. Ihr Vater, der mir einmal eine Million Gulden versprochen hatte, wenn es mir gelingen sollte, ein Glas mit Fußkäse zu füllen, erzählte nette, leichte Geschichten vor dem Schlafengehen. Mit seinem Filzhut bis tief über die Ohren gezogen schlief ich ein. Hinterher stellte sich heraus, dass die Schulleitung nie wirklich darüber nachgedacht hatte, mich aus der Schule zu werfen. Sie wollte mir nur einen Schrecken einjagen. Hätte ich das ahnen können? Vielleicht, doch Angst hatte mein Urteilsvermögen gelähmt. Nachdem die Krise überstanden war, ließ ein Gefühl der Unsicherheit sich nicht mehr korrigieren. Als ich wieder zur Schule ging, war ich in Sorge, jeden Moment nach Hause geschickt werden zu können. In jener Zeit rief ich Jara immer häufiger an. Sie rief mich nie an. Das mache sie deshalb nicht, gestand sie mir einmal, weil sie sich ein wenig vor meinem Vater fürchtete.

Mein Vater. Von allen Dingen und Menschen verstand ich ihn wohl am wenigsten. Ich erkannte nicht, was sein Verhalten motivierte, ich hatte keine Ahnung, welche Geschehnisse dieses Verhalten beeinflussten. Er war nicht ängstlich, nicht so wie ich, dass wusste ich sehr wohl. Er hatte sich offenbar gegen solche zerrüttenden Emotionen gewappnet, vermute ich heute, Jahre später. Es schien, als lebe er in einer Art Dämmerzustand, wo tiefe Ängste ihn nicht erreichen konnten; ebenso wenig wie starke Glücksgefühle. Meine Mutter, mit ihrer von Angst geprägten Familiengeschichte, hat großen Einfluss auf mich gehabt; sie ist mir aber nie ein Rätsel gewesen so wie mein Vater. Wenn sie überarbeitet war, dann sagte sie das. Und wenn sie glücklich war, dann war das nicht zu übersehen. Auch ihre Anwesenheit im alltäglichen Leben war weniger dominant als die meines Vaters, weil sie sich meist oben auf ihrer Etage befand, während das Wohnzimmer (mit dem Fernseher) unten war, neben dem Arbeitszimmer meines Vaters.

Als ich ein kleiner Junge war, war mein Vater für mich ein Buch mit sieben Siegeln. Auf der einen Seite machte er uns immer wieder eine Freude: Er organisierte Karten für Ajax, ging auf dem Flohmarkt am sogenannten Königinnen-Tag für mich auf die Suche nach Batman-Figuren oder nahm mir meine Lieblingssendungen mit dem Videorekorder auf, darunter *Batman,* die brave, *campy* Serie aus den 60er-Jahren, die von 1990 bis 1992 täglich ausgestrahlt wurde. Kurz vor dem Essen (wir schlangen im Eiltempo die von unserer Mutter zubereitete Mahlzeit herunter – meistens in weißer Soße schwimmende Pasta mit gut durchgebratenem Cordon bleu) durfte ich auf dem Sofa mit dem Kopf auf seinem Bauch liegen, während wir uns zusammen *Batman* anschauten. Wir nannten seinen Bauch das Papakissen.

Doch diese Wärme gab es nicht immer. Er berührte mich (uns) nicht gerne. Wenn wir ihn berührten, wich er zurück. Oft war er abwesend. Wenn ich zur Schule ging, schlief er noch, weil er bis tief in die Nacht gearbeitet hatte. Abends, nach *Batman* und dem Essen, zog er sich oft in sein Arbeitszimmer zurück, sein kleiner Fernseher knisterte, seine Schreibmaschine klapperte. (Die Arbeit war von großer Bedeutung. Er war der Ansicht, ein Vater müsse in erster Linie nach außen etwas darstellen, erklärte er mir neulich. Seine Kinder sollten sich nicht für ihn schämen.) Die Scheiben in der Bleiverglasung der Schiebetüren waren von seinem Zigarettenrauch braun verfärbt, und es lief tief empfundener, schmerzlicher Blues. Was im Arbeitszimmer vor sich ging, wirkte immer viel wichtiger als das, was im Wohnzimmer oder in der Küche geschah. Wenn ich auf dem Sofa saß, wünschte ich mir, dass er aus dem Arbeitszimmer käme, um sich zu mir zu setzen. Aber vielleicht wünschte er sich ja, dass ich vom Sofa aufstand und an seine Tür klopfte. Vielleicht warteten wir aufeinander.

Ich blieb im Wohnzimmer sitzen, wo die Luft ebenfalls rauchgeschwängert war. Und da ich empfindliche Lungen hatte, bekam ich regelmäßig Asthmaanfälle. Wenn ich dann ein Fenster öffnete, trat mein Vater aus seinem Arbeitszimmer und fragte, warum es überall so verdammt kalt sei, diesen nordsibirischen Polarwind brauche doch niemand, ob ich ihn etwa aus seinem eigenen Haus vertreiben wolle? Ich bekam kein Wort heraus und verstand das alles nicht. Meine Ratlosigkeit verwandelte sich regelmäßig in Wut, die ich dann an den Gegenspielern auf dem Fußballplatz ausließ. »Daan ist ein extremes Kind«, sagte meine Mutter, die inzwischen Professorin für Soziologie war, 1997 in einem Interview. »Bei allem. Wenn er wütend ist, wenn er traurig ist, aber auch, wenn er sich über etwas freut. Ich kenne das von mir. Ich war auch ein überschwängliches Kind, ich machte alles mit großer Intensität. Diese Verwandtschaft mit meinem Sohn rührt mich manchmal, seine Sensibilität, seine Intensität. Das Gefühl: Was ich alles empfinde, ist zu heftig für das Leben.« Wenn mein Vater mich zu ungestüm fand und meinte, ich müsse »abkühlen«, drehte er den kalten Wasserhahn auf und hielt meinen Kopf drunter, Daumen und Zeigefinger auf meine Schläfen gedrückt. Doch anstatt abzukühlen, fing ich an, wild um mich zu schlagen, weil ich das Gefühl hatte, keine Luft mehr zu bekommen. (Darauf angesprochen, behauptete er, das sei einmal passiert, während ich mich an wiederholte Male erinnere. Herausfinden, wer recht hat, ist leider unmöglich.)

Eine der deutlichsten Erinnerungen meines Vaters an mich ist, dass ich jedes Mal zitternd neben ihm im Auto saß, wenn wir zu einem Fußballspiel fuhren: »Wir waren unterwegs nach Kudelstaart, und du zittertest vor Nervosität – und ich hatte keine Ahnung, wovor du dich so fürchtetest, warum du so angespannt warst. Hattest du Angst zu verlieren? Angst, nicht gut zu spielen? Nicht oft genug am Ball zu sein?« Es war eine Variante des Zweiten, nämlich die Angst, meine Mannschaftskameraden zu enttäuschen. Und ja, vielleicht auch meinen Vater.

Weiter vorne habe ich geschrieben, die elterliche Erziehung habe nur wenig Einfluss darauf, ob Kinder später unter Ängsten leiden. Was allerdings entscheidend ist: die Selbstverständlichkeit, mit der man sich in frühen Jahren von Wärme umgeben weiß. Das scheint heute ein Gemeinplatz zu sein, doch vor 100 Jahren war das nicht so.

In den ersten Jahrzehnten des 20. Jahrhunderts war die Medizin sich einig, dass Eltern ihre Kinder nicht zu oft berühren sollten. Auch John B. Watson, 1915 Präsident der *American Psychological Association* (APA), teilte diese Ansicht, was in seinen Forschungen in Krankenhäusern zum Ausdruck kommt. Kinder, die öfter von Pflegerinnen auf den Arm genommen wurden, starben offenbar früher als Kinder, die nicht von Pflegerinnen berührt wurden, schlussfolgerte Watson. Natürlich war dies auf die Bakterien zurückzuführen, die bei dem engen Kontakt übertragen wurden. Doch das war damals noch nicht bekannt. »Mutterliebe ist ein gefährliches Instrument«, lautete 1928 sein Standpunkt. Und er stand damit nicht allein. Die amerikanische Regierung verbreitete damals Broschüren, die vor den Gefahren warnten, die die körperliche Nähe zum Kind angeblich mit sich brachte: »Küssen Sie Ihr Baby nicht, insbesondere nicht auf den Mund. Wiegen Sie es nicht, und spielen Sie nicht mit ihm.« Ein Kind, das zu oft geküsst werde, würde es, nach Ansicht von Watson, später im Leben schwer haben. Zu oft, das bedeutete übrigens öfter als einmal im Jahr.

Erst in den 40er- und 50er-Jahren wurden Watsons Thesen durch die vom britischen Psychiater John Bowlby formulierte Bindungstheorie widerlegt. Nachdem Bowlby in den 30er-Jahren die Arbeiten der ersten Ethologen über das Verhalten von Tieren studiert hatte, kam er auf den Gedanken, dass Menschen sich möglicherweise nicht so sehr von Tieren unterschieden, wie oft angenommen wurde: Affenbabys zeigten in etwa dasselbe Bindungsverhalten wie Säuglinge. Er argumentierte, dass frühes und gesundes Bindungsverhalten einen evolutionären Nutzen habe. Ein Junges, das eine gelungene Bindung entwickelt, hat größere Chancen zu überleben, da es Gefahren besser einschätzen und seine Emotionen besser kontrollieren kann. So erklärte er Verlustängste *en passant* zu einem darwinistischen Phänomen: Das Junge mit der engsten Bindung zur Mutter hat die größte Überlebenschance. Bowlby übertrug seine Theorie nach eingehender Forschung auf jugendliche Straftäter, die oft eine schlechte oder überhaupt keine Bindung zu ihren Eltern (insbesondere zur Mutter) entwickelt hatten. Dadurch besaßen sie kein »innerliches Konzept« elterlicher Liebe, kein internalisiertes Gefühl der Wertschätzung und Geborgenheit und keine sichere Basis, von der aus sie die Welt und das Leben entdecken konnten.

Im Laufe seiner langen Karriere formulierte Bowlby in Zusammenarbeit mit der Psychologin Mary Ainsworth drei Bindungstypen. Eine sichere Bindung (eine funktionierende, warme Beziehung zu den Eltern) führt später, statistisch betrachtet, zu wenig Angstgefühlen und zu einer gesunden, intimen Beziehung. Eine unsicher ambivalente Bindung (eine Beziehung zu den Eltern, die sich oft in einem Abhängigkeitsverhalten des Kindes äußert) deutete auf ein hohes Maß an Angst im Erwachsenenleben hin. Eine unsicher vermeidende Bindung (ein distanziertes Verhältnis zu den Eltern, das sich oft in abweichendem und unvorhersagbarem Verhalten äußert) war ein Indikator für die Vermeidung von Intimität im Erwachsenenleben. Obwohl Bowlbys Theorien lange von der Psychoanalyse, wo der Vergleich zwischen Mensch und Tier tabu war, kritisiert wurden, haben wissenschaftliche Studien ihm, was die Grundlagen seiner Ideen angeht, ein ums andere Mal recht gegeben. (Seine Theorien hatten auch unangenehme Nebenwirkungen. Zum Beispiel verursachten sie in Müttern Druck, Schuldgefühle und die Angst, als Mutter zu versagen, weil sie, aus welchen Gründen auch immer, keine stabile Bindung zu ihren Kindern aufbauen konnten.)

Auch jüngere neurologische Forschungen haben die Bindungstheorie auf eine interessante Weise gestützt. Jaak Panksepp, ein estnisch-us-amerikanischer Neurobiologe, der seine Disziplin revolutionierte, hat jahrelang die neurologische Seite unserer Emotionen erforscht. Nach endlosen Untersuchungen, bei denen er Elektroden Millimeter für Millimeter über Schädel schob, kam er zu dem Ergebnis, dass das menschliche Gehirn über sieben Emotionssysteme verfügt, die alle zur gleichen Zeit arbeiten und interagieren. Vier dieser Systeme sind positiv. Das *Seeking*-System ist verantwortlich für die Nahrungssuche und für unser Verlangen, in die weite Welt zu ziehen. Das *Lust*-System bewirkt sexuelles Verlangen. Das *Care*-System lässt uns füreinander sorgen. Und das *Play*-System ermuntert uns, zu spielen und Spaß zu haben. Die drei negativen Systeme sind das *Fear-*, das *Panic/grief-* und das *Rage*-System. Hier ist eine kleine Nuancierung dessen, was ich weiter vorne geschrieben habe, angebracht. Nicht unser ganzes Angstsystem ähnelt dem der Ratte. Unser *Fear*-System, das die biologische Reaktion auf Gefahr steuert (Kampf oder Flucht), ist tatsächlich gleich. Doch im Gegensatz zur Ratte haben wir auch noch ein *Panic*-System, in dem Bindung eine große Rolle spielt. Etwas vereinfacht kann man sagen: Je ›unsicherer‹ die Bindung war, umso stärker empfindet man Panik, weil man nicht gelernt hat, auf die Hilfe anderer zu vertrauen.

Selten fühlte ich mich so sicher wie beim *Batman*-Schauen mit meinem Vater. Der ungelenke Schauspieler Adam West war der *caped crusader,* ausgerüstet mit einer hellgrauen Strumpfhose, über der er eine blaue Speedo-Badehose trug. Meine zarten Kinderaugen wurden vor jedem Schlag, den er austeilte, durch eine bunte Textwolke geschützt. BOING!, CRUSH!, SPLAT! Mein Vater nahm jede Folge auf, sodass ich sie mir jederzeit wieder ansehen konnte, was ich täglich tat. Und wenn es, nachdem ich alle

Bilder und Szenen intensiv studiert hatte, offene Fragen gab, schickte ich dem TV-Sender einen Brief – wie etwa 1991, anlässlich des mir unergründlichen (und daher unheimlichen) Moments, als Bruce Wayne und Dick Grayson im ersten Stock von Wayne Manor an zwei Rutschstangen springen und – Schnitt – als Batman und Robin in der Batcave landen.

»Liebe Telekids, zuerst ist Batman normal, doch wenn er unten an der Stange ankommt, hat er sein Kostüm an. Wie kann das sein? Wo zieht er sich um? Ich heiße Daan. Ich gucke jede-jede-jede Folge. Lieber Batman, lieber Robin, ich kann auch ›yes‹ und ›no‹ sagen und ›let's go‹. Liebe Telekids. Lieber Commissioner.«

Wenn Freunde mich fragten, was ich werden will, sagte ich: Batman.

Eine findige Freundin meiner Mutter machte aus einem Baumwolltuch ein Cape und aus Filz eine Maske. Die Nieten kitzelten angenehm mein Ohr. Das Kostüm wurde von einer schwarzen Jogginghose und einem schwarzen Pullover mit *Batman*-Logo abgerundet. So ging ich zur Schule, auch im Sommer, gegen den Willen meiner Mutter, denn es war natürlich schrecklich heiß in den Klamotten. Wenn Essenszeit war, hatte ich meinen theatralischen Auftritt in der Küche, mit ausgebreiteten Flügeln kam ich zum Vorschein, wie aus dem Nichts, zu jedermanns Schrecken! Tatsächlich sprang ich hinter dem Vorhang hervor, wo ich mindestens eine halbe Stunde gewartet hatte, langsam in Essensdünsten vor mich hin garend, wobei vermutlich meine Zehen für Vorbeigänger sichtbar gewesen waren.

Immer wieder stellte ich mir vor, Batman zu sein.

Batman war der einzige Superheld, bei dem das überhaupt erreichbar wäre. Er verfügte über Durchsetzungsvermögen, Fantasie und Geld, drei Vorzüge, die jeder erwerben konnte. »Jeder wollte Batman sein«, sagte Adam West im Rückblick auf seine Jahre als Fledermaus. »Der Mann, dem die Frau ausgespannt wurde, die Eltern, deren Kind gemobbt wird, jeder, der denkt: Wenn ich doch nur stärker wäre, wenn ich mich nur mehr trauen würde … Jeder hat etwas von einem Rächer, einer Bürgerwehr in sich.«

Wie viel ich damals von Batmans Verbindung zur Angst ahnte, inwieweit ich mir über meine eigenen Ängste im Klaren war, das weiß ich nicht mehr. Vermutlich nur ansatzweise. Und dennoch kann ich mich nicht mit der Erklärung zufriedengeben, es sei nur Zufall gewesen, dass ich von allen Superhelden just diesen wählte, um mich obsessiv mit ihm zu identifizieren, den einzigen Superhelden, dessen Daseinsberechtigung die Angst ist.

Über den Zusammenhang zwischen Angst und Mut, zwischen Passivität und Aggression haben vor allem Philosophen des 19. und 20. Jahrhunderts nachgedacht, als Angst noch nicht endgültig zur Domäne der Krankheiten gehörte. Das taten sie, ohne zu wissen, dass Batman die perfekte Verkörperung dessen war, was sie eigentlich sagen wollten. Heute, beim Besuch meines Kinderzimmers, nehme ich ein altes, zerfleddertes Comic-Heft über Batmans Anfangszeit in die Hand und lese es. So wie bei Thomas von Aquin, Avicenna und Robert Burton beginnt Batmans Angstgeschichte mit einem Brett.

*

Eines Tages rannte der kleine Bruce Wayne durch den Garten von Wayne Manor. Er stolperte, brach durch ein altes Brett und purzelte in eine Grotte. Und dann: eine Explosion aus schrillem Fiepen und flatternden Flügeln. Kurz danach zog sein Vater Thomas ihn nach oben. »Und warum fallen wir, Bruce?«, fragte der Vater und gab gleich selbst die Antwort: »Damit wir lernen, uns wieder aufzurappeln.«

Doch als Thomas Wayne selbst stürzte, stand er nicht wieder auf. Ein paar Monate nachdem Bruce in die Grotte gefallen war, besuchten sie die Oper, seine Eltern und er. Auf der Bühne wanden sich Tänzer in dunklen Kostümen, Bruce sah die Fledermäuse aus der Grotte wieder vor sich, das Zappeln, das Fiepen, das Flattern. Thomas kannte den panischen Blick, sein Sohn war zartbesaitet, es war Zeit zu gehen. Sie verließen das Theater durch die Hintertür und gelangten in die Park Row, eine Gasse mit verrosteten Feuertreppen, aufgerissenen Müllsäcken, abgeblätterten Plakaten und dampfenden Kanaldeckeln. Ein Schatten kam ihnen entgegen. Der Schatten zog eine Pistole. »Schon gut«, sagte Thomas. »Ganz ruhig. Hier ist mein Portemonnaie.« Doch als er es überreichte, ging etwas schief, seine Hand zitterte, das Portemonnaie fiel auf den Boden, der nervös wirkende Schatten umschloss nun die Pistole mit beiden Händen. Thomas stellte sich genau vor seine Frau Martha, doch die Bewegung war zu schnell, der Schatten erschrak und schoss Thomas in die Brust. Martha schrie, der Schatten drückte ein zweites Mal ab, und das Schreien verstummte. Als er versuchte, ihr die Perlenkette vom Hals zu zerren, riss die Schnur, die Perlen hüpften über die nassen Pflastersteine. Der Schatten verschwand. Bruce kniete sich neben seinen Vater, der ihm mit weit aufgerissenen Augen noch eine letzte Lektion zuflüsterte: »Hab keine Angst.«

Was hatte dieser letzte Rat seines Vaters zu bedeuten?

Während seines Studiums las Bruce irgendwann den Philosophen Søren Kierkegaard, der meinte, »daß nicht ein einziger Mensch lebe, der doch nicht etwas verzweifelt sei, in dessen Innerem nicht eine Unruhe, ein Unfriede, eine Disharmonie und eine Angst vor einem unbekannten Etwas wohne, oder vor einem Etwas, das er nicht einmal kennenzulernen wagt, eine Angst vor der Möglichkeit eines Daseins oder eine Angst vor sich selbst.« Angst sei die Vorankündigung von Freiheit, von Möglichkeiten, von Entscheidungen. Angst sei das Sich-bewusstwerden des eigenen Potenzials, sie biete einem die Chance, man selbst zu werden. Dieser Gedanke hat eine gewisse Verwandtschaft mit dem, was der Psychoanalytiker Otto Rank als »Lebensangst« bezeichnete: die Angst vor einschneidenden Veränderungen, die man auslöst, indem man sich entwickelt. Rank stellte die Lebensangst der Todesangst gegenüber, oder eigentlich der Angst vor dem Nichts. Laut Rank trägt jede Person diese beiden Ängste in sich, und geistige Gesundheit ist im Grunde das Austarieren und Akzeptieren dieser beiden Ängste.

»Die Angst kann man mit dem Schwindel vergleichen«, schrieb Kierkegaard. Angst sei das, was man empfindet, wenn man in einen Abgrund blickt, der Schwindel, der Anflug von Desorientierung, die sich beinah euphorisch anfühlen können. Der Abgrund ist angsteinflößend, aber auch anziehend, man will nähertreten, man will schauen, man ist wie ein Kind, das sich bei Gruselgeschichten fürchtet und doch (oder gerade deshalb) weitere hören möchte. Der Abgrund wurde zu einer von Kierkegaards Lieblingsmetaphern; sie war das Symbol für die Entfernung zwischen dem, der wir sind (unsere Realität auf dieser Seite des Abgrunds), und dem, der wir sein können (unser Potenzial auf der anderen Seite). Was man, laut Kierkegaard, zu tun hatte, was jeder Mensch zu tun hat, um sich von seinen Ketten zu befreien, um ganz *er selbst* zu werden: springen. (Dieser Sprung muss, so Kierkegaard, dessen komplexe Schriften über Angst schwer zusammenzufassen sind, gar nicht heroisch oder aktiv vollzogen werden. Manchmal ist dieser Sprung das Loslassen von existierenden Sicherheiten im eigenen Leben.) In diesem Moment hatte Bruce noch nicht Sartre gelesen, der meinte, dass der Abgrund weniger deshalb beängstigend sei, weil man beim Springen hineinfallen könnte, sondern vor allem deshalb, weil man versucht sein könnte, sich hinabzustürzen. Als Student traute Bruce sich weder zu springen, noch sich hinabzustürzen.

Jedes Jahr legt Bruce zwei Rosen in der Gasse nieder, in der es passiert war, eine für jede abgefeuerte Kugel. Eines Abends schleicht er sich an Bord eines Frachtschiffs, um, wie man sagt, bei Nacht und Nebel zu verschwinden. Auf dem Schiff erledigt er Hilfsarbeiten im Tausch gegen Essen. Wenn ein Matrose ihn provoziert oder ausschimpft, springt Bruce ihm an die Gurgel. Er entdeckt, dass seine Ängste für kurze Zeit verschwinden, wenn er wütend ist. Das Schiff legt im Hafen an, und Bruce geht jahrelang auf Wanderschaft. Wenn er keinen Job findet, stiehlt er. Muss er die Nacht in einer Zelle verbringen, kommt es dort garantiert zu einer Schlägerei.

Erst nach langer Zeit kehrte er in seine Heimatstadt zurück, in der inzwischen das Verbrechen regierte. Die meisten Polizisten und Richter waren korrupt, und diejenigen, die keine Bestechungsgelder annahmen, trauten sich nicht, etwas zu sagen. Irgendwann nachts ging Bruce in die Stadt, den Jackenkragen hochgeschlagen, eine Mütze auf dem Kopf. Er lief durch gefährliches Terrain, das East End, Neonlichter, auf den Straßen überall Betrunkene, Mädchen, die sich rauchend an Fassaden lehnen, gegen die sich jemand unlängst erbrochen hatte. Dann eine unschuldige Stimme. »Willste Spaß?« Ein Mädchen mit Ohrsteckern, rotem Lippenstift, die Hände in die Seiten gestützt. Bruce fragte sie, wie alt sie ist.

»So jung, wie du willst.«

Plötzlich packte sie ein großer Mann in grauem Anzug und mit stechendem Blick unter dem grauen Film-noir-Filzhut. Der Mann sah Bruce fest an. »Biste 'n Bulle?« Eine Menschentraube bildete sich um die drei. Der Mann zog ein Stilett. Für jemanden mit der Kampferfahrung von Bruce war es nicht schwierig, dem Angriff auszuweichen und den Mann mit einem Kniestoß und einem Tritt zu Boden zu bringen. Womit er aber nicht gerechnet hatte, war, dass das Mädchen das Messer vom Boden aufheben und es ihm ins Bein rammen würde.

Um sich tretend und schlagend, bahnte Bruce sich einen Weg aus der Menge, um schließlich, zurück in Wayne Manor – das sich immer noch wie das Haus seiner Eltern anfühlte – entkräftet und blutig im Arbeitszimmer seines Vaters auf einen Stuhl zu sinken, Aug' in Aug' mit dessen Büste. Und während er in die steinernen Augen seines Vaters starrte, schlug erneut eine Woge der Angst über ihm zusammen.

Ich denke, dass er in diesem Augenblick mit dem in Berührung kam, was Martin Heidegger (dessen Werk noch schwerer zusammenzufassen ist als das von Kierkegaard) als den Kern der Angst betrachtete: die *Un*möglichkeit, die in jedem Leben beschlossen liegt. Die Unmöglichkeit, ewig zu leben, dem Tod zu entkommen. Unser Ende steht fest. Das vollständige Empfinden dieses beängstigenden, nichtigen Bewusstseins, erfahren, dass auch das eigene Leben im Nichts enden wird, das ist der Sprung, den wir alle wagen müssen, meinte Heidegger. Nur wenn wir die Konfrontation mit diesem Nichts, mit der Angst angehen, können wir die sich daraus ergebende Verantwortung auf uns nehmen: dass man selbst, und nur man selbst, bestimmt, wie das eigene Leben verlaufen wird. Erst wenn man diese Verantwortung übernimmt, kann man ein *authentisches Individuum* werden, eine vollwertige und *eigentliche* Person. Diejenigen, die dieser Konfrontation aus dem Weg gehen, werden namenlose Mitglieder der ruhmlosen, seelenlosen, durchschnittlichen Masse bleiben.

Bruce dachte weiter über seine Eltern nach. Die Hunderte von Leben, die sie hätten führen können, waren in diesem einen Endpunkt verschwunden: dem Nichts, zwei Leichname, die in der kalten, harten Erde verwesten. Erst jetzt bemerkte Bruce die Blutspur, die durchs Zimmer lief. Vielleicht würde er ja sterben, ohne je erfahren zu haben, welcher sein Weg gewesen war. Ach, lieber sterben, als noch eine Stunde länger in der Verzweiflung auszuharren; das tat er schon seit jenem Abend in der Gasse, vor mittlerweile 18 Jahren. Seitdem gab es nichts, was die Teile seines Lebens miteinander verband. Wäre da doch nur ein Symbol, wäre da nur *etwas,* etwas, an das er glauben könnte. Warum hatte sich der Abschaum im East End nicht vor ihm gefürchtet?

»Gott …«, murmelte er, schwindelig ob des Blutverlusts.

»… Angst … Ich muss ihnen Angst einjagen …« In diesem Moment krachte eine Fledermaus durch die Scheibe. Im zersplitternden Glas sah Bruce die dunklen Vampirflügel mehr als zwanzigmal reflektiert, das Tier, das ihm einst so viel Angst eingejagt hatte, das ihn und seine Eltern aus dem Opernhaus vertrieben hatte. Die Fledermaus landete auf der Büste des Vaters, auf dessen steinernem Gesicht.

»Ja, Vater«, sagte Bruce, als gäbe er bei etwas nach »Ich sah es zuvor schon … irgendwo … ich war ein Junge … hatte Angst … ich werde zur Fledermaus.«

Die Transformation vollzog sich im Dunkeln, in den feuchten Gewölben unter Wayne Manor. Dort, wo es vor Fledermäusen nur so wimmelte, richtete er sein Hauptquartier ein. Er entwarf ein Kostüm, installierte riesige Computer, die ihm bei seiner Detektivarbeit helfen sollten, und er entwarf Pläne. Manchmal, wenn er nicht mehr weiterwusste, stellte er sich mit ausgebreiteten Armen in das Meer aus Flügeln.

Tagsüber war er Bruce Wayne, der leichtlebige Sohn reicher Eltern, der vor allem schöne Autos und Frauen liebte. Nachts war er Batman, der *dark knight,* der jede Form von Verbrechen mit Gewalt bekämpfte. Sie liehen einander immer öfter ihre Masken. Am Tag wurde er Bruce Wayne, nachts blieb er Batman. Jahrelang. Er wurde alt in dem Kostüm. »Vielleicht bin ich nicht Batman geworden, um das Verbrechen zu bekämpfen«, sagte er eines Abends voller Verzweiflung, »vielleicht bin ich Batman geworden, um Angst zu bekämpfen.«

Sein Butler Alfred: »Und stattdessen bist du die Angst geworden.«

Bruce: »Wenn das so ist, dann ist Batman mein Feind. Kann ich mich von ihm trennen? Kann ich mich von diesem Schatten trennen? Wer bin ich, wenn ich das tue?«

*

Ich lege den *Batman*-Comic beiseite.

Während ich mit Batman aufwuchs, wuchs er mit mir mit. Während er erwachsen wurde, versuchte auch ich, erwachsen zu werden. Aber so richtig gelingen wollte es nicht. Auf der weiterführenden Schule, so sehe ich das im Nachhinein, lebten zwei Personen in mir, die sich auf entgegengesetzte Weise zu Angst verhielten.

Person eins: In der Mittelstufe litt ich regelmäßig unter Panikattacken, zitternden Händen, tränenden Augen, unregelmäßigem Atem, Blackouts. Abfragen versetzten mich immer in Panik. Ich wurde zu einem berüchtigten Fall. Als ich vor einigen Jahren einen früheren Lehrer traf, erinnerte der sich daran, dass er einmal bei einer unserer Klassenarbeiten Aufsicht führen musste. Man hatte ihn vorgewarnt, dass höchstwahrscheinlich jemand ausrasten würde. Wenn das passierte, sollte er den Schüler kurz beruhigen und ihm die Möglichkeit eröffnen, die Arbeit später nachzuschreiben (was dann wiederum meine Mitschüler ungerecht fanden; manche glaubten, ich würde alle nur verarschen). Die Angst, die ganze Tortur demnächst noch mal durchzustehen, reichte meist, mich zum Weitermachen zu bewegen. »Und so kam es dann auch!«, sagte der Lehrer an jenem sonnigen Nachmittag fröhlich, fast 20 Jahre später.

Für die Panikattacken waren auch meine Gedanken verantwortlich, Hunderte Sorgen und Untergangsszenarien, die aufeinander reagierten; sie waren wie Dominosteine, die eine Sorge löste die nächste aus. Der Grübler war die zweite Person, und das Grübeln hörte nicht auf. Jeder kleine Rückschlag kündigte das Ende an. Und wenn es mir wieder besserging, hatte ich Angst, dass es mich vermutlich bald wieder überkommen würde. *Es.* Das *Etwas.* Das *Ungeheuer.* Der alte *Feind.* Warum war ich anders als meine Mitschüler, fragte ich mich. War ich seltsam? Oder gar verrückt? Diese Frage rief ganz nebenbei eine neue, daraus abgeleitete Angst in mir hervor: die Angst, irgendwann meiner Angst zu unterliegen. Endgültig den Verstand zu verlieren und den Weg zurück nicht mehr zu finden. Wie dieser fatale Moment aussehen würde, wusste ich nicht. Vielleicht gäbe es eine dramatische Szene, mit einem Kleintransporter und Männern in langen, weißen Kitteln. Möglicherweise war es aber auch ein schmerzhaftes Gespräch zwischen zwei Liebenden, in der Küche der Wohnung, in die sie zusammen gezogen waren.

Während der Gymnasialzeit bekam meine Angst eine eigene Stimme. Das Mantra, das sie mir noch immer täglich einflüstert, lautet: Du wirst es nicht schaffen. Was ›schaffen‹ oder ›nicht schaffen‹ genau bedeutet, habe ich bis heute nicht herausfinden können. Deshalb ändern sich die Erscheinungsformen dieser Angst, die Wortwahl und -folge des geflüsterten Mantras ständig. In der Schule bedeutete ›es nicht schaffen‹, du wirst nicht versetzt werden. Eine Folge wäre gewesen, dass ich die paar Freunde, die ich gehabt hatte, verloren hätte und fortan mit meinen Ängsten allein hätte klarkommen müssen. Ich hatte Freunde, prima Kerle mit gediegenen Namen wie Daniel, Sam, Jan und Machiel, die mich beruhigten, die mir sagten: Hab keine Angst. Mit manchen von ihnen telefonierte ich stundenlang am Tag vor einer Klassenarbeit. Nachdem wir endlich aufgelegt hatten, rief ich eine Viertelstunde später einfach wieder an, als hätte das vorige Gespräch nicht stattgefunden. Ich klammerte mich an ihnen fest. Unsere Beziehung bekam etwas Zwanghaftes, etwas Ritualhaftes auch; wir machten immer dieselben Sachen zur selben Zeit, am Samstagnachmittag um zwei Uhr Fußball spielen, zusammen mit dem Rad zur Schule fahren. Ich habe keine Ahnung, ob ihnen jemals klar gewesen ist, wie wichtig sie für mich waren. Die Lehrer wussten nicht so recht, was sie mit mir anfangen sollten. Ich führte Gespräche mit dem Schulpsychologen, mit einem Spezialisten für Versagensangst, mit Nachhilfelehrern. Sie konnten mir nicht helfen. Dass ich für diese Schule ungeeignet war, ließ mich mehr und mehr verzweifeln. Ich fühlte mich zu dumm und zu ängstlich und ertrug es nur schwer, dass ich die Hilfe anderer so sehr in Anspruch nahm. Aber mein Bitten, mich auf eine andere Schule zu schicken, wollte die Schulleitung nicht hören.

Mit etwa 15 veränderte sich etwas in mir. Ich denke, der Grund dafür war vor allem die neue Klasse, in die ich – dank des Wechsels von der Mittel- in die Oberstufe – kam, und die Aussicht, ein unbeschriebenes Blatt zu sein, inmitten von Mitschülern, die mich noch nie hatten kotzen, zusammenkauern oder heulen sehen oder erstaunt hatten beobachten müssen, wie ich scheinbar grundlos aus dem Klassenraum sprintete. Meine neuen Klassenkameraden waren keine besonders guten Schüler, was mich vor einem allzu erstickenden Konkurrenzdenken bewahrte. Wohl aber waren sie immer für jeden Unfug zu haben. In den Pausen kiffte ich mit ihnen im Park oder beteiligte mich an Saufspielen. Ich kam zu spät in den Unterricht, breit und betrunken oder gar nicht. Ich fing an, nach der Schule in Supermärkten Müsliriegel zu klauen. Mit diesem Verhalten, für das ich mich bis heute schäme, wollte ich nicht von anderen cool gefunden werden; es ging mir nicht um die anderen und auch nicht um die Beute. Ich wollte mir selbst beweisen, dass ich kein Sklave meiner Angst war, und das machte ich, indem ich Dinge tat, die ich eigentlich nicht tun wollte, wie zum Beispiel stehlen. Damals wusste ich noch nicht, dass man dies als »kontraphobische Abwehr« bezeichnet: ein Verhalten, das darauf ausgerichtet ist, sich mit dem, was man fürchtet – in meinem Fall Angst, zu konfrontieren. Während ich in den ersten drei Jahren in der Schule noch schüchtern, höflich und ängstlich war, war ich in den letzten drei Jahren das exakte Gegenteil: übermütig, widerspenstig, dumm und destruktiv. Diese radikale Veränderung kann man rückblickend nur als direkte Reaktion auf die Person interpretieren, die ich drei Jahre lang gewesen war – oder sogar als Abrechnung mit ihr. Vielleicht wollte ich nicht mehr der sein, der Angst hat, sondern derjenige, vor dem die anderen Angst haben.

Nach Abschluss des Gymnasiums flüchtete ich nach Italien. (Leider nicht auf einem Frachtschiff, und meine Flucht endete auch nicht in einer Höhle voller Fledermäuse.) Ab und zu, wenn ich durch die Straßen ›meiner‹ kleinen Universitätsstadt ging oder meinen Blick über das grüne, mit Türmchen und weißen, rot geziegelten Häusern gesprenkelte Tal schweifen ließ, fing ich an zu keuchen. Manchmal, wenn ich sehr ängstlich war, nahm ich ein Messer und ritzte mich in Arme und Beine. Das hatte sich als gute Methode erwiesen, um meine Ängste und Zweifel zu vertreiben: Mich selbst dazu zwingen, mich mit etwas vollkommen anderem zu beschäftigen, mit etwas sehr Konkretem und Klarem, mit etwas, das dunkle Gedanken oder Machenschaften in mir verdrängte – körperlicher Schmerz.

Nach einem Jahr in Italien floh ich zurück in die Niederlande, in der Hoffnung, dass sich alles geändert hatte, dass ich mich geändert hatte.

Doch als Student in den Niederlanden erging es mir nicht viel besser. Manchmal, wenn es mir wirklich nicht gut ging, besuchte ich Jaras Vater, der Psychiater war. Zitternd fragte ich ihn, ob er die Million eigentlich je beiseitegelegt habe. Er sah mich fragend an. »Für meinen Fußkäse«, sagte ich. Langsam dämmerte es ihm. Er schüttelte den Kopf. Das Geld gebe es leider nicht. »Scheidung ist ein teures Hobby.« Mehr oder weniger aus dem Stegreif stellte er mir Rezepte aus. Die Mittelchen wirkten, wobei allerdings auch erwähnt werden muss, dass sie nicht nur meine Angst, sondern auch mein übriges inneres Leben dämpften.

Manchmal schaute ich bei meinen Eltern vorbei. Mit meinem Vater unternahm ich Ausflüge, wir fuhren nach

Oudekerk an der Amstel, nach Monnickendam, ich erinnere mich an Nebel, ich erinnere mich an Regen, ich erinnere mich an den leckeren Matjeshering auf dem Dorfplatz. Er nahm sich Zeit für mich. Er kann sehr gut mit Krisen umgehen. Manchmal kam mir der Gedanke, eine Krise ist die einzige Situation, der er voll und ganz vertraut, weil er weiß, was man von ihm erwartet.

*

Meine Jahre als Schüler und Student verbrachte ich – kurz gesagt – damit, eine passende Reaktion auf Angst zu finden. Doch weiter, als mich von ihr überwältigen zu lassen oder sie aggressiv zu bekämpfen, kam ich nicht. Dass Angst und Aggression untrennbar miteinander verbunden sind, wusste ich damals noch nicht. Nach Ansicht des Psychiaters Carl Gustav Jung hat jeder Mensch zwei Seiten: die Seite, die wir anderen zeigen, und die, die wir – ob uns das nun bewusst ist oder nicht – verbergen. Die ängstlichen, gewalttätigen, eifersüchtigen Aspekte unseres Charakters – bei denen wir am liebsten so tun, als gäbe es sie gar nicht –, diese dunkle, unbekannte Seite nennt Jung »den Schatten«. »Jedermann ist gefolgt von einem Schatten, und je weniger dieser im bewußten Leben des Individuums verkörpert ist, umso schwärzer und dichter ist er.«

Wie einst die griechischen Götter sind Superhelden eine extreme Version unserer selbst. Sie sind zwar mächtiger als wir, schlagen sich ansonsten aber mit so ziemlich denselben Problemen herum. Allerdings sieht ihre Lösung dieser Probleme meist anders aus als unsere. Indem sich Bruce Wayne in zwei Personen aufspaltet, in den Playboy-Milliardär und den gewalttätigen Rächer, hat er seinem Schatten viel Raum gegeben, zu wachsen. Dadurch, dass er dem Schatten einen eigenen Namen gibt, anstatt ihn zu einem Teil seines ›normalen‹ Lebens zu machen, wird dieser Schatten immer schwärzer und dichter und aggressiver. Doch auch in diesem Punkt ist Bruce nicht allein: Aggression erleben wir alle. Und viele von uns verfügen nicht über den Luxus, Angst als ein abstraktes, philosophisches Konzept betrachten zu können. Ganz zu schweigen von dem Privileg, eine fiktive Person zu sein, mit allen Freiheiten, die dazugehören. Für manche ist Aggression die einzige Antwort auf Angst, die ihnen einfällt; es ist eine instinktive Notwendigkeit. Der Pfad der Fledermaus, wo der Schatten über Gesetzen und Tugenden steht, ist beispiellos finster. Dort, wo ich nur ein paar kümmerliche Schritte auf diesem Pfad gemacht habe, sind andere weitergegangen, so lange, bis sie sich hoffnungslos verirrt haben.

*

In der Biologie unterscheidet man zwei Arten von Aggression: expressive Aggression und feindselige Aggression. Feindselige Aggression ist die Lust zu töten, die ein Raubtier empfindet, wenn es eine Beute sieht, oder der Sadismus, der in einem Psychopathen geweckt wird, wenn er einen wehrlosen anderen erblickt. Expressive Aggression ist ambivalenter und interessanter: Sie beobachten wir bei Menschen, die mit einem Wutausbruch auf Bedrohung reagieren, in der Hoffnung, dass ihre Wut den Aggressor abschreckt. Biochemisch lässt sich dieser Mechanismus erklären. Durch die Ausschüttung von Adrenalin wird das Stresshormon Cortisol überlagert. Die tatkräftigen Hormone verjagen die depressiven Hormone. Doch auch psychologisch ist die Attraktivität der Angstaggression nachvollziehbar. Man tauscht die Machtlosigkeit für eine Weile gegen das Gefühl von Macht, die durch das Element der Rachsucht zusätzlich verstärkt werden kann; man halst dem anderen dasselbe Gefühl auf, das einen soeben selbst noch geplagt hat.

Bei Menschen kommt die Angstaggression viel häufiger vor als die Raubtieraggression. Interessante Fälle findet man in vielen klassischen Studien, wie in der des Tübinger Professors Robert Gaupp und seiner Studierenden, die den Massenmord des Lehrers Ernst August Wagner untersucht. ein trübsinniger Mann mit eckigen Augenbrauen und einem Lenkerschnurrbart. Abgesehen von seiner Schnurrbartwahl machte Wagner einen vernünftigen Eindruck, er war ein vorbildlicher Bürger. Doch am Abend des 4. September 1913 erschlug Wagner mit einem Knüppel seine Frau und seine vier Kinder. Danach zündete er einige Häuser an und schoss jeden nieder, der aus den brennenden Häusern zu fliehen versuchte. In Zeitungen wurde Wagner als »verwirrte Person« *avant la lettre* oder als die Verkörperung des Bösen abgestempelt. Letztendlich war Wagners Motiv, wie sich nach ausführlichen Untersuchungen ergab, soziale Angst. Er hatte Angst, man könnte herausfinden, dass er: 1. ziemlich regelmäßig onanierte, 2. homosexuelle Neigungen hatte und 3. im Sommer 1901 mit einem nicht näher bezeichneten Tier Sodomie begangen hatte. (Man könnte meinen,

Selbstbefriedigung und homosexuelle Neigungen seien in Anbetracht von Punkt 3 nicht erwähnenswert, doch lassen wir das.) Er ermordete seine Frau, weil er fürchtete, sie könnte ihn verlassen, wenn sie von seinen Gewohnheiten erfuhr, er tötete seine Kinder, um zu verhindern, dass sie seine sexuellen Abweichungen übernahmen, und er ermordete die übrigen Menschen, weil sie seine Neigungen hätten öffentlich machen können. Ernst August Wagner mordete aus Scham und aus Angst. Seine sozialen Ängste wurden zu groß, als dass er sie schultern konnte, und diese Gräueltaten waren das Ergebnis.

Natürlich war Wagner sehr verwirrt. Doch seine Verwirrung betraf weniger die Angst vor sozialer Demaskierung; die kennen wir alle. Es ging um die Folgen, die er mit seiner Angst verknüpfte, um die psychotischen Gründe, die ihn zu seiner Tat ›bewegten‹. Und dieses ›bewegen‹ empfand Wagner nicht als freie Entscheidung, wie aus Tagebuchfragmenten hervorgeht. Wagner fühlte sich so stark bedrängt, dass er meinte, handeln zu *müssen.* Es war ein Gefühl instinktiver Notwendigkeit. Anstatt eine defensive Haltung (die niemand als solche wahrgenommen hatte) beizubehalten, ging er zu ›notwendiger‹, doch in der Ausführung exzessiver Aggression über. Wagner wurde in die Heilanstalt Winnenthal bei Winnenden eingewiesen, wo er Theaterstücke schrieb und 1938 starb.

Beispiele von Angstaggression finden sich jedoch auch in der jüngeren Geschichte. Wenn wir einige der berüchtigten terroristischen Anschläge der letzten Jahre betrachten, stoßen wir immer wieder auf das Motiv Angst. Das Gefühl, bedroht zu werden, spielt offenbar eine entscheidende Rolle bei der Radikalisierung Einzelner, die sich von der Gesellschaft abgewandt haben und erwägen, eine aufsehenerregende, in ihren Augen korrigierende Gewalttat zu begehen.

Es war die Angst vor ›Umvolkung‹, die Anders Breivik 2011 dazu brachte, 77 unschuldige Menschen zu ermorden. Breivik gestand die Taten sofort und sagte, es sei seine Absicht gewesen, Norwegen und das übrige Europa vor einer muslimischen Übernahme zu retten. Kurz bevor die Gerichtsverhandlung gegen ihn eröffnet wurde, verlas Breivik eine Erklärung, in der er forderte, freigelassen zu werden, da er ein Held sei, der mit einem »präventiven Angriff gegen Verräter« einen kulturellen Genozid verhindert habe.

Es war die Angst vor Immigration und vor dem Abbau von Arbeitsplätzen, die Patrick Wood Crusius am 3. August 2019 dazu trieb, 23 Menschen in einer Walmart-Filiale in El Paso (Texas) zu erschießen. Vor der Tat hatte er ein Bekennerschreiben verfasst, in dem er ausführlich auf den Einfluss von bösen multinationalen Konzernen verwies, für die möglichst billige Arbeitskräfte von Nutzen seien und die daher Automatisierung befürworteten. Er sei gegen die »Invasion« der Mittel- und Südamerikaner und glaube an die Überlegenheit der weißen Rasse. In Anbetracht des hohen Lebensstandards, der in den USA herrsche, argumentierte Crusius, würden die Migranten auch zukünftig ins Land kommen. Dann kam er zu seiner abstrusen Schlussfolgerung: »Der nächste logische Schritt ist, die Zahl der Amerikaner zu reduzieren.« Hier kam es zu einem schicksalhaften Fehlschluss zwischen dem, was Crusius eigentlich Angst machte, nämlich der Einfluss multinationaler Konzerne, die ihre Kosten senken, indem sie günstige Arbeitsmigranten ins Land holen und die Automatisierung vorantreiben – den Fakten nach zu urteilen eine legitime Angst –, und der Tat, die mit Automatisierung oder Lohndumping nichts zu tun hatte: ein willkürlicher Massenmord an unschuldigen Landsleuten, hauptsächlich aus der Latino-Community. Eine solche Ausrede würde man in der Verhaltensbiologie als »ungerichtetes Verhalten« bezeichnen: Das in einem Konflikt befindliche Tier richtet seine Handlungen gegen einen Dritten, der mit dem Konflikt nichts zu tun hat, an dem es aber seine Angstaggression nach Herzenslust auslassen kann.

Natürlich gibt es zahlreiche persönliche und gesellschaftliche Gründe dafür, dass Menschen sich aus der Gruppe lösen und Pläne für eine ›korrigierende‹ Gewalttat schmieden. Weder Breivik noch Crusius wurden für unzurechnungsfähig erklärt. Sie gerieten nicht wie Wagner in einen Angstwahn. Ihre Radikalisierung verlief schrittweise. Doch ganz zu Beginn dieser verworrenen Entwicklung stößt man, wenn man von den Erklärungen der Täter ausgeht, immer auf die Angst vor einer angeblichen Bedrohung von außen. Es ist auch wichtig zu erwähnen, dass Angstaggression nicht zwangsläufig zu einer destruktiven Tat führt. Andere, in den letzten Jahren (insbesondere in Verschwörungskreisen wie QAnon) wiederaufgelebte Angstvorstellungen, wie die von der Macht der »perversen Eliten«, von Juden als Kraken, deren Tentakel angeblich die Welt umspannen, sind jüngst Bestandteil des Weltbilds einer großen Gruppe von Menschen geworden, die vorerst – auch wenn man den Sturm auf das Kapitol vielleicht in diese Kategorie einordnen könnte – noch nicht zu mörderischen Terrorakten übergegangen sind.

Solche Terrorakte sind extreme Folgeerscheinungen einer weit verbreiteten, gesellschaftlich akzeptierten Rhetorik, die von manchen Politikern eher verstärkt als abgeschwächt wird. Der Philosoph Aristoteles formulierte die drei Bedingungen, welche die Botschaft von Politikern erfüllen muss, um effektiv an die Angst der Massen zu appellieren. Erstens: Der Politiker muss vor einem Ereignis oder einer Entwicklung (meistens eine Invasion von »Barbaren«) warnen, die das Fortbestehen der Gruppe bedroht. Zweitens: Er muss plausibel machen, dass das bedrohliche Ereignis sehr bald stattfinden wird. Drittens: Er muss das Gefühl vermitteln, dass es möglicherweise schon zu spät ist und dass das Volk dringend der Hilfe bedarf. Diesen drei Punkten begegnen wir nicht umsonst in vielen politischen Ansprachen.

Eine nähere Betrachtung dieser Radikalisierungsprozesse, individuell und kollektiv, liegt außerhalb des Bereichs meiner Untersuchung. Mir geht es darum, dass Angst aus unterschiedlichen Gründen und auf verschiedene Weise eine entscheidende Rolle auf dem Weg zur Gewalt spielt.

✳

In meinem Kinderzimmer sitzend mache ich mich daran, die *Batman*-Comics zu ordnen, zuerst chronologisch und dann thematisch. Ein großer Unterschied zwischen gewalttätigen Superhelden und uns gewöhnlichen Sterblichen, die ihre Ängste nicht in aggressives Verhalten um-

129

wandeln, ist, dass sie eine nachvollziehbare *origin story* besitzen, wie das in der Comic-Sprache heißt. Sie verfügen über eine mehr oder weniger kohärente Geschichte, die die wichtigsten *(Nurture-)*Fakten aus ihrer Jugend auf logische Weise miteinander verbindet, eine Geschichte, die nicht zu nuanciert ist, nicht zu doppeldeutig, gerade grotesk genug. Wenn Superhelden ihre *origin story* 100 Mal erzählen würden, wäre es 100 Mal dieselbe Geschichte, und sie würde uns 100 Mal unterhalten. Wir werden nie auf eine so eindeutige *origin story* zurückgreifen können, es sei denn, sie ist erfunden. Wir suchen immer weiter nach einer annähernd zusammenhängenden Geschichte, die sich zudem fortwährend verändert, die wir stets neu interpretieren, ohne jemals zu einer definitiven Version zu gelangen. Welche Ereignisse sehen wir als ›symbolisch‹, als »typisch‹ oder gar als ›alles bestimmend‹? Welche Geschehnisse lassen wir völlig außen vor? Wen bezeichnen wir als Freund, wen als Feind? Es gibt keinen Drehbuchautor oder Regisseur, der uns dabei hilft.

Die tief liegenden Gründe für meine wilde, verängstigte Jugend entgleiten mir weiterhin. Die Liebe in diesem Haus hatte einen recht unvorhersagbaren Charakter, so viel steht fest. Aber ob das an dem unberechenbaren Verhalten meines Vaters oder an meiner ängstlichen Veranlagung (die wiederum auf die Familiengeschichte mütterlicherseits zurückzuführen ist) lag, lässt sich nicht mehr feststellen; *Nurture*-Geschichten sind so persönlich und einmalig, dass sie gegen die eindeutige wissenschaftliche Kraft von *Nature*-Statistiken eindeutig den Kürzeren ziehen, auch wenn dies in meinen Augen nicht berechtigt ist.

Ich schlage noch einmal das *Aloha*-Heft auf, und zwar den Artikel des Redakteurs A. J. Heerma van Voss. »Kinder seiner Generation werden nicht mehr den geringsten Grund haben, von zu Hause weglaufen zu wollen«, lese ich. Und: »Es ist wichtig, dass er zu möglichst vielen Menschen Beziehungen knüpft.«

Kurz bevor ich mein Elternhaus verlasse, schlage ich noch ein Buch auf, das neben der letzten Ausgabe von *Aloha* liegt. Es handelt sich um eine Anthologie aus dem Jahr 1994 mit von Frauen ausgewählten Gedichten. Ich lese *Mein Sohn* von Anna Enquist: »*Mein Sohn stürmt durch das Haus / ein Poltern auf der Treppe. Er ist / sich selbst ein Motor. Das Lied / das in ihm lebt, entweicht ihm / manchmal. Ich hör' ihn singen / im Flur und schweige. [...] Nachts fürchtet er sich, er zweifelt / an sich selbst, an uns, der Welt. / Ich nehm' ihn in den Arm / und wortlos wische ich / den Krieg weg, den Kinderkrebs, meinen eignen Tod, das Ungeheuer Zeit. [...] Ich lüg' ihn an und rette ihn / bis wir beide schlafen, in gestohl'ner Sicherheit.*

Unter dem Gedicht steht eine Erläuterung meiner Mutter, die den Text ausgewählt hat. 20 Jahre nachdem mein Vater auf einen möglichen Sohn angespielt hatte, blickte sie auf meine Kindheit zurück: »Das Gedicht erinnert mich sehr an meinen älteren Sohn. Der starke Kontrast zwischen der Vitalität, dem Lärmen, der ständigen Beschäftigung – *ein Poltern auf der Treppe. Er ist / sich selbst ein Motor* – und der Angst, den Zweifeln, den Tränen und dem Sich-klein-Fühlen. [...] Was ich an diesem Gedicht tröstlich finde, ist der Schutz, der darin geboten wird, das Fernhalten von Not, von all dem Unheil, vor dem Kinder und auch

Erwachsene sich fürchten. Für einen Moment alle Ängste verscheuchen. Kinder haben schrecklich viele Ängste: vor dem Sterben, vor Krankheit, Scheidung, Krieg. Und diese Ängste kommen in der Nacht. Tagsüber spielen sie und sind sehr beschäftigt. Doch nachts, wenn sie nicht schlafen können, kommen die Ängste. Das Bild, das Enquist hervorruft, ist nicht eins von Sicherheit, Ruhe und Frieden, sondern das von einer unsicheren Welt: *gestohlene Sicherheit.*«

Ich verlasse das Haus, den Zufluchtsort gestohlener Sicherheit, und kehre zurück in die wirkliche Welt, die von anderen bevölkert wird, von Fremden mit eigenen Lebensgeschichten, die ich nur erraten kann. Radfahrer flitzen an mir vorbei, Autofahrer hupen, Gesichter ziehen vorüber. Doch diese Lebensgeschichten haben häufig ein gemeinsames Element, wie mir, während ich Richtung Bahnhof laufe, bewusst wird: Dieses Element ist Angst.

Im 20. Jahrhundert wandelte sich unser Verständnis von Angst grundlegend. Aus einem Begriff mit einem philosophischen Bezug, der Raum ließ für eine persönliche, innere Suche, wurde eine rein medizinische Angelegenheit, die zudem noch massenhaft verbreitet war. Angst entwickelte sich zu der Krankheit, die wir heute kennen: die Angststörung. Es war ein Wandel mit gewaltigen Folgen für die Lebenswirklichkeit von Millionen Menschen, die plötzlich an einer Krankheit litten.

7
Die Geburt einer Krankheit

Der Zug gleitet durch die niederländische Landschaft, vorbei an sauber ausgebaggerten Bächen, an bewegungslosen Kühen auf flachen Wiesen. Ich trinke die dritte Tasse Kaffee dieses Tages aus; es war erneut eine schwierige Nacht, voller Träume, die wie Erinnerungen wirkten, und Erinnerungen, die etwas Albtraumhaftes bekommen hatten. Heute Abend findet in Driebergen der Jubiläumskongress der Stiftung für Angst, Zwang und Phobie (ADF) statt, eine der ersten Stiftungen zur Angst weltweit. Früher war die Stiftung nicht mehr als ein kleiner Verein, und davor war dieser kleine Verein nicht mehr als die Idee einer einzigen, ängstlichen Frau. Sie hieß Marina de Wolf-Ferdinandusse und war Jahrgang 1924. Wenn jemand Zeugnis ablegen kann vom Formwandel, den die Angst im 20. Jahrhundert durchlaufen hat, dann sie.

Die Geschichte ihrer Ängste beginnt 1962 mit einem schicksalhaften Besuch bei Freunden. Es war die Idee ihres Mannes Hans gewesen, der mit seiner Arbeit in einer Streckmetallfabrik der Hauptverdiener war und wollte, dass sie mal rauskam. Hans und Marina kannten sich aus dem Widerstand, Marina hatte viele Juden zu einem sicheren Unterschlupf gebracht. Die Erinnerungen an die Juden, die nicht überlebten, sollten sie für den Rest ihres Lebens quälen. Hans und Marina heirateten kurz nach dem Ende des Krieges. Die Jahre Anfang der Sechziger waren schwer für Marina. Sie musste sich mehreren Kieferoperationen unterziehen, kümmerte sich um ihre Mutter, als die sich von einem Herzinfarkt erholen musste, zog zweimal um und bekam zwei Töchter, bei denen sie sich mit Windpocken infizierte. 1962 war sie vollkommen erschöpft. Wochenlang fühlte sie sich schwach, schlecht, schwindelig. Sie hatte Probleme beim Gehen, immer wieder gaben ihre Beine nach. Schon Kierkegaard hatte geschrieben, dass Angst, wenn man sie nicht als solche erkennt, in einen Schlummerzustand wechselt und auf den Moment wartet, in dem man verletzlich ist, in einer Krise also, wenn Gewissheiten wegfallen oder wenn man keine Reserven mehr hat. Es war genau das, was bei Marina passierte.

Als sie mit den Freunden zu Tisch saßen, kamen sie bald auf körperlichen Verfall und Tod zu sprechen, die Freunde hatten viele kranke Verwandte. Marina ging das Gespräch sehr nah. »Von der einen Minute auf die andere ging es mir entsetzlich schlecht«, schilderte sie die Situation später. »Ich bekam keine Luft mehr, mein Herz schlug wie wild, alles drehte sich.« Eine Panikattacke zu einer Zeit, als es das Wort noch nicht gab. Sie legte sich aufs Sofa, man breitete eine Decke über sie, doch nichts half gegen das Zittern. Nachdem ein Arzt beim Hausbesuch nichts hatte finden können, wurde sie in der Nacht mit dem Krankenwagen in ein Krankenhaus gebracht. Da man auch dort keine organische Ursache für die Symptome entdecken konnte, wurde sie am nächsten Tag entlassen, und der Arzt trug ihr auf, zwei Wochen zu Hause zu bleiben und sich zu erholen; danach würde es ihr wieder bessergehen. Er sollte unrecht haben. Marina hatte, wie sie es ausdrückte, »sich etwas zugezogen«, ein *Etwas,* das so leicht nicht wieder verschwand. Immer, wenn sie einen Schritt vor die Tür machte, begann sie zu hyperventilieren. Daraufhin traute sie sich kaum noch aufzustehen; sie lag den ganzen Tag im Bett oder auf dem Sofa. Das war der Startschuss zu einem qualvollen Marathon zu Neurologen, Internisten und anderen Spezialisten. Schließlich landete sie bei einem Psychoanalytiker, der mit ihr vor allem über den Krieg sprechen wollte. Anderthalb Jahre lang redete sie, an vier Tagen in der Woche, und dann war die Behandlung abgeschlossen. Marina de Wolf-Ferdinandusse hatte genug gesprochen.

Doch das *Etwas* blieb. Von 1962 bis 1970 verließ sie das Haus praktisch nicht mehr. Andere erledigten die Einkäufe, neue Kleider ließ sie sich schicken, was nicht passte, ging retour. Ihre Freunde sagten, der Arzt hätte bestimmt etwas gefunden, wenn ihr wirklich etwas fehlte. Sie meinten, Marina wolle vielleicht nicht gesund werden, denn sonst wäre sie ihre Beschwerden schon längst wieder los. Das machte Marina wütend, einsam und verzweifelt. Doch wenn sie unter einer solchen Angst und Lähmung litt, musste es doch auch andere geben, denen es so erging. Von Ärzten konnte sie nichts erwarten. Angst, Phobien und andere seelische Probleme waren noch nicht Teil des Studiums für angehende Mediziner. Die Chance, dass ein Hausarzt erkannte, was einem Patienten oder einer Patientin mit Ängsten fehlte, war sehr gering. Also erfand sie 1967 einen anderen Weg, ihre kleine Welt wieder zu vergrößern.

Sie hatte von einem englischen, 1966 von Alice Neville gegründeten Phobie-Verein gehört und war fasziniert von der Idee. *The Open Door* war die erste Selbsthilfegruppe für Phobiker weltweit. Alice war eine ängstlich veranlagte britische Dame, die seinerzeit schwer unter dem Kriegslärm litt. *The Blitz* – wie die deutschen Luftangriffe auf die englische Hauptstadt genannt wurden –, das Brummen der Flugzeuge am Himmel, zuckende Lichtsäulen der Flakscheinwerfer, Bombenalarm. Über einen Bekannten bekam sie ihren ersten richtigen Job, Sekretariatsarbeiten beim britischen Geheimdienst MI6. Die Ängste schnürten ihr immer häufiger die Kehle zu. Als sie eines Tages mit dem Bus nach London fuhr, wurden ihre Knie weich und sie fing an zu hyperventilieren. Das führte schließlich dazu, dass sie *The Open Door* gründete – sie wollte das Problem besiegen, bevor das Problem sie besiegte.

Marina de Wolf-Ferdinandusse erkannte sich so deutlich wieder in ihrer englischen Leidensgenossin, in ihren Empfindlichkeiten, in ihrer kriegsbedingten Panik, in ihrem abhandengekommenen sozialen Leben, dass sie 1968 nach dem Vorbild von Alice Neville den niederländischen Phobie-Verein gründete. (Alice und Marina waren übrigens ihrer Zeit weit voraus. Eine vergleichbare Organisation, die *Anxiety Disorders Association of America,* wurde erst 1980 gegründet.) Am 1. März 1969 erschien die erste Ausgabe des *Fobievizier,* der zweimonatlich herausgegebenen Vereinszeitung, die Marina an ihrem altmodischen Küchentisch aus Eiche bei einer Tasse Tee komplett selbst »zusammengekritzelt« hatte (ihre Worte). Jedes Jahr zu Weihnachten steuert Hans einen besinnlichen Text bei, orthodox-calvinistisch im Ton. Die Vorworte von Frau de Wolf-Ferdinandusse, eigentlich persönliche Berichte, zeigen auf einzigartige Weise, wie sich die Niederlande (und das übrige Europa) in den Jahren von 1968 bis 1997 veränderten; wie sehr sich die Art und Weise wandelte, wie die Menschen über Angst dachten, und wie stark sich auch die Behandlungsformen entwickelten, mit allen sich daraus ergebenden Folgen.

Schon bald nach der Gründung des Vereins zeigte sich, dass Marinas intuitiver Gedanke, Angst sei weitverbreitet, richtig war. Die Leserbriefe der ersten Jahre zeugen von einer riesigen Erleichterung. »In jeder Stadt, in jedem Dorf«, schrieb sie kurz nach Gründung des Vereins, »wohnt mindestens ein Opfer der Angst. Hilferufe erreichen uns aus dem ganzen Land.« In nur vier Monaten stieg die Mitgliederzahl von fünf auf 100; und sie wuchs weiter. Es meldeten sich Menschen, deren tägliches Leben durch Ängste massiv eingeschränkt war, manche trauten sich schon seit Jahren nicht mehr aus dem Haus und lebten auf winzigem Raum. Menschen mit Tremophobie, Karzinophobie, Zoophobie, Pedophobie, Dendrophobie, Erythrophobie, Pathophobie, Koprophobie (Angst vor Zittern, Krebs, Tieren, Kindern, Bäumen, Erröten, Krankheiten, Exkrementen). So seltsam diese Ängste auch erscheinen, sie stehen immer in einem Zusammenhang mit Objekten oder Vorkommnissen, die irgendwann in der Geschichte dieser Menschen die Weiterexistenz eines Einzelnen bedroht haben, Bäume, die dich erschlagen können, Tiere, die dich beißen können, übermäßiges Erröten, weswegen man dann aus der Gruppe fällt, und so weiter. Fast alle, die unter Ängsten litten und sich beim Phobie-Verein meldeten, fanden es sehr schwierig, mit ihnen nahestehenden Personen über ihre Probleme zu reden. Andere konnten das sehr wohl, verloren jedoch jedes Maß aus dem Auge. Sie überstrapazierten ihre Ehen und verloren ihre ältesten Freunde. So führte Angst, direkt oder indirekt, stets zu großer Einsamkeit. Marina sprach sie mit »Schicksalsgenossen« oder »Angsthasen« an.

Die meisten Angsthasen waren weiblich. Erstaunlicherweise ist das noch immer so. Bis auf den heutigen Tag ist das Risiko von Frauen, an einer Angststörung zu erkranken, anderthalb Mal so groß wie das von Männern, ganz gleich in welcher Altersgruppe. Eine Studie aus dem Jahr 2014 des Biochemikers Mohamed Kabbaj von der Florida State University kam zu dem Schluss, dass das Hormon Testosteron (dessen Konzentration im Allgemeinen bei Männern höher ist als bei Frauen) als neurologischer Puffer gegen Angst dient, während die Hormone Östrogen und Progesteron (deren Konzentration normalerweise bei Frauen höher ist als bei Männern) den Umgang mit bedrohlichen Situationen erschweren, selbst wenn sich herausgestellt hat, dass diese nicht gefährlich sind. Doch mindestens ebenso wichtig sind soziale Faktoren. Möglicherweise sind Frauen im alltäglichen Leben einem größeren Druck ausgesetzt, möglicherweise fühlen sie sich von jeher freier (oder im Gegenteil mehr dazu verpflichtet), ihren Angstgefühlen Ausdruck zu verleihen. Man weiß es nicht, und diese Frage wird auch kaum erforscht, vermutlich aus Angst, in eine unangenehme Genderdiskussion verstrickt zu werden. Der Einzige, der einen ernsthaften Versuch unternommen hat, den Unterschied zwischen Frauen und Männern im Hinblick auf Agoraphobie zu erklären, ist der Soziologe Abram de Swaan. (Ja, derselbe Abram de Swaan, der meiner Mutter geraten hat, eine Psychoanalyse zu machen.) De Swaan konnte zeigen, dass die Aufhebung der strengen Ausgangsbeschränkungen – die den Frauen auferlegt wurden, um zu verhindern, dass sie mit den niederen Klassen in Berührung kamen, und die bis ins 19. Jahrhundert galten – zu einer neuen sozialen ›Krankheit‹ geführt hat: Platzangst. Denn just als die Ausgangsbeschränkungen wegfielen, erschienen in der psychiatrischen Fachliteratur erste Fallbeschreibungen von Platzschwindel, ein Begriff, der später durch das schickere Agoraphobie (Platzangst) ersetzt wurde. Was im 19. Jahrhundert ein Beweis für sittliches, zurückhaltendes Verhalten war, nämlich nicht hinaus auf die Straße zu gehen und sich unter die Menschen anderer Klassen zu mischen, war zu Beginn des 20. Jahrhunderts mit einem Mal eine neurotische Störung. Dies ist eine hübsche Theorie, die sich weder belegen noch widerlegen lässt.

In den ersten Jahren des Vereins wollte Marina vor allem die Einsamen und Ausgestoßenen miteinander in Verbindung bringen. Von einem ausgearbeiteten Programm oder klar formulierten Grundsätzen konnte keine Rede sein. Sie bezeichnete den Verein als »ein Kontaktorgan«. Dieser Kontakt bestand aus Solidaritätsbekundungen und praktischen Tipps, etwa wie man eine Mund-Nasen-Maske gegen Hyperventilieren faltet. Aber Marinas wichtigste Aufgabe bestand darin, die »Angsthasen« bei den richtigen Ärzten unterzubringen. Und das war nicht einfach. 1968 gab es in den Niederlanden gerade mal 20 Psychotherapeuten, anderthalb Therapeuten pro Provinz. Vor allem in den nördlichen Provinzen und in Zeeland war es praktisch unmöglich, geeignete Hilfe zu finden. Und Tabletten? Die galten damals noch als »Gift für das Nervensystem«, wie ein Vereinsmitglied schrieb.

Beim Zehn-Jahres-Jubiläum des Vereins blickte Marina 1978 auf die Anfangsjahre zurück: »Es ist unglaublich, wenn man sich vor Augen führt, welche Veränderungen es in diesen zehn Jahren gegeben hat. Als der Verein gegründet wurde, gab es in den ganzen Niederlanden nur 20 Therapeuten. Und wenn man sich dann anschaut, welche Möglichkeiten es heute gibt. Unter den Psychologen gibt es bereits etliche, die sich auf bestimmte Ängste spezialisiert haben.« Mit anderen Worten: In den Niederlanden war Angst auf dem besten Weg, ein legitimes Krankheitsbild zu werden, für das ernst zu nehmende Behandlungsmethoden entwickelt wurden. In den 70er-Jahren vertraute man vor allem auf die Psychotherapie, auf das Gespräch. Psychotherapeuten gingen davon aus, dass die Angstsymptome mehr oder weniger zufällige Äußerungen von etwas sind, das tiefer liegt, etwas, das durch Reden an die Oberfläche gelockt werden muss, da es sich sonst später auf eine andere, destruktive Weise einen Weg bahnen würde. Aber Marina hatte ihre Bedenken. Sie hatte sich schon immer mehr für Lösungen als für Ursachen interessiert. Sie war eine Befürworterin von konkreten Maßnahmen wie dem Entspannen der Muskeln, Lesen, Telefonieren, Basteln, allem, was die Aufmerksamkeit von der Angst ablenkte. Sie schloss sich jedoch ebenso wenig den antiautoritären Gegenstimmen der 70er-Jahre an, die ein Vereinsmitglied perfekt illustriert, als es 1972 das Wort ›Psychiater‹ zu ›Psychhasser‹ verballhornte. Dass nicht der Patient, sondern die Gesellschaft krank sei, so das Credo der damals aufkommenden Antipsychiatrie, hielt Marina für eine merkwürdige Verdrehung der Tatsachen, mit der am Ende niemandem gedient war.

Nicht nur die Gesundheitsversorgung professionalisierte sich in den 70er-Jahren, auch der Phobie-Verein wurde in eine Stiftung umgewandelt. Marina hoffte, so mehr für die Menschen tun zu können, die nicht in der Lage waren, ihre Therapie zu bezahlen. Von einer, die ausgeschlossene Menschen zusammenbringt, wurde sie zu jemandem mit weitreichendem Einfluss, zu einer Person, die ihren Angsthasen den Weg durch die verwirrende, sich ständig verändernde, immer größer werdende Welt der medizinischen Versorgung wies. Sie beschützte ihre Leidensgenossen vor Quacksalbern, Naturheilern, Magnetiseuren, allerlei Schwindlern, die den Patienten nur das Geld aus der Tasche zogen und Frustration schürten. Ich hätte sie gerne kennengelernt, wird mir im Zug bewusst. Aber vielleicht bin ich ja im Begriff, dies auf einem Umweg doch noch zu tun.

Die medizinisch-wissenschaftliche Untermauerung von Marinas praxisorientierter Vorgehensweise folgte erst in den 80er-Jahren, und zwar in Form der sogenannten Kognitiven Verhaltenstherapie (KVT). Die dieser Therapie zugrunde liegende Theorie geht davon aus, dass Ängste bestimmte Verhaltensformen und falsche Gedankenmuster sind und nicht Folge unverarbeiteter Probleme aus der Vergangenheit. »Als Angsthase«, sagte Marina 1976, »hat man sich ein falsches Verhalten angeeignet. Und das muss man wieder verlernen.«

Den Gedanken, dass Angst eine falsche Überzeugung ist, gibt es schon seit Jahrtausenden. Laut dem römischen Philosophen, Redner und Politiker Cicero ist Angst der Glaube an ein nahendes Übel, von dem wir denken, dass wir ihm nicht gewachsen sind. Der wichtigste Unterschied zwischen Angst und Trauer sei, dass Angst durch etwas hervorgerufen wird, das in der Zukunft liegt, und Trauer durch etwas in der Vergangenheit. Angst und Trauer seien Produkte unserer Überzeugung, dass die Bedrohungen und Gefahren in der Welt riesig und real sind. Das sind sie aber, laut Cicero, nicht. Alle Gefahren und alle Vergnügungen enden irgendwann. Man sollte also zu jeder Zeit relativieren und gemäßigt und stoisch sein. In der Tat, stoisch. Cicero war von den Stoikern stark beeinflusst, die für Gelassenheit und Unerschütterlichkeit plädierten, und von Epikur, der bemerkte, dass auch reiche Fürsten, die augenscheinlich nichts zu fürchten hätten, oft ängstlich und beunruhigt seien. Darum formulierte er ein philosophisches Ideal, das seiner Meinung nach alle anstreben sollten: *ataraxia,* Seelenruhe, ein Geist, der frei von Sorgen ist. Etwas Vergleichbares schrieb etwas später auch der römische Philosoph Seneca, der meinte, dass *tranquillitas animi,* Ruhe des Geistes, die bei Weitem wichtigste Eigenschaft im Leben sei. Seiner Ansicht nach sollten wir uns von allen sinnlosen Ängsten freimachen, von denen die Angst vor dem Tod wohl die allersinnloseste ist. Der erste Schritt: nicht mehr hoffen. Seneca: »Du wirst aufhören zu fürchten, wenn du aufhörst zu hoffen. Du wirst sagen: ›Wie können diese so verschiedenen Seelenregungen gleichen Schritt halten?‹ Und doch, es ist so, mein Lucilius: Sie scheinen einander zu widersprechen, gehören aber doch zusammen. Wie die nämliche Kette den Sträfling und den Wärter verbindet, so halten auch diese einander so unähnlichen Seelenregungen gleichen Schritt; die Hoffnung hat die Furcht zum Begleiter.«

Ein anderer Stoiker, der als Sklave nach Rom gekommene Grieche Epiktet, meinte, es sei nicht die Welt selbst, die uns unglücklich mache, es seien unsere Vorstellungen von dieser Welt: »Nicht die Dinge selbst beunruhigen die Menschen, sondern die Vorstellungen von den Dingen. So ist z.B. der Tod nichts Furchtbares – sonst hätte er auch dem Sokrates furchtbar erscheinen müssen –, sondern die Vorstellung, er sei etwas Furchtbares, das ist das Furchtbare.« Laut Epiktet kann man den Ängsten die Stirn bieten, indem man logisch argumentiert und darüber nachdenkt, was man beeinflussen kann und was nicht. Diese Ansichten finden wir im 17. Jahrhundert auch in leicht abgeänderter Form bei dem niederländischen Philosophen Baruch Spinoza, der die Ansicht vertrat, dass Angst im Kern nicht logisch ist (und der ideale Mensch war für ihn der rein rationale). Spinozas hypervernünftige Auffassung von Angst in Kurzform: Wenn du auf etwas keinen Einfluss ausüben kannst, hat es keinen Sinn, sich davor zu fürchten, denn du bist schließlich machtlos. Wenn du auf etwas Einfluss ausüben kannst, hat es ebenso wenig Sinn, sich davor zu fürchten, denn du kannst es schließlich ändern. Die Schlussfolgerung: Es ist nie sinnvoll, Angst zu haben.

Es ist erstaunlich, wie sehr diese jahrtausende- und jahrhundertealten Gedanken den Grundlagen der Kognitiven Verhaltenstherapie ähneln, die eine der gebräuchlichsten

Therapieformen für die Behandlung von Angststörungen ist, bei der man lernt, anders über die eigenen Ängste zu denken (seine Kognitionen zu verändern), anstatt vor ihnen zu fliehen oder sie mit Medikamenten zu bekämpfen. Auch der stoische Gedanke, dass wir im Jetzt leben sollten, ist auffallend aktuell und quasi das Motto zahlreicher Achtsamkeitstrainings.

Doch unabhängig von diesen steinalten Philosophen bedurfte es eines neun Monate alten und 21 Pfund schweren Bürschchens, um dem Gedanken, dass Angst die Folge einer falschen Überzeugung ist, neues Leben einzuhauchen. Der Junge, der 1919 in den Vereinigten Staaten zur Welt kam, wurde »Little Albert« genannt. Little Albert war die Versuchsperson in einem bedeutenden Experiment, das der Psychologe John Watson konzipiert und beschrieben hat, ein Mann mit Knopfaugen und unecht wirkendem Lächeln. Albert war von Natur aus nicht furchtsam, der Anblick einer Ratte löste in ihm keine Angst aus, und er streckte oft seine Hände nach dem Tier aus, um es zu streicheln. Das Geräusch eines Gongschlags versetzte ihn jedoch in Panik, und das machte sich Watson für sein Experiment zunutze: Was, wenn nun jedes Mal just in dem Moment ein Gongschlag ertönte, wenn Little Albert seine kleine Hand nach einer Ratte ausstreckte? Das Experiment musste nur sieben Mal durchgeführt werden, um Albert eine Rattenphobie anzutrainieren. Auch ohne das Ertönen des Gongs zuckte er nun beim Anblick einer Ratte zurück. Mehr noch: Von diesem Moment an fürchtete er sich auch vor Hunden und Kaninchen; selbst haarige Gegenstände flößten ihm Angst ein. Man konnte also Einfluss auf das

Entstehen von Ängsten nehmen. Und wenn man Angst erlernen kann, wie der Fall des Kleinen Albert gezeigt hatte, dann – so meinten Watson und viele Therapeuten nach ihm – kann man sie auch wieder verlernen.

Eine zweite Schlüsselfigur in der Geschichte dieser Theorie ist der Psychoanalytiker und Kriegsveteran Aaron T. Beck. Im Zuge der Wortassoziationsversuche mit seinen Patienten bemerkte Beck, dass diese immer dieselben Assoziationen und Gedanken äußerten, die eher eine Qual für sie waren, als dass sie ihnen halfen. Beck bezeichnete das Phänomen als »automatische Gedanken«. Anfang der Siebzigerjahre entwickelte er eine Theorie, die seine Patienten befähigen sollte, diese automatischen Gedanken abzuwehren: Die Kognitive Verhaltenstherapie war geboren. Der Clou der KVT: nicht vermeiden! Der Fachbegriff für dieses Verhalten ist *exposure:* sich demjenigen, was einen ängstigt, aussetzen, um so zu lernen, dass die Angst unbegründet ist. Sich nicht fürchten vor seiner Angst, ruhig weiteratmen, vor allem nicht denken, man werde verrückt. Menschen mit Agoraphobie (Platzangst) sollten nach draußen gehen, jeden Tag ein wenig weiter, von Straßenlaterne zu Straßenlaterne, von dem einen Flecken Erde, der sich als sicher erwiesen hat, zum nächsten. Wichtig ist der erste Schritt. Marina empfahl den entsprechenden Patienten daher auch, sich ein Auto zuzulegen, »ein Haus auf Rädern«, sodass sie immer wegkonnten, das gab Halt, ein bisschen Kontrolle. Wenn sie sich kein Auto kaufen wollten oder konnten, sollten sie sich einen Hund anschaffen. Der half einem, durch den Tag zu kommen. Hunde, das seien »Pillen auf Pfoten«.

Marinas Aufgabe als ›Angsthasenmutter‹ war ihre Rettung, machte sie aber auch sehr verletzlich. In den 70ern wurde sie zur Verkörperung des ängstlichen Menschen. Sie trat regelmäßig im Fernsehen auf, und jeder TV-Auftritt zog Hunderte von Zuschriften nach sich, die sie alle persönlich beantwortete. Der Esstisch war tagsüber die Poststelle. Das Telefon klingelte durchgehend, oft zur Verärgerung der Kinder, die Familie hatte keine Privatsphäre mehr, die Angsthasen gingen immer vor. Marina stand unter ständiger Anspannung. Als Hans seine Frau einmal in ihrem dunkelblauen Chevrolet Impala zu ihrem Therapeuten in Woerden fuhr, gerieten sie in einen Stau. Marina erlitt eine Panikattacke, woraufhin Hans kurzerhand den Rückwärtsgang einlegte und sie rückwärts, auf dem Standstreifen nach Hause fuhren. Später konnten sie darüber lachen, doch eines war klar: Marina würde ihre Veranlagung zur Angst niemals ganz verlieren. Hin und wieder erkenne ich in der Dynamik der Eheleute etwas von D. und mir, eine Mischung aus Liebe und Unverständnis, aus gutem Willen und Ohnmacht.

Marina traute sich erst wieder richtig aus dem Haus, als bei Hans Tumore an den Händen gefunden wurden. Ihr blieb nichts anderes übrig, wenn sie ihn im Krankenhaus besuchen wollte. »Ich bemerkte die Veränderung, als ich mal 100 Kilometer fahren musste«, berichtete sie. »Ich selbst glaubte, nicht weiter als sechs Kilometer fahren zu können, das war meine Grenze. Aber ich tat es, ohne große Probleme.« Erst da ›besiegte‹ sie ihre Platzangst, zumindest bis auf Weiteres. Besiegen, ein Wort, das wirklich zu ihr passt.

Dass nicht jeder, genetisch betrachtet, in diesem Kampf über die gleichen Waffen verfügt, passte nicht zu ihrer Art zu denken. Als die Vereinsmitglieder sich im Mai 1972 in Rotterdam trafen, fragte jemand aus dem Publikum, ob Phobien erblich seien. Marinas eindeutige Antwort lautete: »Nein!« Diesen Standpunkt wiederholte sie auch in der Zeitschrift *Fobievizier* immer wieder. Die Tatsache, dass Angst, ebenso wie viele andere psychische Probleme, relativ häufig in aufeinanderfolgenden Generationen vorkommen, führte sie auf die Art und Weise zurück, wie in den Familien mit Angst umgegangen wird. Wenn man bemerke, dass die Mutter oder der Bruder beim Anblick von Vögeln Todesängste aussteht, betrachte man den Himmel eben auch mit anderen Augen. Ängstliches Verhalten sei ansteckend, laut Marina.

Zu Beginn der 80er-Jahre wurden Marinas Vorworte sachlicher, professioneller im Ton. Dies kann man nicht losgelöst von einer sehr wichtigen Entwicklung auf dem Gebiet der Medizin sehen. 1980 wurde die »Angststörung« in die dritte Auflage des DSM, des offiziellen medizinischen Handbuchs für psychische Störung aufgenommen. Mit anderen Worten: Übermäßige Angst war zu einer anerkannten Krankheit geworden. Wichtig ist auch, sich kurz vor Augen zu führen, was Angst von diesem Moment an nicht mehr war: ein körperliches Ungleichgewicht (Hippokrates), eine falsche Lebenseinstellung (die Stoiker) oder ein philosophisches Problem (Kierkegaard). Nein, von nun an war Angst eine im Gehirn situierte Störung.

Um diesen ›Endpunkt‹ in den 80er-Jahren zu verstehen, müssen wir das Blickfeld erweitern, um den Weg dorthin besser zu erkennen. Das wird mir bewusst, während ich in Utrecht in den Bus umsteige, der mich nach Driebergen bringen wird. Eilige Schritte um mich herum, Pappbecher, die achtlos weggeworfen werden, Rushhour.

Das Blickfeld erweitern also, fort aus der Betriebsamkeit, hinein ins 19. Jahrhundert, an die Universität von Tartu, das am Emajõgi liegt, dem Fluss, der die großen Seen Estlands miteinander verbindet, des Landes, das damals Teil des Russischen Reichs war. An der Spitze der Universitätsklinik stand ein Psychiater namens Emil Kraepelin. Er war möglicherweise der Erste, der die Büchse der Pandora geöffnet hat. Der Erste, aber nicht der Letzte.

8
Büchsen der Pandora

Ich bin auf dem Weg zu einem Kongress der Stiftung, die Marina einst gegründet hat, und während ich in den Bus einsteige, betrachte ich auf meinem Smartphone Fotos von diesem charismatischen Mann, der einen spektakulären, buschigen Schnurrbart kultivierte und den man in vielerlei Hinsicht als den Anti-Freud bezeichnen kann. Emil Kraepelin war nicht sonderlich an der verborgenen Geschichte des Patienten, an seinen inneren Abgründen interessiert. Ihm ging es um den Körper, um Erbanlagen, um Biologie, um alles, was messbar ist, ganz so, wie es die wissenschaftlichen Ideale der Aufklärung verlangen. Enttäuscht von seinen nur mäßig erfolgreichen Laborversuchen überlegte er, was die Grundlage seiner Forschung sein sollte, und entschied sich für detaillierte Patientengeschichten, die sogenannte Zählkarte. Auf diesen Zählkarten, die im Prinzip Vorläufer der modernen Patientenakten sind, notierte Kraepelin alle noch so kleinen Veränderungen im Verhalten seiner Patienten. Am Ende des 19. Jahrhunderts, nach Jahren der Forschung, war er der Meinung, seine neue Methode zur Klassifizierung von psychischen Erkrankungen veröffentlichen zu können. Er sei in der Lage, sagte er, eine Reihe von Urtypen psychischer Krankheiten zu unterscheiden, zum Beispiel (die Vorläufer von) Schizophrenie und bipolarer Störung. Die alte Klassifizierungsmethode bezeichnete er als »symptomatisch«, seine hingegen als »klinisch«. Aber diese klinische Vorgehensweise erforderte ein systematisches und gründliches Studium einer großen Anzahl von Fällen. Er meinte nämlich, dass alle Symptome der einen Krankheit auch bei allen anderen vorkämen. Ihn interessierten daher auch nicht die Symptome selbst, sondern das Muster, das diese Symptome bilden, und dieses Muster sei bei jeder Krankheit anders. Angst war in seinen Augen eine zentrale Verwirrung des Körpers, ein Symptom, das man in jedem Muster entdecken konnte, und daher auch keine eigene medizinische Kategorie. Kraepelin war davon überzeugt, dass jede psychische Erkrankung ihre Ursache im Gehirn oder in den Erbanlagen, also in der Biologie, hatte. Dies belegte er mit vergleichenden Studien: In der Familie eines Schizophrenen gab es überdurchschnittlich viele andere Schizophrene, und bei bipolaren Patienten fand man ebenfalls relativ viele Angehörige, die manisch oder depressiv waren.

Es ist den Alliierten zu verdanken, um genau zu sein, den Amerikanern, dass Kraepelins wissenschaftliches Erbe massenhaft angewandt wurde. Der große Einsatz von Soldaten im Zweiten Weltkrieg zwang die amerikanische Regierung zum Umdenken. Mittels der alten Behandlungsmethoden kostete es die Psychiater viel zu viel Zeit, traumatisierte Soldaten zu diagnostizieren und zu behandeln. Es wurde notwendig, psychische Erkrankungen aus der Deutungshoheit einer von einer Einzelperson entwickelten, alles erklärenden Theorie zu befreien und sie in eine ›wissenschaftliche‹ Herangehensweise zu überführen, die für jeden Arzt praktikabel war. Messbar, objektiv, transparent, in großem Maßstab anwendbar. Eine Kommission unter Leitung des Psychiaters und Brigadegenerals William C. Menninger entwickelte daher auf Basis von Kraepelins Modell ein neues Klassifikationsschema. Es hieß *Medical 203* und wurde mit minimalen Änderungen von der Marine, vom Heer und vom Kriegsveteranenministerium übernommen. 1949 fügte die Weltgesundheitsorganisation einige Passagen hinzu, die sich spezifisch mit psychischen Erkrankungen beschäftigten. Doch wirklich gut funktionierte das Ganze noch nicht, da jedes amerikanische Krankenhaus sein eigenes Diagnoseschema hatte, was zu großer Verwirrung führte. Der Ruf nach einer standardisierten Methode wurde lauter. Nach einer kurzen Redaktionsbesprechung wurde das angepasste *Medical 203,* das ja ursprünglich dazu gedacht war, möglichst vielen Soldaten in möglichst kurzer Zeit zu helfen, 1951 umbenannt und war nun das erste *Diagnostic and Statistical Manual of Mental Disorders* (DSM). Das DSM I wurde 1952 veröffentlicht.

Der Aufbau dieses Dokuments, das 130 Seiten und 106 psychische Krankheiten, darunter Homosexualität (als soziopathische Persönlichkeitsstörung) umfasste, entsprach dem *Medical 203.* Viele Passagen waren wortwörtlich übernommen worden. Im DSM I war Angst eines der Hauptmerkmale aller neurotischen Erkrankungen. Angst war ein »Signal« dafür, dass der Patient unbewusst mit ungelösten, inneren Problemen kämpfte. Er litt dann unter einer »Angstreaktion« oder, wenn ein bestimmtes Objekt oder eine bestimmte Situation der Auslöser war, unter einer »phobischen Reaktion«. Freud in Reinkultur also.

Im DSM II (1968) besaß die Kategorie »Neurose« und damit auch die Angst als Hauptmerkmal der Neurose einen höheren Stellenwert. (Ängstlichkeit und Neurose wurden nun mehr oder weniger synonym verwandt.) Die Herausgeber des DSM II unterschieden zwischen der Angstneurose, die durch allgemeine Besorgtheit und Panikattacken gekennzeichnet ist, der phobischen Neurose, dem obsessiv-kompulsiven Syndrom (heute Zwangsstörung) und der depressiven Neurose.

1980 erschien dann das DSM III. Die dritte Ausgabe des Handbuchs war in mancherlei Hinsicht radikal anders als ihre Vorgänger. Das galt zum einen für die Einteilung des Werks, zum anderen war aber auch die Art und Weise, wie es zustande kam, revolutionär. Im DSM III bekam Angst einen eigenen Eintrag. Sie hatte nun den Bereich der Psyche definitiv verlassen, und Angst wurde zu einer eigenen Kategorie. Die Trennung von Angst und Neurose, von Angst und Freud, war für Marina, die nicht an Freud und seine wilden Theorien glaubte und die die dazugehörigen Assoziationen von Sex, Penisneid und Kastrationsangst sogar ziemlich peinlich fand, von entscheidender Bedeutung. Für Marina war das DSM III die Bestätigung dessen, was sie schon sehr lange wusste: Sie hatte sich nicht angestellt, Angst war eine ›echte Krankheit‹. Im DSM III wurden die Angststörungen unterteilt in 1) Phobien, die wiederum unterteilt wurden in Platzangst, soziale Phobien und spezifische Phobien. Platzangst oder zum Beispiel auch die Angst vor dem Erröten haben nämlich eine starke soziale Komponente. Auslöser für diese Krankheitsbilder sind weniger die Menschenmassen oder das Erröten selbst, sondern

vielmehr der Gedanke, andere könnten die eigene Ängstlichkeit bemerken und man könnte entlarvt werden, wenn
man dann tatsächlich errötet oder wenn man sich unter
Menschen begibt. Genauer gesagt geht es also um die
Angst vor der Angst. 2) Angstzustände, gegliedert in die
Panikstörung, die generalisierte Angststörung, die Zwangsstörung und die Posttraumatische Belastungsstörung. Die
Frage, auf welcher Grundlage diese Krankheitsbilder voneinander unterschieden werden, führt uns von ganz allein
zur problematischen Entstehungsgeschichte von DSM III.
Währenddessen zuckelt der Bus weiter. Sträucher werden
zu Bäumen. Unscheinbare Häuser werden zu Villen.

Das DSM III kann man nicht richtig verstehen, ohne auf
die Arbeit des amerikanischen Psychiaters Donald F. Klein
einzugehen, der 2019 in seinem Nachruf als »der Vater der
Psychopharmaka« bezeichnet wurde. In den 50er-Jahren
entdeckte Klein, dass ein bestimmtes Mittel, Imipramin,
bei Menschen mit Platzangst Panikattacken unterdrücken
konnte, jedoch nicht bei Menschen mit chronischer Angst
oder einer Phobie. Insbesondere einem bestimmten Patienten, der alle paar Stunden nach den Schwestern gerufen hat,
weil er zu sterben meinte, half das Imipramin offenbar sehr
gut. (Das heißt, seine Angstgefühle waren kaum schwächer
geworden, doch deren körperliche Auswirkungen, die Panik, blieben nahezu aus.) Aus diesem pharmakologischen
Unterschied zog Klein den Schluss, dass es sich um unterschiedliche Krankheitsbilder handeln musste, dass man
die Panikattacke nicht als eine schlimmere, akute Form der
generalisierten Angst interpretieren durfte. Auf den ersten

Blick ist dies vielleicht keine große Sache, doch tatsächlich war es eine grundlegende Umkehrung der Art und Weise, wie die Erforschung von Krankheiten bisher vor sich gegangen war. Von nun an definierte nicht die Krankheit das Medikament, sondern das Medikament definierte die Krankheit. »Anstatt das Medikament als den Schlüssel zu betrachten, der die Krankheit aufschließt«, schrieb der britische Psychoanalytiker Darian Leader über diesen Paradigmenwechsel, »wurde nun die Krankheit als dasjenige umschrieben, worauf der Schlüssel passt, vielleicht vergleichbar mit dem Schuh von Aschenputtel.«

Während Kleins Befunde vonseiten der Wissenschaft stets wieder kritisiert wurden, witterten Pharmaunternehmen ihre Chance. In den 60er- und 70er-Jahren kam es zu einer Flut von pharmakologischer Forschung. Diese Forschungen erforderten immer genauere Kriterien und Definitionen, die alle auf Äußerlichkeiten und Symptomen beruhten. Als Mitte der 70er-Jahre deutlich wurde, dass das DSM ein zweites Mal überarbeitet werden sollte, machten die Unternehmen ihren Einfluss geltend. Im altehrwürdigen Hilton-Hotel in St. Louis, Missouri, diskutierte 1974 hinter verschlossenen Türen eine Taskforce aus Psychiatern darüber, welche Krankheitsbilder im DSM III festgelegt werden sollten. Psychoanalytiker und Psychologen ließ man möglichst außen vor. Dies war ein Hinweis auf eine entscheidende Machtverschiebung, die sich zudem zu einem wichtigen Zeitpunkt abspielte, nämlich genau dann, als darüber entschieden wurde, wie Angst in den kommenden Jahren interpretiert werden würde.

Der Psychiater David Sheehan, der als Berater an dem

Treffen teilnahm, erinnert sich noch sehr gut. Die Taskforce diskutierte eine Weile über Kleins Arbeiten und entschied dann, dass die Panikstörung eine eigenständige Krankheit ist. »Dann floss noch mehr Wein, und die Psychiater am Tisch kamen auf einen ihrer Kollegen zu sprechen, der nicht unter Panikattacken, sondern ständig an einer inneren Unruhe litt. Wie sollten wir ihn klassifizieren? Er war sozusagen *generell* ängstlich. Hey, wie wäre es mit ›generalisierte Angststörung‹? Mit einer neuen Flasche Wein stießen sie auf die Taufe der Krankheit an. Und dann sammelte die Welt 30 Jahre lang Daten darüber.« Andere haben die zugrunde liegenden Forschungen später als ein »Durcheinander – wirr, widersprüchlich und doppeldeutig« bezeichnet. Manchmal berief die Fürsprecherin oder der Fürsprecher einer bestimmten ›Krankheit‹ sich auf einen Patienten, mit dem sie oder er gesprochen hatte. Sogenannte Experten plädierten für ›Krankheiten‹ wie ›chronisches Nörglersyndrom‹. Einige Symptome dieses Leidens: über das Wetter klagen, über Steuern, über Fußballergebnisse sowie das regelmäßige Ausstoßen des Seufzers »oje«. »Eigentlich haben wir uns nur gestritten«, erinnert ein anderer Teilnehmer sich. »Drei Stunden lang gestritten. Es saßen zwölf Personen am Tisch, meistens hatte einer den Vorsitz, und ein anderer führte Protokoll. Wenn wir uns am Ende nicht einigen konnten, stimmten wir einfach durch Handzeichen ab.« Bei anderen Gelegenheiten wurde nur unverbindlich ein Meinungsbild abgefragt. »Unsere Gruppe war gewiss nicht typisch für die psychiatrische Gemeinschaft«, sagte Robert Spitzer, der Leiter der Taskforce, in einem Interview im Jahr 2012.

»Wir waren eine kleine Gruppe, die die Psychiatrie auf eine grundlegende Weise verändern konnte. Es war eine Revolution. Wir taten es, weil wir es konnten.« Und einfach so, weil sie es konnten, beeinflussten sie das Leben von vielen Millionen Menschen.

Bedauerlicherweise unterschrieben die Teilnehmer eine Geheimhaltungsvereinbarung, die es ihnen untersagte, in der Öffentlichkeit über das Treffen zu reden. Näheres erfuhr die Allgemeinheit erst, als die APA vor einigen Jahren ihr Archiv öffnete. Was stellte sich heraus? Ein Großteil der DSM-III-Forscher stand bei einem der pharmazeutischen Unternehmen unter Vertrag, die ein Interesse daran hatten, dass bestimmte Krankheiten offiziell als solche anerkannt wurden. Eine offiziell anerkannte Krankheit war eine Marktlücke, die wiederum zu einem Milliardengewinn führen konnte. Als das DSM IV (1994) zusammengestellt wurde, hatten ganze 56 Prozent der Beteiligten eine finanzielle Verbindung zur Pharmaindustrie.

Das Ergebnis dieser Interessenvermischung ist, dass – kaum verwunderlich – in jeder neuen Ausgabe des DSM mehr Krankheiten genannt werden. Im DSM III standen etwa dreimal so viele wie im DSM I, unter anderem solche Schmuckstücke wie »Koffeinintoxikation«, »Beeinträchtigung beim Rechnen« und »Frotteurismus« (sich an anderen reiben, um erregt zu werden). Auch Charakterzüge bekamen einen pathologischen Anstrich, so wie etwa Schüchternheit, die nun »Vermeidend Selbstunsichere Persönlichkeitsstörung« oder »Soziale Angststörung« hieß. Etwas Gutes hatte das DSM III: Homosexualität war endlich keine Krankheit mehr.

Anders als das erste DSM, ein dünnes Ringbuch, war das DSM III ein massives und imposantes Handbuch. Was einst ein Einteilungsschema darstellte, war nun ein scheinbar vollständiger Katalog von Krankheiten. Ein Katalog, der – wie wir heute wissen – besonders große Auswirkungen auf die Praxis hatte. Was in dem Katalog nicht vorkam, wurde von den Ärzten nicht als ›echt‹ eingestuft, und die Kosten der Behandlung dieser ›unechten‹ Krankheiten übernahmen die Versicherungen nur selten. Im Vergleich zum ursprünglichen Dokument, dem *Medical 203*, hatte im DSM III die Zahl der psychiatrischen Diagnosen um 800 Prozent zugenommen. In der seit 2013 im Umlauf befindlichen Ausgabe, dem DSM V, werden noch mehr ›Krankheiten‹ aufgeführt. Obwohl man bereits in der klassischen Antike vor den üblen Folgen dessen warnte, was manche heutzutage als Nosologorrhea bezeichnen – der menschlichen Neigung, die Zahl der diagnostischen Etiketten und Syndrome ständig zu erweitern –, wurde dieser Neigung erst in den letzten Jahrzehnten der Weg so richtig geebnet. Nicht umsonst plädiert der Psychologe Paul Verhaeghe für die offizielle Anerkennung der Krankheit ›Mania Diagnostica Activa‹ (MDA) oder auch Diagnose-Manie.

Die Wissenschaft und die Psychiatrie entwickelten sich ab den 60er-Jahren Hand in Hand und mit einer beispiellosen Geschwindigkeit. Sie erzeugten eine Dynamik, die nahtlos an das kapitalistische Ideal der regulativen Kraft des Marktes anschloss: Das psychopharmazeutische multinationale Unternehmen war geboren. Gleichzeitig wurden alternative Betrachtungsweisen immer seltener. Und irgendwann, ohne dass jemand dazu die Erlaubnis erteilt hätte, gab es ein weltweites System, in dem Ängste (und viele andere Leiden) beinahe automatisch zu einem Krankheitsbild gemacht wurden. Ich schlage vor, dieses System nach dem Handbuch, das seine Grundlage ist, das DSM-Regime zu nennen.

In diesem Regime stellen Etikette, die mehr oder weniger zufällig in Gesprächen zwischen alles andere als neutralen Personen zustande gekommen sind, die wichtigste Währung dar. (Deshalb spricht man gelegentlich auch von Bogsag-Diagnosen: *Bunch of guys sitting at a table*-Diagnosen.) Dass Schätzungen zufolge ein Viertel der psychiatrischen Langzeitpatienten mit einer falschen oder veralteten Diagnose lebt, trägt erstaunlich wenig zur Veränderung dieses Systems bei. Ich habe mit Dutzenden von Ärzten gesprochen, und nicht einer war darüber informiert, welch dubiose Geschichte ihr wichtigstes, ›objektives‹ Instrument hat. Manchen ist bewusst, dass sie Geiseln eines Systems sind, das sie als pervers empfinden. Viele sind auch der Ansicht, das DSM-Regime, welches keinen Herrscher hat, wohl aber Millionen Untertanen, sei unzureichend; doch ihnen bleibt nichts übrig, als dem Regime zu gehorchen, weil sie sonst ihren Ruf, ihre Verbindungen mit dem Gesundheitssystem und vielleicht sogar ihre Approbation verlieren. Das Problem ist weniger die Existenz des DSM; daraus haben sich auch viele Vorteile ergeben. So bleiben zum Beispiel psychische Probleme immer seltener unbemerkt; außerdem verhindert das DSM, dass gesunde Menschen in psychiatrischen Anstalten landen, was manchmal vorkam und in totalitären Systemen heute noch oft vorkommt. Und natürlich hat die Psychiatrie in der Praxis mehr zu bieten als das DSM. Aber das große und möglicherweise unlösbare Problem, mit dem wir heute zu kämpfen haben, ist die fehlende Alternative zum DSM, die es so bald auch nicht geben wird in einer Gesellschaft, in der medizinische Versorgungseinrichtungen und Versicherungen privatisiert sind, in der Forschung meist von pharmazeutischen Unternehmen gesponsert wird und in der Zeit und Geld meist in einem Atemzug genannt werden.

Die freundschaftliche oder sogar amouröse Beziehung zwischen pharmazeutischer Industrie und Ärzten währt bis heute: Vergnügungsreisen als Gegenleistung für das Promoten eines bestimmten Medikaments, die Bereitstellung von Lehrstühlen, die von der Pharmaindustrie finanziert werden, für ›gewinnbringende‹ Psychiater, mit Pharmageld alimentierte wissenschaftliche Forschung. Doch es gibt auch subtilere Formen der Beeinflussung, um Psychiater dazu zu bewegen, eine kleine Vorliebe für ein bestimmtes Medikament zu entwickeln, eine kleine Vorliebe, die natürlich große Gewinne nach sich zieht. Vor allem in den Vereinigten Staaten, dem weltweit größten Absatzmarkt für Psychopharmaka, kommt dergleichen regelmäßig vor.

Direkte Bestechung von Ärzten und Versicherungen durch pharmazeutische Betriebe führt gelegentlich zu großen Gerichtsprozessen. Meistens geschieht die Einflussnahme jedoch weniger offensichtlich, etwa durch von der Pharmaindustrie gesponserte ›Botschafter‹ oder prominente, einflussreiche Persönlichkeiten, sogenannte *key opinion leaders,* die zwar keine direkte Verbindung zum Patienten haben, die aber dessen Krankenversicherung oder behandelnden Arzt davon überzeugen, sich für ein bestimmtes

Medikament zu entscheiden. Ein kleines Land wie die Niederlande ist natürlich nur ein relativ kleiner Markt, was die Umsätze angeht, doch das bedeutet nicht, dass solche Praktiken in unserem Land nicht vorkommen. Der bekannte niederländische Psychiater Louis Tas nannte seinen Beruf »eine Geisel der Pharmaindustrie«. Andererseits, bemerkte sein Kollege Witte Hoogendijk, dürfe man nicht alle Schuld an den Entwicklungen den Pharmaherstellern anlasten. »In gewisser Weise ist die pharmazeutische Industrie der einzige aufrichtige Akteur in der Welt der Medizin. Sie will schlicht so viel Gewinn wie möglich machen.« Auch ein Standpunkt.

Inzwischen fährt der Bus durch Driebergen, wo Marina die Anfangsjahre des DSM-Regimes erlebt hat. Wir sind fast da. Doch bevor es so weit ist, kehren wir noch einmal in die Niederlande der 80er-Jahre zurück, das Jahrzehnt, in dem ich geboren wurde.

Es war die Zeit der Graffitiparolen und Arafat-Schals, einer ganzen Generation, die ›verlorenging‹, weil die Arbeitslosenquote in den Niederlanden dauerhaft bei weit über zehn Prozent lag, des Kulturpessimismus und der Unheilprophezeiungen, die in einer Endzeitstimmung resultierten. 1986 kam es in Reaktor 4 des sowjetischen Atomkraftwerks in Tschernobyl zur Kernschmelze. Europa sah sich mit einer Flut von terroristischen Anschlägen konfrontiert: in Deutschland durch die Rote Armee Fraktion, in Italien durch die Roten Brigaden und in Spanien durch die ETA. Und dann war da noch die Angst vor der Bombe. Hausärzte boten »Atomwaffensprechstunden« für Patienten an, die Angst vor Kernwaffen hatten. Ein Zusammenschluss von Ärzten in den Niederlanden, die sich *Werkgroep Uiterst Medisch Handelen* nannte, forderte die Regierung auf, eine *Day-After*-Pille zu verteilen, damit jeder, nachdem die Bombe gefallen war, würdig sterben könnte.

Zwischen 1980 (dem Jahr, in dem die Angststörung offiziell als Krankheit anerkannt wurde) und 1987 stieg die Zahl der Menschen, die bei Marinas Stiftung Informationen einholten, von 17 000 auf 50 000. Außerdem erreichten Marina immer häufiger Berichte über ängstliche Kinder. »Was mir in letzter Zeit auffällt«, schreibt sie im Juni 1983, »ist, dass ich sehr häufig von Eltern angerufen werde, die Probleme haben, weil ihre Kinder aufgrund von Geschichten über Luftverschmutzung, Pestizide in Obst und Gemüse und Atommüll, die sie in der Schule hören, Zwangsvorstellungen entwickeln.« Angst vor saurem Regen und Waldsterben grassierte. Vergleichbare Klimaängste gibt es heute auch, oft in verstärkter Form. Weltweit leiden zahllose Menschen unter Ökorexie – dem Gefühl, nie genug für das Erreichen eines wirklich umweltfreundlichen Lebensstils tun zu können – oder Klimadepression, so stark sogar, dass *eco-anxiety* in den USA zu einer weitverbreiteten Form von Angst und zu einem legitimen Grund für Krankschreibung geworden ist. In Wirklichkeit ist *eco-anxiety* keine neue Angst, sie ist vielmehr eine aktualisierte Version der Angst vor der Bombe: die Angst vor dem Weltuntergang gepaart mit dem Gefühl vollkommener Machtlosigkeit. Die Angst vor der Bombe wiederum kann man als eine moderne Version der christlich gefärbten Angst vor dem Jüngsten Gericht betrachten. (Über das komplexe Verhältnis zwischen

Religion und Angst könnte man ein mehrbändiges Werk schreiben. Ich fasse das Thema kurzerhand wie folgt zusammen: Während Gott für die einen ein Antidot gegen Angst ist, fallen andere der Gottesfurcht zum Opfer. Gott ist also jemand, der Ängste sowohl bändigt als auch schürt.) Während der Coronakrise im Jahr 2020 verband sich diese Tag-des-Jüngsten-Gerichts-Angst auf verhängnisvolle Weise mit einer anderen Urangst des Menschen: der vor Ansteckung. Schon seit Menschengedenken sind wir uns der Tatsache bewusst, dass eine unsichtbare Krankheit, von Mensch zu Mensch übertragbar, unseren Tod zur Folge haben kann. Wie alt diese Angst ist, zeigt sich im babylonischen Gilgamesch-Epos, in dem zu lesen ist, einer Sintflut sei der Vorzug vor einer tödlichen Epidemie zu geben. Sogar aus den frühsten chinesischen Schriften (13. Jahrhundert vor unserer Zeitrechnung) geht hervor, dass man über die Existenz von Epidemien Bescheid wusste.

Die Auswertung von Zeitungen bestätigt die Zunahme von Angst in den 80er-Jahren. 2012 hat die Königliche Bibliothek in Den Haag rund zehn Millionen niederländische Zeitungsartikel, das sind etwa acht Prozent dessen, was zwischen 1618 und 1999 in Zeitungen erschienen ist, in digitaler Form zugänglich gemacht. Eine Volltextsuche nach dem Begriff ›Angst‹ zeigt, dass das Wort im 17. Jahrhundert einmal verwandt wurde, in der *Europische Saterdaegs Courant.* Im 18. Jahrhundert taucht der Begriff 394 Mal auf. Im 19. Jahrhundert gibt es 70 477 Fundstellen. Doch erst im 20. Jahrhundert wird Angst richtig nachrichtenrelevant: Nicht weniger als 610 899 Mal kam der Begriff in Artikeln vor. Am häufigsten geschah das zwischen 1930 und 1939, also in der Zeit vor dem Krieg: 105558 Mal. Im Jahrzehnt nach dem Krieg halbierte sich die Anzahl. In den 50er-Jahren sank sie auf 39978 Erwähnungen. Danach stieg sie wieder an. Zwischen 1960 und 1969 betrug sie 47355. Von 1970 bis 1979 gibt es 59336 Belege. Doch das moderne Jahrzehnt der Angst sind auf jeden Fall die 80er-Jahre. Zwischen 1980 und 1989 findet sich der Begriff 81674-mal in Zeitungsartikeln, nur 20 Prozent weniger oft als im Jahrzehnt vor Ausbruch des Zweiten Weltkriegs. (Zwischen 1990 und 1999 sank die Zahl der Fundstellen wieder auf 52651.)

»Die Zahl der verängstigten Kinder nimmt zu«, schrieb Marina im Dezember 1987 noch einmal. »Das schließe ich aus Erzählungen von Eltern, und ihnen muss in Zukunft auch geholfen werden.« Es war, als wüchse vor ihren Augen eine Generation verängstigter Kinder heran, die zwar den Krieg nicht erlebt hatte, die daraus aber auch kein Gefühl der Sicherheit schöpfte. Wenn diese jungen Angsthasen erwachsen waren, stellten sie eine Masse dar, eine merkwürdige scheue Masse jedoch, groß an der Zahl, klein an Einfluss. Zu dieser Masse gehöre auch ich, geboren an einem Januarabend 1986, das Produkt aus der Verbindung zwischen einem Journalisten und einer Soziologin, die sich während einer Konferenz über psychische Krankheiten kennengelernt hatten. Er hatte schon von ihr gelesen, vor Jahren, in einem Zeitungsartikel über die *neue Art der Scheidung.*

Was könnte diese massenhafte Zunahme von Angst sonst noch erklären, abgesehen von Atombombe und Wirtschaftskrise? Heute wissen wir, dass dieser Anstieg auch mit dem zusammenhängt, was der kanadische Philosoph Ian Hacking als *looping effect* bezeichnet hat. Der Kern seines Gedankens: Indem die Welt beschrieben wird, verändert sie sich. Hacking gründete seine Theorie auf die Entwicklungen, die es in den 70er-Jahren im Zusammenhang mit der multiplen Persönlichkeitsstörung (MPS) – heute bekannt als dissoziative Identitätsstörung (DIS) und laienhaft auch als gespaltene Persönlichkeit bezeichnet – gegeben hatte. Nach einigen Berichten über Menschen, die sich seltsam verhielten, fingen Psychiater an, das MPS-Label zu verwenden. Daraufhin widmeten die Medien der Erkrankung große Aufmerksamkeit, was wiederum zur Folge hatte, dass immer mehr Menschen MPS-Symptome zeigten. Hacking zog daraus den Schluss, dass Menschen unbewusst MPS-Symptome entwickelten, um jemanden mit dieser Störung ›zu spielen‹, mit dem Ziel, als gespaltene Persönlichkeit betrachtet und anerkannt zu werden.

Psychologisch gesehen ist dieser Mechanismus sehr gut nachvollziehbar. Stell dir vor: Seit Jahren leidest du unter Ängsten, unter Zwangsvorstellungen, unter heftigen Panikattacken oder dem Gefühl der Nutzlosigkeit. Seit Jahren schon zeigst du ein Verhalten, von dem andere sagen, es sei merkwürdig, es sei ungesund, das könne nicht gut sein. Je öfter andere Menschen so etwas sagen, umso schwerer fällt es dir, darüber zu reden. Eines Tages nimmst du all deinen Mut zusammen und gehst zu einem Arzt oder einer Ärztin. Er oder sie hat nicht nur eine, sondern zwei Offenbarungen für dich in petto.

Erstens leidest du an einer offiziell anerkannten Krankheit. Du hast dir das also nicht nur nicht eingebildet, du bist auch nicht verrückt, und du kannst zudem kaum was dafür, dass du dich so fühlst. Zweitens gibt es ein Medikament, das dir helfen kann. Das Einzige, was du dafür tun musst, ist, das dir zugewiesene Label annehmen. Dass das Label höchstens Scheinsicherheit bietet – eine Depression oder Angststörung kann man nicht mit einer Röntgenaufnahme oder Blutwerten nachweisen, es bleibt immer eine Wahrscheinlichkeitsdiagnose –, tja, das ist dir jetzt gerade egal.

Kompliziert wird das Ganze, weil meine Beschwerden, deine Beschwerden, die Beschwerden all jener Menschen, die schließlich mit einem Label versehen heimgehen, echt waren und echt sind. Der Looping-Effekt bedeutet nicht, dass jeder, der seine Diagnose annimmt, ein Simulant oder Spinner ist. Die Kritikfähigkeit derer, die unter großem Leidensdruck stehen, zieht jedoch den Kürzeren gegenüber ihrer Verzweiflung und ihrem Verlangen, ernst genommen zu werden, und das ist ein Problem.

Ich erinnere mich noch gut daran, als ich 2013 zum ersten Mal in meinem Leben bei einem Psychiater war und Bekanntschaft mit dem DSM machte. Sein erster Eindruck von mir, ordentlich archiviert in meiner Patientenakte: »Groß gewachsener junger Mann, freundlich im Gespräch. Ein wenig abwartend, beobachtend. Lacht durchaus gerne. Das Gespräch verläuft gut, doch er beschäftigt sich zwanghaft mit Versagensängsten. Seine Stimmung wechselt, doch es gibt einen andauernden Unterton der Angst. Sehr bedenkliche Situation.«

Nachdem er mir eine Weile zugehört hatte, berichtete er mir von einem Krankheitsbild, das Angststörung heiße. Ich kenne also die an Rührung erinnernde, merkwürdige Empfindung, die einen durchströmt, wenn man erfährt, dass es eine Gruppe von Menschen gibt, zu der man möglicherweise gehört. Klar, es ist nicht die Gruppe, der man freiwillig beigetreten wäre, es ist nicht die ruhmreichste oder fröhlichste Gruppe, doch die jahrelange, einsame Suche nach dem, was einem fehlt, die ist mit einem Mal vorbei. Obwohl Etiketten nur vom Menschen erdachte Modelle darstellen, ähneln sie starken Magneten; sie biegen Verhaltensweisen und die Interpretationen dieser Verhaltensweisen in ihre Richtung. Die Kraft, die sie dabei entfalten, die Kraft der einfachen Erklärung, ist viel größer als die der anderen Erklärungen, die diffus sind, nicht wissenschaftlich untermauert, subjektiv und deshalb schwach. In Gegenwart des Psychiaters wurden meine Panikattacken und sämtlichen depressiven Phasen neu geordnet, und daraufhin passte alles in dieses gesicherte Modell, das zu stimmen schien, das sich gut anfühlte, das also der Wirklichkeit entsprechen musste.

Doch in diesem Mechanismus steckt auch eine Gefahr. »Das Problem mit den Etiketten ist, dass sie manchmal ein Eigenleben entwickeln«, hatte mir der Psychiater und Professor Jan Swinkels vom *Amsterdams Medisch Centrum* früher mal in einem Gespräch erläutert. »Sie lenken, anstatt zu deuten. Jemand, der vor 20 Jahren von Ängsten geplagt wurde, dachte möglicherweise: Ich fühl mich gerade nicht so gut, aber ich lasse den Kopf nicht hängen und berappel mich wieder. Heute denkt diese Person: Ich habe eine Angststörung. Ich bin krank. Und es gibt jede Menge, im Übrigen sehr gut gemeinte, Initiativen, welche die Interessen ängstlicher und depressiver Menschen vertreten, lauter Organisationen, die alle eine bedeutende Rolle in der Emanzipation der Leidenden gespielt haben, dass es den Menschen fast unmöglich gemacht wird, nicht von sich zu denken, man sei ›ein Fall‹. Verzweifelte Menschen werden in eine Diagnose gedrängt.« Verzweifelt oder nicht, damals hatte ich ein starkes Bedürfnis nach Klarheit. Bis zu diesem Zeitpunkt war mein Leben für mich eine Ansammlung von Bruchstücken. Es ging mir eine Weile gut, bis ich wieder ängstlich wurde; dann wurde ich immer ängstlicher, bis ich schließlich zusammenbrach und in eine monatelange Depression verfiel. Sobald ich diese überwunden hatte, beschloss ich, dass die letzte depressive Phase definitiv zu Ende war, sie war ein Bruchstück, das ich aus dem Gedächtnis streichen konnte. Eine neue Phase brach an, ein unbeschriebenes Blatt Papier, ich kaufte neue Kleider und lernte neue Freunde kennen, Freunde, die mich nie anders erlebt hatten als so: fröhlich und unbeschwert. Diese wellenförmige Lebensweise führte zu merkwürdigen Verzerrungen in meiner Erinnerung. Wenn ich mir Fotos von früher ansah, dachte ich jedes Mal: Wer ist der Kerl? Ich hatte nicht ein Leben geführt, das 25 Jahre gedauert hat, sondern fünf Leben, die im Durchschnitt fünf Jahre lang waren. Der Psychiater machte mir deutlich, dass dieses Muster unnötig und destruktiv war. Jedes Mal, wenn ich bei meiner Wiederauferstehung ein neues Ich erfand, verdrängte ich die darunterliegende Wahrheit: dass mir dasselbe sehr wahrscheinlich wieder passieren würde. Meine Angst, erklärte der Psychiater, werde fast immer aktiviert, wenn jemand ein in meinen Augen ungerechtes Urteil über mich fällte oder wenn ich zu hohe Erwartungen hätte, und das werde beides noch oft geschehen. Die Anlässe würden sich vielleicht unterscheiden, doch die Angst wäre dieselbe. Die Angst, die ich heute empfände, die ich morgen empfände, sei dieselbe Angst, die ich mit sechs oder sieben empfunden hätte, als ich über das Brett gegangen sei.

Das DSM, das mein Psychiater in den Händen hielt, war also unerbittlich: Ich zeigte alle Symptome einer Panikstörung. Nach all den Jahren, in denen ich darüber nachgedacht hatte, was Angst ist, wurde mir nun die Antwort präsentiert. Sie war ein neurologischer und psychischer Defekt. So betrat ich im Alter von 26 Jahren die Welt der medikalisierten Angst. Ich nahm das Label an, als handelte es sich um einen Preis. Das war es in gewisser Weise auch. Eine Diagnose ist ein Echtheitszertifikat, es verschafft Anerkennung. Und, was auch nicht unwichtig ist, es sind, wie gesagt, praktische Vorteile damit verbunden. Wenn man eine offiziell anerkannte Krankheit hat, übernimmt die Versicherung die Kosten der Behandlung, und man wird für die Dauer der Genesung von der Arbeit freigestellt.

Um es kurz zu machen: Laut dem DSM war ich also krank.

Ich bin angekommen, in Driebergen. Es fängt an zu regnen, was ich versuche metaphorisch aufzufassen. Mit leichtem Widerwillen – oder vielleicht ist es eher Nervosität angesichts eines vollgepackten Thementags über Angst – spaziere ich zu dem von Marinas Stiftung gemieteten Kongresszentrum. Das letzte Vorwort für die *Fobievizier* schrieb sie 1995. In den Jahren davor hatte Marina immer öfter mit dem Schreiben des Vorworts aussetzen müssen. 1986 rutschte sie auf der Straße aus und brach sich einen Arm. 1988 stürzte sie von der Treppe und prellte sich einige Rippen. Im Oktober 1989 konnte sie erneut kein Vorwort schreiben. Wegen ernster Herzbeschwerden musste sie ins Krankenhaus. 1990 kam sie erneut unters Messer. Die Vorzeichen des nahenden Endes zeigten sich immer deutlicher. Sie hatte Angst vor dem Tod, den sie noch aus den Kriegsjahren kannte. Rund 30 Jahre nach der Panikattacke, die ihr Leben maßgeblich geprägt hatte, verfasste sie ihr letztes Vorwort. Eine weihnachtliche Betrachtung in der Art ihres Mannes, über Hiob und seine Leiden. »Die besten Tröster sind für mich die Menschen, die es in der Trauer aushalten, die nicht von der Untröstbarkeit abgeschreckt werden, die Menschen, die sich trauen, im Dunkel zu bleiben.« Aus eigener Erfahrung kann ich sagen, dass diese Menschen nicht nur die besten Tröster sind, sondern auch die besten Freunde, Angehörigen und Geliebten. Marina de Wolf-Ferdinandusse starb im April 1997.

Als ich beim Kongresszentrum ankomme, hissen ein paar Leute von der Stiftung ihre ausgebleichte Fahne. Neben dem Fahnenmast steht ein Esel, den man streicheln darf. Angeblich hilft das bei etwas, gegen etwas. Ich streichle ihn, seine Schnauze ist feucht, er schaut betrübt. Ich projiziere viel auf Tiere. Eigentlich betrachte ich sie als Menschen in einem Tierkostüm. Der Mensch in diesem Kostüm würde liebend gern nach Hause gehen. Normalerweise würde ich, um diesen erinnerungswürdigen Moment festzuhalten, ein Selfie mit dem Esel machen, für D. (die vermutlich nicht wissen würde, was sie davon halten soll). Ich hole tief Luft und sage mir, dass ich bereit bin für die

Begegnung mit den Angsthasen, die ohne Marinas Stiftung vielleicht immer noch im Dunkeln umherirren würden.

*

In der Eingangshalle stehen Tische mit weißen Kaffeetassen, Schalen mit Käsestangen und Spekulatius. Tatkräftige Menschen erzählen einander begeistert, welche Seminare sie besuchen werden. Es klingelt. Wir werden gebeten, uns in den großen Saal zu begeben.

Die Geschichte der Stiftung für Angst, Zwang und Phobie, die diesen Kongress organisiert, ist nicht einzigartig. In mehreren Ländern der westlichen Welt (in Großbritannien, den Vereinigten Staaten, Deutschland und Frankreich) sind entsprechende Stiftungen auf vergleichbare Weise entstanden. Es fing an mit einigen empfindsamen, durch den Krieg traumatisierten Menschen, die nach Methoden suchten, mit denen sie gegen ihre Angst vorgehen konnten. Daher kommt auch die Bedeutung, die die Stiftungen Phobien beimessen, die nämlich in der Regel zusammen mit Traumata auftreten und seltener mit allgemeiner Ängstlichkeit. Sie entdeckten, dass Angst ein viel häufiger auftretendes Phänomen ist, als sie zunächst dachten. Die Betroffenen schlossen sich zu Gruppen und Vereinen zusammen, deren Zahl immer weiter wuchs. Gleichzeitig professionalisierte sich die Psychiatrie. Die Angststörung wurde allgemein anerkannt. Wenn im Jahr 1992 100 Niederländer an einer Angststörung litten, so waren es nach Angaben des *Research Network Family Medicine* (RNFM) in Maastricht im Jahr 2010 450. In den vergangenen zehn Jahren ist die Zahl der Menschen mit einer Angststörung weltweit um 15 Prozent gestiegen, schätzt die Weltgesundheitsorganisation. (Ich wiederhole: Diese Zahlen sind Schätzungen, aber sie sind der einzige quantitative Anhaltspunkt, den wir haben.)

Als wir unsere Plätze eingenommen haben, ergreift der Staatssekretär für Gesundheit, Wohlergehen und Sport, Paul Blokhuis, das Wort. Er gesteht, dass er eine Phobie gegen Staudämme und tief fliegende Zeppeline hat, und eröffnet damit den Kongress. Er deutet auf die Kameras, die in Betrieb sind, und begrüßt auch all die Menschen, die zu ängstlich waren, ihr Haus zu verlassen, und die jetzt von ihrem Sofa aus den Kongress verfolgen, auf einen Rat hoffend, der ihr Leben ein wenig erleichtert. (Einen kurzen Moment stelle ich mir vor, dass auch D. zuschaut und mich in der zweiten Reihe mit einem Notizblock auf dem Schoß entdeckt.)

Während ich dem Staatssekretär zuhöre, weiß ich noch nicht, dass ich ein paar Monate später gebeten werde, meine Meinung zum Konzept eines Spots für die neue Aufklärungskampagne des Ministeriums über Ängste und Phobien abzugeben. Zu sehen sind: Menschen, die aufwachen und sich anziehen, sie streifen ein schwarzes T-Shirt über, das jeweils mit einem anderen Label versehen ist: Emetophobiker, Aviophobiker, Soziophobiker. Anschließend erzählen die Personen kurz, wovor sie Angst haben: sich erbrechen, fliegen, Menschen begegnen. Das Bild wird schwarz, der Slogan der Kampagne erscheint auf dem Bildschirm: »Die Angst, die dich erfüllt, musst du nicht verbergen«. Zum Teil bin ich mit dem Spot einverstanden. Reden ist fast immer besser als nicht reden. Ängste, bei denen man das Gefühl hat, sie verschweigen zu müssen, werden größer und weniger beherrschbar. Allerdings macht die Verwendung solcher lateinischer Begriffe, vom DSM abgesegnet, Menschen manchmal kränker, als sie es vielleicht tatsächlich sind. Warum sollte eine Person, die von sich sagt, sie habe eine soziale Phobie, nicht auch einfach nur schüchtern sein können? Hilft es ihr, sich selbst als ›Fall‹ zu betrachten? Vergrößert es ihre Chancen, sich besser zu fühlen, wieder voll und ganz am gesellschaftlichen Leben teilnehmen zu können? Werden wir nicht manchmal schlicht krank gemacht? Trudy Dehue, Professorin für Wissenschaftsphilosophie, hat mal zu mir gesagt, welchen Einfluss Klassifizierung habe, lasse sich sehr gut bei Tieren erkennen: »Der Unterschied zwischen Schlachtvieh und Haustieren ist zwar willkürlich« – um heilige Kühe zu finden, müsse ich nur nach Indien reisen –, »bestimmt aber weitestgehend ihr Schicksal.« Ob die Angsthasen nun Schlachtvieh oder Haustiere sind, dieses Urteil überlasse ich anderen. In freier Wildbahn begegnet man ihnen auf jeden Fall immer seltener.

Nach dem Staatssekretär stellt ein ängstlicher, rotblonder Kabarettist das Tagesprogramm vor. Offenbar haben sich in letzter Minute einige Zeiten verschoben; die Programmhefte stimmen nicht mehr. »Aber nicht in Panik geraten«, sagt der Kabarettist, »unten in der Halle gibt es haufenweise Oxazepam.« Gemurmel im Saal. »Ich versichere Ihnen«, sagt er mit bewundernswertem Enthusiasmus, »alles wird gut.«

Ich habe mich für einige sogenannte Speeddates angemeldet, die alle sowohl ein erschreckendes als auch intimes

Licht auf das Phänomen Angst werfen. In einem kleinen Raum mit abgehängter Decke und einem vertrockneten Ficus in der Ecke treffe ich Anita (47) und ihre Tochter Elisa (21), ihre Gesichter sehen aus wie zwei Varianten desselben freundlichen Urgesichts, beide Frauen haben lange blonde Haare. Zuerst erzählt mir Anita ihre Geschichte, die zeigt, wie stark *Nature*- und *Nurture*-Faktoren miteinander verknüpft sind. Anita hatte jahrelang so große Angst, sie könne ihre schrecklichen Ängste an ihre Kinder weitergeben, dass sie nicht schwanger werden wollte. Als das doch geschah, fasste sie den Entschluss, ihrem Kind nie von ihren Ängsten zu berichten. Nach der Geburt ihrer Tochter Elisa bekam Anita eine postnatale Depression, die allmählich zu einer chronischen Angst wurde. Anitas Schweigsamkeit bewirkte leider das Gegenteil. Da zu Hause nie über Ängste gesprochen wurde, konnte Elisa, die selbst auch Ängste entwickelte, mit niemandem darüber reden, woraufhin das bei ihr eine heftige Angst vor dem Erbrechen bewirkte. Anitas Angst, ihre Ängste an ihre Tochter weiterzugeben, erwies sich schlussendlich also als selbsterfüllende Prophezeiung.

Danach nimmt Thea mir gegenüber Platz. Thea leidet an einer Zwangsstörung. Sie hat ständig Angst, jemanden körperlich zu verletzen, berichtet sie stotternd, beinahe beschämt. Wenn sie zum Beispiel beim Autofahren einen leichten Stoß spürt, ist sie davon überzeugt, jemanden überfahren zu haben. Wenn sie umdreht, um nachzuschauen, fährt sie über eine andere Unebenheit und ist nun erst recht davon überzeugt, jemanden angefahren zu haben. Sie braucht Stunden für die einfachsten Besorgungen. Wenn sie nach Hause kommt, fragt ihr Mann sie manchmal: »Ist es wieder passiert?« Thea nickt dann nur.

Corinna leidet unter Platzangst. Als sie bei einem großen Konzern beschäftigt war, verkrampfte sich im Laufe der Zeit ihr Körper vollkommen. Die Betriebsärzte vermuteten ein Burnout, doch wie sich zeigte, lag die Ursache tiefer. Corinnas Welt wurde kleiner und kleiner, sie hatte zu immer weniger Menschen Kontakt. Ihr Arbeitslosengeld läuft demnächst aus, was ihr großen Stress bereitet. Ohne dieses Geld kommt sie nicht über die Runden, und sie fürchtet, dass ein Job sie überfordert. Ich rede mit Anne, Hans, Desiree, Manon und vielen anderen. Das sind sie also, die Kinder der Angsthasen, von denen Marina in den 8oer-Jahren berichtet wurde. Natürlich erkundigen sich manche auch nach meiner Situation. Dann stottere ich irgendetwas. Ich wüsste nicht, wo ich anfangen und wo ich aufhören könnte. Außerdem habe ich das Gefühl, dass ich mich, sobald ich anfangen würde von D. zu erzählen, unaufhaltsam übergeben müsste.

Mein Schädel dröhnt, so viele Eindrücke von angsterfüllten Leben schnappe ich auf. Leben, die noch innerhalb der Grenzen der ›Normalität‹ liegen; das soll heißen: Menschen, die ihre Ängste innerhalb der üblichen Strukturen in den Griff bekommen haben, mithilfe der Familie, eines guten Freundes, eines Arztes. Ihre Ängste sind nicht zu Psychosen oder Verzweiflungstaten geworden. Sie haben sich nicht ausgeklinkt, sie sind keine Gefahr für sich oder für andere, sie befinden sich nicht in einer Klinik, einer Anstalt oder einer Holzkiste. Wir tauschen Adressen aus, ich erkundige mich, ob ich mich später mit Fragen an sie wenden darf, was sie freundlich bejahen. Ob sie es wissen oder nicht, für diese Geschichte ist ihr Beitrag ebenso wichtig wie meiner. Meine Geschichte ist eine Variante der ihren, ihre Geschichte ist eine Variante von meiner.

Am Ende des Nachmittags gehe ich zur Garderobe, wo ich den Kabarettisten treffe, der zu Beginn aufgetreten ist. Pepijn, so sein Name, beeindruckt mich sofort mit seiner Offenheit, aber auch mit seiner Sachkenntnis. Er spricht von Dosis erhöhen und ausschleichen, vom Stresshormon Cortisol, von der Tagesschwankung (das Phänomen, dass ängstliche Menschen meistens morgens die größten Probleme haben, da der Cortisolspiegel kurz vor dem Aufwachen am höchsten ist; das ist evolutionär bedingt, weil wir so aufmerksamer in den Tag starten.) Wir verabschieden uns flüchtig, mein Bus fährt sehr bald. Draußen regnet es wieder oder eher immer noch. Den Esel hat man weggebracht; aber vielleicht ist er auch abgehauen.

Im Zug piept mein Smartphone. Eine Freundschaftsanfrage von Pepijn.

9
Pepijns Pillen

Nachdem ich auf dem Kongress all die ängstlichen Leben gesehen, gehört und gefühlt habe, lass ich in den darauffolgenden Tagen meine Welt wieder schrumpfen. In meiner Matratze gibt es eine perfekte Kuhle, von meinem Körper hineingedrückt. Ich entwickelte eine enge Beziehung zu gewissen Schlafpositionen – die Fötushaltung bleibt einer meiner Favoriten. Mein Atmen, ein und aus. Die Einsamkeit, die das Leben ohne D. (die ich zu vergessen versuche, indem ich mich auf diese Entdeckungsreise zur Angst konzentriere) mit sich bringt, macht sich in immer neuen Details bemerkbar. Eine Dose Heinz-Bohnen, die ich nicht mal aufwärme, bevor ich sie leer löffle. Eine Pflanze, die zu wenig Wasser bekommt und dann plötzlich ertränkt wird. Der zerknitterte Rest eines schlampig gebauten Joints (keine wirklich gute Idee, wenn man ängstlich ist) auf dem Esstisch. Und dann, an einem Dienstagabend voller Regenschleier und Nebel, ruft Pepijn mich zum ersten Mal an. Er besteht darauf, sich mit mir auf einen Kaffee zu treffen. Die Geschichte des 1985 geborenen Pepijn kann man, grob gesagt, auf zwei Arten erzählen: als Tragödie oder als bitterböse Komödie.

Eine echte Tragödie beginnt mit einem Todesfall. So auch diese. Es handelt sich dabei um Pepijns Vater. Patricius, Patty, war ein Pflanzenzüchter, er litt unter Schlaflosigkeit, Morbus Crohn und hatte vermutlich auch eine Angststörung. Als 2014 bei ihm ein Merkelzellkarzinom diagnostiziert wurde, eine sehr aggressive Form von Hautkrebs, war das Ende plötzlich nah. Kurz vor seinem Tod sagte er besorgt zu Pepijn, der genauso ängstlich veranlagt war wie er: »Meine größte Sorge, das bist du. Ich fürchte, dass die Angst dich umbringt.«

Vier Jahre zuvor, 2010, hatte der Hausarzt bei Pepijn eine »generalisierte Angststörung« diagnostiziert: ein dauerhaft erhöhtes Angstlevel, das bei jedem noch so nichtigen Anlass in die Höhe schießen kann. Der Grund für den Arztbesuch war seinerzeit die Panik, die Pepijn überkam, als es ihm in seinem soeben gekauften Apartment, im obersten Stockwerk gelegen und mit Flachdach, viel zu warm war. In Anbetracht der anhaltenden Hitze fürchtete er, nicht mehr schlafen zu können. Die Angst vor der Schlaflosigkeit und der daraus entstehende Stress sorgten dafür, dass er tatsächlich nicht einschlief. Erschöpfung führte zu Panikattacken, und die Angst vor Schlaflosigkeit wurde auch hier zu einer selbsterfüllenden Prophezeiung.

Die Diagnose war eine Erleichterung für ihn, vieles wurde Pepijn nun klar. Die Angst, die er als Kind im Sandkasten gehabt hatte, wenn die anderen Kinder ihn beobachteten, die Angst, die er als Jugendlicher empfunden hatte, als sich herausstellte, dass sein Körper keine Wachstumshormone produzieren konnte. Die Angst, die ihn als junger Mann erfüllte, als er in Amsterdam zur Schauspielschule ging und zum ersten Mal allein wohnte, die Stille im Studentenwohnheim, die wechselseitige Konkurrenz, die

Einsamkeit. All diese Phasen des Grübelns und der Angst hatten nun ihre Legitimation in einer nicht misszuverstehenden Geschichte gefunden, die nur eine Diagnose bieten kann: Er litt an einer Störung. Ab dem 25. Lebensjahr nahm Pepijn das Antidepressivum Cipramil ein, um seine allgemeine Ängstlichkeit ein wenig zu verringern. Was auch geschah.

Die bitterböse Komödie könnte man Weihnachten beginnen lassen, mit seinen Cousins und Cousinen, die nicht damit aufhören konnten, den großen Hit seiner Ex zu singen, die sich inzwischen erfolgreich neu erfunden hatte. Einst sah sie zu ihm auf, einst war er derjenige, der wusste, was er aus seinem Leben machen wollte und wie das funktionierte.

Sie lernten einander beim Theaterfestival De Parade in Amsterdam kennen. B. wirkte nach außen cool, sie trug Fußballtrikots und eine großgliedrige Goldkette. Es war ein schwieriger Abend für Pepijn. Sein Vater, der dominante Mann mit dem langen Schatten, war vor Kurzem gestorben. Doch anstatt sich nostalgisch und einsam zu fühlen, eröffnete sich für Pepijn, während er sich mit ihr unterhielt, eine hoffnungsvolle Perspektive. Mit einem Mal hatte er das Gefühl, es müsse Fügung sein, dass er ihr ausgerechnet an diesem Abend begegnet ist, jetzt, da sein Vater nicht mehr da war, um ihm prüfend über die Schulter zu schauen. Nach einem halben Jahr mit vielen gemeinsamen Unternehmungen zogen sie zusammen. Ihr stabiles Leben zu zweit begann. Rückschläge meisterten sie gemeinsam, indem sie miteinander redeten, indem jeder dem anderen versicherte, dass er an ihn glaubte, indem sie lachten. Pepijn spürte, dass er sich innerlich festigte, er geriet nicht mehr so schnell aus dem Gleichgewicht. Er schlief wunderbar mit seiner Liebsten neben sich. Sie lag auf dem Rücken, während er sich an sie schmiegte. Jetzt, da die Angst ihn weniger verfolgte, war er sogar in der Lage, ein kompliziertes Modell der Saturn 5 zu basteln. Er brauchte mehr als ein Jahr, um aus einem Haufen spitzer Plastikteile eine Rakete zu bauen, die er stolz neben seinen Computer stellte.

Sich im häuslichen Leben sicher wähnend beschloss er, das Cipramil allmählich abzusetzen. Ohne war doch besser, oder? Auf eigenen Beinen stehen. Alles schien gut zu gehen.

Bis er eines Tages bemerkte, dass seine Nase bei jedem Einatmen ein merkwürdiges Pfeifgeräusch von sich gab. Hatte es dieses Pfeifen immer schon gegeben, und es fiel ihm erst jetzt auf? Oder hatte sich etwas verändert? »Bestimmt hat sich irgendwas verändert, oder?«, sagte er zu B. »Sicher ist es sehr schlimm, o Gott, was mag es bloß sein?«

Sie riet ihm, zum Arzt zu gehen. Der stellte fest, dass Pepijn, der als Kind ein eifriger Nasenbohrer gewesen war, ein Loch in der Nasenscheidewand hatte. Pepijn geriet in Panik. Er war davon überzeugt, wegen des Geräuschs nie mehr schlafen zu können. Und wenn er nicht schlief, würde er vielleicht die Kontrolle verlieren oder sogar verrückt werden. Operation ja oder nein? Was, wenn im Krankenhaus etwas schiefging?

Derweil wurden die Gespräche, die er mit B. führte, immer schwieriger. Wenn er sie bat, ihn zu beruhigen, reagierte sie nicht. Doch sie gehörten zueinander, daran zweifelte Pepijn nicht.

Dann gestand B. zu Pepijns großem Erstaunen eines Abends, dass er sich vielleicht Geborgenheit wünsche, sie sich aber nicht. Lange standen sie einander reglos gegenüber, B. und Pepijn, und dann wussten sie beide, dass es vorbei war. Kurzatmig schaute er sich um, sah ihre Wohnung, *ihre* Wohnung, die nun bald geräumt werden würde. Sein Blick blieb an der Saturn 5 hängen, die er mit wohldosiertem Schwung auf den Boden warf. Plötzlich lag dort wieder ein Haufen Plastik. »So leicht ist es«, rief er, »etwas Schönes kaputt zu machen!«

Die Komödie und die Tragödie sind ineinander übergegangen und nicht mehr voneinander zu unterscheiden. Dieser Moment des Ineinanderfließens markiert rückblickend den Beginn eines endlosen Marsches zu Therapeuten, Psychiatern und vor allem: Apotheken, Pillenläden und Tablettenschaltern.

Bevor wir uns in den psychopharmazeutischen Strudel begeben, um die Geschichte Pepijns und seiner Pillen zu studieren, sollte erwähnt werden, dass es keine speziellen Medikamente gegen Angst- und Panikstörungen gibt. Man kann höchstens bei akuter Panik ein Beruhigungsmittel nehmen, das aber nur kurz wirkt. Gegen den Großteil psychischer Störungen, so auch gegen Angst- und Panikstörungen, verschreiben die Ärzte daher Antidepressiva.

Das erste Medikament, das Pepijn verschrieben bekam, war, wie gesagt, Cipramil, ein Antidepressivum, das häufig Patienten verordnet wird, die mit vielen verschiedenen Ängsten zu kämpfen haben. Sein Wirkstoff, Citalopram, ist ein selektiver Serotonin-Wiederaufnahmehemmer (ssri), der dafür sorgt, dass der körpereigene Neurotransmitter Serotonin verlangsamt vom Körper wiederaufgenommen wird und somit länger im Gehirn wirksam bleibt. (Ein Neurotransmitter ist ein chemischer Stoff, der die Impulse zwischen Nervenzellen, zwischen Nervenzellen und Muskelzellen und zwischen Nervenzellen und Drüsen weiterleitet.) Mehr als die Hälfte der Millionen Antidepressiva, die die Niederländer 2017 einnahmen, waren SSRI, die auch als *happy pills* bezeichnet werden. Historisch gesehen stellen SSRI die vierte (weltweite) Generation der chemisch hergestellten Medikamente gegen Angst dar. Die erste Generation gab es in den 40er-Jahren, die zweite in den 50er-Jahren, die dritte in den 60er-Jahren und die vierte im darauffolgenden Jahrzehnt. All diese Entwicklungen vollzogen sich in den Vereinigten Staaten – und verbreiteten sich dann in den anderen westlichen Ländern. Vorher betäubte sich der ängstliche Mensch mit Alkohol, Marihuana oder Opium, meist stark verdünnt und in Form eines pseudowissenschaftlichen ›Elixiers‹.

Bei der ersten Generation in den 40er-Jahren handelte es sich um Barbiturate und Meprobamat. Barbiturate sind Derivate der Barbitursäure und haben eine stark betäubende Wirkung auf das zentrale Nervensystem. Barbitursäure wurde erstmals 1864 von dem deutschen Chemiker Adolf von Baeyer hergestellt. Von Baeyer kombinierte kondensierten Harnstoff aus tierischen Ausscheidungen mit aus Äpfelsäure gewonnenem Diethylmalonat. Der Stoff geriet für ein halbes Jahrhundert in Vergessenheit, bis Wissenschaftler des pharmazeutischen Unternehmens Bayer 1903 bemerkten, dass Hunde, denen man den Stoff verabreichte, rasch einschliefen. Ein paar Monate später war das Mittel auch für Menschen auf dem Markt. Nachteile: Barbiturate machen stark abhängig, sie legen einen Großteil des geistigen Lebens lahm und können den Patienten zudem relativ leicht ins Koma fallen lassen oder sogar zum plötzlichen Tod führen wie etwa im Fall von Marilyn Monroe. 1951 bezeichnete die *New York Times* Barbiturate als »eine größere Gefahr für die Gesellschaft als Heroin oder Morphium«. Meprobamat (ein sogenanntes Carbamat) ist ebenfalls ein Beruhigungsmittel und hat in etwa dieselben Nebenwirkungen wie ein Barbiturat.

Die zweite Antidepressiva-Generation kam nach einer Reihe von ›Entdeckungen‹ hinsichtlich des Einflusses von Neurotransmittern auf die Stimmung in die Apotheken. 1954 fand die deutsche Neurowissenschaftlerin Marthe Vogt heraus, das Noradrenalin als Neurotransmitter in den Neuronen des Gehirns wirkt. Im selben Jahr stellte Vogts Kollege John Gaddum bei einem seiner berühmten LSD-Experimente fest, dass LSD die Serotoninkonzentration in seinem Blut verringerte. Da er sich nach einem solchen Versuch jedes Mal hundeelend fühlte, schlussfolgerte er, dass Serotonin für seine psychische Verfasstheit wichtig sein müsse. 1955 kam man nach Experimenten mit Kaninchen zu dem Ergebnis, dass ein Sinken der Serotoninkonzentration im Blut zu lethargischem Verhalten führt, das im Volksmund als depressives Verhalten bezeichnet wird. Damit war zum ersten Mal in der Geschichte eine Verbindung zwischen Neurochemie und Verhalten hergestellt. 1957 brachte der Pharmakonzern Hoffmann-La Roche mit Marsilid, das den Wirkstoff Iproniazid enthält, eines der ersten Antidepressiva auf den Markt. Iproniazid wurde zunächst als Medikament gegen Tuberkulose entwickelt und eingesetzt. Als 1952 TBC-Patienten in einem Krankenhaus in New Jersey nach der Einnahme von Iproniazid auf den Fluren tanzten, erkannte man das neurochemische Potenzial von Marsilid, das man fortan – gegen TBC war es wirkungslos – gegen Depressionen verabreichte. In den 50er-Jahren wurden auch die ersten trizyklischen Antidepressiva (TZA, mit einer aus drei Kohlenstoffringen bestehenden chemischen Struktur) für Patienten zugelassen. Diese hatten, wie sich zeigte, eine positive Wirkung bei der Behandlung von Angststörungen, da sie die Wiederaufnahme von Serotonin und Noradrenalin hemmten. Trizyklische Antidepressiva, die immer noch oft verschrieben werden, erkennt man meist daran, dass ihr Name auf -in endet (z. B. Clomipramin oder Trimipramin). Im September 1959 brachte die *New York Times* einen Artikel über Marsilid und die ersten trizyklischen Medikamente, die unter dem neuen Begriff Antidepressiva zusammengefasst wurden.

Die dritte Generation folgte in den 60er-Jahren, nachdem die Regierung in Washington der pharmazeutischen Industrie umfangreiche staatliche Mittel gewährt hatte, mit denen groß angelegte Forschungen zum Einfluss von Neurotransmittern auf die psychische Gesundheit durchgeführt werden sollten. 1963 formuliert der britische Arzt Alec Coppen den Gedanken, dass Marsilid und verwandte Medikamente den Serotoninspiegel im Gehirn erhöhten. Diese Theorie wurde von anderen Ärzten übernommen, und jeder neue Anhänger dieser Theorie war weniger nuanciert in seinem Denken und entschiedener in seinen

Aussagen. Der Ansatz passte perfekt in die Zeit und fiel wunderbar mit den bereits erwähnten staatlichen Subventionen der amerikanischen Regierung zusammen. Obwohl die Richtigkeit dieser Theorie nie bewiesen oder auch nur plausibel gemacht wurde, entwickelte sich diese Vorstellung zu einem Dogma. Ein weiteres Resultat der vom Staat unterstützten Forschungen war das Auftauchen von Benzodiazepinen, eine chemische Substanz, deren Kernstruktur aus einer Verbindung eines Benzolrings mit einem Diazepinring besteht. Benzodiazepine, die die Wirkung des Neurotransmitters γ-Aminobuttersäure vergrößern, hatten erheblich weniger schädliche Nebenwirkungen als die anderen Medikamente. Benzodiazepine werden immer noch verschrieben, insbesondere bei akuten Problemen. Die bekanntesten Medikamente dieser Gruppe sind Beruhigungsmittel wie Valium. Ein weiteres Beispiel ist Oxazepam, das Mittel, das Pepijn auf dem Kongress nannte, als sich zeigte, dass die Programmhefte nicht mehr stimmen.

Die 70er-Jahre brachten die vierte Generation ›pharmakologischer Durchbrüche‹ auf dem Gebiet der medikamentösen Angsttherapie: der SSRI trat auf. Der wichtigste Neurotransmitter des SSRI: Serotonin. Serotonin hat einen positiven Einfluss auf Gedächtnis, Emotionen, Stimmung, sexuelle Aktivität und Appetit, doch was es genau macht, weiß offenbar niemand. Anscheinend gibt es einen Zusammenhang mit Gefühlen des Selbstwerts und der Anerkennung. »Aber davon abgesehen«, schreibt der französische Autor Michel Houellebecq, »wird es prinzipiell im Magen-Darm-Trakt erzeugt, und es lässt sich bei sehr vielen Lebewesen nachweisen, einschließlich der Amöben.

Auf was für ein Selbstwertgefühl können sich Amöben denn schon berufen? Auf was für Anerkennung seitens der Gruppe? Die sich nach und nach abzeichnende Schluss-folgerung lautet, dass die Kunst der Medizin auf diesem Gebiet verworren und vage bleibt.« Seit den 70er-Jahren hat es keine nennenswerten Entwicklungen auf diesem Ge-biet der Pharmazie gegeben. Allmählich verdrängten die SSRI die meisten anderen Mittel vom Markt. Schätzungen zufolge sind SSRI zusammen mit den Antibiotika die meist-verkauften Medikamente aller Zeiten.

Was sagt uns diese lange chemische Geschichte, die von Zufällen, Ungewissheiten und Profitgier zusammengehal-ten wird?

Heute machen Psychiater es sich oft leicht, indem sie ihren Patienten sagen, sie litten unter einem »chemischen Ungleichgewicht« im Hirn, dem man mit einer Tablette abhelfen könne. Doch was da genau im Ungleichgewicht ist, wie ein Gleichgewicht überhaupt aussehen könnte und welche Rolle Antidepressiva bei dessen Wiederherstellung spielen, das weiß niemand. Außerdem ist das Gehirn selbst überaus flexibel, es verändert sich laufend, indem es Synap-sen (Verbindungen zwischen Neuronen), die wir nicht be-nutzen, abschaltet und Synapsen, die wir benutzen, weiter-entwickelt. Ein Gehirnscan ist nur eine Momentaufnahme, vergleichbar mit einem einzelnen Bild einer Filmrolle. Das Bild liefert zwar gewisse Informationen, doch darüber hi-naus können wir wenig ableiten, und die Informationen ge-ben keinen Hinweis darauf, wie der Film weitergehen wird. »›Chemisches Ungleichgewicht‹ ist eine Art Container-begriff, der wiederum Zeit bringt«, fasst der ehemalige Redakteur der Fachzeitschrift *Psychiatric Times* Ronald Pies das Ganze zusammen. Der Zeitgewinn ist zweifellos von Vorteil für Psychiater und Pharmaindustrie. Für Patienten liegen die Dinge etwas komplizierter.

Zurück zu Pepijn. Die Saturn 5 zerbrach in alle Einzelteile, und B. verschwand aus seinem Leben.

Nach ihrem Auszug verlor Pepijn jedweden Halt. Wenn er die Zeitung las, konnte er nirgends eine Logik erkennen, mit einem Schlag war die Welt für ihn unverständlich geworden, so unverständlich, dass er nicht verstehen konnte, dass er sie einst verstanden hatte. Er irrte in seiner Wohnung umher, im Viertel, in der Stadt. Er wusste nicht mehr, wie das geht, allein sein. Nach B.s Auszug gab es in der Wohnung leere Stellen, und sogar seine eigenen Sachen schienen von einer frostigen Aura umgeben zu sein. Er war ein Fremder im eigenen Leben geworden. Währenddessen lebte B. einfach weiter, scheinbar unberührt, Fotos von Partys, Premieren, Erfolge. War er der Einzige, der ihrer zerbrochenen Beziehung die ihr gebührende letzte Ehre erwies, die Ehre der Trauer? Nirgendwo fühlte Pepijn sich sicher, hilflos rief er Freunde an, immer mit der Bitte, ihn zu beruhigen. Behielt sein Vater mit seiner ominösen Vorhersage in Bezug auf Pepijns Ängste am Ende doch recht?

Er war am absoluten Tiefpunkt angekommen. Morgens fuhr er aus dem Schlaf, und ihm war übel vor Angst.

Es war höchste Zeit für Pepijn, erneut Tabletten zu nehmen. Bedauerlicherweise schlug Cipramil, das ihm früher so gut geholfen hatte, nicht mehr an, sein Körper schien dagegen resistent geworden zu sein. Sein Psychiater und er mussten sich etwas anderes ausdenken. So landete Pepijn im Pharma-Flipperautomat, in dem er immer noch steckt. Der große Preis des Flippers, der ultimative *high score*· das für ihn perfekte Medikament.

Leider bleibt das perfekte Medikament fast immer eine Illusion. Jeder Körper reagiert anders auf einen bestimmten Wirkstoff, es ist jedes Mal eine Frage des Ausprobierens, des Erhöhens der Dosis oder der Verringerung. Zuerst bekam Pepijn Oxazepam verschrieben, in Kombination mit Venlafaxin, ein sogenannter Serotonin-Noradrenalin-Wiederaufnahmehemmer, ein SSNRI. SSNRI sorgen dafür, dass zusätzlich zum Serotonin auch der Neurotransmitter Noradrenalin länger wirksam bleibt. (Noradrenalin hat eine aufmunternde Wirkung und ähnelt Adrenalin.) Obwohl Pepijn vom Venlafaxin solche Bauchschmerzen bekam, dass er nicht mehr aufrecht gehen konnte, nahm er das Medikament vier Monate lang.

Schließlich musste Pepijn das Medikament wechseln. Es folgte Sertralin, ein SSRI. Die Tabletten zeigten keinerlei Wirkung, sie hinterließen nur einen bitteren Geschmack in Pepijns Mund, und manchmal war ihm, als stünde seine Zunge in Flammen. (So ging das sechs Wochen, die Mindestzeit, um herauszufinden, ob ein Mittel wirkt.)

Auf zum nächsten Medikament: Fluvoxamin, wieder ein SSRI. Das schlug überhaupt nicht an. Pepijn sah alles nur ganz undeutlich, und er war so benommen, dass er es kaum wagte, Fahrrad zu fahren (sechs Wochen).

Next: Mirtazapin, ein tetrazyklisches Antidepressivum, wirkte zwar, jedoch nicht auf sehr ansprechende Art: In drei Wochen nahm Pepijn acht Kilo zu. Sein Gedächtnis funktionierte weniger gut, er hatte einen trockenen Mund, Ereignisse waren ihm nicht erinnerlich. Und jedes Mal, wenn er sich erschrak – ein plötzliches Geräusch war schon genug –, hatte er das Gefühl, einen elektrischen Schlag zu bekommen (erneut sechs Wochen).

Weiter: Escitalopram, ein relativ neuer Wirkstoff (2011), der Citalopram (1989) sehr ähnlich ist. Der Unterschied? Abgesehen von einem winzigen Unterschied bezüglich der Drehrichtung der wirksamen Isomere (linksherum oder rechtsherum), differiert der Preis erheblich: Escitalopram ist teurer als alle anderen SSRI. Leider brachte das Medikament Pepijn sehr wenig; er blieb ängstlich und besorgt (drei Monate).

Er beschloss, es mit dem Wirkstoff Nortriptylin zu versuchen, diesmal ein trizyklisches Antidepressivum. Das Medikament verursachte heftige Nebenwirkungen bei Pepijn, der meinte, vollkommen verrückt zu werden. Außerdem war er fahrig, unglaublich nervös und sehr emotional. Immer wieder überfiel ihn der Gedanke, davonlaufen zu müssen, doch er wusste nicht wovor (zwei Wochen).

Dann folgte ein Monat Agomelatin, ein Wirkstoff, der Melatonin, dem Schlafhormon, ähnlich ist. Hiervon wurde Pepijn leider speiübel. Er taumelte durch die Straßen, und er schlief zudem hundsmiserabel (vier Wochen).

Fängt es an zu ermüden? Dann stelle man sich nur mal vor, wie es für Pepijn war, oder für sein Hirn. Dieses hochempfindliche Organ besteht aus rund 450 000 Kilometern Nervenleitungen und rund fünf bis zehn Trilliarden neuronalen Verknüpfungen. Zum Vergleich: mehr als die geschätzte Anzahl beobachtbarer Sterne im gesamten Universum.

Am Ende landete Pepijn bei Duloxetin, ein SSNRI. Dieses Medikament nimmt er inzwischen seit Monaten. Es hilft ihm einigermaßen, und die Nebenwirkungen sind relativ gering. Nun ja, während der ersten zwei Monate tendierte seine Libido gen null. Nichts. Nada. Wenn er ein Date hatte und sie im Bett landeten, dann spürte er nicht die geringste Erregung. Es war, als gäbe es seinen Penis nicht mehr.

Zurzeit geht es besser. Zurzeit geht es.

Mein Telefon klingelt. Es ist Pepijn. Es gibt Tage, an denen er die einzige Person ist, deren Anrufe ich annehme. Es gibt Tage, an denen ist er der Einzige, der mich anruft.

Wir kehren kurz zurück in die 90er-Jahre, als Pepijn noch ein kleiner Junge war, in die Zeit, die später »The Age of the Brain« genannt werden sollte. Wir begeben uns zur De Jel oder auch zur Jelgersma-Klinik in Oegstgeest, einem schönen Jugendstilbau in waldreicher Umgebung, wo ab Beginn des 20. Jahrhunderts ›Nervenkranke aus der Mittelschicht‹ behandelt wurden. 1995 hat dort der TV-Journalist Paul Witteman seine Sendereihe *Eingewiesen in Oegstgeest* aufgezeichnet. In einer der Folgen war ein vielversprechender Professor zu Gast, der im Begriff war, die Psychiatrie von Grund auf zu verändern. René Kahn von der Universität Utrecht galt als Vorkämpfer für eine neue, sachlichere Form von Psychiatrie, der sogenannten biologischen Psychiatrie. Das Grundprinzip der biologischen Psychiatrie: Da unser Verhalten im Gehirn verankert ist, können Veränderungen im Gehirn auch eine Anpassung des Verhaltens bewirken. Die Veränderungen im Gehirn können durch häufiges, langes Reden herbeigeführt werden, durch endlose Verhaltenstherapien, aber auf jeden Fall auch durch Medikamente. Anfang der 80er-Jahre hatte Kahn als Assistenzarzt einige amerikanische und englische Artikel über die Wirksamkeit von Clomipramin, besser bekannt unter dem Markennamen Anafranil, gelesen. Diese Artikel öffneten ihm die Augen. Zum ersten Mal sah es so aus, als zeige ein Medikament Wirkung bei dem, was damals noch neurotische Störung genannt wurde. Kahn interessierte sich für Innovationen, für Lösungen, weniger für das Phänomen Angst.

In einem Nebenraum des Utrechter Universitätskrankenhauses, in den er sich kurz zurückgezogen hat, frage ich ihn, warum er Angst eigentlich nie wirklich ergründen wollte. Seine Antwort ist in ihrer Entschiedenheit bezeichnend: »Warum sollte ich? Ich bin Arzt, nicht Philosoph.«

1985 wurde Kahn Professor am renommierten Mount Sinai Hospital in New York, wo sich die Psychiatrie schon weitestgehend vom psychoanalytischen Diskurs abgekoppelt hatte. Die Zukunft war digital. Keine endlosen Gespräche zwischen Arzt und Patient mehr, nein, Daten und Fakten galt es zu analysieren. Alles sollte *evidence based,* nachweisbar, wissenschaftlich sein. Kahn spezialisierte sich auf pharmakologische Forschung, auf Hirnscans, auf bildgebende Verfahren, mit denen, anhand von digitalen 3-D-Modellen des Gehirns, sichtbar gemacht werden kann, in welchen Bereichen des Hirns bestimmte Aktivitäten stattfinden. Kahn war davon überzeugt, dass der biologische Weg der richtige ist. Nach acht Jahren in den USA folgte er einem Ruf in die Niederlande, und es war der Moment gekommen, diese Überzeugung auch uns zu vermitteln.

Die neue Herangehensweise tauchte natürlich nicht aus dem Nichts auf, ihr Kommen war mehr ein an Kraft gewinnender Sturm als das Aufleuchten eines Blitzes. Der Wind drehte sich bereits seit den 80er-Jahren, wie man auch dem *Fobievizier* entnehmen kann. 1980 diskutierte Marina im Fernsehen über die ›Panikpille‹, ein Antidepressivum, das bei Panikattacken half. Inzwischen stand ihre Stiftung in engem Kontakt mit den Universitätskrankenhäusern in Groningen und in Utrecht, und gemeinsam untersuchten sie die Auswirkungen der Tabletten auf die Angsthasen, die sich der Forschung zur Verfügung gestellt hatten. Diese Forschungen führten manchmal zu wütenden Reaktionen, denn einige Angsthasen hatten das Gefühl, man habe sie dafür gekeilt, doch Marina war vom Wert der Panikpille überzeugt. 1992 schrieb Angsthase Minou in der Zeitschrift der Stiftung, dem Entdecker von Fevarin (ein Vorläufer von Fluvoxamin, das Pepijn 20 Jahre später einnehmen sollte) gebühre ein Denkmal. »Und vielen Dank auch an den, der da oben die Fäden zieht.« Die Tablette als Heilmittel der Götter. 1994 wurde der Markenname Prozac zum ersten Mal in der Zeitschrift erwähnt.

1995, Oegstgeest, De Jel, die Kameras liefen. »Wenn Sie seelische Probleme haben, dann bin ich der falsche Mann für Sie«, sagte René Kahn, Bilderstürmer und medizinischer Messias in einer Person, ohne auch nur die geringste Spur des Zweifels in seinen Ausführungen zu Paul Witteman. Unterkühlt versprach er, 80 bis 90 Prozent der Patienten mit einer Depression würden durch Gehirnuntersuchung und Tabletten wieder beschwerdefrei.

Witteman, ungläubig: »80 bis 90 Prozent?«

Kahn: »Ja.«

Witteman: »Aber das dauert doch dann bestimmt Jahre.«

Kahn: »Nein.« Sein Nein ist ein wenig in die Länge gezogen, als hätte er diese Frage bereits Tausende Male beantworten müssen: »Das dauert nicht Jahre. Wenn die Therapie sofort anschlägt, drei Monate.« Kahn schätzte den Anteil der Patienten, denen auf Anhieb geholfen werden kann, auf 60 Prozent. »Entscheidend ist, dass die Psychiatrie, ebenso wie die übrige Medizin, nun auch naturwissenschaftlich und messbar wird. Früher war sie zu sehr eine Kunst oder eine Philosophie.«

Kahns Versprechen gefiel dem großen Publikum, weil er unser Verlangen nach Eindeutigkeit ansprach, und das Zusammenspiel seiner Worte und seiner Haltung nährte in uns die Hoffnung auf spürbare Ergebnisse, die zudem auch noch bezahlbar waren. Der kategorische Kahn änderte unsere Perspektive. Mit einem Mal wirkte das vage Psychologisieren von früher altmodisch und unsinnig. ›Reden‹ schien auf dem Rückzug zu sein, das Wort ›Psyche‹ verschwand aus der Psychiatrie.

Inzwischen sind Tabletten die am häufigsten angewandte ›Lösung‹ für psychische Probleme. »Tatsache ist, dass Patienten oft nur wenig Geduld haben«, erklärte mir Damiaan Denys, Vorsitzender der Niederländischen Vereinigung für Psychiatrie (NVVP), »und dass die Psychiater nur wenig Zeit haben. Darum ist es im Allgemeinen sowohl statistisch als auch sozial vorteilhafter, mit Tabletten anzufangen und danach zu schauen, ob ergänzende Therapien notwendig sind.« Das mag stimmen, doch es widerspricht möglicherweise einem der Grundprinzipien der Medizin: *Primum non nocere* oder dem Prinzip des Nicht-Schadens. Frei übersetzt könnte man sagen: Wenn du jemanden nicht heilen kannst, dann tu zumindest alles dafür, ihm oder ihr keinen Schaden zuzufügen.

Psychopharmaka, die einst für die wirklich schweren Fälle gedacht waren, für diejenigen, die den Alltag nicht bewältigen konnten und unterzugehen drohten, werden massenhaft eingenommen, auch von Menschen, die eigentlich ohne zurechtkämen. So verhält es sich auch im Fall von Angst. In Anbetracht der Tatsache, dass Angst niemals ›beseitigt‹ werden kann, weil sich immer neue Ängste und Sorgen einstellen, ist sie pharmazeutisch gesehen eine unerschöpfliche Profitquelle. Diese Profite werden gesichert, indem die Patente vieler Medikamente, die offiziell nach einer Reihe von Jahren verfallen, systematisch ›verlängert‹ werden, meist indem man minimale Modifizierungen an der chemischen Struktur des Wirkstoffs vornimmt oder ein unwichtiges Detail im Produktionsprozess ändert. Dieser Prozess der legalen Manipulation wird *evergreening* genannt: Durch die erneute Patentierung eines Wirkstoffs, bleibt dieser ›grün‹ und damit ›frisch‹. Wie oft dies geschieht, wurde unlängst von der Juraprofessorin Robin Feldman erstmals untersucht. Es gelang Feldman nicht nur, der amerikanischen *Food and Drug Administration* (FDA) die Daten aus einem Jahrzehnt zu entlocken, sondern sie analysierte sie auch noch komplett. Ihre Schlussfolgerung lautet: 78 Prozent der Medikamente, die als Neuentwicklung patentiert wurden, waren eigentlich bereits bestehende Mittel. Der Sinn des *evergreening*, das laut Feldmans Studie immer häufiger vorkommt, liegt auf der Hand: Solange ein bestimmtes Medikament patentrechtlich geschützt ist, besitzt der Hersteller praktisch ein Monopol, was in der Praxis meist dazu führt, dass der Preis künstlich hoch gehalten wird.

Das eklatanteste Beispiel für künstliche Preisgestaltung ist das Medikament Syprine, das man einnimmt, um die Kupferkonzentration im Blut zu senken. 2010 kostete eine übliche Dosis Syprine noch 600 Dollar. Nach einigen Jahren der Preissteigerung durch den Mutterkonzern Valeant kostete Syprine 2015 mit einem Mal gut 21000 Dollar. Valeant konnte sich das erlauben, weil keiner der Konkurrenten eine Alternative zu diesem Medikament anzubieten hatte. Und der Patient musste bezahlen.

Warum waren Kahn und die Seinen sich damals ihrer Sache eigentlich so sicher? War ihr Selbstbewusstsein berechtigt, oder war es Hybris? Tja, es gab genug positive Studien über die Wirkung von Antidepressiva. Und diese Studien, von denen Kahn eine Reihe gelesen hatte, waren doch vertrauenswürdig?

Nicht wirklich, findet der ehemalige Hausarzt und renommierte Epidemiologe Dick Bijl. »Sehr viele dieser Studien haben Mängel. Eigentlich sehr viele Mängel.« Bijl, Vorsitzender der *International Society of Drug Bulletins,* ist einer der wenigen unabhängigen Mediziner auf der Welt, die sich dem Sezieren von Studien der Pharmaforschung verschrieben haben. In den letzten 21 Jahren hat er rund

30 000 Veröffentlichungen gelesen und kommentiert. Viele dieser Studien seien hastig (eine Studie erstreckt sich oft über weniger als zwölf Wochen) und schlecht durchgeführt worden, meint er. Und dann gebe es noch den sogenannten Publikationsbias, jenes Phänomen, dass Pharmazieunternehmen jahrzehntelang nur Studien mit positiven Resultaten freigegeben haben, obwohl manche der Tabletten, die Menschen wie Pepijn immer noch schlucken, viel mehr negative als positive Untersuchungsergebnisse gezeitigt haben. Von allen Studien, die die Pharmaindustrie durchgeführt hat, sind nicht weniger als 40 Prozent unveröffentlicht geblieben, und die übrigen 60 Prozent wurden oft sehr selektiv zugänglich gemacht. Der Psychiater Bram Bakker äußerte sich im Fernsehen so: »Jahrelang hat man Patienten, die ein Medikament rasch absetzen, weil es nicht anschlug oder unangenehme Nebenwirkungen hatte, in den Studien nicht berücksichtigt.« Heute muss ein Pharmaunternehmen nur zwei positive Studien präsentieren, um die Zulassung für ein Medikament zu erhalten. Es kann also passieren, dass ein Wirkstoff 70 Mal keine Wirkung zeigt, aber in zwei Fällen eben doch, und daher zugelassen wird.

Anhand der Geschichte des bekanntesten Antidepressivums der Welt, Prozac, lässt sich das hervorragend veranschaulichen. In einer Testphase wurde das Medikament 245 Patienten verabreicht. Doch freigegeben wurden vom Pharmaunternehmen nur die Resultate von 27 Studienteilnehmern, und zufälligerweise hatten sie alle positiv auf das Medikament reagiert. Die übrigen Ergebnisse wurden nie veröffentlicht. Und wenn ein Mittel erst mal auf dem Markt ist, werden so gut wie nie ergänzende Untersuchungen gemacht.

»Ich verwende lieber den Begriff Medikament statt Heilmittel«, sagt Dick Bijl. »Die meisten Tabletten heilen nämlich überhaupt nicht.« Wir seien besessen von Statistiken, die leicht zu manipulieren seien, und wir interessierten uns kaum für den Zusammenhang zwischen Statistik und realer Welt, meint Bijl. »Eine Wirkung kann statistisch signifikant sein und dennoch für den Patienten keinen positiven Effekt haben.« Er weist auf die Hamilton-Skala hin, die auf Grundlage eines Fragebogens dem Gemütszustand eines depressiven Patienten einen Punktwert zuordnet. Sie Skala reicht von 0 bis 52, und je höher der erreichte Punktwert, umso ernster ist der Zustand des Patienten. Depressive Patienten kommen durchschnittlich auf 20 Punkte. »Um herauszufinden, ob ein Antidepressivum wirkt, muss man es mit der Wirkung eines Placebos vergleichen. Ein Antidepressivum lässt den Punktwert durchschnittlich von 20 auf 12 sinken.«

Also sollten alle Prozac einnehmen? Nein, zu früh gejubelt.

»Ein Placebo verringert den Punktwert auf 13, nur ein Punkt Unterschied zum tatsächlichen Wirkstoff. Wenn man genügend Patienten in die Studie aufnimmt, kann man diesen einen Punkt als signifikant bezeichnen. Aber was bedeutet das dann? Nun, nicht allzu viel.«

Auch Professor Irving Kirsch von der Harvard Medical School, der zunächst ein großer Befürworter von Antidepressiva war, musste 1998 nach seiner groß angelegten Studie über den Placebo-Effekt bei Antidepressiva einräumen, dass es denen, die Antidepressiva nahmen, nur um einen Bruchteil besserging als denen, die ein Placebo verabreicht bekamen. Seine Studie machte deutlich, dass 25 Prozent der Wirkung von Antidepressiva auf der natürlichen Selbstheilung beruht, 50 Prozent sind auf den Glauben der Patienten an die Effektivität von Antidepressiva zurückzuführen, und nur 25 Prozent sind den chemischen Stoffen in der Tablette zu verdanken. (Achtung: In 25 Prozent der Fälle wirken die Mittel also doch. Es gibt auch zahlreiche Patienten, die der Ansicht sind, dass die Tabletten ihnen geholfen haben.)

Sooft Irving die Ergebnisse auch aufs Neue betrachtete und durchrechnete: Es blieb ihm schließlich nichts anderes übrig, als sein eigenes wissenschaftliches Konstrukt, das er in Dutzenden Artikeln über die positive Wirkung von Antidepressiva errichtet hatte, einzureißen. »Auf eine Sache aber bin ich stolz«, sagte er später zu dem britischen Journalisten Johann Hari, »nämlich, dass ich nach der Analyse von Daten meine Meinung ändern kann, wenn sie anders sind, als ich erwartet habe.« Nach einer ergänzenden Studie im Jahr 2008 stellte Kirsch fest, dass Tabletten vor allem bei Patienten mit einer sehr ernsten depressiven Störung wirken. Seine maßgeblichen Forschungsergebnisse wurden nie widerlegt.

Aber warum wirken die Mittel so oft nicht?

Abgesehen von der bereits erwähnten kollektiven Unwissenheit hinsichtlich der genauen Wirkung von SSRI – man denke an Houellebecqs Amöbe –, gibt es nach Ansicht des führenden amerikanischen Neurowissenschaftlers Joseph LeDoux noch einen weiteren Grund: Antidepressiva sind eigentlich Medikamente für Tiere. Um dies zu erläutern, muss ich auf den Unterschied zwischen der Angst des Tieres (verursacht von der Amygdala, wodurch der Körper in den Kampf-, Flucht- oder Erstarrungsmodus gebracht wird) und der Angst des Menschen zurückkommen, die vor allem mit Sprache, Bewusstsein und Vorstellungskraft zu tun hat und die im frontalen Kortex entsteht. Diesen Unterschied sollten wir im Hinterkopf behalten.

SSRI werden in Tierversuchen getestet, meist mit Mäusen, die konkreten bedrohlichen Situationen ausgesetzt werden. Das funktioniert etwa so: Wenn die ›bedrohten‹ Mäuse weniger verängstigt wirken und ihr Cortisolspiegel niedriger ist, nachdem man ihnen ein bestimmtes Mittel gegeben hat, geht man davon aus, dass es wirksam ist. Dann folgt eine Annahme, die logisch zu sein scheint, die aber vollkommen falsch ist: Das bei Mäusen erfolgreiche Mittel wird bei Menschen dieselben Effekte erzielen, weil der Mensch auch über eine Amygdala verfügt. Der subjektive Aspekt von Angst, das Empfinden, die im präfrontalen Cortex entstehenden Anteile von Bewusstsein und Vorstellungskraft, bleiben folglich außerhalb des Wirkungskreises des betreffenden SSRI. Dasselbe gilt für Unsicherheit und Ängstlichkeit (Angstgefühle bezüglich einer nicht konkreten Bedrohung). Die werden nämlich weniger in der Amygdala verarbeitet, sondern im *Nucleus striae terminalis* (auf Englisch abgekürzt als BNST), einer Art Zugang zur Amygdala. Weil der BNST bei Tieren viel weniger entwickelt ist als beim Menschen, können wir festhalten, dass Tierversuche wenig über Menschen aussagen, die nun mal ängstlich veranlagt sind.

Seit den 50er-Jahren waren Tierversuche mit allen dazugehörigen Einschränkungen die wichtigste Methode, um Medikamente gegen Angst zu testen. Die Folge davon ist, dass wir schon seit Jahrzehnten die Angst des Menschen mit Medikamenten gegen die Angst von Tieren zu behandeln versuchen. »Das hat zur Entwicklung von Medikamenten geführt, die nicht wirklich funktionieren«, meint Joseph LeDoux. »Sie zielen darauf ab, die tieferliegenden Systeme von Ratten und Mäusen zu beeinflussen, doch das sind nicht die Bereiche, in denen wir unsere Angst erfahren.« Er erklärt, die auf dem Markt befindlichen Präparate würden den Leuten zwar dabei helfen, die Symptome abzuschwächen, doch sei dies eine grobe und ungenaue Behandlungsmethode: Die wirksamen Bestandteile hätten nicht nur Einfluss auf die Teile des Gehirns, in denen Angsthormone gebildet werden, sondern auch auf die Bereiche, in denen andere wichtige Prozesse wie Konzentration und Gedächtnis koordiniert werden.

Was Antidepressiva angeht, habe ich gemischte Gefühle (das sage ich, während ich meine tägliche Pille einwerfe. Der übliche bittere Geschmack, die brennende chemische Spur in meiner Kehle). Ich erinnere mich noch daran, als ich meine ersten Medikamente verschrieben bekam, drei Tabletten täglich: Antidepressivum (SSRI), angstlösende Mittel und Schlaftabletten (trizyklisch). An den ersten Tagen kam es mir so vor, als würden meine Sinnesorgane neu eingestellt. In meinen Ohren rauschte es, mein Sehvermögen wurde schlechter, mein Magen schmerzte, und ich war unglaublich müde. Nach Jahren schlief ich zum ersten Mal wieder gut, immerhin. Ganz selten, wenn sie mal nicht schlafen konnte, nahm D. eine meiner Tabletten. Es war mitten in der Nacht. Geraschel, Schlurfen, sie ging durchs Schlafzimmer, und ich wachte auf. Da stand sie, in meinem Arbeitszimmer. Eine Straßenlampe beleuchtete ihren schönen, lieben Körper. Sie schlief nackt, etwas, das ich mich nie getraut hatte. Sie öffnete eine Schublade, eine Tablettenschachtel. Sie legte den Kopf in den Nacken. Wie ich diese Momente liebte. Die Akzeptanz, die sie versinnbildlichten. Wenn sie mein Medikament schluckte, schluckte sie mich.

Um es klar und deutlich zu sagen: In ernsten Fällen können Antidepressiva überaus wichtig sein. Die richtige Tablette im richtigen Moment kann den Unterschied zwischen Leben und Tod bedeuten. Auch mir haben sie geholfen. In entscheidenden Augenblicken haben die Medikamente dafür gesorgt, dass ein Teil meiner Empfindlichkeit, meine Neigung zu Angst abgeflacht wurde. Mein Angstniveau sank, sodass ich in der Lage war, besser zu funktionieren, besser nachzudenken. Andererseits gibt es viele Nebenwirkungen. Außerdem stelle ich mir, so wie die meisten, die langfristig Tabletten nehmen, regelmäßig die großen Fragen, die das Selbstvertrauen unterminieren können. Kann ich es noch aus eigener Kraft schaffen? Was bin ich eigentlich wert? Bin ich noch ich selbst, jetzt, da Chemikalien meine Emotionen regulieren? Gedanken, die klein anfingen, die aber im Laufe der Monate und Jahre, in denen ich tagtäglich eine Tablette schluckte, deren aggressiver Geschmack erst nach zwei Tassen Kaffee ganz verschwunden war, immer größer wurden. Und ich bin nicht der Einzige mit solchen Gedanken.

✳

Wenn wir verabredet sind, kommt Pepijn jedes Mal zu spät, und er macht dann ein Gesicht, als hätte er soeben ein katastrophales Vorstellungsgespräch hinter sich gebracht. Er wirkt verschüchtert und ist permanent damit beschäftigt, seine Angst zu unterdrücken. Er leidet an chronischem, an Verzweiflung grenzendem Unverständnis. Wie kann es sein, dass er sich so fühlt? Was geschieht mit ihm? Ist das normal? Wie kommt er aus dieser Situation wieder raus? »Ich pack es nicht mehr«, seufzt er dann. »Ich halte das nicht aus. Ich bin so ängstlich, dass ich kaum gehen kann.« Einmal, es ist gerade fünf Minuten her, dass wir beim Vietnamesen bezahlt haben, fragt er mich, was ich am Abend essen werde. Pepijn steckt fest in seinen Gedanken, in seiner Innenwelt.

Ängstliche Menschen kann man grob in zwei Gruppen unterteilen, hat Pepijn mir beigebracht. Klammerer und Eigenbrötler. Eigenbrötler versuchen, allein klarzukommen, sie gehen auf immer größere Distanz zu anderen und laufen Gefahr, zu vereinsamen und später verbittert zu werden. Klammerer stürzen sich auf ihre Lieben und riskieren so, sie von sich zu entfremden. Ich brauche nicht zu erwähnen, zu welcher Gruppe Pepijn gehört. Doch auch ich bin im Herzen ein Klammerer. Dessen bin ich mir bewusst, und ich versuche eigentlich ständig, mein Verhalten zu korrigieren. Das Ergebnis ist, dass ich in der einen Minute unnahbar wirke, um mich dann, wenn ich diese künstliche Distanz nicht mehr aufrechterhalten kann, meinem Gegenüber zu Füßen zu werfen. Bis jetzt hat es immer noch einen Freund gegeben, der ans Telefon ging, wenn ich angerufen habe. Doch ich weiß, dass ich, wenn zu viele Leute nicht rangehen, am Ende beim Gemüsehändler landen werde. Als ich meinen Freund Kees einmal anflehte, mich zu irgendeiner Party zu begleiten, erwiderte er: »Du brauchst keinen Freund, was du brauchst, ist ein Blindenhund.«

Für Pepijn füge ich mich manchmal in die Rolle eines Blindenhunds. Ich gönne ihm ein paar angstfreie Tage, irgendwann brechen wieder andere an. Und gelegentlich empfinde ich es als ein Privileg, jemandem helfen zu dürfen; meine Worte haben Sinn, für kurze Zeit bin ich unbestreitbar ein positiver Einfluss im Leben eines anderen. Umso wichtiger ist es, dass ich ruhig bleibe. Wenn er anruft, lotse ich ihn Satz für Satz und Wort für Wort zurück in die Normalität. Hin und wieder fragt er auch, wie es mir geht. Ich erzähle ihm von D., von unserem Gespräch in der Küche, davon, dass sie jetzt woanders schläft, davon, dass es sich so anfühlt, als sei die Wohnung, die mich regelrecht anzuschweigen scheint, böse auf mich. Dann sage ich nichts mehr.

Eines Samstagmorgens, ich sitze gerade beim Frühstück und will mir einen *Batman*-Film ansehen, ruft Pepijn mich wieder an. Er klingt verwirrt und schluchzt. Er steht auf seinem Balkon und starrt hinunter, voller Angst, sich selbst etwas anzutun. Ich frage ihn, ob er etwas vorhat. Er sagt Nein. Ich versichere ihm, dass ich ihn ernst nehme und darauf vertraue, dass er nichts Dummes tut. Er murmelt zustimmend. Dann lade ich ihn ein, oder besser: Ich befehle ihm, zu mir zu kommen, in der Hoffnung, dass die frische Luft ihm guttun wird. Als er nach einer halben Stunde noch nicht da ist, schicke ich ihm eine besorgte SMS. Eine weitere halbe Stunde später, als ich gerade die Schuhe anziehe, um ihn zu holen, erscheint er in all seinem zittrigen, rötlichen Glanz. Nachdem wir uns endlos darüber unterhalten haben, wie es ist, allein in einer Wohnung für zwei zu leben – es ist inzwischen vier Uhr nachmittags –, schläft Pepijn auf meinem Sofa in Fötushaltung ein. Da liegt er immer noch, mit angezogenen Knien, zwischen Hosenbund und Pullover ist ein schmaler Streifen blasser Rückenhaut zu sehen. Plötzlich schießt mir ein Bild von mir selbst durch den Kopf, ich, auf derselben Couch, in derselben Haltung, nachdem D. gesagt hat, dass sie nicht wiederkommen wird. Ich kann nicht ergründen, ob es bei diesem Gedanken um eine Angst oder eine Vorhersage geht.

So lebt Pepijn, wenn es ihm nicht gut geht. Er klammert sich an ein paar loyale Gefährten. Seine Freunde, seine Schwester und ein Psychiater, die er immer anrufen darf und die er folglich immer anruft. Psychiater haben ihm in der Vergangenheit vielfach geholfen, doch sie spielten, vermutlich auf seinen ausdrücklichen Wunsch, vor allem die Rolle der Giftmischer.

Im Laufe der Jahre hat Pepijn alles ausprobiert, erklärt er mir ein paar Tage später. »Meditieren, Schreitherapie, Familienaufstellung, Kuscheln, Achtsamkeit, auf einer Couch liegen und dabei an den Urvater denken, hinter einem Pferd hergehen, um mich selbst *zu erden.* Doch nach einer Weile dachte ich stets: Was mach ich hier eigentlich?« Stille. »Seit Kurzem hab ich einen Coach. Er sagt, als Kind erlebe man allerlei üble Dinge, und man entwickle dann Mechanismen, um den Schmerz später nicht mehr spüren zu müssen. Ich unterteile die Dinge, die mir Angst bereiten, in kleine Inseln. Grübelinseln. Ein Beispiel. Die Nebenwirkungen der Medikamente sind für mich eine Grübelinsel. Wenn ich also an die Nebenwirkungen denke, sage ich zu mir selbst: »›Nein, das ist eine Grübelinsel, und da sollst du nicht hin.‹« Diese Methode stammt aus der bereits erwähnten Kognitiven Verhaltenstherapie, die davon ausgeht, dass Gedanken auch eine Form von Verhalten sind und dass man seine Gedanken aktiv lenken muss. Wenn man sie nur oft genug von dem Belastenden weglenkt, werden sie weniger hartnäckig. Manche Kritiker haben Einwände gegen diese Denkweise, da sie darauf basiert, dass manche Gedanken *schlecht* sind und *korrigiert* werden müssen. Aus den meisten Studien geht übrigens hervor, dass Kognitive Verhaltenstherapie bei Angststörungen etwa ebenso wirksam ist wie die Einnahme von Tabletten, wobei jedoch die Gefahr eines Rückfalls kleiner ist.

Hin und wieder sagt Pepijn zu seinem Psychiater, er wolle mit den Tabletten ganz aufhören. »Die Pillen sind Dreck, mein Körper muss zur Ruhe kommen. Alles ist prima, Therapie, Training, aber keine Tabletten mehr.« Doch dann erklärt ihm sein Psychiater, dass die Therapie erst wirkt, wenn Pepijn weniger ängstlich ist, wenn sein Angstlevel gesunken ist. Also beschließen sie nach reiflicher Überlegung, vorerst fortzufahren. Vor Kurzem wurde dem Cocktail ein neues Medikament hinzugefügt: Bupropion, ein Antidepressivum, das die Wiederaufnahme der Neurotransmitter Noradrenalin und Dopamin verzögert. Der Wirkstoff soll so ähnlich sein wie Duloxetin, Tablette Nummer zehn, jedoch ohne die kastrierenden Folgen für die Libido. Pepijn hat mal den Gedanken geäußert, ob es nicht besser wäre, wenn er für ein paar Wochen in eine offene Psychiatrie eingewiesen würde. Daraufhin sagte der Psychiater, dass eine Einweisung nur in den allerschlimmsten Fällen Sinn mache, nämlich wenn der betreffende ›Fall‹ eine Gefahr für sich oder andere sei. Pepijn jedoch werde keinen Suizid begehen, und er tue keinem etwas an, auch sich selbst nicht.

Bedauert er, dass er all die Chemikalien in sich hineingestopft hat?

»Wenn ich gewusst hätte, worauf ich mich einlasse, kann ich mir, wenn ich ehrlich bin, kaum vorstellen, dass ich mit dem Schlucken dieser Pillen angefangen hätte. Doch diesen Gedanken darf ich nicht zulassen. Der macht einen einfach nur ängstlich.«

Es ist ein bitteres, aber berechtigtes Fazit. Inzwischen wissen wir, dass Kahn sein Versprechen, mit Antidepressiva würden 80 bis 90 Prozent der Patienten binnen weniger Monate beschwerdefrei sein, nicht hat halten können. Die biologische Herangehensweise habe uns nicht geholfen, halte ich ihm in besagtem Nebenraum im Utrechter Krankenhaus vor.

»Diese Kritik ist berechtigt«, erwidert Kahn. »25 Jahre biologische Psychiatrie haben uns alle möglichen Erkenntnisse gebracht. Wir verstehen das Gehirn jetzt sehr viel besser. Doch das hat nicht zu bedeutenden neuen Behandlungsmethoden von Schizophrenie, Depression und Angststörung geführt. Dafür gibt es drei Gründe: Erstens besteht für die Pharmaindustrie keine Notwendigkeit, diesen Durchbruch zu bewerkstelligen. Für große Pharmakonzerne ist es vorteilhafter, ein bereits vorhandenes Medikament ein ganz klein wenig zu verändern, sodass sie *Neue Rezeptur!* auf die Verpackung schreiben können. Dann hat man keine Kosten für Forschung, wohl aber Umsatz. Zweitens verfügen wir immer noch nicht über die Werkzeuge, um das Gehirn vollständig zu ergründen. Drittens ist nicht gesagt, dass wir, wenn wir diese Werkzeuge hätten, tatsächlich in der Lage wären, einen an Depression Erkrankten zu heilen. Nicht mal im Fall von Krankheiten mit einer eindeutigen, im Gehirn erkennbaren Ursache wie Alzheimer oder Huntington ist es uns gelungen, unsere Erkenntnisse in eine effektive Therapie umzusetzen. Das alles zusammen hat dafür gesorgt, dass die biologische Psychiatrie tatsächlich keine großen Durchbrüche erzielt hat. Und das ist schade.«

Habe ihn das jemals persönlich berührt? Habe er das Gefühl, versagt zu haben?

»Nicht doch«, antwortet er. »So ist das in der Wissenschaft.«

Bedauere er seine früheren Ankündigungen?

Auch nicht. »Wenn du deine Botschaft rüberbringen willst, muss sie schlicht sein. Die Menschen wollen nicht zu viel nachdenken, sie wollen Schwarz und Weiß. Wenn ich mich in Details verloren und Vorbehalte geäußert hätte, hätte mir niemand zugehört. Und was ich gesagt habe, war wichtig. Du darfst nicht vergessen, dass die Menschen damals noch glaubten, eine Panikstörung würde durch ein Hyperventilationssyndrom verursacht; man müsse dann nur in eine Tüte atmen und ähnlicher Unsinn. In den Jahren danach habe ich versucht, nuancierter zu sein, aber oft wollten die Journalisten das Gespräch dann nur möglichst schnell beenden. *Hate the game, not the player*«, so Kahn.

Trotz allem habe ich den Eindruck, dass Pepijn die Nuancierungen durchaus hätte hören wollen.

Derzeit bastelt Pepijn ein neues Modell, die Internationale Raumstation. Vielleicht wird er eines Tages, wenn er bereit dafür ist, wieder jemanden genug lieben, um dafür ein Raumschiff zu zerstören.

✳

Nachdem etwas mehr als die Hälfte meiner Reise hinter mir liegt, bastle ich nun an einer anderen Art von Modell. Ein Modell, das die sehr komplexe, bereits aufgekommene Frage beantworten soll, ob die Menschen im Laufe der Jahre tatsächlich ängstlicher geworden sind.

Den Looping-Effekt habe ich schon erwähnt. Doch der erzählt nicht die vollständige Geschichte, wie mir bewusst wird, nachdem ich Pepijns Werdegang aufgeschrieben habe. Dass das Label Angststörung in den 80er-Jahren populär war, dass es gleich nach seiner Einführung inflationär angewandt wurde, bedeutet nicht gleichzeitig, dass die Menschen ängstlicher geworden sind. Von der recht beliebigen Verwendung eines bestimmten Labels sollte man nicht automatisch auf eine Zunahme der Beschwerden schließen, die zur vermehrten Verwendung des Labels geführt haben. Meine Ängste als Kind, als Schüler und Student gab es schließlich auch schon, bevor ich von der Angststörung erfahren habe. Andererseits: Etwas haben die Jahrhunderte seit dem 17. alle gemein, nämlich dass in jeder dieser Perioden vom Zeitalter der Angst gesprochen wurde. Aber wie ist es heute? Gab es die Generation der extrem ängstlichen Kinder, die Marina wahrzunehmen meinte, wirklich, oder sah sie Gespenster?

Mithilfe von Zahlen zu offiziell erfassten Angststörungen lässt sich diese Frage nicht beantworten. Das Label Angststörung ist noch so neu, dass es kaum Vergleichsdaten gibt. Darum ist es sinnvoller, nach Selbstauskünften zu suchen: Angststörungen, die nicht vom Arzt diagnostiziert, wohl aber von den betroffenen Personen selbst gemeldet wurden. Zahlen aus den Niederlanden gibt es leider nicht, aus den Vereinigten Staaten liegen jedoch Daten vor. Und da die großen sozialen, wirtschaftlichen und kulturellen Veränderungen im Nachkriegsamerika mehr oder weniger dieselben waren wie in der übrigen westlichen Welt, sind diese Zahlen auch für uns sehr relevant.

Nachdem sie immer wieder Geschichten über zunehmende Angst in der Bevölkerung gehört hatte, beschloss die amerikanische Psychologieprofessorin Jean Twenge im Jahr 2000, eine groß angelegte, vergleichende Studie zu diesem Thema zu starten, die erste ihrer Art. Die zentrale Frage lautete: Waren amerikanische Schüler und Studenten in den 80er-Jahren ängstlicher als ihre Vorgänger? Twenge analysierte mehr als 170 relevante Studien zu insgesamt 40 000 Studierenden und 12 000 Schülerinnen und Schülern im Alter von neun bis 17 Jahren, die von den 50er-Jahren bis 2000 bei ihrem Arzt oder ihren Lehrern über übermäßige Angst geklagt haben. (Die Bedingungen: Sie mussten eine Schule oder Universität in den USA besuchen, in der Stichprobe mussten beide Geschlechter vertreten sein und die

Schüler/Studierenden durften sich nicht in einer begleitenden psychiatrischen Behandlung befinden.) Die Ergebnisse waren verblüffend.

Es zeigte sich, dass sowohl die Studierenden als auch die Schülerinnen und Schüler – im Vergleich zu ihren Altersgenossen in den 50er-Jahren – ängstlicher wurden. Die Zunahme der Angst verläuft linear, aber die Kurve steigt immer steiler an, vor allem in den 70er- und 80er-Jahren. Die Angst bei Studierenden stieg von den 50er- bis zu den 90er-Jahren um etwa 20 Prozent. Die Grafik der Schüler ist deckungsgleich mit der der Studierenden. Twenges erschreckende Schlussfolgerung lautete: Der durchschnittliche Schüler in den 80er-Jahren verspürte mehr Angst als der durchschnittliche jugendliche Psychiatriepatient in den 50er-Jahren. Egal wie oft sie ihre Berechnungen wiederholte, wie sehr sie die Zahl ihrer Probanden vergrößerte, wie vielen anderen Wissenschaftlern sie ihre Studie zur Überprüfung gab, sie kam zu denselben Ergebnissen. Unser Angstlevel wuchs weiter, bis in die 90er-Jahre, in denen es sich kurz stabilisierte, um in den 2010er-Jahren wieder anzusteigen. (Die ›ruhige‹ Phase von 1989 – dem Fall der Mauer, der das Ende des Kalten Krieges markierte – bis 2008 – dem Crash von Lehman Brothers, dem Ende der Illusion vom ewigen wirtschaftlichen Wachstum – wird von einigen Philosophen als die Zwischenkriegszeit der Angst, als *interanxietas* bezeichnet.)

Kurzum: Twenges Zahlen passen perfekt zu der Vermutung von Marina de Wolf-Ferdinandusse, die zwar keine Wissenschaftlerin war, die aber wie keine andere spürte, was bei ihren Angsthasen los war. Das bringt mich zu der Frage, wie sich diese Zunahme der Angst erklären lässt.

10
Von sozial zu solitär
(Die erste Lektion des Fußballplatzes)

Das Olympiastadion in Amsterdam. Hohe, sich sanft wiegende Bäume und vornehme Häuser säumen drei Fußballplätze. In sicherem Abstand zum Vereinsheim stelle ich mein Fahrrad ab und gehe durch das dunkelgrüne Tor. Obwohl ich 20 Jahre bei diesem Verein gespielt habe, macht mich das Betreten des Geländes bis heute nervös, die Folge eines unangenehmen Vorfalls vor 25 Jahren. Es war ein spätsommerlicher Mittwoch. Am Abend würde ich vermutlich Spaghetti mit weißer Soße essen, Carbonara aus einem kleinen Topf, mit extra Salz. Auf dem Rücken trug ich eine schwere, schwarze Sporttasche der Marke Rucanor. An dem Tag fand das erste Training der Saison statt. Als ich auf den Platz kam, sah ich ausschließlich neue Gesichter. Meine Freunde trainierten auf den anderen Plätzen. Wenn ich mich heute anstrengte, könnte ich vielleicht in ihre Mannschaft wechseln. Das Training begann gut, ich machte relativ wenige Dinge, die mir nicht gelangen. Nur eines irritierte mich: Ein gewisser Japie nannte mich immer Gijs. Na ja, es war das erste Training der Saison, wir kannten einander noch nicht, und Gijs war ja ansonsten auch ein guter Name.

Nach dem Training schlenderte ich zufrieden zu meinem Fahrrad, das ich am Eingangstor angeschlossen hatte. Und dort, in dem toten Winkel zwischen Eingangstor und Umkleidekabinen, wo mein Fahrrad stand, trug mir der Wind einige Wörter zu: »Holle Bolle Gijs.« Ich erkannte die Stimme sofort, sie gehörte Japie. In einem der Umkleideräume redete er mit den übrigen Spielern meiner Mannschaft, die nun lachten. Sie hatten mich nicht bemerkt, ich blieb stocksteif stehen und machte mich so klein wie möglich. Auf allerlei Weise versuchte ich, dem Vergleich mit der gefräßigen Pappmascheefigur Holle Bolle Gijs, die im Freizeitpark De Efteling als pausbackiger Mülleimer herhalten muss, eine irgendwie positive oder notfalls neutrale Interpretation abzuringen. Doch das gelang mir nicht. Natürlich wusste Japie, wie ich heiße, er schien jedoch der Ansicht, dass ich mit meinem etwas fülligen Körper diesen Namen nicht verdiente. Es sollte Monate dauern, bis ich mich wieder zum Fußballtraining traute. Seitdem denke ich bei jeder Begegnung kurz: Es besteht die Möglichkeit, dass er oder sie mich nachher Gijs nennen wird. So, wie ich es seit dem Vorfall schon Hunderte Male getan habe, schiebe ich diese Erinnerung auch diesmal beiseite.

Auf dem Vereinsgelände herrscht heute ein reges Kommen und Gehen, von Kindern und Eltern, F-Jugend und AH (Alte Herren), Besuchern und Vereinsmitgliedern. Hier habe ich als Sechsjähriger angefangen und als Dreißigjähriger aufgehört. Ich nicke jemandem zu, den ich vage von früher kenne oder der mich vage von früher kennt; jedenfalls stellen wir in diesem Bruchteil einer Sekunde fest, dass wir eine, wie auch immer geartete, gemeinsame Vergangenheit haben. Ich steige die Treppe zur Kantine hinauf, von wo aus man die drei Fußballfelder überblicken kann. Was mache ich hier eigentlich? Ich bin hier, um eine Antwort auf eine der schwierigsten, aber auch wichtigsten Fragen meiner Suche zu bekommen: Wie kommt es, dass wir immer ängstlicher geworden sind?

Will man den ängstlichen Menschen von heute (ob er nun vom DSM als ›krank‹ eingestuft wird oder nicht) wirklich verstehen, dann bedarf es eines Streifzugs durch die unterschiedlichen Fachgebiete, die in aller Regel getrennt voneinander betrachtet werden. Es waren nämlich große Bewegungen, die beim Aufkommen des ängstlichen Menschen eine Rolle gespielt haben, unsichtbare Prozesse, weltweite Entwicklungen. Und das eben in unterschiedlichen Bereichen: philosophisch, politisch, wirtschaftlich, soziologisch. Es handelt sich um globale Veränderungen, die im alltäglichen Leben eines Einzelnen nicht unbedingt spürbar sind, die nicht an einem Tag geschehen, sondern die allmählich Millionen Leben ein klein wenig angetastet haben, und zwar so lange, bis sich der Charakter dieser Menschen verändert. Die große Anzahl von Betroffenen verleitet dazu, die Wirklichkeit zu vereinfachen und zu behaupten, die ›Angstepidemie‹ habe nur eine Ursache, wie es moderne, häufig in den Medien erscheinende Psychiater und Psychologen mitunter tun. Der belgische Psychiater Dirk De Wachter, der behauptet, die ganze Ängstlichkeit komme daher, dass wir nicht unglücklich sein können, sein Landsmann Paul Verhaeghe, der die alleinige Schuld beim Neoliberalismus sieht, oder Damiaan Denys, der unseren Perfektionismus für ursächlich hält – sie alle haben recht, doch sie machen es sich auch einfach, indem sie sich auf ein winziges Teil des Puzzles konzentrieren und gleichzeitig andere, mindestens ebenso wichtige Faktoren nicht erwähnen oder abtun. Auf Vereinfachungen habe ich keine Lust; wir Angsthasen haben etwas Besseres verdient.

Zum Glück finden sich Ausformungen vieler dieser weltweiten Entwicklungen auch im Kleinen. Und zufällig gibt es einen Ort, an dem sie alle zusammenkommen: meinen alten Fußballverein, wo ich Hunderte Stunden meines Lebens verbracht habe.

Ich verlasse die Kantine und gehe hinunter, vorbei am Schwarzen Brett, an dem Dutzende verzweifelt flehende Aufrufe zur ehrenamtlichen Mitarbeit hängen, sich als Thekendienst zur Verfügung zu stellen, als Schiedsrichter, ein kleines Turnier zu organisieren, Bälle aufzupumpen. Manche der Zettel sind schon ein wenig vergilbt. Was brachte Menschen früher dazu, solche Aufgaben zu übernehmen? Welche Notwendigkeit verspürte man früher und heute nicht mehr?

Es ist fünf Jahre her, dass ich zuletzt hier war. Damals beschloss die AH-Mannschaft, in der ich mitspielte, den Verein zu wechseln. Der richtige Moment für mich, in Rente zu gehen. Eigentlich suchte ich schon seit Jahren nach einem guten Grund. Ich will es mal so ausdrücken: Die Lücke zwischen dem, was ich wollte, und dem, was ich konnte, war furchterregend schnell größer geworden. Aber der Anlass für den Vereinswechsel ist bezeichnend. Der alte Verein wurde uns Spielern zu teuer. Nun ja, zu teuer: Genauer gesagt passte uns die Kombination aus hohen Mitgliedsbeiträgen und der Pflicht, Thekendienste zu leisten, nicht. Sechsmal im Jahr sollte unsere Mannschaft Spieler abstellen, um hinter der Theke zu arbeiten. Wenn die Beiträge niedriger wären, meinte mein Team, dann wären wir bereit, diese Thekendienste, Rituale, die vor allem durch trauriges Vor-sich-hin-Brutzeln von billigem Öl und sich im Fett auffaltenden Hamburgern bestimmt waren, zu übernehmen. Doch wofür bezahlten wir eigentlich diese hohen Beiträge, konnte der Verein von dem Geld nicht jemanden einstellen? Mit anderen Worten: Wir waren zu Konsumenten geworden.

Das passt zu einem allgemeinen Trend. »Die ältere Generation lebte für den Verein«, sagt Jan Dirk van der Zee, Direktor des Bereichs Amateurfußball beim Königlich Niederländischen Fußballbund (KNVB), in einem Interview mit dem NRC *Handelsblad*. »Die Eltern von heute sind individualistischer, sie arbeiten viel, haben alles Mögliche zu tun.« Nach Ansicht von van der Zee verstehen Menschen sich heute als Konsumenten und nicht als Mitglieder. Van der Zee, kein Philosoph, sondern ein Fußballheini, weist hier auf eine entscheidende Verschiebung hin, die ich ebenfalls wahrnehme. Die bekannteste Metapher für dieses in allen westlichen Ländern auftretende Phänomen stammt von dem in Harvard lehrenden Politologen Robert Putnam, der die schrumpfenden Mitgliederzahlen von amerikanischen Bowlingclubs und den Pfadfindern untersucht hat. Die Hauptthese seines Bestsellers *Bowling Alone* (2000): Die Gesellschaft, die einst aus Molekülen bestand, ist zu Atomen zerfallen. Von sozialen Wesen haben wir uns allmählich zu solitären Wesen entwickelt. Jeder für sich, heißt es heute, die Pfadfinder sterben aus, die Bowlingbahnen bleiben leer, die Küche der Vereinskantine ist unterbesetzt. Was ist der Unterschied zwischen einem Mitglied und einem Konsumenten, um bei van der Zees Einteilung zu bleiben? Ein Konsument verfolgt seine eigenen Interessen und bezahlt für deren Befriedigung entsprechend; darüber hinaus empfindet er keine Verantwortung. Doch diese Haltung bringt große Nachteile mit sich. Die soziale Kohäsion – der normative Zusammenhalt zwischen Institutionen und den Mitgliedern der Gruppe – kann es nur geben, solange die Menschen sich nicht ausschließlich als Konsumenten empfinden; eine Gruppe von Konsumenten ist nichts anderes mehr als eine Ansammlung von Individuen.

Diese allmähliche, historische Veränderung von solidarisch zu individualistisch kann man auf fast allen Ebenen der Gesellschaft beobachten.

Auf demografischer Ebene: Alle westlichen Länder verzeichnen immer höhere Scheidungsraten und immer weniger Geburten.

Auf geografischer Ebene: Die kleinen Dörfer sterben aus, die Menschen ziehen in die Stadt, wo sie in wachsender Zahl allein leben. Während 1950 in den USA neun Prozent der Amerikaner allein lebten, waren es 2010 bereits 28 Prozent. In den Niederlanden lebten 1947 gerade einmal 300 000 Menschen allein, heute sind es drei Millionen. Im April 1991 betrug der Anteil der Ein-Personen-Haushalte in Deutschland 32,9 Prozent. 2021 waren es bereits 40,8 Prozent. Das hat Einfluss auf die Verbreitung von Angst. Wer allein wohnt, hat ein zweifach erhöhtes Risiko, an einer Angststörung zu erkranken, als jemand, der mit anderen zusammenwohnt. Dies ist nicht einfach nur ein Fall von

Korrelation, wie aus aktuellen Anschlussuntersuchungen hervorgeht, sondern es handelt sich um Kausalität. (Korrelation liegt vor, wenn zwei Phänomene gleichzeitig auftreten, sodass der Eindruck entsteht, es gäbe zwischen ihnen einen ursächlichen Zusammenhang. Kann der ursächliche Zusammenhang tatsächlich nachgewiesen werden, spricht man von Kausalität.) Psychisch gesunde Menschen, die sich einsam fühlen, haben ein stark erhöhtes Risiko, einige Jahre später eine ernste affektive Störung, eine Angststörung oder eine Substanzabhängigkeit zu entwickeln. Die Gefahr, an einer Angststörung zu erkranken, verdoppelt sich zudem, wenn man in einer großen Stadt wohnt. Man ist mehr Reizen ausgesetzt, der finanzielle und soziale Druck ist höher, das Leben ist hektischer.

Auf religiöser Ebene: 2018 meldete das Zentralbüro für Statistik, dass erstmals in der Geschichte mehr als die Hälfte der Niederländer, nämlich 51 Prozent, sich keiner religiösen Gruppierung zugehörig fühlten. 2012 galt dies noch für eine Minderheit der Bevölkerung (46 Prozent). In Deutschland gehörte 2021 die Mehrheit der Bevölkerung keiner der beiden großen christlichen Konfessionen an (50,3 Prozent). Etwas, das es seit der Christianisierung des Gebiets nicht gegeben hat.

Auf politischer Ebene: Die Zahl der Mitglieder der politischen Parteien nimmt in fast allen westlichen Ländern seit Jahrzehnten ab.

Wie man die Statistiken auch betrachtet, fest steht, die Gruppe hat, ebenso wie traditionelle Institutionen, kontinuierlich an Bedeutung eingebüßt. Ein Ergebnis dieser Entwicklung (die auch viele gute Seiten hat) ist, dass das

Gefühl der sozialen Verbundenheit abgenommen hat. Die Schlussfolgerung der bis heute größten Studie zur sozialen Verbundenheit in den Niederlanden, die 2008 vom Sozialen und Kulturellen Planungsbüro durchgeführt wurde, lässt keinen Zweifel: »Die Niederländer sind im Laufe der Jahre unsicherer geworden.« Sie waren der Ansicht, dass die Tugenden »im Keller« seien. Konkrete gesellschaftliche Werte wie Solidarität mit benachteiligten Gruppen, Respekt vor anderen und Toleranz seien der »Erosion unterworfen« oder sogar »in negative Tendenzen wie Individualismus« umgeschlagen, der wiederum zu »Egoismus, Materialismus und Aggressivität« führe.

Es gibt einen direkten Zusammenhang zwischen der Zufriedenheit mit der eigenen Lebenssituation und dem sozialen Zusammenhalt, den Menschen empfinden: Je größer der soziale Zusammenhalt in Nachbarschaft, Wohnort und Land, umso glücklicher und umso weniger ängstlich sind die Menschen. Indem wir unsere eigenen Interessen für immer wichtiger und die Interessen der Gruppe für immer unwichtiger gehalten haben, hat unsere Fähigkeit, uns miteinander zu verbinden, deutlich abgenommen – und das, obwohl das existenzielle Bedürfnis nach Kontakt und Halt nicht verschwinden wird. Menschen sind nun mal soziale Wesen. Eigentlich ist die durch den Politologen Francis Fukuyama breiteren Kreisen bekannt gewordene Formulierung »soziales Kapital« der schönere Begriff. Und unser soziales Kapital hat im Laufe der Jahre abgenommen. Doch ohne soziales Kapital kein Halt, und ohne Halt ist die Welt ein furchterregender Ort.

Als ich an den Umkleideräumen meines ehemaligen

Fußballvereins vorbeigehe, kommt mir eine bekannte, muffige Luft entgegen: stinkende Abflüsse, Schweiß und nasse Handtücher, die in Sporttaschen gestopft werden. Einst hockte ich dort, einst roch ich so.

Der Tag ist grau, Möwen kreisen träge über den Fußballfeldern. Auf dem zweiten wurde soeben ein Spiel zwischen zwei Mannschaften aus zehnjährigen Jungs angepfiffen. Die Begegnung verläuft ungeordnet, Ballverlust ist das Zauberwort. Dann fällt mir etwas auf. Je länger es 0:0 steht, umso mehr Spieler wollen das Match entscheiden. Und je stärker jeder Spieler das Gefühl hat, er müsse den Sieg herbeiführen, umso begieriger sind alle darauf, die ultimative Soloaktion zu absolvieren. Der Ball wird hin und her gepasst, die Spieler sehen einander an: Wer übernimmt? Dann kommt der Ball zu einem Jungen mit rosafarbenen Schuhen. Sein Dress wirkt nagelneu: Das Trikot ist schneeweiß, seine noch vollkommen elastischen Stutzen sind bis zu den Knien hochgezogen, und seine Hose hat nicht eine Falte. Entschlossen blickt er auf in Richtung Tor des Gegners und trabt los. Ich folge ihm mit den Augen, die übrigen Spieler sind wie ausgeblendet. Sein Streben hat etwas sehr Schönes, etwas, das wir heute als so selbstverständlich erachten, dass wir es vielleicht nicht einmal bemerken: der Glaube, dass er den Unterschied machen *kann* und *darf*. Dass es akzeptiert wird, wenn der Einzelne sich hervortun möchte, dass wir gestatten, dass der betreffende Spieler sich selbst einen Moment lang für besonders oder für einzigartig hält. Und dass er zudem die Möglichkeit erhält, seine Einzigartigkeit unter Beweis zu stellen. Mit anderen Worten: Mit seinem

Streben fordert er sein Recht auf Selbstentfaltung ein. Dieses Recht ist der Kern des Glaubens, der unseren Wandel von einer solidarischen Gesellschaft zu einer vereinzelten Gesellschaft ermöglicht hat: der Individualismus.

Obwohl es schwierig ist, den exakten Zeitpunkt zu benennen, an dem wir angefangen haben, uns dem Individualismus zu verschreiben (Individualität ist eine menschliche Eigenschaft, die es in jeder historischen Phase mehr oder weniger ausgeprägt gegeben hat), stellt nach Ansicht der meisten Historiker das Ende des Zweiten Weltkriegs ganz zweifellos einen Wendepunkt dar.

Den Krieg hatten die Alliierten gewonnen, die von sich sagten, im Namen der Freiheit zu kämpfen. An den Bedürfnissen der Gemeinschaft ausgerichtete, kollektivistische Ideologien waren verdächtig. Das galt für die besiegten Nazis, aber auch für den neuen Feind: die Sowjetunion. Die Ideologie, die die Amerikaner dem Kommunismus gegenüberstellten (und die sie mithilfe des Marshallplans nach Europa brachten), war der Individualismus. Ein persönlicher Individualismus – die Freiheit, den eigenen Weg zu bestimmen – ging Hand in Hand mit einem wirtschaftlichen Individualismus – der Freiheit, so viel Geld zu verdienen, wie man wollte, um sich anschließend das gewünschte Leben zu verwirklichen. Dieses Streben nach Glück – oder *The pursuit of happiness,* wie es in der amerikanischen Unabhängigkeitserklärung heißt – hat seinen Preis. Nachdem ich mich in die Wohlstandsforschung eingelesen und allerlei relevante Grafiken und Tabellen studiert habe, bin ich zu dem Schluss gekommen, dass der wirtschaftliche Individualismus besondere Aufmerksamkeit verdient, weil die ökonomischen Entwicklungen in der zweiten Hälfte des 20. Jahrhunderts nicht nur unser Menschenbild verändert haben, sondern auch unser Denken über Angst.

Nachdem im Laufe der 50er-Jahre der Wohlstand in den meisten westlichen Ländern stark gestiegen war, bekam der Wunsch nach Selbstentfaltung in den 60er- und 70er-Jahren immer neue Impulse. Plötzlich waren *andere* Leben in Reichweite. Spannendere Leben, aufregendere Leben, Leben fernab der spießigen Eltern waren für viele Menschen mit einem Mal erschwinglich. Die kapitalistische Ideologie war der Diener dieses neuen Verlangens, aber auch die treibende Kraft und, nicht zu vergessen, Profiteur dieser Entwicklungen. Motorroller, Autos, Flugzeuge, wir bereisten die ganze Welt, jeder war ein Entdecker. Wir ließen uns vom Traum des Individualismus verzaubern und glaubten daran, dass das Spielfeld für alle gleich ist und dass jeder sein Leben ändern kann, wenn er oder sie sich dazu entschließt. Um in der Sprache des Fußballs zu bleiben: Überall im Westen wurden die Kartoffeläcker planiert und mit auf den Millimeter passgenauen Kunstrasenmatten ausgelegt. Auch hier, bei meinem ehemaligen Fußballverein, sind die meisten Plätze Kunstrasenplätze. An warmen Tagen riecht man den Kunststoff, ein unangenehmer Geruch.

Vor den schädlichen Folgen einer Kommerzialisierung des Glücks warnten einige Philosophen bereits in den 50er- und 60er-Jahren. Der deutsch-amerikanische Denker Herbert Marcuse sagte eine Welt voraus, die von Geld und Waren besessen ist, mit einer Bevölkerung, die durch Werbebotschaften und permanente technische Erneuerungen reich, unwissend und asozial gehalten und die am Ende jede Fähigkeit zum kritischen Denken verlieren wird. Sein Kollege Theodor W. Adorno war der Ansicht, dass die vom Kapitalismus aufgezwungene Verdinglichung zu großer Entfremdung in allen Schichten der Bevölkerung führen wird. Der Soziologe Émile Durkheim diagnostizierte diesen Zustand der zunehmenden Desorientierung bereits Ende des 19. Jahrhunderts und bezeichnete ihn als »Anomie«. Entfremdung, Isolation, Anomie, Ängstlichkeit, ich denke, das sind lauter Typisierungen desselben, einsamen, aus allen Zusammenhängen herausgelösten Daseinszustands.

Unterdessen überspielt unser kleiner Fußballspieler in den rosafarbenen Schuhen den ersten Gegner. Eine kurze, angetäuschte Bewegung reicht. Ein anderer versucht, ihn mit einer Grätsche aufzuhalten, sein Oberschenkel scheuert über den Kunstrasen. Das wird eine brennende Wunde, in der Dutzende Teilchen vom Gummigranulat hängen bleiben, die den Untergrund des Kunstrasens bildet. Solche Schürfwunden habe ich oft gehabt. Sie machten sich mit stechendem Schmerz bemerkbar, wenn ich mich nach dem Spiel zu Hause Grimassen schneidend ins heiße Badewasser gleiten ließ.

So richtig ängstlich wurden wir, wie bereits gesagt, erst in den 80er-Jahren, als der Kapitalismus eine neue Gestalt annahm, die wir heute als Neoliberalismus bezeichnen, eine Wirtschaftsform, die dem Einzelnen maximale Freiheit (und damit also auch maximale Verantwortung) zugesteht. Paradoxerweise führte die Individualisierung allmählich zu einer kollektiven Mentalitätsveränderung: Es fand eine Ökonomisierung des Idealbilds statt, nach dem wir als Menschen streben sollten. Leider war es nicht allen von uns gegeben, diesem Idealbild zu entsprechen, und das hatte schwerwiegende Folgen.

Bevor ich weiter auf die Verbindung zwischen Angst und Neoliberalismus eingehe, möchte ich drei zentrale Figuren dieses Wandels vorstellen: den amerikanischen Präsidenten Ronald Reagan (1981–1989), die Premierministerin von Großbritannien Margaret Thatcher (1979–1990) und ihren wichtigsten Wirtschaftsberater Milton Friedman.

Beginnen wir mit Friedman, dem 1976 der Nobelpreis für Wirtschaft verliehen wurde. Er war, was wir heute einen Fundamentalisten des freien Markts nennen. Er vertrat die Ansicht, die einzige soziale Verpflichtung eines Unternehmens bestehe darin, seine Profite zu vergrößern. Wenn jedes Unternehmen seinen Gewinn maximierte, würde dies für die Gesellschaft als Ganzes von Vorteil sein. (Später bezeichnete man diese Annahme als *Trickle-down*-Theorie.) Seine Ideen wurden von den ihm ideologisch nahestehenden Regierungschefs Reagan und Thatcher übernommen, die anschließend die Macht der Gewerkschaften brachen und die außerdem die Banken sowie nahezu jeden anderen Wirtschaftszweig deregulierten. Die Zahl der nicht oder nur kaum gewerkschaftlich organisierten oder versicherten Selbstständigen nahm weiter zu. In den Niederlanden tat der Christdemokrat Ruud Lubbers, der von 1973 bis 1977 Wirtschaftsminister und von 1982 bis 1994 Ministerpräsident war, alles dafür, die Konkurrenz zwischen den Unternehmen so stark wie möglich zu stimulieren. Die niederländische Regierungspolitik war in zunehmendem Maße darauf ausgerichtet, die Stärksten zu unterstützen, anstatt die Schwächsten zu beschützen. *»Don't back the losers, but pick the winners«*, fasste Gerrit Wagner, Vorstandsvorsitzender bei Shell, den Standpunkt zu Beginn der 80er-Jahre zusammen.

In der kapitalistischen Welt brach das Zeitalter des Aktienbesitzers an. Große Anleger kauften Unternehmen, die sie anschließend zerschlugen, um durch den Verkauf der Teile den Gewinn möglichst zu maximieren. Solch eine ›Heuschrecke‹ verkörpert zum Beispiel die von Michael Douglas gespielte Figur Gordon Gekko im Film *Wall Street* (1987) von Oliver Stone. Eigentlich ist Gekkos legendäres Mantra »Gier ist gut« nur ein Abklatsch dessen, was Friedman tatsächlich alles gesagt hat. »Gibt es eine Gesellschaft, die nicht durch Habsucht zusammengehalten wird?«, fragte Friedman einmal öffentlich. »Was ist Habsucht überhaupt? Natürlich sagen wir über uns selbst, wir seien nicht gierig – wohl aber unsere Nachbarn. Die Welt wird von Individuen am Laufen gehalten, die ihre eigenen Interessen verfolgen.« Friedmans Ideal war eine Wirtschaft, in der freie Menschen miteinander im Wettbewerb stehen. Charaktereigenschaften wie Ehrgeiz, Tatkraft und Rücksichtslosigkeit würden vom System belohnt, andere Eigenschaften seien nur Ballast.

Gut, so weit das Individuum. Und was ist mit der Gesellschaft? Der Gemeinschaft?

»Menschen geben der Gesellschaft für alles die Schuld«, beginnt einer von Margaret Thatchers berühmtesten Aussprüchen. »Aber so etwas wie *die Gesellschaft* gibt es nicht.

Es gibt nur einzelne Männer, Frauen, und es gibt Familien. Menschen müssen in erster Linie für sich selbst sorgen.« Vergleichbare Äußerungen gibt es auch von Ronald Reagan. So sagte er zum Beispiel in seiner Antrittsrede 1981 zu den Finanzproblemen seines Landes: »Der Staat ist nicht die Lösung, er ist das Problem.« Das Mantra schien zu sein: Wenn jeder an sich selbst denkt, wird an alle gedacht. »Ökonomie ist die Methode«, sagte Thatcher einmal. »Das Ziel ist es, das Herz und die Seele zu verändern.«

Thatchers Wunsch ging in Erfüllung. Unsere Seelen veränderten sich tatsächlich. Ironischerweise betraf das nicht unsere individuellen Seelen, sondern unsere kollektive Seele. Aus Mangel an konkurrierenden Ideologien oder Systemen führte die Marktwirtschaft allmählich zu einer Marktgesellschaft, um einen Begriff des Harvard-Philosophen Michael Sandel zu verwenden. Konkret bedeutete dies, dass der Typ Mensch, der man in den 80er- und 90er-Jahren sein musste, um weiterzukommen, ein fundamental anderer war als der, der man 30 oder 40 Jahre früher sein musste, um erfolgreich zu werden. Man hatte wettbewerbsorientiert zu sein, auf Erfolg und Status ausgerichtet und musste um jeden Preis gewinnen wollen. In der Marktgesellschaft wird Vertrauen in andere oder Solidarität als etwas betrachtet, was zum eigenen Nachteil ist. Das hatte zur Folge, dass auch unser Vertrauen in die Institutionen erodierte. Während 1964 nur 29 Prozent der amerikanischen Wähler glaubten, die Regierung werde von »ein paar großen Spielern gelenkt, die ihre eignen Schäfchen ins Trockene bringen«, glaubten das 2013 bereits 79 Prozent.

Es ist wichtig, bei der tieferen Bedeutung dieser Verschiebung kurz zu verweilen. Bereits im 19. Jahrhundert schrieb der politische Philosoph John Stuart Mill über den Homo oeconomicus: ein nutzenmaximierender Mensch, der sogar dann, wenn er sich sozial wünschenswert verhält, aus Eigennutz handelt. In der Welt, die unter Friedman und Thatcher entstand, wurde vom Homo oeconomicus erwartet, dass er machiavellistische Züge hat. Je wettbewerbsorientierter und je mehr auf kurzfristigen Gewinn ausgerichtet jemand ist, umso erfolgreicher ist er oder sie in der Welt von Friedman und Thatcher. Alle anderen, tja, sind Loser.

Ich konzentriere mich wieder auf das Spielgeschehen. Zwei Verteidiger trennen unseren jungen Fußballer vom gegnerischen Tor. Eltern an der Seitenlinie rufen ihm zu, *zieh durch, du schaffst das.* Jemand schreit verfrüht *schießen!* Der Blick des Jungen erstarrt.

Der Neoliberalismus scheint mit all seinen Implikationen einen großen Einfluss auf unser Angstlevel genommen zu haben. Die Psychologin und Forscherin Jean Twenge sieht eine direkte Verbindung zwischen den wirtschaftlichen Verhältnissen im Westen nach 1945 und unserem Angstlevel. In kapitalistischen Systemen bestimmt der materielle Wert, man kann auch sagen, der Reichtum, wesentlich den Status und das Selbstwertgefühl eines Menschen. Wenn Menschen in wirtschaftliche Schwierigkeiten geraten, sinkt ihr Selbstwertgefühl, und ihr Angstlevel steigt. Die Wirtschaftskrise der 80er-Jahre spiegelte sich umgehend in der Zahl der Depressionen und der mit Angst verbundenen Beschwerden wider. Dasselbe wiederholte sich in der Krise ab 2009 und während der Coronakrise 2020 und 2021.

Aber im Allgemeinen geht es uns im Westen doch sehr gut, oder nicht? Unser Lebensstandard ist doch stetig gestiegen?

Der Zusammenhang zwischen den wirtschaftlichen Verhältnissen und der Angst ist etwas komplexer, wie der britische Sozialepidemiologe Richard Wilkinson mit seiner umfangreichen Forschung auf diesem Gebiet gezeigt hat. Bei diesem Zusammenhang geht es nicht um Vermögen, sondern um Vermögensgleichheit, und auch nicht um Geld, sondern um die Idee von Fairness. Und der Reichtum des Westens, der nach dem Zweiten Weltkrieg gigantisch zugenommen hat, ist ungleich verteilt.

Nehmen wir die Vereinigten Staaten als Beispiel. Will Davies, Wirtschaftswissenschaftler und Soziologe am Goldsmiths College in London, hat vor Kurzem die Einkommensentwicklung in den USA in der Zeit von 1978 bis 2015 untersucht und festgestellt, dass die Einkommen im Durchschnitt um 58 Prozent gestiegen sind. Eine gute Nachricht, würde man meinen. Tatsächlich aber sank das Einkommen der ärmeren Bevölkerungshälfte um ein Prozent, während das der reichsten 0,001 Prozent um 685 Prozent angestiegen ist. Mit anderen Worten: Die Einkommen sind nicht gleichmäßig angestiegen, wodurch die Ungleichheit zwischen den gesellschaftlichen Gruppen noch weiter zugenommen hat. Dieser Befund passt zum größeren Trend, der sich in neoliberalen Staaten abzeichnet: Im Allgemeinen steigt der Wohlstand, doch die Einkommensschere bewegt sich spektakulär auseinander.

Dieses Phänomen, das die Hauptthese des französischen Ökonomen Thomas Piketty bestätigt, nämlich dass sich

Vermögen mehr und längerfristiger rentiert als Arbeit, führt in einen Teufelskreis: Große Unterschiede bei Einkommen und Vermögen verursachen größere Chancenungleichheit, was wiederum größere Unterschiede bei Einkommen und Vermögen nach sich zieht. Während früher die Industrienationen von der Arbeiterklasse aufrechterhalten wurden, werden westliche Wirtschaften heute, nach Ansicht des italienischen Philosophen Paolo Virno, von einem wachsenden Prekariat getragen, ein Reservoir von Menschen ohne finanzielle Sicherheit, die keinen Kredit bekommen und oft nicht mal wissen, ob sie die Miete für den folgenden Monat bezahlen können. Menschen mit einer überaus niedrigen Kontrollüberzeugung, die regelmäßig und zu Recht um ihre Zukunft fürchten. Diese Menschen kennen wir alle. Es sind Freunde und Bekannte, die jeden Monat gerade so über die Runden kommen, nicht gewerkschaftlich organisierte Soloselbstständige, die jede Mieterhöhung sofort in ihrem Portemonnaie spüren.

Der bereits erwähnte Wilkinson hat gezeigt, dass Länder mit großen Einkommensunterschieden nicht nur stärker mit sozialen Problemen wie Gewalt, Drogenkonsum und Teenagerschwangerschaften zu kämpfen haben als Länder mit geringen Einkommensunterschieden, sondern sie sehen sich auch mit einer größeren Anzahl psychisch kranker Menschen konfrontiert. Obwohl ich die Wirtschaft nicht gleich zu Beginn mit Angst in Verbindung gebracht habe, wurde mir schnell bewusst, wie relevant – und wie spürbar – der von Wilkinson deutlich gemachte Zusammenhang ist. Je größer die Ungleichheit, je mehr jemand zu gewinnen oder zu verlieren hat, umso wichtiger wird es, die Konkurrenz zu besiegen, und umso angsteinflößender ist es, wenn sich herausstellt, dass sich das nicht so einfach bewerkstelligen lässt. Je mehr man Gleichheit oder sogar Aufstieg erwartet, umso größer ist die Enttäuschung, wenn ›der andere‹ offenbar gewinnt, während man selbst nicht weiterzukommen scheint. Anders ausgedrückt: Mit all seinen impliziten Versprechen und Vorbildern erzeugt das moderne neoliberale System Frustrationen und Angst.

In den Vereinigten Staaten, dem Walhalla (oder der Hölle) des modernen Kapitalismus, sind Angststörungen daher auch die am häufigsten vorkommende psychische Erkrankung. Wie gesagt leiden jährlich über 40 Millionen Erwachsene in den USA an einer Angststörung; das sind 18 Prozent der Bevölkerung. Dieser hohe Anteil lässt manche Kommentatoren witzeln, das Land zähle nicht 50, sondern 51 Staaten. Man müsse den Staat der Angst mitzählen.

Auch in den Niederlanden und in Deutschland ist der Wohlstand der letzten Jahrzehnte nicht für jeden gleich gestiegen, sodass sich eine große Gruppe Menschen ausgeschlossen, im Stich gelassen oder ängstlich fühlt. Konkret sieht es so aus: Ein Arbeitsloser hat ein zweieinhalbfach höheres Risiko, an einer Angststörung zu erkranken, als ein Berufstätiger. Hat man ein niedriges Einkommen, ist die Gefahr, eine Angststörung zu entwickeln, doppelt so hoch im Vergleich zu jemandem mit einem durchschnittlichen Einkommen. Stress und Scham aufgrund möglicher Schulden führen zu Ängsten, und die können als Teil einer Angststörung diagnostiziert werden. (Gewisse Nuancierungen sind angebracht. Es handelt sich hier um komplexe Statistiken, die zum Teil auch umgekehrt interpretiert werden können: Es gibt viele Menschen, die aufgrund ihrer Angststörung einfach keine gut bezahlte Arbeit finden.)

Der Individualismus hat uns viel gebracht: Er ermöglicht es uns, unsere Talente in größtmöglichem Maß zu entfalten, was wiederum wissenschaftliche und technologische Durchbrüche nach sich gezogen hat. Zudem war der Gedanke, dass jedes Individuum ein Recht auf Selbstbestimmung und Autonomie hat, entscheidend für das Aufkommen von Bürgerrechtsbewegungen und für den Feminismus in den 60er-, 70er und 80er-Jahren. Doch der Hyperindividualismus, der mit dem Neoliberalismus Hand in Hand geht, hat uns psychisch viel verletzlicher gemacht, als wir es uns je hätten vorstellen können.

Währenddessen stürmt unser junger Fußballspieler weiter. Vielleicht schafft er es sogar. Er hat noch einen Verteidiger vor sich. Für vergessen gehaltene Erinnerungen spuken mir durch den Kopf, an hart erkämpfte Siege und chancenlose Niederlagen, an den metallischen Geruch von Schürfwunden in der Nase, das Klatschen eines regenschweren Balls gegen einen Schenkel erklingt in meinem Ohr. Während unser Spieler weiterläuft, wird mir klar, dass uns noch ein wichtiges Puzzleteil zum ängstlichen Menschen fehlt: der Grund, warum der Junge mit den rosafarbenen Schuhen sich traut, mit dem Ball zu diesem Abenteuer aufzubrechen. Wir betreten das Gebiet der Pädagogik. Insbesondere das *self-esteem movement,* das Mitte der 80er-Jahre in den Vereinigten Staaten entstand, doch sehr schnell die gesamte westliche Welt eroberte, sollten wir uns genauer anschauen. Um diese Bewegung zu verstehen, müssen wir uns mit einem ebenso exzentrischen wie dubiosen kalifornischen Politiker jener Jahre befassen, mit dem Demokraten John »Vasco« Vasconcellos.

11

Das unerträgliche Erbe des Narzissmus
(Die zweite Lektion des Fußballplatzes)

Während mein Blick weiterhin dem Spieler folgt, denke ich an John Vasconcellos, der in seiner Kindheit Messdiener und immer der bravste Junge der Klasse war. Er ging nach dem Studium zur Armee, wurde anschließend Politiker und sah, nach Ansicht von Journalisten, aus wie eine »Mischung aus Rockstar und Drogenschmuggler«. Vasconcellos war fasziniert von der Arbeit des Psychologen Carl Rogers, der der überaus populären, aus dem 19. Jahrhundert stammenden Neugeist-Bewegung, bei der es um positives Denken geht, einen quasiwissenschaftlichen Anstrich verpasste. Rogers Lieblingsmetapher war die Blume: Sie braucht die richtigen Bedingungen, um wachsen zu können, ausreichend Nährstoffe und Sonnenlicht, ansonsten verkümmert sie. Für einen Menschen gilt, laut Rogers, das Gleiche: Er bedarf einer positiven Umgebung, in der Offenheit, Empathie, Akzeptanz und sogar »bedingungslose Wertschätzung« herrschen – *unconditional positive regard.* Das lasse man mal auf sich einwirken: bedingungslose Wertschätzung, egal, welche Entscheidungen man trifft oder wer man sein will. Jahrelang blieben Rogers' Theorien auf akademische Kreise beschränkt, wenn man von einer Handvoll hippieartiger Adepten in Kalifornien absieht. Es war der flamboyante Politiker Vasco, der Rogers von seinen akademischen Ketten befreite und ihn auf die Menschen losließ.

Das geschah 1986, als es Vasco gelang, staatliche Gelder für ein dreijähriges Forschungsprojekt einzustreichen, das die Bedeutung von Selbstwert *(self-esteem)* untersuchen sollte. Vascos These, um an die Subventionen zu kommen: Ein schwaches Selbstbild sei die Ursache vieler sozialer Probleme wie Arbeitslosigkeit, Schulabbruch, Kindsmissbrauch und häusliche Gewalt. Selbstwert, so argumentierte er, sei das soziale Allheilmittel. Historisch passte die Botschaft des »Sich-selbst-Findens« und der »Selbstentfaltung« perfekt in die Zeit. Der Selbstwert erwies sich als eine hervorragende Brücke zwischen den Freiheitsidealen der Hippie-Bewegung der 60er- und 70er-Jahre und der vorherrschenden wirtschaftspolitischen Lehre der 80er- und 90er-Jahre, der Zeit von Lubbers, Reagan und Thatcher. Die Brücke verband diese beiden einander eigentlich widersprechenden Phänomene so gut, dass wir nicht einmal merkten, wann genau wir auf der gegenüberliegenden Seite angekommen waren.

Doch als Vasco am 8. September 1988 im El Rancho Inn in Millbrae die Forschungsergebnisse einer breiten Studie zu *self-esteem* von einer Gruppe von Professoren der Universität von Kalifornien zu sehen bekam, muss er enttäuscht gewesen sein. Die Ergebnisse waren äußerst diffus: Mal wirkte die Stärkung des Selbstwerts, mal nicht. Mal waren die Resultate »sehr positiv und eindeutig«, mal waren sie unzureichend oder schlicht negativ. Daraufhin setzte Vasco die Professoren unter Druck, indem er behauptete, sie würden einen Teil ihrer Forschungsgelder verlieren. Man hatte zum Beispiel herausgefunden, dass Kinder, die gute Noten in der Schule erzielten, über ein höheres Selbstwertgefühl verfügten. Vasco vertauschte einfach Ursache und Wirkung und behauptete, ein starkes Selbstwertgefühl sei nicht die Folge guter Noten, wie es die Studie gezeigt hatte, sondern deren Ursache. Alle widersprüchlichen oder negativen Ergebnisse kehrte er einfach unter den Teppich. »Das Ganze war eine quasi-religiöse Bewegung«, erinnert sich eine Person, die damals im El Rancho dabei war, gegenüber dem Journalisten Will Store. »Das Ganze war eine verdammte Lüge«, lässt eine andere verlauten. Andrew Mecca, der Chef der Forschungsgruppe und Vertrauter des 2014 verstorbenen Vasco, ist ernüchternd ehrlich hinsichtlich der Vorgehensweise. »Die Resultate waren mir scheißegal. Was wir wollten, ging weiter als Wissenschaft.« Vasco und Mecca gaben Zehntausende Dollar für eine PR-Kampagne aus, mithilfe derer sie das Narrativ zu bestimmen und zu überwachen versuchten. »Wer erinnert sich heute noch an die Typen, die uns vorwarfen, die Daten zu manipulieren?«, fragt Mecca. »Niemand. Sie waren bedeutungslose Gegenströmungen in einem Tsunami der positiven Veränderung.« Doch ob diese Veränderungen alle positiv waren, das darf man bezweifeln. Inzwischen wurde wissenschaftlich nachgewiesen, dass der Zusammenhang zwischen einem niedrigen Selbstwertgefühl und schlechten Schulnoten praktisch nicht existiert. Mehr noch, ein hohes Selbstwertgefühl ist oft ein Hindernis im Umgang mit anderen, es führt mitunter zu einem Mangel an Empathie und macht die betreffende Person notorisch unzuverlässig bei der Einschätzung seiner Fähigkeiten.

In der Pressemitteilung, die Vasco und die Seinen ein paar Monate nach dem Treffen im El Rancho veröffentlichten, war dennoch zu lesen, die Ergebnisse seien »sehr positiv und eindeutig«. Danach ging alles sehr schnell. Der Gouverneur von Arkansas, der spätere US-Präsident Bill Clinton, unterstützte das Projekt ebenso wie die politischen Schwergewichte Barbara Bush und Colin Powell. Vasco trat in den Vereinigten Staaten, in Australien und in Großbritannien in Talkshows auf. Oprah Winfrey schloss sich seiner Bewegung an und äußerte die These, dass Selbstwert eines der wichtigsten Wörter der 90er-Jahre werden würde. Und indem sie es im Fernsehen sagte, behielt sie recht.

Die *Self-esteem*-Bewegung entwickelte sich tatsächlich zu einem Tsunami: Die Schockwellen veränderten die Art und Weise, wie wir im Westen unsere Kinder erziehen, fundamental. Auch in den Niederlanden fand dieses Gedankengut seinen Weg in die Schulen, stellt der klinische Psychologe Jan Derksen nach umfangreichen Untersuchungen in seinem 2009 erschienen Buch *Het narcistisch ideaal* (Das narzisstische Ideal) fest. In den 80er- und 90er-Jahren bekamen die Kinder im Westen zu hören, dass sie vor allem sich selbst treu bleiben mussten, dass sie sich selbst lieben sollten, dass sie so, wie sie waren, perfekt waren, dass sie alles erreichen konnten, was sie sich vornahmen. Reklameslogans massierten diese Botschaft tiefer ein: *Nichts ist unmöglich. Weil du es dir wert bist. Just do it.* Die Folge war, dass Kinder ein erfolgreicheres Leben erwarteten, als es ihre Eltern jemals gehabt haben: bessere Jobs, mehr Anerkennung, mehr Freiheit, ein noch angenehmeres Leben. Dabei stehen die Millennials in Sachen Rente, BAföG-Schulden und Chancen auf dem Wohnungsmarkt erheblich schlechter da als die Babyboomer und die Zwischengenerationen im selben Alter. Die Selbstbezogenheit, die der Westen in den 60er- und 70er-Jahren bekämpft hatte, entwickelte sich ab den Achtzigerjahren zu einer Grundhaltung oder sogar zu einem Grundrecht. Die Google-Datenbank für Bücher zeigt uns, dass die Zahl der Veröffentlichungen, in denen die Formulierung *you can be anything* (Du kannst alles sein) vorkommt, sich von 1970 bis 2008 verzwölffacht hat. Die Zahl der Bücher, in denen die hohle Phrase *follow your dreams* (Folge deinen Träumen) benutzt wird, war 2008 17 Mal so hoch wie 1990, der Beginn des Jahrzehnts, in dem Reality-TV auf den Bildschirmen erschien und den Eindruck erweckte, Menschen könnten berühmt werden, indem sie einfach *sie selbst sind.* Der Satz *want to be famous* kam 2008 sechs Mal so häufig in Büchern vor wie 1960.

Ich trete ein wenig näher ans Spielfeld, meine Füße berühren die Seitenauslinie. Eltern feuern den Jungen in den rosafarbenen Schuhen immer lauter an: Weiter, lauf, hau drauf. Seine Schritte verlangsamen sich. Vielleicht schießt ihm zum ersten Mal seit dem Antritt zu seinem Solo ein neuer Gedanke durch den Kopf: Was, wenn ich das Tor nicht mache?

Aus fast allen einschlägigen Untersuchungen geht hervor, dass die heutige Generation der 20- bis Ende 40-Jährigen erheblich narzisstischer ist als ihre Eltern und Großeltern. Narzissmus (benannt nach der mythologischen Gestalt Narziss, der sich in sein eigenes Spiegelbild verliebte) ist ein Charakterzug, den alle Menschen in einem gewissen Maß aufweisen. Es handelt sich dabei um eine Mischung aus Selbstwert und Selbstvertrauen und einer Eigenliebe, die von Leistungen oder Erfahrungen unabhängig ist.

Unter Berufung auf nahezu alle relevanten Erhebungen, Untersuchungen und Berichte lässt sich sagen, dass wir im Westen zwischen 1979 und 2006 um schätzungsweise 30 Prozent narzisstischer geworden sind. Wir gewannen mehr Vertrauen in uns selbst und vertrauten anderen weniger. Wir hielten uns in zunehmendem Maße für besonders oder gar für einzigartig. Psychologen und Soziologen bezeichnen diese Entwicklung als Narzissmus-Epidemie. Meistens geht mit dem Narzissmus der (oft unbewusste) Anspruch auf eine besondere Behandlung und – nicht zu vergessen – auf außergewöhnlich viel Bestätigung einher. Diesen Anspruch nennt man Berechtigungsdenken *(entitlement)*, ein entscheidender Bestandteil der »narzisstischen Persönlichkeitsstörung«, aufgenommen in das DSM V, aber auch ein immer wiederkehrendes Element vieler herablassender Stereotype über Millennials: *generation snowflake,* Generation Maybe, verwöhnte Diven, Prinzen und Prinzessinnen.

Ich kann den Hang zum Berechtigungsdenken bei mir selbst und bei meinen Altersgenossen beobachten, vor allem, wenn die Dinge nicht wie gewünscht laufen. Niemand wird explizit behaupten, er oder sie habe auf irgendwas ein Anrecht. *Entitlement* kommt auf, wenn sich das Leben nicht beeinflussen lässt, bei Rückschlägen und Niederlagen, und zeigt sich dann in einer bestimmten Art von Frage: *Aber so sollten die Dinge doch nicht laufen? Ich bin doch keiner, dem so etwas passiert? Das habe ich doch nicht verdient?* Weil sie uns davon abhalten, Rückschläge zu verstehen und einzuordnen, untergraben Narzissmus und Anspruchsdenken unsere Fähigkeit, mit Widrigkeiten umzugehen. Aus diesem Nichtverstehen können sich unterschiedliche Ängste entwickeln: Panik, weil man das Gefühl hat, überwältigt zu werden, Unbehagen, weil man meint, die Welt nicht zu durchschauen und bei allem außen vor zu bleiben, und natürlich die abgeleitete Angst, den Ansprüchen nicht zu genügen.

Die narzisstische Epidemie hat dem sozialen Kapital der Gesellschaft geschadet. Soziales Kapital hängt eng mit geteilten Normen und Werten zusammen. Je stärker sich die Gruppenmitglieder auf gemeinsame Normen und Werte einigen können, also je stärker der ethische Konsens, desto größer ist das soziale Kapital der Gruppe. Doch dank der unaufhaltsamen Individualisierung haben sich unsere Auffassungen von Moral von den einstigen Quellen unserer Moralität gelöst; die Schriften, die sittlichen Überzeugungen und auch den moralischen Referenzpunkt, der der Krieg einmal war, haben wir immer weiter hinter uns gelassen. Ohne den Rückbezug auf die Quellen erwiesen sich unsere moralischen Ansichten, unsere Normen und Werte mit einem Mal als relativ und nicht mehr unantastbar. Wir verhielten uns mehr und mehr wie Schiffbrüchige: Wir waren durchaus bereit, einem anderen zu helfen, doch erst nachdem wir selbst ein ordentliches Stück Treibholz zu fassen bekommen hatten. Weil es uns zustand.

Untersuchungen des Soziologen Christian Smith aus dem Jahr 2011 haben gezeigt, dass amerikanische Jugendliche nicht so recht wissen, was ein moralisches Dilemma ist. »Wenn man einen der Probanden fragte, ob er ein moralisches Dilemma beschreiben könne, wusste die große Mehrheit nicht, was sie sagen sollte, oder sie beschrieben Probleme, die überhaupt nichts mit Moral zu tun hatten, zum Beispiel ob sie eine bestimmte Wohnung mieten konnten oder ob sie genug Kleingeld für die Parkuhr hatten«, fasste der Journalist David Brooks die Ergebnisse von Smith in der *New York Times* zusammen. Gab es denn überhaupt keine moralische Basis, von der aus sie handelten? »Die Ausgangsposition, bei der die Befragten immer wieder landeten, war, dass moralische Entscheidungen vor allem eine Frage des Geschmacks sind. ›Das ist persönlich‹, sagten die meisten Jugendlichen. ›Jeder muss für sich selbst entscheiden, was gut ist. Wer bin ich, dass ich das tue? Ich würde einfach tun, was mich glücklich macht. Ich habe keine andere Methode, um zu entscheiden, was ich tun soll, außer die, wie ich mich dabei fühle‹«, schrieb Brooks.

Das staatliche Forschungsinstitut *Sociaal en Cultureel Planbureau* in den Niederlanden konstatierte 2008 eine ähnliche kollektive moralische Desorientierung wie Smith. Zwischen 1968 und 2008 war der Anteil der Niederländer, die der Ansicht waren, Normen und Werte seien im Niedergang begriffen, von 40 auf 60 Prozent gestiegen. Tiefpunkt war das Jahr 1998, als 70 Prozent diese Meinung vertraten. Außerdem gaben die Befragten an, sie selbst seien

hinsichtlich ihres Verständnisses von Gut und Böse ebenfalls unsicherer geworden. 2008 stimmten nicht weniger als
40 Prozent der Niederländer zwischen 21 und 64 Jahren
der Aussage »Alles ändert sich heutzutage so schnell, dass
man oft kaum mehr weiß, was gut und was schlecht ist«
zu. Dieser Prozentsatz war seit fast 30 Jahren nicht mehr so
hoch gewesen.

Währenddessen verliert der Junge auf dem Fußballplatz
beinahe den Ball. Ein Gegenspieler stellt sich ihm geschickt
in den Weg, doch irgendwie schlängelt der Junge sich an
ihm vorbei. Offenbar hat er seine Zweifel abgelegt: Er be-
schleunigt wieder. Nur der Torwart trennt ihn noch von
seinem Traum, das Siegtor zu schießen. Er wird es schaffen.
Just do it.

Was mich am Mythos von Narziss immer fasziniert hat,
ist weniger der Umstand, dass er ins Wasser schaute und
sich in sein Spiegelbild verliebte, als die Tatsache, dass er
so lange schaute, bis er starb. Darin steckt, meiner Ansicht
nach, eine bittere Wahrheit. So wie Narziss nicht wusste,
wie er mit der unüberbrückbaren Kluft zwischen der ihn
umgebenden, ihm aber nicht genügenden Realität und
seinem Spiegelbild umgehen sollte, so wussten die jungen
Menschen in den 80er- und 90er-Jahren nicht, wie sie der
Diskrepanz zwischen Erwartung und Realität begegnen
sollten. Es hat Versuche gegeben, die Realität den Erwartungen anzupassen, was man etwa an der inflationären Ver-
gabe von guten Noten an Schulen und Universitäten erkennen kann. In den Vereinigten Staaten stieg der Anteil der
Schüler, die im Durchschnitt eine 1 oder 2 erreichten, von

18 Prozent in den 60er-Jahren auf 48 Prozent im Jahr 2004, während sich gleichzeitig die Ergebnisse in der standardisierten Zulassungsprüfung für die Universitäten verschlechterten. An britischen Schulen gingen Lehrer dazu über, lilafarbene anstatt roter Stifte für die Korrektur zu verwenden, um die Nerven der Schüler zu schonen. Schüler in den Vereinigten Staaten bekamen Pluspunkte, wenn sie überhaupt zum Unterricht erschienen. Die Tochter eines Professors bekam eine Auszeichnung für das Erreichen von Platz 14 in einem sportlichen Wettkampf.

Wenn die Anpassung der Wirklichkeit nicht gelang, blieb die Flucht vor der Realität. Ein psychologisch interessanter Ausweg des modernen, narzisstisch veranlagten Menschen ist die Gamekultur, die in den 90er-Jahren Fahrt aufnahm. Während Menschen früher gemeinsam mit anderen Karten oder Brettspiele spielten, vergnügen wir uns heute isoliert, allein auf einer Couch, mit einem Controller in den Händen, und begeben uns in allerlei digitale Fantasiewelten. Natürlich ist diese Veränderung zum Teil die Folge technischer Entwicklungen, doch sie entspringt auch einem Verlangen in uns selbst. Wir spielen nicht mehr, um in der wirklichen Welt existierende andere zu besiegen, sondern um in einer Fantasiewelt der Held zu sein, der den Verlauf des Spiels beeinflussen kann. Das ist die narzisstische Wunschvorstellung, an die wir uns klammern, die der Kontrolle. Nicht umsonst werden immer mehr Filme und Serien produziert, in denen es darum geht, dass Menschen die virtuelle Welt der physischen vorziehen. Beispiele dafür sind *The Matrix* (1999), *Avatar* (2009) und *Ready Player One* (2018) sowie die Serien *Black Mirror* (ab 2011) und *Maniac* (2018).

Doch Ausflüchte und Beschönigungen haben nicht verhindern können, dass das heilige Gebräu, mit dem wir großgezogen wurden (der Kapitalismus als Ideologie + Erreichbarkeit der Gesellschaft als Traum + Selbstentfaltung als Ideal + starkes Selbstwertgefühl als Grundüberzeugung), uns gegen die wichtigste Lektion des Lebens gewappnet hat: dass das Spielfeld nicht für alle gleich ist. Rückschläge und Widerstände gehören dazu. Hautfarbe, Herkunft, Alter, Gender, Klasse und auch das Maß an Talent und Disziplin, über das man verfügt, und nicht zu vergessen der Zufall haben Auswirkungen auf die Karriere und den Lebenslauf eines Menschen. Diese praktische Weisheit, die jahrhundertelang ganz selbstverständlich war, konnten wir nicht mit der individualistischen Illusion zusammenbringen, mit der wir aufgewachsen sind.

»Wir leben in einer Erfolgskultur«, hat der Psychiater Jan Swinkels einmal zu mir gesagt. »Die Menschen bekommen nicht mehr die Zeit zu reifen, zu lernen, denn man lernt nur, indem man Fehler macht. Sobald du heute aber einen Fehler machst, wirst du abserviert. Es gibt nur wenige Menschen, die wirklich erfolgreich sind, während der Rest von uns das Gefühl hat, ein Verlierer zu sein. Unsere Erfolgsbesessenheit und die Zwanghaftigkeit, mit der wir jedes Problem zu einem psychischen Leiden machen, haben dafür gesorgt, dass viele Menschen sich unsicher fühlen, schutzlos, kränklich.« Laut Swinkels strebt der Mensch nach zwei Dingen, die wiederum miteinander zusammenhängen: »Erstens: Autonomie, also selbst über sein Leben entscheiden zu können. Zweitens: Kontakt mit anderen und dabei menschlich behandelt zu werden. Wenn diese

Bedürfnisse unerfüllt bleiben, wird er oder sie wütend oder ängstlich.«

Jungen Menschen wurde seit den 80er- und 90er-Jahren bewusst, dass das, was sie gelernt hatten, überhaupt nicht mit der Welt um sie herum übereinstimmt. Das führte unausweichlich zu inneren Konflikten. Neulich schickte mir ein Angsthase folgende SMS (dass er mir um vier Uhr morgens schrieb, ließ auf eine schwierige Nacht schließen): *Es wird doch immer gesagt, der Mensch sei für sein eigenes Leben verantwortlich? Doch was macht man, wenn man nicht das Leben führt, das man führen will?* Jetzt, da wir Ursachen wie Zufall, Chaos, Willkür oder göttliche Strafe nicht mehr akzeptierten, fällt die Schuld an jedem Rückschlag auf uns selbst zurück. Und weil jeder Nicht-Erfolg sich in diesem binären Erfolg-Misserfolg-Denken wie Scheitern anfühlt, wächst die Gefahr, dass man sich selbst für einen Loser hält, um ein Vielfaches gegenüber der Chance, dass man zufrieden ist mit dem, was man hat.

Der Fehlschluss, zu dem es infolge dieses gewaltigen Missverhältnisses zwischen Erwartung und Realität kam, führte zu einer starken Zunahme von Ohnmacht, Angst und Frustration, die in der gesamten westlichen Welt für ein beispielloses Ansteigen psychischer Störungen sorgte. Der Handel mit Etiketten und Pillen, der perfekt zum ökonomischen und individualistischen Zeitgeist passte, florierte gewaltig. Doch dieses System erfüllte auch ein großes psychisches Bedürfnis jener Zeit: Ein psychiatrisches Etikett entband uns zumindest für eine Weile von der Verantwortung. Es war nicht unsere Schuld, dass wir zurückblieben. Das lag an der Krankheit. Und währenddessen wurden wir immer ängstlicher und wütender.

»Nie waren wir so frei, und nie haben wir uns so machtlos gefühlt«, fasste der polnisch-britische Soziologe Zygmunt Bauman unsere Lage treffend zusammen. Machtlosigkeit und Angst sind eng miteinander verbunden. Viele Ängste sind letztendlich Folgen des Unvermögens, mit Ängstlichkeit umzugehen. Platzangst kann man daher als die Angst davor betrachten, dass man in der Öffentlichkeit von Angst überfallen wird. Panik ist die Angst davor, von einem Gefühl (meist Angst) überwältigt zu werden. Und allgemeine Ängstlichkeit ist das ständige Zweifeln, ob man den Herausforderungen des Lebens gewachsen ist.

Oft bieten die Slogans des neusten Lifestyle-Trends ein genaues Bild dessen, womit wir ringen. Der Slogan, dem man heute vielleicht am häufigsten begegnet, beim Yoga und in Achtsamkeitskursen, lautet: *Lernen loszulassen.* Es zeigt uns, welch großen Wert wir offenbar auf Kontrolle legen. »Angst ist im Kern das Gefühl eines Mangels an Kontrolle«, hatte der Psychiater Damiaan Demys mir in einem Gespräch gesagt. »Der Kontrolle über die Außenwelt, über die Innenwelt, über die eigenen Gedanken und über deine Liebsten. Wir kompensieren diesen Mangel, indem wir wie besessen versuchen, uns selbst und die Außenwelt zu kontrollieren. Doch um unsere Ängste erfolgreich zu bekämpfen, müssen wir uns vielmehr von dem Bedürfnis nach Kontrolle verabschieden und akzeptieren, dass nicht alles so läuft, wie wir uns das wünschen, und der Einfluss, den wir auf die Dinge nehmen können, zudem begrenzt ist. Diese Einsicht ist für uns sehr schwierig geworden, und die

Folge ist, dass Angst von einem individuellen Gefühl zu einem sozialen Phänomen anwachsen konnte.«

Nun liegen fast alle Puzzlestücke vor, um eine vorsichtige Bilanz zu ziehen, eine erste Antwort auf die scheinbar simple Frage, warum wir ängstlicher geworden sind. Doch eines fehlt noch.

Fast geschafft, das muss auch der Junge in den rosafarbenen Schuhen denken. Nur noch ein paar Meter liegen vor ihm, er macht sich bereit auszuholen, das ist sein Moment. Dann taucht aus seinem toten Winkel der letzte Mann des anderen Teams auf; der Verteidiger grätscht in Richtung Ball, und bei der Aktion verliert unser Abenteurer das Gleichgewicht und strauchelt. Der Schiedsrichter pfeift nicht. Und was passiert nach ein paar Sekunden verzweifelter Stille, während der Junge sich desorientiert umschaut?

12
Der Welt nicht mehr verbunden
(Die dritte Lektion des Fußballplatzes)

Die Eltern des verdutzten Jungen sind wütend auf den Schiedsrichter. Sie rasten komplett aus und schreien den älteren Mann in einer zu großen Windjacke an, der im Tausch gegen ein Bier in der Vereinskantine seinen Samstag geopfert hat, um hier eine Partie Kinderfußball zu leiten. Anschließend erzürnen sich die Eltern des grätschenden Verteidigers über die Eltern des Jungen mit den rosafarbenen Schuhen. Alle auf dem Platz und um den Platz herum beschimpfen einander, es ist eine Kakofonie aufgestauter Frustration. Der Schiedsrichter geht auf Nummer sicher, pfeift das Spiel vorzeitig ab und eilt vom Platz. War es ein Unentschieden, oder wird das Spiel als verloren gewertet? Keiner weiß es. Dieser Vorfall ist nicht nur pädagogisch von Interesse, sondern auch gesellschaftspolitisch. Überall auf der Welt, ganz gleich, ob es um Kunstkenner, die Medien, Richter oder Schiedsrichter geht, stehen neutrale Instanzen, die interpretierend urteilen, unter Druck. Die wütenden Spieler und Eltern streiten sich immer noch, über den vermeintlichen Schiedsrichterfehler, darüber, welche Mannschaft besser war. Doch wer hat recht? Wer hat die Antwort?

Mein Blick folgt den Vögeln, die hoch über der Rasenimitation kreisen. Durch dieses Ende der Partie und vielleicht auch ein wenig verwirrt, weil ich nicht ganz verstehe, wie die eine Aktion (das Tackling) in die andere (den Krawall) ausarten konnte, atme ich tief ein und schließe die Augen. Ich versuche, mir die Vogelperspektive vorzustellen, dieses Panorama, diese beneidenswerte Übersicht. In meiner Hosentasche greifen meine Finger, die nach so etwas wie Halt suchen, automatisch nach dem Telefon. (Das Hintergrundbild habe ich geändert, es zeigt nicht länger D., sondern Batman.) Dann öffne ich die Augen.

Außer unserem Verlust an sozialem Kapital hat es noch eine bedeutende aktuelle Entwicklung gegeben, die uns verunsichert. Die westlichen Gesellschaften kämpfen mit dem, was der französische Philosoph François Ewald als Krise der Kausalität umschrieben hat: Wir sind nicht mehr in der Lage, die kausale Verbindung zwischen Taten und ihren Folgen zu erkennen. Dies ist ein relativ neues Phänomen, das nicht losgelöst von der beispiellosen Zunahme an zugänglichen Informationen durch das Internet betrachtet werden kann. Im 17. Jahrhundert, als unser Glaube an Rationalität und objektives Wissen entstand, beendete der (sehr ängstlich veranlagte) Thomas Hobbes sein politisch-philosophisches Opus magnum *Leviathan* (1651) mit dem unsterblichen Satz: »Denn solche Wahrheit, die niemands Vorteil oder Vergnügen entgegensteht, ist allen Menschen willkommen.« Universelle Wahrheit als universelles Gegengift also.

Worin bestand die Wahrheit, die Hobbes seiner Meinung nach in seinem Werk verkündet hatte? Aus Argumenten, aus Logik, aus unwiderlegbaren Schlussfolgerungen. Fast ein Jahrhundert später gab der Philosoph Denis Diderot seine *Encyclopédie* (1751–1780) heraus, ein Mammutprojekt der Aufklärung, in dem alle Objekte und Phänomene dieser Welt erklärt wurden. Er hoffte, mehr Wissen werde uns glücklicher machen. Seine These: Wenn wir alle über dieselben Fakten verfügen, müssen wir uns einig werden und musste das Glück in Reichweite liegen.

Heute würden wir einen solchen Gedankengang, der damals revolutionär war, als naiv bezeichnen. Inzwischen wissen wir, dass Information etwas anderes ist als Wissen, und kein redlich denkender Mensch kommt noch auf den Gedanken, Wahrheit zu verabsolutieren. Die Vorstellung, dass es eine einzige, allgemeingültige Wahrheit gibt, wirkt seit dem Postmodernismus hoffnungslos altmodisch. Für jede denkbare Behauptung, für jede denkbare ›Wahrheit‹ findet sich im Internet eine Flut an stützendem ›Beweismaterial‹. Und für jede gegenteilige Behauptung auch. Wir leben in einer undurchsichtigen, komplexen Welt, und die ›Tatsachen‹ bieten dabei nicht sonderlich viel Halt. Einen besseren Nährboden für Angst gibt es nicht.

Diese verwirrende Unübersichtlichkeit erklärt zum Teil auch den großen Unterschied, den es im Westen zwischen Sicherheit und Sicherheitsempfinden gibt. Obwohl unser Leben tatsächlich immer sicherer wird, fühlen wir uns immer unsicherer. Auch in den Jahrzehnten vor dem Angriff auf die Ukraine, in denen es in Mitteleuropa keinen großen Krieg gegeben hatte, empfanden wir unsere Zeit nicht als eine Zeit des Friedens. In den Vereinigten Staaten und Großbritannien sinkt die Zahl der Verbrechen seit Jahren, und trotzdem haben die Menschen das Gefühl, dass die Kriminalität zunimmt. Auch in den Niederlanden, wo die Differenz zwischen Sicherheit und Sicherheitsempfinden traditionell klein ist, glaubt die Mehrheit der Bürger (54 Prozent), die Kriminalität nehme zu, obwohl das überhaupt nicht der Fall ist. Manche bezeichnen dies als Angstparadox: In einer Welt, die sicherer ist als je zuvor, sind wir so ängstlich wie noch nie. Ich fand immer schon, dass dies eine naiv vereinfachte Darstellung der Lage ist. Wir haben weiter oben ja bereits erfahren, dass die Welt in vielen Bereichen (wirtschaftlich, ökologisch, militärisch) tatsächlich in kurzer Zeit viel unsicherer geworden ist. Körperliche Unversehrtheit ist nur ein sehr kleiner Faktor im großen Ganzen, der bewirkt, dass man sich sicher fühlt. Auch wenn wir von tödlicher Gefahr wie Krieg und Hunger verschont bleiben, können Ängste und Frustrationen Unheil in unserem Innenleben anrichten.

Die Tendenz hin zu mehr Verunsicherung wurde durch die Medien verstärkt. Im Vergleich zu früher berichten sie vermehrt über Verbrechen und Katastrophen, auf die wir keinen Einfluss haben, was das kollektive Ohnmachtsgefühl oder die Verzweiflung verstärkt. Es gibt einen deutlichen Zusammenhang zwischen Medienkonsum und abnehmendem Sicherheitsempfinden: Je mehr man schaut und liest, umso unsicherer fühlt man sich. »In Europa werden weniger terroristische Anschläge begangen als in den 70er- und 80er-Jahren, und dennoch liest und hört man viel häufiger über Terrorismus als damals«, meinte Damiaan Denys in unserem Gespräch. »Die Zeitungen wollen Auflage machen, Fernsehsender wollen gute Quoten erzielen, und negative Nachrichten erregen mehr Aufmerksamkeit als positive. Doch nicht nur die Medien bedienen sich unserer Angst, auch Unternehmen. Früher warb man für Whisky und Zigaretten. Sie versprachen ein aufregenderes und großartigeres Leben. Später lautete die Botschaft: Du kannst alles werden, was du willst. Heute wird immer öfter suggeriert: Du hast keine Ahnung, welches Risiko du eingehst. Werbung für Produkte gegen Schweißgeruch, den man selbst nicht wahrnimmt. Für Reinigungsprodukte gegen unsichtbare Bakterien. Für Autos mit Bremsassistent für den Fall, dass man etwas oder jemanden übersieht. Wenn man in einer solchen Medienumgebung aufwächst, verinnerlicht man einen ängstlichen Blick.«

Wir können inzwischen festhalten, dass Hobbes und Diderot sich in Sachen Wissen und Wahrheit geirrt haben: Wahrheit und Wissen haben aus uns keine glücklicheren Menschen gemacht, sie haben uns nicht geheilt und uns nicht von Angst und Unsicherheit befreit. Im Gegenteil. Namhafte moderne Soziologen wie Ulrich Beck und Anthony Giddens konnten überzeugend nachweisen, dass die weltweite Zunahme an Wissen – zuerst als Folge der Wissenschaftsrevolution und anschließend als Produkt der digitalen Revolution – zu einem kollektiven Gefühl der Unsicherheit geführt hat. Mehr noch, Beck äußerte die These, dass die wichtigste Quelle der Gefahr nicht mehr, wie jahrhundertelang angenommen, Nichtwissen ist, sondern Wissen. Wer hat recht? Alle. Keiner.

Klar, in diesem Zusammenhang müssen wir auch noch über das reden, wonach meine Finger soeben gegriffen haben: das Smartphone. Die Erfindung des Smartphones hat alle in diesem Kapitel skizzierten Markroentwicklungen (mehr Narzissmus, weniger Verbundenheit) erheblich verstärkt. Und dabei war man zu Beginn der digitalen Kommunikation so optimistisch hinsichtlich der Möglichkeiten, die das Smartphone – ein Telefon mit unkompliziertem Zugang zum Internet – bieten würde. Digitale Utopisten sagten eine Erweiterung sozialer Kontakte vorher, wobei die Qualität dieser Kontakte sich verbessern würde, weil Menschen rund um die Uhr miteinander in Verbindung stünden. Diskriminierung aufgrund von Geschlecht, ethnischer Herkunft, Religion, sexueller Identität, einer Behinderung oder aufgrund des sozioökonomischen Status würde schwieriger werden, dachten sie.

Jahre später wirkt der wissenschaftliche Konsens ernüchtert: Online-Kommunikation scheint nicht zu einer fairen Verteilung der Vorteile zu führen, sondern zu einer Anhäufung von Vorteilen. Einfach ausgedrückt: Online-Kommunikation fördert die sozialen Kontakte jener, die sowieso schon ein reiches Sozialleben haben. Es gibt Beispiele von sozial ängstlichen und einsamen Jugendlichen, die sich in der digitalen Welt mehr zutrauen als in der physischen, doch diese digitalen Begegnungen passen sich meist den früher gemachten Erfahrungen in der Wirklichkeit an. Mit anderen Worten: Für ängstliche und einsame Jugendliche ist digitaler Kontakt letztendlich eine Spiegelung ihrer negativen Erfahrungen im echten Leben. Wissenschaftler sprechen daher vom Matthäus-Effekt: Dem, der hat, dem wird gegeben, wer wenig hat, dem wird auch das noch genommen. Technisch betrachtet war es in der Geschichte der Menschheit nie einfacher, mit anderen in Verbindung zu treten, als heute. Aber die digitale Vernetzung geht oft mit physischer Einsamkeit einher. Und obwohl Facebook, Twitter und Instagram natürlich auch Momente des Glücks und der Verbundenheit ermöglichen und sie ein wichtiger Teil unseres modernen Lebens sind, führen sie, statistisch betrachtet, häufig zu Frustration, Angst und Gefühlen der Unzulänglichkeit oder gar des Scheiterns.

Das hat eine Reihe von Ursachen.

Zunächst einmal wäre da die Messbarkeit der Beliebtheit: Jeder kann sehen, wie viele Menschen einen nett finden. Je netter man gefunden wird, umso mehr Likes, Freunde oder Follower hat man. Je mehr Follower man hat, umso leichter ist es, weitere Follower zu erhalten, denn so funktionieren die von den milliardenschweren Unternehmen programmierten Algorithmen. Popularität schafft also Popularität. Implizit gilt das umgekehrte Prinzip auch: Unbeliebtheit sorgt dafür, dass man unbeliebt bleibt.

Zweitens hat unsere Abhängigkeit eine neurochemische Komponente: Jeder Like regt die Freisetzung bestimmter Hormone wie Adrenalin und Dopamin an, die unsere Aufmerksamkeit erhöhen. Insbesondere das Hormon Dopamin sorgt für ein angenehmes Gefühl, macht aber auch abhängig. Doch im Gegensatz zu dem, was oft behauptet wird, weckt es viel mehr die Erwartung einer Belohnung, als dass es Genuss verschafft. Die Erwartung liegt im Falle des Smartphones auf der Hand: Es geht um das grundlegende Gefühl der Anerkennung, darum, dass jemand einem Beachtung schenkt. »Jeder Like ist ein Moment der Selbstbestätigung«, fasste Internetpionierin Marleen Stikker es zusammen. Doch möglicherweise finde ich die Beschreibung des Angsthasen P. sogar noch schöner: »Wenn ich einen Like bekomme, dann bedeutet dies, dass in dem Moment irgendwo auf der Welt jemand an mich denkt.« Es existiert fast keine Trennung mehr zwischen virtuellem Applaus und existenzieller Bestätigung. Daher kommt auch die Erniedrigung, die wir empfinden, wenn wir etwas für uns Wichtiges teilen, dies aber nur von einer Handvoll Menschen gelikt wird. Und deshalb hat Cyber-Mobbing oft so desaströse Auswirkungen.

Drittens spielt ein Phänomen, das ich den Rosarote-Brillen-Effekt getauft habe, eine Rolle: Man sieht zwangsläufig eine positiv gefärbte Version des anderen, aber nicht von sich selbst. Man sieht die Fotos anderer und denkt: Mann, sehen die erfolgreich und glücklich aus. Bei einem guten Foto von einem selbst denkt man hingegen: Das ist nur Fassade, gestern lag ich noch heulend im Bett. Das Glück der anderen scheint stets, aus welchen Gründen auch immer, besser oder klarer zu sein als das eigene. Das liegt vermutlich daran, dass ein festgehaltener Moment romantischer Perfektion von anderen bei uns die Annahme hervorruft, dass es sich um einen zufälligen Augenblick handelt, spontan fotografiert, und dass anstatt dieses Bildes auch Hunderte andere Aufnahmen schöner Momente hätten ausgewählt werden können. Einen selbst hingegen erinnert ein ›gelungenes‹ Foto vor allem daran, wie unwohl man sich gefühlt hat, als es gemacht wurde, oder dass man sich für das Foto in Szene gesetzt hat. Die Bilder der anderen, die so ungezwungen und schön wirken, halten wir für die Messlatte, und die eigenen empfinden wir demgegenüber als unzulänglich. Unbewusst stürzen wir uns tagtäglich in Dutzende chancenlose Vergleichswettkämpfe zwischen der besten Version der anderen und der schlechtesten von uns selbst, Wettkämpfe, in denen es keinen wirklichen Gewinner gibt, aber sehr viele Verlierer. Auf diese Weise säen die sozialen Medien Neid und Minderwertigkeitskomplexe. Eine Saat, die möglicherweise zu Angst und Depressionen heranwächst.

Die massive Smartphone-Abhängigkeit grassiert besonders unter Jugendlichen. 2005 gingen Schätzungen davon aus, dass mehr als 70 Prozent der Teenager im Westen Zugang zu einem Smartphone haben, und diese Zahl kann in der Zwischenzeit nur zugenommen haben. Der Anteil der amerikanischen Schüler zwischen 14 und 16, der über Einsamkeit klagt, ist in der Zeit von 2012 bis 2015 um 31 Prozent gestiegen. 2015 litten 56 Prozent mehr Teenager an einer depressiven Phase als 2010. Jugendliche, die mit dem Smartphone aufgewachsen sind, haben weniger sozialen Kontakt, sie gehen seltener auf Partys und treffen ihre Freunde unregelmäßiger als Jugendliche früherer Generationen. Fast jede Untersuchung zu den Folgen unseres Soziale-Medien-Gebrauchs kommt zu dem Schluss, dass es einen direkten Zusammenhang zwischen Bildschirmzeit und ängstlichen oder depressiven Gefühlen gibt.

Ich schaue mir die rosafarbenen Schuhe unseres Fußballspielers, der sich wieder aufgerappelt hat und seinen Vater fragt, ob sie nach Hause fahren könnten, genauer an. CR7 steht darauf, das Markenzeichen Cristiano Ronaldos, dessen Instagram-Account (412 Millionen Follower, Stand 14.3.2022) der Junge vermutlich genau verfolgen wird, wenn er das gesetzliche Mindestalter erreicht hat, ab dem man Instagram nutzen darf. Üblicherweise liegt es bei 13 Jahren. Der Junge, ich, wir alle – unbewusst verhalten wir uns so, als würde das Bild, das Prominente auf Instagram einstellen, den *Grund* für ihren Ruhm oder ihr Glück darstellen. Wenn wir das Bild – am selben Ort, mit der gleichen Sonnenbrille auf der Nase und im Hintergrund dasselbe Boot – nachstellen können, denken wir, wir könnten nun auch als erfolgreich gelten. »Wir wissen zwar, was wir sind, aber nicht, was wir werden können«, sagt Ophelia in Shakespeares *Hamlet*. Bei uns verhält es sich genau umgekehrt: Wir wissen genau, was wir sein können, aber haben keine Ahnung, was wir eigentlich sind.

Doch die sozialen Medien sind nicht prinzipiell schlecht, denn sie bieten, wie gesagt, den meisten von uns tagtäglich Spaß, Unterhaltung und Kontakt. Auf den Monat oder das Jahr gesehen, sieht die Bilanz jedoch anders aus: Die sozialen Medien haben unsere narzisstischen Neigungen – mit allen dazugehörigen Fallgruben und Nachteilen – gefördert und intensiviert.

Ein lauter, blecherner Knall reißt mich aus meinen Überlegungen. Ein Spieler auf Platz 3 hat den Ball weggehämmert, und das Leder ist auf einem neben dem Gelände geparkten Auto gelandet. Der Alarm heult auf. Ernüchtert, vielleicht ein kleines bisschen melancholisch aufgrund der vielen Nachmittage, die ich hier herumgerannt bin, Nachmittage, von denen mir nur eine vage Erinnerung geblieben ist, verlasse ich zur gleichen Zeit wie die beiden Mannschaften den Platz. Neue Spieler stehen schon bereit, der

Kunstrasen wartet. Die Eltern schlendern zur Kantine, auf dem Weg zu einem Hamburger oder einem *Kaassoufflé*. Ich schließe mich ihnen an, der Himmel färbt sich dunkel, bald wird es regnen.

Welche Erkenntnisse hat mir der Besuch bei meinem alten Fußballclub gebracht, der mit der Feststellung begann, dass wir Menschen im Westen seit den 80er-Jahren tatsächlich ängstlicher geworden sind? Ich habe gesehen, wie der Junge sich aus der Gruppe gelöst hat, mit hohen Erwartungen, bis die Realität in Form des ausgestreckten Beins eines Gegenspielers ihn aufhielt; Chaos brach aus, Streit. Währenddessen sind gewichtige Worte gefallen, komplizierte Theorien wurden skizziert, berühmte Namen wurden genannt. Hin und wieder mag es vielleicht verwirrend gewesen sein, die verschiedenen Forschungsgebiete, die normalerweise für sich betrachtet werden, nacheinander vorbeiziehen zu sehen, doch das war eine notwendige Voraussetzung: Wer immer nur auf Grenzen starrt, wird niemals eine Weltkarte verstehen.

Die Geburt (oder eigentlich: das Zustandekommen) des modernen, ängstlichen Menschen geht nicht auf einen Masterplan zurück, und es hat dafür auch keiner Revolution bedurft. Nein, es war eine Aneinanderreihung von Makroprozessen, kleineren Entwicklungen und Ereignissen, die scheinbar nichts miteinander zu tun hatten, die sich jedoch auf besondere Weise gegenseitig ergänzten und aufeinander reagierten. Man könnte das Ganze mit der Entstehung der Erdoberfläche vergleichen. Sie wurde durch die trägen Bewegungen von Erdplatten geformt, gewaltige subozeanische und unterirdische Plateaus, die irgendwann zusammenstießen und die Berge und Täler hervorbrachten, die wir heute als selbstverständlich betrachten.

Welche Erdplatten sind es, die den ängstlichen Menschen geschaffen und für seine Aufnahme ins DSM-Regime gesorgt haben? Unser unstillbares Verlangen nach individueller Freiheit hatte zur Folge, dass wir verlernt haben, unsere Ängste kollektiv, in Gemeinschaften und Vereinigungen abzubauen, mit oder ohne die Hilfe Gottes. Wir waren solidarisch und wurden zu Solitären. Gleichzeitig setzte ein Erosionsprozess ein: Die traditionellen Methoden zur Angstbewältigung verloren an Kraft. Indem wir uns dem Kapitalismus übereignet haben, wurde nicht nur der amerikanische Freiheitstraum die vorherrschende Doktrin, sondern es entstanden auch gewaltige Unterschiede zwischen Arm und Reich, die sich wiederum auf unsere Angstgefühle auswirkten. Personen wie Margaret Thatcher und Ronald Reagan – aber auch ein merkwürdiger 2.-Liga-Politiker wie John Vasconcellos – haben, ob bewusst oder nicht, der Verschmelzung von Ökonomie und Identität weiter Vorschub geleistet. Die Hochstapler der *Self-esteem*-Bewegung haben uns narzisstischer und einsamer gemacht. Die Entwicklung des Internets hat viel Gutes gebracht, doch sie hat auch den Begriff ›Wahrheit‹ weiter ausgehöhlt. Und schließlich war da noch das weiter oben bereits beschriebene Aufkommen von Psychopharmaka, die vielen Menschen einen Ausweg boten, als die Gefühle der eigenen Unzulänglichkeit unerträglich wurden. (Ich schließe übrigens nicht aus, dass auch andere Entwicklungen in diesem Prozess eine, wenn auch kleinere und schwieriger zu bestimmende Rolle gespielt haben.)

Ich will nicht behaupten, dass die eine historische Entwicklung ›gut‹ ist und die andere ›schlecht‹ ist. Es sind Prozesse, die Folgen nach sich ziehen, direkte Folgen und indirekte, die wir oft erst Jahrzehnte später allmählich erkennen. Das Aufzeigen dieser Folgen soll kein verkapptes Plädoyer für den Konservatismus sein oder eine nostalgische Sehnsucht nach vergangenen Zeiten heraufbeschwören. Im Allgemeinen kann man sagen, dass wir in jedem Zeitalter etwas gewinnen und etwas verlieren und es meist einen direkten Zusammenhang zwischen diesen beiden Dingen gibt. Was wir in den letzten 50 Jahren gewonnen haben? Individuelle Freiheit und mehr Gleichheit. Was haben wir verloren? Halt. Was hat uns bereichert? Neue Wege, mit anderen zu kommunizieren. Was haben wir verlernt? Unsere Fähigkeit, zu anderen eine Beziehung aufzubauen. Was haben wir kultiviert? Selbstwertgefühl. Was hielten wir für überholt? Demut. Was bekommen wir im Überfluss? Informationen. Was haben wir verloren? Den Überblick.

All diese Prozesse haben eine Welt entstehen lassen, in der der ängstliche Mensch hervorragend gedeihen konnte. Noch nie hatten so viele Menschen Angst. In dieser Zeit heranzuwachsen hatte auf jeden Fall einen großen Einfluss auf unsere Ängstlichkeit. Schätzungen zufolge erklärt die Zeit, in der man lebt, etwa 20 Prozent des Unterschieds beim Angstniveau zwischen verschiedenen Generationen. Konkret bedeutet dies, dass man in einer sehr liebevollen und intakten Familie aufwachsen und dennoch übermäßige Ängste entwickeln kann, und das einfach nur, weil man im Hier und Jetzt lebt.

Nun, es ist Zeit, die große Angsterzählung mit all ihren Ursachen und Folgen hinter mir zu lassen und mich auf die Geschichte zu konzentrieren, die nur ich erzählen kann: meine Geschichte. Ich gehe zum grünen Tor, wo ich einst Japie sagen hörte, Holle Bolle Gijs, Holle Bolle Gijs. Die Fahrräder wurden hektisch in die Ständer geschoben, eher reingepfeffert als abgestellt. Auf dem Bürgersteig liegen ein paar zerbeulte Energydrink-Dosen, die Fugen zwischen den Gehsteigplatten sind voller schwarzer Gummikügelchen vom Kunstrasenplatz. Damals habe ich zwei Entwürfe eines Briefs an Japie in mein Tagebuch geschrieben. Ich erinnere mich, dass ich im ersten Brief wütend war und im zweiten versuchte, Japie zu verstehen. Ich schrieb im Wissen, dass ich sie nie abschicken würde. Dennoch schrieb ich sie. Manche Dinge sind wichtiger, als gehört zu werden.

Intermezzo

Und ich, o Angst

In den Tagen nach meinem Besuch des Fußballclubs, nach dem Zusammenpuzzeln des ängstlichen Menschen, kostet es mich einige Mühe, die Erinnerung an Japie abzuschütteln. Ich sehe sein pechschwarzes, glattes Haar vor mir, die gesprenkelten Muttermale rund um seine Augen, seinen stechenden Blick. Meine Tagebücher von damals sind unauffindbar, ich muss mit den Erinnerungen auskommen, die mir geblieben sind, und die sind typischerweise unscharf. Als ich in den Spiegel schaue, sehe ich einen kleinen Jungen mit großen Augen. Woher kommen die Falten bloß? Als ich D. einmal davon erzählte, wie ich als Kind war, fantasierte sie übers Zeitreisen. Sie wollte zurück in jene Zeit, um mir über den Kopf zu streicheln (und auch, um sich schon mal mit mir zu verabreden; eine Aussicht, die mir Halt geben sollte).

Während ich durch die Wohnung schlendere, werde ich von Bildern und Erinnerungen überfallen. Ich sehe die Partys, die wir hier gefeiert haben. Wie wir im Wohnzimmer das Outfit des jeweils anderen beurteilten, wie wir über die sogenannten *fashion risks* des andern lachten (Tigermuster, das kann nur J.Lo tragen). Wie wir ihre bestandenen Uniprüfungen feierten; und meine Bücher. 2017 zogen wir zusammen, es war für uns beide das erste Mal. Wir strichen die Wände weiß, sägten Bretter, und zwischendurch aßen wir Brötchen mit Serranoschinken vom Bäcker an der Ecke jener Straße, die jetzt unsre war. Seite an Seite ordneten wir unsere jeweilige Liebesgeschichte so lange neu, bis alle früheren Affären, Flirtversuche, Verliebtheiten und Beziehungen in der Geschichte aufgingen, die sie und ich gerade schufen, manchmal mit großen Worten, doch häufiger mit kleinen Taten. Jeden Samstag zum Bäcker, füreinander bestellen. Oft ins selbe Restaurant, wo man unsere Namen mit Ausrufezeichen auf die Papiertischdecken schrieb.

Ich schlurfe durch die Wohnung und ziehe hier und da ein Buch aus dem Regal. Erst als ich zu lesen beginne, komme ich wieder zur Ruhe. Vor allem Lyrik hilft, wenn ich mich von mir entfremdet fühle und nach Worten suche, um meinen Gemütszustand zu beschreiben (oder zu legitimieren).

Sehr bald schon wende ich mich den Dichtern der Romantik zu. John Keats, der uns in seiner berühmten *Ode auf die Melancholie* (1819) ans Herz legt, auf jeden Fall melancholisch zu bleiben. Anfälle von Melancholie, Angst und Trauer, »herniedergedrängt / Gleich wie vom Himmel Wolkenweinen«, sollen wir umarmen. Diese Wolken sind nicht nur dunkel und furchterregend, sondern auch gehaltvoll und belebend. Vergleichbares gilt für die Angst, meint der Dichter William Collins, der eine *Ode an die Angst* (1746) schrieb. »O Angst, mein pochend Herz kennt dich nur allzu gut.« Laut Collins sollten wir uns durchaus von der Angst leiten lassen, dem Geist, der – so Collins – Shakespeare zu seinen besten Werken bewogen hat. »Und ich, o Angst, ich werde mit dir wandern!«, beendet Collins sein Gedicht. Anstatt darüber zu sprechen, was Angst alles anrichten kann und wie sie uns beherrscht, ist es vielleicht an der Zeit, uns damit zu beschäftigen, was sie ermöglicht; den Briefen, die aus Angst geschrieben, und den Ideen, die aus Angst formuliert wurden, und mit den Kunstwerken, die möglicherweise aus Angst entstanden sind.

Ab und zu notiere ich etwas, einzelne ungeordnete Sätze, Erinnerungen an die Blumen, an unser Gespräch in der Küche. Nahezu unlesbare Notizen, die dennoch dem ersten Kapitel dieses Buchs zugrunde liegen sollen. Dann lese ich weiter, schweife von Buchrücken zu Buchrücken.

Bis ich schließlich auf ein rotes Bändchen stoße, an das ich lange nicht gedacht habe. Es heißt *Fears of Your Life,* Verfasser ist ein gewisser Michael Bernard Loggins. Der Umschlag gibt nur wenig über den Autor preis. Doch ich finde einen Wohnort: San Francisco.

13
Der seltsame Fall
des Michael Bernard Loggins

Die Golden Gate Bridge, San Francisco. Die Gedichtbände der Romantiker und die wissenschaftlichen Artikel machen meinen Koffer schwer. Darin außerdem, geschützt durch T-Shirts und Socken: ein Kunstdruck von *Angst* (1894), einem der Meisterwerke Edvard Munchs aus dem *Lebensfries*, in dem er jede Art von Angst verarbeitet. (Am bekanntesten ist natürlich die Angstattacke in *Der Schrei.*) Der Kunstdruck ist ein Geschenk für den amerikanischen Künstler Michael Bernard Loggins, der 2004 eine lange Liste seiner Ängste veröffentlicht hat, ein Kunstwerk in Buchform. Angst hat Michael so viel abverlangt, dass er künstlerisch vermutlich immer ein Außenseiter bleiben und nie ein großes Publikum erreichen wird. Aber wo liegt die Grenze zwischen Genialität und Wahnsinn? Mit anderen Worten: Wie viele Ängste kann man haben, bis sie sich gegen einen selbst und das eigene Werk richten?

Es war nicht leicht, an Michael heranzukommen. Er besitzt keine Mailadresse, kein Telefon. Über den kleinen Verlag, der *Fears of Your Life* herausgegeben hat, mache ich zwei Mittelsmänner ausfindig: den Eigentümer der Werkstatt mit angeschlossenem Kunststudio, wo Michael sich manchmal aufhält, und seinen Gesundheitsberater. Die beiden wissen zwar, wo Michael wohnt, doch sie warnen mich schon mal vor, dass er nie zu Hause ist. Sie schlagen vor, mich im Park aufzuhalten, den er regelmäßig besucht. Das mache ich und sitze tagelang auf irgendwelchen Bänken. Umsonst. Vielleicht, schlägt Mittelsmann eins vor, sei es eine gute Idee, wenn ich unterdessen, zusätzlich zu meinem Kunstdruck, noch ein paar Geschenke kaufte. Michael sei ein großer Liebhaber von alten Platten. Ich klappere heruntergekommene Schallplattenläden ab und kaufe einige uralte Singles. Und dann, höherer Gewalt sei Dank, erreichen mich gute Nachrichten. Michaels Gesundheitsberater ist am Telefon: Da Michael sich einer Fußoperation unterziehen musste, kann er nicht mehr ziellos durch die Stadt streifen. Stattdessen kann ich ihn, an diesem sonnigen kalifornischen Freitag, in seiner Betreutes-Wohnen-WG in Haight-Ashbury besuchen, einst das bedeutendste Hippie-Viertel der Stadt, in dem noch immer Hunderte Obdachlose in Ponchos aus Müllsäcken singen, sie hätten das System besiegt.

Michael, ein Afroamerikaner, wohnt in einem etwa fünf mal sechs Meter großen Zimmer, das aber kleiner wirkt, weil sich überall Kleider stapeln und Kisten voller Schallplatten herumstehen. Außerdem stehen dort ein Plastikweihnachtsbaum sowie ein Einkaufswagen, der ebenfalls mit Kleidern vollgestopft ist. Michael liegt auf dem Bett, sein Fuß ist verbunden, er trägt eine karierte Schlafanzughose, kein T-Shirt; auf seinem rechten Bein steht noch der Hinweis für den Chirurg: Dieses Bein!

Die Singles, die ich mitgebracht habe, treffen seinen Geschmack, ich darf sie gleich auflegen. Aretha Franklin und Howlin' Wolf. Michael gibt Kommentare dazu ab. Es dauert aber eine Weile, bis ich ihn verstehe. Ihm fehlen etliche Zähne, er schmatzt beim Sprechen und redet sehr assoziativ. Außerdem verwendet er gern Ausdrücke, die er sich selbst ausgedacht hat, wie zum Beispiel *blue out* (eine mildere Variante des Blackout), *dramaticalisms* (Muster dramatischen Verhaltens), *humanful* (nett, zuvorkommend) und das unvergessliche *clownsmenship* (das Phänomen, dass eine Gruppe von Clowns gut miteinander auskommt).

Bei diesem ersten Treffen stellt Michael ständig Fragen, und jede davon fühlt sich an wie ein Test. Manche Fragen sind schwer zu beantworten, etwa: Wie alt warst du, als du jung warst? Oder: Was findest du besser, Geld, das du für Limonade, selbst gebackene Kekse oder Mathematik ausgibst? Ich habe keine Ahnung, was die richtige Antwort ist, merke jedoch sofort, wenn ich danebenliege. Michaels Gesicht ist ausdrucksstark, er lacht mit allem, was er hat, wenn er zufrieden ist, und legt sein Gesicht in tiefe Falten, wenn dem nicht so ist. Wörter sind ihm wichtig. Wenn wir nicht wüssten, was Worte bedeuten, erklärt er mir, wie könnten wir dann jemals miteinander reden? Die Suche nach der korrekten Bedeutung eines Wortes bezeichnet er als das »Zähmen der Welt«. Am Ende des Gesprächs darf ich ihm zur Toilette helfen; seine Hand ist feucht und schlaff. Das Vertrauen, das er mir schenkt, ist unverfälscht und bedingungslos – die Art von Vertrauen, die zu sehr viel Schmerz geführt haben muss.

Zwei Tage später besuche ich ihn wieder. Diesmal habe ich eine neue Opfergabe dabei: Cheeseburger. Er hat einen klaren Tag, Erinnerungen sind leicht auffindbar, auch wenn sie oft ungeordnet sind. Michael springt durch seine Biografie. Geboren wurde er 1961, in San Francisco, in eine Familie mit neun Kindern. Er landete sogleich in einem Brutkasten und hatte hartnäckige Probleme mit der Schilddrüse, aufgrund derer er als Kind nicht sprechen konnte, nur gestikulieren, kreischen oder Lärm machen. Die Familie zog oft um, wurde nirgends heimisch. Nach eigener Aussage nannte man ihn Michael, weil niemand in der Familie so hieß – ein typisches Beispiel für die Michael-Logik. Er war drei, als er zu schreiben begann, einfach weil er nicht sprechen konnte. Worüber schrieb er? »Dinge, die mir widerfuhren, die ich nicht verstand. Dinge, die mit einem Mal vorbei waren. Dinge, die schmerzten.« Michael zeichnete und schrieb am Küchentisch seiner Eltern, oft stundenlang. »Mich heiterte das auf, und darüber war meine Mutter sehr verwundert. Und ich wollte besser werden. Danach wurde ich gut in dem, was ich tat. Meine Gedanken rennen mir davon, wenn ich arbeite, sie flitzen links und rechts an mir vorbei. – Wenn Michael Bernard Loggins schreibt«, fasst er zusammen, »ist er beinahe wie ein echter Mensch.« Was meint er damit, dass er sich, wenn er über seinen Schmerz schrieb, wie ein echter Mensch gefühlt habe?

Schon seit der Antike haben Künstler und Philosophen sich über die Launenhaftigkeit ihres Geistes geäußert. Oft interpretierten sie diese als ein Symptom der Melancholie, jenes Zustands, der bereits in der Antike eine besondere Stellung in der Welt der ›Krankheiten‹ eingenommen hat – als Vorläuferin der Depression, als Angststörung, aber auch als Voraussetzung für Genialität. »Nun aber werden uns die größten der Güter durch Wahnsinn zuteil, freilich nur einen Wahnsinn, der durch göttliche Gabe gegeben ist«, soll Sokrates bereits gesagt haben. »Nach dem Zeugnis der Alten ist auch der Wahnsinn edler als die Besonnenheit, der gottgewirkte als die menschlich bedingte.« Wenn aber ein Künstler ohne den göttlichen Wahnsinn »zu den Pforten der Dichtkunst kommt, in der Überzeugung, er könne auch wohl durch Kunst ein guter Dichter werden, der wird teils selber als ein Ungeweihter erachtet, teils wird seine Dichtung als die des Besonnenen von der der Wahnsinnigen verdunkelt«, meint Sokrates.

»Wie kommt es nur«, fragt der Autor des einflussreichen, aus dem Umfeld des Aristoteles stammenden Werks *Problemata* im Anschluss an Sokrates, »dass alle Menschen, die in Philosophie, Dichtung oder den Künsten herausragen, Melancholiker sind?« Seiner Ansicht nach war es die Folge eines einmaligen Mischungsverhältnisses von schwarzer Galle mit den anderen Körpersäften. Dieses Verhältnis sei sehr empfindlich. Wenn es gestört werde, könne der Melancholiker sich in seltsamem und maßlosem Verhalten verlieren. Am Ende des Buchs dreht der Autor seine an sich schon starke Anfangsthese sogar um und behauptet, alle Melancholiker seien außergewöhnlich. Hiermit reagiert er indirekt auf Sokrates: Der Wahnsinn, der als göttlich bezeichnet werden konnte, nannte sich also Melancholie.

Künstler aus allen Epochen, Ländern und Genres haben ihren seelischen Schmerz den eigentlichen Schöpfer ihres Werks genannt. Ludwig van Beethoven, der die Melancholie als seine Muse bezeichnete. Friedrich Schiller, der gesagt hat, wir alle seien Melancholiker. Edgar Allan Poe, der erklärte, in seine Melancholie verliebt zu sein. Van Gogh, der schrieb, dass seine Kreativität im gleichen Maß wie seine Geisteskrankheit anwuchs. Virginia Woolf, die die Melancholie ihre wichtigste Inspirationsquelle nannte. Joni Mitchell, die ihre Depressionen als »Sand, der die Perlen macht« umschrieb. John Cale, der singt, Angst sei sein bester Freund. Edvard Munch, der in seiner »Lebensangst« seinen wichtigsten Kompass sah (»Meine Kunst wurzelt im Anders-Sein, anders als die anderen. Mein Leiden ist ein Teil von mir und meiner Kunst. Ich muss das Leiden hegen«). Joost Zwagerman, der in einem seiner letzten Gedichte schrieb: »Vor allem Angst gehabt. Vor allem immer Angst gehabt. Vor Träumen und Dämonen. Vor Ausschluss und vor fast allen Unbekannten. Vor den Elementen. Vor Volk und Vaterland. Vor großen Träumen. Vor der Türklingel und vor Strafen auch. Vor allem Angst gehabt. Vor allem immer Angst gehabt.«

Nach Ansicht des amerikanisch-britischen Dichters T. S. Eliot gibt es eine ebenso direkte wie auffällige Verbindung zwischen Angst und Inspiration. Eliot betrachtete Inspiration nicht als etwas Positives, soll heißen: als inneres Aufwallen, sondern als etwas Negatives, als den Wegfall von Beschränkungen: »Es kommt vor«, schrieb Eliot, »dass in diesen Momenten der Inspiration, die durch das plötzliche Verschwinden der Last der Ängstlichkeit und Furcht, die pausenlos auf unser alltägliches Leben drücken, dass wir es nicht einmal mehr bemerken, etwas Negatives geschieht: Das soll heißen, es handelt sich nicht um ›Inspiration‹, wie wir sie uns üblicherweise vorstellen, sondern um den Zusammensturz unserer gewöhnlichen Barrieren.«

Große Namen, die Michael wenig sagen.

Am Abend in meinem Hotelzimmer fange ich an, die mitgebrachten wissenschaftlichen Bücher und Artikel zu lesen. Der ›Wahnsinn‹ all dieser großen Künstler ist mehr als Koketterie, wie sich zeigt. 1972 untersuchte der Psychologe Colin Martindale die Leben von jeweils 21 bedeutenden englischen und französischen Dichtern. Er kam zu dem Ergebnis, dass mehr als 50 Prozent der englischen und 40 Prozent der französischen Autoren und Autorinnen unter ernsten psychischen Problemen litten: Nervenzusammenbrüche, psychotische Episoden, Alkoholismus, Einweisungen in die Psychiatrie, Suizid. (Der entsprechende Anteil in der Gesamtbevölkerung lag zwischen ein und zwei Prozent.)

Eine andere interessante Studie stammt von dem Psychiater Arnold Ludwig, der die Biografien von Künstlern analysierte, die zwischen 1960 und 1990 in der Literaturbeilage der *New York Times*, der *New York Times Book Review,* besprochen worden waren. Ludwig fand heraus, dass Künstler und Künstlerinnen zwei- bis dreimal so stark gefährdet sind, an einem psychischen Leiden zu erkranken. Außerdem wurden sie sechs- bis siebenmal so oft in die Psychiatrie eingewiesen. Die möglicherweise umfassendste Untersuchung hat jedoch die Psychiaterin Kay Redfield Jamison durchgeführt. 1993 wertete Redfield Jamison Leben und Werk aller großen englischen und irischen Dichter aus, die in der Zeit von 1705 bis 1805 geboren worden waren.

Sie las ihre Bücher, studierte die Angaben über Gesundheit und Krankheit, schaute sich ihre Briefe an und durchforschte die Erinnerungen von Zeitgenossen. Sie stellte fest, dass Dichter ein um den Faktor 20 höheres Risiko haben, in die Psychiatrie eingewiesen zu werden, als der Durchschnitt. Mehr als die Hälfte der Dichter litt unter Stimmungsschwankungen, und sie waren im Durchschnitt 30 Mal häufiger manisch-depressiv als die übrige Bevölkerung. Der Großteil der romantischen Dichter im England des 18. Jahrhunderts würde heute wohl als psychisch krank diagnostiziert werden. Samuel Johnson? Johnson war regelmäßig niedergeschlagen, er hatte Tics, Obsessionen und Phobien und betrachtete sich selbst als chronisch melancholisch. Die heutige Diagnose würde vermutlich ›depressiv‹ lauten. Robert Burns' jahreszeitlich bedingte Melancholie, von ihm beschrieben als »Qualen eines kranken Nervensystems«? Heute würde man wohl sagen, Burns war bipolar, ebenso wie William Wordsworth, Lord Byron, John Keats und Samuel Taylor Coleridge, so offen, wie er über seine quälenden »melancholischen, ängstlichen Gefühle« sprach, die aber zugleich die Flammen gewesen seien, die seinen inneren Dichter am Leben hielten. »Wir vom Fach sind alle verrückt«, fasste Lord Byron es prägnant zusammen. »Manche sind sehr heiter, andere melancholisch, doch wir sind alle innerlich bewegt.«

Jüngere Studien, die sich mit zeitgenössischen Autoren und Autorinnen beschäftigen, zeigen dasselbe Muster. Die Neurowissenschaftlerin Nancy Andreasen untersuchte die Teilnehmer des Iowa Writers' Workshop und stellte fest, dass der Prozentsatz der Autoren und Autorinnen, die die formalen Kriterien für eine bipolare Störung erfüllte, fast dreimal so hoch war wie im Durchschnitt. Welche Studie ich auch betrachte, die Ergebnisse ähneln einander stets. Statistisch gesehen scheint ›Künstler‹ ein sehr gefährlicher Beruf zu sein, vielleicht sogar gefährlicher als Soldat oder Schlangenbeschwörer.

Wie wird ›Wahnsinn‹ zu Kunst?

Neurologisch betrachtet geht es um zwei Dinge: Flexibilität und Gedankenschnelligkeit plus die Fähigkeit, diese Gedanken zu kombinieren. Menschen in einem Anfall von Hypomanie sind darin hervorragend. Hypomanie ist ein intensiver, überaus erregter Daseinszustand, der manchmal einer Manie vorausgeht. Heute bezeichnet man dies gelegentlich auch als einen Flow. Menschen, die in einem Flow sind, machen sich im Kopf frei von den Umständen, in denen sie sich befinden, frei vom Ort, an dem sie sind, frei von der Zeit. Wenn man währenddessen ihre Hirntätigkeit scannt, sieht man zwischen den beiden Hirnhälften sehr viele neue Verbindungen aufleuchten. Menschen im Flow haben relativ viele Gedanken in einer bestimmten Zeitspanne, die Gedanken sind schneller, schießen manchmal in alle Richtungen. Menschen in einem Flow zeigen eine erhöhte Sensibilität für das, was andere erleben und empfinden, aber auch für das, was sie selbst fühlen und denken. Sie funktionieren auf einem hohen intellektuellen Niveau, sie sind assoziativ, finden schnell die Wörter, die sie suchen, und Wörter, die diesen ähnlich sind, und so weiter; in ihren Gedanken und Verknüpfungen erleben sie eine große Freiheit, ohne jede Spur von Zweifel kombinieren sie fröhlich drauflos. Sie halten sich nicht an Grenzen und Kategorien, sie sind nicht auf der Suche nach einer bestimmten Antwort oder einem Ziel. Sie lassen sich vom Abenteuer leiten, vom Spieltrieb, vom Flow. Während dieses chaotischen Geisteszustands, der meist nur ein paar Stunden dauert, kommt es ständig zu Kollisionen und gegenseitigen Impulsgebungen zwischen Wörtern, Bildern, Ideen, Gedanken. Dann, wenn der Flow schwächer wird, wenn die Hypomanie weicht, kehren sie, meist etwas ermüdet, zurück auf die Erde, und ihre Gedanken ordnen sich wieder. Und was, wenn der Flow nicht abebbt, sondern immer heftiger wird? In diesen Fällen sprechen wir von einer Manie, oder, wenn Wahnvorstellungen hinzukommen und die Ordnung überhaupt nicht zurückkommt, von einer Psychose.

Und was ist mit den depressiven, den melancholischen oder ängstlichen Phasen? Welchen Nutzen haben sie? Diese Perioden sind ruhiger und liefern wenig Energie. Der Sturm der Ideen hat sich gelegt, und es ist an der Zeit, diese zu ordnen. Der melancholische, depressive oder ängstliche Künstler ist nicht übermütig, im Gegenteil, er fürchtet, etwas Schlechtes zu schaffen, er fürchtet das Urteil der anderen, ihn plagen Zweifel. Seine Vorsicht, seine Angst bewahrt ihn davor, Fehler zu machen. Der melancholische, depressive oder ängstliche Künstler schaut auf das Leben zurück und kann so aus zahlreichen schwierigen Phasen schöpfen, die er normalerweise unterdrückt oder verdrängt.

Auch Michael gehört zu den Melancholikern, auch wenn er diesen Ausdruck selbst wohl kaum verwenden würde.

Er denkt anders als die meisten von uns, er erlebt Dinge anders, gibt ihnen eine vollkommen andere Bedeutung, als wir es tun würden. Manche verarbeitet er in seiner Kunst, andere vergisst er. Daran, dass er mit 17 vergewaltigt wurde, denkt er zum Beispiel nur noch selten. Es begann auf der Straße, ein Mann blieb neben ihm stehen. Er lud Michael in seine Wohnung ein und sagte ihm, er solle seine Hose ausziehen. Aus den Augenwinkeln sah Michael, dass auf der Anrichte ein Hammer lag. Er zögerte kurz, doch seine Abneigung gegen Gewalt obsiegte, und er wehrte sich nicht. Seine Wut auf den Mann verschwand, als dieser verurteilt wurde und ins Gefängnis kam. (Angst Nummer 51 laut *Fears of Your Life:* die Angst vor sexuellem Missbrauch.) Damit war die Sache für Michael erledigt, in seinem System war damit wieder alles im Lot. Doch Michael kann plötzlich fix und fertig sein, wenn er daran denkt, dass sich neulich jemand im Bus nicht neben ihn setzen wollte. Der Tod seiner Eltern vor einigen Jahren, die kurz nacheinander starben und bei denen er wohnte, traf ihn weniger hart als etwas Gemeines, das jemand, den er für einen Freund hielt, 1992 zu ihm gesagt hat. Eltern sterben nun mal, aber dieser Freund, der hatte ihn verraten.

Vergleichbares gilt für seine Ängste: Seine kognitive Beeinträchtigung bewirkt, dass sie alle gleichwertig sind. Angst Nummer 50 (Angst davor, von einem Lehrer den Hintern versohlt zu bekommen, der dafür die Erlaubnis seiner Eltern hat) ist genauso schlimm wie Nummer 27 (Angst davor, alleingelassen zu werden). Nummer 53 (Angst vor Fledermäusen) ist genauso verunsichernd wie Nummer 57 (Angst davor, anders zu sein). Und Nummer 87 (Angst davor, umarmt zu werden) ist ebenso intensiv wie Nummer 98 (Angst vor Menschen, die vor ihm Angst haben).

Gerade das Fehlen jeglicher Hierarchie macht seine

Angstliste so eindrücklich. Es macht auf eine ungewöhnliche Weise deutlich, wie vielen ›Gefahren‹ wir stündlich ausgeliefert sind, wie willkürlich unsere Unterscheidung zwischen ›realen‹ und ›irrealen‹ Ängsten und wie fragil unser Sicherheitsgefühl ist. Michaels hauptsächliche Angst in dieser Woche: dass der *pot pie* (eine Art Instant-Hühnersoufflé), den er zum Frühstück isst, seine Därme wegätzt und dass der Fernseher umkippt und ihn mit einem elektrischen Schlag töten wird. Michael Bernard Loggins führt ein Leben ohne Trennwände.

Ein großer Unterschied zwischen den weiter oben genannten Künstlern und Michael ist, dass er nicht die Meinung vertritt, seine Angst habe ihm etwas Gutes gebracht. Bei unserem zweiten Treffen versuche ich ihn davon zu überzeugen, dass er ohne seine Ängste möglicherweise nie angefangen hätte zu schreiben und zu zeichnen, und auf gar keinen Fall hätte es sein Angstbuch gegeben – Angst als Fluch und als Inspirationsquelle, so wie es all die berühmten Künstler, die ich genannt habe, von sich behauptet haben. Michael zuckt mit den Schultern.

Könne er sich an einen Tag erinnern, an dem er keine Angst hatte?

Er schüttelt den Kopf. Und wenn er keine Angst hatte, fürchtete er, Angst zu bekommen, was bewirkte, dass er ständig in höchster Alarmbereitschaft war, sich gehetzt und unsicher fühlte.

Wo verspüre er Angst?

Er legt den Unterarm auf seinen Bauch. »In Michael Bernard Loggins' Bauch.«

Was sei Angst für ihn?

»Angst, das ist, als ob ein Wagen auf mich zukommt, den ich nicht aufhalten kann. Und ich kann auch nicht zur Seite ausweichen, und außerdem habe ich wahrscheinlich die falschen Schuhe an, sodass ich falle. Ich falle ständig.«

Warum habe er seinerzeit beschlossen, seine Ängste aufzuschreiben?

»Um zu verstehen, was sie bedeuten. Was Angst mit einem macht. Man muss die Angst verstehen und daraus lernen. Sonst verletzt man Menschen. Es gibt keinen anderen Weg. Man kann versuchen, Angst zu verbergen, so wie ein Hund einen Knochen versteckt. Doch dann findet jemand anderes den Knochen und schlägt dich damit.«

Am Ende unseres dritten Treffens – diesmal: Singles + Cheeseburger + Pommes – gebe ich Michael den Druck des Munch-Gemäldes. *Angst* zeigt ein paar gespenstische Gestalten auf dem berühmten Weg, den wir aus dem *Schrei* kennen, im Hintergrund ein roter, wogender Himmel. »Das sieht ja richtig *happy* aus«, sagt Michael zu meinem Erstaunen. »Farben, *happy* und Gelächter. Allerdings ein wenig einsam. Es gefällt mir. Wer hat das gemalt?«

»Edvard Munch«, erwidere ich.

»Ed?«

»Okay, Ed.«

»Vielleicht gefallen meine Wörter Ed ja auch.« Michael hat auch ein Geschenk für mich: ein neues Wort, in seiner rührend großen und übertrieben deutlichen Handschrift auf einer Karteikarte notiert. Das Wort lautet: *disminsh,* was, wie ich annehme, eine Abwandlung von *diminish* ist.

Es bedeutet laut Michael: »dass der Schmerz wegverschwindet«. Auf mein Bitten hin führt er es weiter aus: »Dass man hofft, dass es weniger wehtut, weniger beschwerlich wird, weniger schlecht und elendig. Sonst ist der Schmerz viel zu unerträglich oder zu tief, in Decken gewickelt.« Vielleicht könne ich das Wort Freunden zeigen oder Ed. Ob es Ed gefallen werde?

Bei unserem vierten und letzten Treffen – Singles + Cheeseburger + Pommes + Fanta Orange – frage ich ihn, ob er noch mal ein Buch schreiben wird. Er schüttelt dezidiert den Kopf. Er findet es schwierig, dieses Veröffentlichen. »Die Leute stellten mir lauter Fragen, warum ich dies tat, warum ich jenes nicht machte. Sie waren versnobt. Sie machten Michael Bernard Loggins nervös und ängstlich. Als hätte ich etwas Falsches getan. Michael Bernard Loggins tat einfach, was er tun musste.« In den nächsten Jahren wird es also bei losen Notizen bleiben, wie sie zu Tausenden in seinem Zimmer herumliegen, aufgeschrieben in Heften, auf Servietten, sogar auf Hühnersoufflé-Kartons. Ebenso unvermittelt, wie es begann, endet Michaels öffentliches Leben. Der Angstautor ist zu ängstlich zum Publizieren. Wohl aber greift er, extra für mich, in einen Müllsack, randgefüllt mit von ihm beschriebenen Servietten und Papierschnipseln. »Du machst Geschenke, ich mache Geschenke«, sagt er. Dann schaut er mich eindringlich an und fragt, ob ich Michael Bernard Loggins vermissen werde. Ich sage, das werde ich, und frage ihn, ob Michael Bernard Loggins Daan Heerma van Voss vermissen werde. Er schließt die Augen und nickt. Wir nehmen Abschied, ohne Abschied zu nehmen, sprechen keine großen Worte aus, schweigen nur und nicken. Auf dem Stück Papier, das er mir gibt – die Visitenkarte eines Maklers – stehen auf der Rückseite die Sätze: *Life is very precious. In a good way! –* Das Leben ist kostbar, auf eine gute Art.

Als ich seine Wohnung verlasse, weiß ich noch nicht, wie ich Michael interpretieren soll, wie er in die Geschichte von Angst und Kreativität passt. Vielleicht müssen wir zu Aristoteles und zu seiner einzigartigen Mischung aus schwarzer Galle und anderen Körpersäften zurückkehren, die angeblich die Außergewöhnlichkeit des Melancholikers erklärt. Obwohl man der Vier-Säfte-Lehre weitestgehend abgeschworen hat, können wir möglicherweise noch etwas aus ihr lernen. Das Gleichgewicht zwischen sensibel und hochsensibel, zwischen etwas sehen, was sonst keiner sieht, und halluzinieren, zwischen sich anderer bewusst sein und paranoid sein, zwischen einem Angeregt-werden durch Angst und einem Gelähmt-sein durch Angst ist leicht zu stören. Für viele aber ist es entscheidend im Hinblick auf den kreativen Prozess. Wir haben es also mit zwei Faktoren zu tun: einem bestimmten Maß an Melancholie und Gleichgewicht.

Beginnen wir mit der Melancholie – oder dem Wahnsinn oder der Angst –, indem wir all diese Begriffe durch einen vierten ersetzen: sich anders fühlen. Was all die Künstler, die hier erwähnt wurden, miteinander verbindet, ist, dass sie sich anders fühlten. Daraus erwuchs das Bedürfnis, ›die Welt zu zähmen‹, einen Modus zu finden, um sich zum Leben verhalten zu können, denn das war nicht selbstverständlich. Das wiederum hatte zur Folge, dass sie das Bedürfnis verspürten, etwas zu schaffen, das es noch nicht gab, um sich auf eine originelle, schöpferische Weise zu präsentieren. Melancholie und Angst haben im Laufe der Jahrhunderte dafür gesorgt, dass Millionen Menschen das Gefühl hatten, nicht am richtigen Platz zu sein, Außenseiter zu sein und sich nicht auf traditionelle Weise äußern zu können. Auf der Suche nach der Bedeutung des Lebens begannen sie zu malen, zu schreiben, Filme zu machen oder zu singen. Was sind Künstler? Nach Ansicht des Autors Tim Parks sind es Menschen, die nie eine feste Position zwischen den Polen Angst und Mut gefunden haben und die daher unaufhaltsam danach haben forschen müssen, wo sie stehen. Diese Suche, das sei der Ursprung ihrer Kunst. Wo ich mich auf der Parks-Skala befinde, ist schwer zu sagen. Wenn ich mich vollkommen am rechten Ort gefühlt hätte, wenn ich mich nie hätte fragen müssen, warum ich andere Dinge zu sehen und anderes zu empfinden schien als meine Freunde, wenn ich nie befangen gewesen wäre aufgrund von etwas, das ich nicht verstand oder durchschaute, dann hätte ich schon längst aufgehört, dann wären meine Notizbücher leer geblieben, und dieses Buch hätte es nie gegeben, dessen bin ich mir sicher. Mit anderen Worten: Das Gefühl des Andersseins war nicht nur eine Quelle der Angst, sondern auch eine treibende Kraft.

Dieses ›Anderssein‹, diese Unfähigkeit, eine stabile Position im Angst-Mut-Spektrum zu finden, steht übrigens in keinem Zusammenhang mit der Qualität der produzierten Kunst. Das ist ein romantisches Klischee, die Folge einer stark verzerrten, historischen Darstellung der Geschichte

von Wahnsinn und Kunst. Es wurden nämlich nur die Großen der Erde berücksichtigt, die bedeutendsten Autoren
und Dichter, die *weltberühmten* Künstler, die Angst und
Melancholie als Quell ihrer Inspiration besungen haben.
Die Dichter und Künstler, die nicht von Zeitgenossen oder
Biografen beschrieben wurden, deren Werke nicht in Mu-
seen hängen und die nicht als Klassiker wiederaufgelegt
oder aufgeführt werden, sind der Vergessenheit anheim-
gefallen. Und das, obwohl es keinen Grund gibt zur Annahme, dass diese ›zweite Reihe‹ weniger ›wahnsinnig‹ war
als die erste. Ich denke nicht, dass es sinnvoll ist, Wahnsinn
qualitativ zu betrachten. Einige derer, die sich anders fühlten, schufen Meisterwerke, andere wiederum vervielfäl-
tigten ihre niedergeschriebenen Ängste selbstständig und
hefteten sie dann eigenhändig zusammen. Manche ernteten
weltweiten Erfolg, andere fürchten, dass der *pot pie* ihnen
die Gedärme wegbrennt. Manche lassen sich feiern, andere
ziehen sich zurück. Doch wenn sie arbeiten, fühlen sie sich
wie echte Menschen.

Daher ist es auch logisch, dass sie sich auf essenzielle
Weise verloren fühlen, wenn ihr Bedürfnis, die Welt zu
zähmen, unbefriedigt bleibt. Der Psychiater Jan Swinkels
hat mir von einem jungen Maler berichtet, der bei ihm
in Behandlung war. Ivo, ein 19- oder 20-jähriger Student
der renommierten Rietveld-Akademie in Amsterdam, war
psychotisch und sehr ängstlich geworden. »Ivo war zum
Malen berufen. Ich verschrieb ihm Tabletten, hielt aber die
Dosierung sehr niedrig. Hätte ich ihm zu viel verabreicht,
hätte er nicht mehr malen können, und dann wäre ihm
der einzige Weg versperrt gewesen, über den er mit der

Welt in Kontakt stand. Eines Tages malte er ein Bild von einem Sternenhimmel, vor dem der Kopf seiner Mutter zu sehen war, in den er eine Grube gezeichnet hatte. Er selbst war auch abgebildet, er stand daneben, mit einer Schaufel. Nicht lange nachdem dieses Bild entstanden war, erlitt Ivo eine schwere Psychose, just als Swinkels in Urlaub war. »Ivo wurde in eine Klinik eingewiesen, wo man nicht mit ihm geredet hat. Stattdessen wurde er mit Pillen vollgestopft. Schließlich rief man mich im Urlaub an. Ivo hatte sich vor einen Zug geworfen.« Das Gemälde schenkten Ivos Eltern dem Psychiater, es hängt nun in Swinkels' Arbeitszimmer. Er betrachtet es jeden Tag. »Dann starre ich auf den Sternenhimmel und auf den Kopf der Mutter mit dem Loch darin und sehe eine deutliche Gemeinsamkeit: Sowohl das Weltall als auch das Gehirn sind unendlich, man kann sich hineinstürzen und niemals irgendwo landen. Kunst rangiert auf der zum größten Teil unerforschten Grenzfläche zwischen Biologie und Psychologie. Kunst ist eine unverfälschte Vorstellung dessen, was ein Mensch ist. Doch diese Authentizität hat einen Preis.«

Das bringt uns zum zweiten Faktor: das Gleichgewicht. Das hat, wie mir an Michael denkend klar wird, vor allem mit Bewusstsein zu tun. Die meisten romantischen Dichter waren sich ihres ›Wahnsinns‹, ihrer Melancholie und ihrer Ängste bewusst und deshalb in der Lage zu erkennen, wann ihnen der Kontakt zur Wirklichkeit entglitt. Sie verfügten über ein gewisses Maß an Kontrolle, und wenn sie sich doch mal in der Melancholie verloren, wussten sie meist, wie sie zurückfinden konnten – mit einem Stapel neuer Gedichte als Beute. Mit anderen Worten: Sie achteten aufs Gleichgewicht. Anders als Michael, der seine Ängste so gut wie gar nicht kontrollieren kann. Darum besingt er seine Ängste auch nicht; er kann sie nicht ausschalten, ihm bleibt nichts anderes übrig, als sie auszuhalten. Seine Ängste steuern ihn. Er folgt ihnen und notiert das Ergebnis.

Einen halben Tag vor meiner Abreise aus Kalifornien nach Amsterdam lese ich mir Michaels Angstliste noch mal durch. »Angst Nummer 138: Angst davor, von der Brücke zu springen, sehr hoch, mit einem sehr tiefen Plumps ins tiefste Wasser, und damit nimmst du dir selbst das Leben. Du wirst von der höchsten Stelle springen.« Am letzten Nachmittag in San Francisco spaziere ich zusammen mit Kevin Briggs über die Golden Gate Bridge. Briggs ist ehemaliger Polizist und ist hier 20 Jahre lang auf Streife gegangen, und ich habe ihn, nachdem ich einiges über die Geschichte der Brücke gelesen hatte, mit der Bitte um ein Gespräch kontaktiert. Seit ihrer Eröffnung im Jahr 1937 haben sich mehr als 1600 Menschen von der Brücke in die Tiefe gestürzt – von überall auf der Welt kommen Menschen hierhin, um die Brücke zu betreten und nicht wiederzukehren. Alle zehn Tage springt hier jemand in den Tod.
Wir laufen auf den Fußgängerweg am Rand der fast 2,8 Kilometer langen Brücke, die heute zur Hälfte im Nebel verschwindet, was unserem Spaziergang eine traumähnliche Atmosphäre verleiht. »Ich sehe eine andere Brücke als du«, sagt Kevin. »Ich sehe Menschen und Autowracks, Schatten, die niemand erkennt, und Unfälle, an die sich niemand erinnert.« Der Verkehr rast an uns vorbei, Windstöße lassen die feinmaschigen Drahtgitter rasseln, man versteht

kaum ein Wort, es ist nasskalt, uns beiden läuft sofort die Nase. Kevin hatte mit rund 200 Menschen zu tun, die aufs Geländer kletterten. Ängstliche, verzweifelte Menschen, bereit zum Sprung. Er war derjenige, der versuchte, sie von ihrem Vorhaben abzubringen. In ihren Gesprächen ging es immer um Angst, Angst vor Gesichtsverlust, Angst vor einer ungewissen Zukunft, Angst, andere zu enttäuschen, Angst, sich nicht verständlich machen zu können. Vor allem Letzteres wiegt laut Kevin schwer. »Menschen brauchen einen Weg, mit anderen in Kontakt zu treten. Direkt oder auf Umwegen.« Ein möglicher Umweg ist Kunst. Kevin kann sich noch gut an Jason erinnern, ein ruhiger, höflicher, zweiunddreißigjähriger Mann. »Nichts an seinem Verhalten deutete auf Panik oder Launenhaftigkeit hin. Er entschuldigte sich im Voraus für das, was er vorhatte. Jason war sehr klug, sensibel und außergewöhnlich talentiert, erzählten seine Eltern mir später, er schrieb Bücher, für die er keinen Verlag fand. Er erhielt nicht die Möglichkeit, sein Anderssein zu äußern. Es frustrierte ihn, und jedes kleinste bisschen Hoffnung auf Kontakt, das er hatte, verwandelte sich in Schmerz.«

Zu Hause in den Niederlanden lege ich die Zettel und Kartonstücke, die ich von Michael bekommen habe, auf den Schreibtisch. Da liegt auch eine Nachricht von D., von vor langer Zeit, lange bevor sie ausgezogen ist. In ihrer schräg stehenden, eiligen Handschrift lässt sie mich wissen, dass sie mich liebt und dass ich keine Angst zu haben brauche.

14
Die Anatomie misslungener Gespräche
(Vor ihrem Auszug)

In den Tagen nach meiner Rückkehr aus San Francisco schleichen sich unentwegt Erinnerungen an unser Gespräch in der Küche in meine Gedanken, das Pochen auf dem Schneidebrett, D.s roter Pullover. Danach tauchen Erinnerungen an die Zeit davor auf. Mir fällt plötzlich wieder ein, dass sie etwa einen Monat vor ihrem Auszug die Ansicht äußerte, meine Ängste seien in eine Depression übergegangen. Ich stimmte ihr sogleich zu. Vielleicht war ich ja erleichtert darüber, dass sie es bemerkt hatte.

Dieses Phänomen ist nicht ungewöhnlich. »Angst liegt einer Depression zugrunde«, meint der Psychiater Witte Hoogendijk. »Auch wenn Angst irreal ist, nistet sie sich im Denken ein und haftet sich ans Unbewusste.« Es verwundert daher auch nicht, dass jemand mit einer Depression im Vergleich zu einem ›gesunden‹ Menschen ein drei- bis achtfach erhöhtes Risiko hat, eine Angststörung zu entwickeln, und dass jemand mit einer Angststörung ein sieben- bis zweiundsechzigfach höheres Risiko hat, depressiv zu werden, als ein ›Gesunder‹. In vielen derartigen Fällen lässt sich die Depression als akute Erschöpfung der Psyche (aufgrund von Angst) verstehen. Der britische Journalist Johann Hari, der regelmäßig unter Depressionen leidet, vergleicht Angst und Depressionen mit Coverversionen desselben Songs: einmal gespielt von einer melancholischen Emo-Band und einmal von einer kreischenden Heavy-Metal-Band. Obwohl sich die Emotionen, die das Lied hervorruft, stark unterscheiden, sind die Noten auf dem Papier dieselben.

Wie war D. zu dieser Ansicht gelangt? Wie redeten wir eigentlich über Angst und Depression? Wie verliefen diese Gespräche?

Ich erinnere mich vor allem an die Frage, die – rückblickend betrachtet – das Ende all meiner Beziehungen eingeläutet hat: »Was hast du denn?«

※

Vor der Beziehung kommt das Verliebtsein.

In bin gut im Verliebtsein. Ich bin dann die beste Version meiner selbst und schaffe es sogar, mich davon zu überzeugen, dass dies die *echte* Version ist. Verliebtheit für einen Abend, Verliebtheit, die abflaute, Verliebtheit, die sich als Missverständnis erwies oder als regelrechter Irrtum ihrer- und meinerseits. Gerade weil ich weiß, wie selten und befreiend Momente der Leichtigkeit, der Schwerelosigkeit sein können, gehe ich in einer aufkeimenden Liebe, während der ersten Tage und Wochen, in denen es sich so anfühlt, als würde die Welt immer größer werden und alles eine Metapher scheint, vollkommen auf. Früher hielt ich mich für einen Romantiker. Inzwischen denke ich, ich bin einfach jemand, der schon früh gelernt hat, dass man nicht gleichzeitig verliebt und depressiv sein kann.

Eine andere Erklärung für meinen Hang zu Verliebtheit ist, dass sie es mir ermöglicht, körperliche Symptome, die ich normalerweise als unangenehm empfinde, auf positive Weise zu interpretieren, etwa so wie in dem *Fragment 31*, einem lyrischen Liebesgedicht der Dichterin Sappho von Lesbos: »Wenn ich dich erblicke / Kommt mir gleich kein einziges Weh'n der Stimme / Über die Lippen; / Sondern meine Zung ist erstarrt; ein zartes / Feuer strömt urplötzlich durch meine Pulse; / Dunkelheit umhüllt mir die Augen und mir / Klingen die Ohren. / Kalter Schweiß bedeckt mich; es erschüttert / Ganz ein Zittern mich; und noch bleicher bin ich, / Als verwelkte Blumen; ich scheine todtnah / Stockenden Odems.« Schön, nicht? Dieses Liebesgedicht wurde auch als eine der ersten dokumentierten Panikattacken interpretiert.

Zweimal war mein Verliebtsein von Dauer. Zweimal entwickelte sich das Verliebtsein zu einer Beziehung, zuerst mit J. (als ich 18 war) und dann mit E. (als ich 22 war). J. und E. verdienen mehr als eine nahezu anonyme Nebenrolle, doch ihnen die Aufmerksamkeit zu schenken, die sie tatsächlich verdienen, würde zu anderen Büchern führen. Für diese Geschichte, für diese Suche soll es vor allem um ihre Beziehung zu meiner Angst gehen. Obwohl es nicht der Grund für das Eingehen einer Beziehung war, bemerkte ich sehr bald, dass sie eine angenehm beruhigende Wirkung auf mein Gemüt hatten. Eine Freundin bezog mich ein in eine Welt, zu der ich als Single schon mal den Kontakt verlor; es gab Momente der Geborgenheit und des wirklichen Verstehens. Der große, ängstliche niederländische Schriftsteller Simon Vestdijk schrieb, neben seinen 52 Romanen,

30 Erzählungen, rund 1500 Seiten Lyrik und zahllosen Essays, auch eine Doktorarbeit über Angst. Laut Vestdijk ist die Liebe die effektivste Methode, Angst zu vertreiben. Leider führte das in seinem Fall nur zu zwei glücklichen Beziehungen: mit Ina Damman und mit Trix, und das waren Romanfiguren, imaginäre Lieben. In Briefen schrieb er regelmäßig über seine großen Lieben Ina und Trix. Zu echten Frauen sagte er, er sei vergeben.

Ein anderes schönes Beispiel für Angst, die auf literarischem Weg in einer einseitigen Liebe endet, findet sich bei Marcel Proust. In *Auf dem Weg zu Swann*, dem ersten Band des weltberühmten Romanzyklus *Auf der Suche nach der verlorenen Zeit* (geschrieben von 1908 bis 1922) lernen wir Marcel als einen ängstlichen Menschen kennen, in dessen Bild von der idealen Frau Mutterfantasien dominieren. So wie der junge Marcel erwartete, dass seine Mutter immer für ihn da war, erwartet er dies später auch von seiner großen Liebe Albertine. Doch zu seinem Leidwesen ist Albertine eine unabhängige Person. Für Marcel ist dies inakzeptabel, nicht hinnehmbar, unverzeihlich. Es flößt ihm beispiellose Angst ein. Die herzzerreißende Folge dieser angsterfüllten Liebe ist, dass sich Marcel in Albertines Anwesenheit nur sicher fühlt, wenn sie schläft, wenn sie sich nicht von ihm abwenden, ihn nicht abweisen kann. Vestdijk und Proust, zwei Seelen, die sich so sehr nach Kontakt sehnten, dass sie am Ende die Einsamkeit wählten.

Nach einiger Zeit in der Beziehung (sowohl mit J. als auch mit E.) stellte sich allmählich die Frage, ob ich ›mein Geheimnis‹ mit meiner Freundin teilen sollte. Klar, oder? Ansonsten würde ich mich von ihr entfremden. Außerdem würde sie es irgendwann sowieso erfahren. Doch wenn ich zu viel darüber spräche, würde ich sie vielleicht überfordern. Woher sollte ich wissen, welche Anzahl an Sätzen die richtige war? Welche Anzahl unsere Nähe erhalten würde?

In einem der ersten Kapitel des Buchs habe ich von den Erscheinungsformen der Angst gesprochen, vom Geflüster, von der Wortwahl und Wortfolge des geflüsterten Textes, die sich ständig veränderte, die aber immer eine Variante der ›Vorhersage‹ blieb, dass ich es nicht schaffen würde. In meinem Liebesleben prophezeite das Flüstern mir: Wenn deine Geliebte entdeckt, wer du wirklich bist, ist sie weg.

Also entschied ich, sowohl J. als E. davon zu erzählen. Umständlich und unsicher tastete ich mich an die Sprache heran, auf der Suche nach den richtigen Worten, um meine Launen und schlechten Phasen, meine Angst, verrückt zu werden oder für verrückt gehalten zu werden, zu beschreiben. Gerade aufgrund der Formlosigkeit dessen, was ich fühlte, wurde die Suche nach richtigen Worten immer wichtiger. Solange ich redete, war ich auf der Suche nach Form, nach Ordnung, nach Kontakt. Sobald ich schwieg, war ich vollkommen allein. Dann verirrte ich mich in meinen eigenen Gedanken, vielleicht würde ich irgendwann ja ganz in ihnen verschwinden. Wenn J. und E. in etwa verstanden hatten, was ich sagen wollte, begann ich, verzweifelt um Beruhigung zu betteln. Das würde doch schon werden mit mir, nicht wahr? Und mit uns? Echt? Meinst du das wirklich? Ich würde sicher nicht verrückt werden? Wir schaffen das doch, oder?

J. und E. reagierten unterschiedlich, vielleicht sogar entgegengesetzt, auf meinen ›Seelenstriptease‹.

Auf mein Drängen hin hüllte J. mich ein in Beschwichtigungen und Codewörter, Besänftigungen und Erklärungen. Ich fragte sie immer seltener, wie es ihr ging. Es dauerte nicht allzu lange, bis ich alle Wörter im Haus annektiert hatte und eine Stille sich ausbreitete. Ich erkundigte mich, ob sie bei mir bleiben würde. Da sie die eigentliche Bedeutung dieser Frage nicht kannte, sagte sie Ja. Ihr Gesicht verdüsterte sich. »Aber«, sagte sie nach einer Weile, »es ist doch alles in Ordnung? Die Sonne scheint, sieh nur.« Vorhänge, die sich öffneten, grelles, schmerzendes Licht. Ob ich etwa die Bäume nicht sähe, den herrlichen Himmel? Es gelang mir einfach nicht. Es war, als versuchte sie einen Farbenblinden davon zu überzeugen, dass es die Farbe Rot gibt.

Liebevolle Blicke, mitleidige Blicke, müde Blicke, verärgerte Blicke.

Neue Wörter hielten Einzug ins Schlafzimmer. Ein Ärztevokabular, das sie sich schnell zu eigen machte. Störung. Depression. Wörter, die angebracht waren, die sich aber dennoch wie eine Verurteilung anfühlten. Ich nahm es ihr übel, dass sie recht hatte.

E. hörte mir kopfnickend zu und wollte dann schöne Dinge unternehmen. Ins Kino, auswärts essen gehen, möglichst viele Comedians anschauen, lachen, irgendwas aushecken, herumalbern. Es funktionierte eine kurze Weile, bis mir klar wurde, dass unsere Beziehung zu einem Ablenkungsmanöver geworden war.

In beiden Beziehungen machten meine Ängste sich irgendwann sehr deutlich bemerkbar, und meine Freundin und ich mussten uns dazu verhalten, ohne zu wissen wie. Natürlich gibt es nicht die eine, allumfassende Erklärung, warum eine Beziehung scheitert; es gibt Dutzende Gründe, schwerwiegende und weniger schwerwiegende. Doch einer dieser Gründe war zweifellos meine Angst und die Dynamik, die sie in Gang setzte.

Beide Beziehungen erreichten ihr Endstadium, als die einzige Beruhigung, die ich noch fand, die Tränen meiner Freundin waren. Solange sie weinte, liebte sie mich noch. Ich erkannte die Tränen wieder, sie schienen mir zu folgen.

Beide Male war mein Liebeskummer heftig, oder besser: alles bestimmend. Dieser Liebeskummer bezog sich weniger auf *sie* als auf *uns*. Ich konnte einfach nicht begreifen, dass etwas, das es früher mal gab, das einst alles zu sein schien, plötzlich nicht mehr existierte. Nach meiner zweiten längeren Beziehung war ich so verwirrt, dass ich nach einer – wie ein Neurologe es provisorisch bezeichnete – Angstpsychose für einen Tag mein Gedächtnis verlor. (Dieses Phänomen nennt man *Transiente Globale Amnesie*.)

In den darauffolgenden Monaten versuchte ich, meine Fassung wiederzufinden. Ich begann, mir Erklärungen für die Beziehungskatastrophen auszudenken. Ich war zu jung, nicht ›bereit dafür‹. In anderen Momenten machte sich in mir ein gewisser Fatalismus breit: Vielleicht würden die Tränen mich weiterverfolgen, vielleicht würde die Angst all meine Beziehungen infizieren. Einmal mehr gelang es mir nicht zu unterscheiden, ob es sich bei diesem Gedanken um eine Angst, eine Prophezeiung oder sogar um einen Fluch handelte. Wäre es möglicherweise besser, in keiner Beziehung zu sein oder, unerbittlicher formuliert, nie wieder eine Beziehung einzugehen?

Nein, so sollte ich nicht denken.

Wenn ich eine neue Liebe fand, würde sie anders sein. Dann würde ich bereit sein.

❊

Zurück zur jüngeren Vergangenheit, zu den Wochen, bevor D. mich verließ. Das, was mein Urgroßvater einst als »den alten Feind« bezeichnet hatte und von meiner Mutter als »das Ungeheuer« umschrieben wurde, war zurückgekehrt. Es hatte auf den richtigen Moment gewartet und zugeschlagen.

Es war, als hätte ich, indem ich die ersten Anzeichen ignoriert hatte, eine Grenze überschritten, hinter der sich die Veränderungen, die sich ereigneten, exponenziell verschlimmerten. Mein Gedächtnis ließ nach, meine Emotionen wurden unvorhersagbar, meine Verdauung führte ein Eigenleben, und mein Immunsystem schien kaum noch zu funktionieren: Ich fing mir einen Virus nach dem anderen ein. Langsam, aber sicher untergrub dies meine körperliche und seelische Verfassung, sodass mir am Ende – und sei es auch nur vor Erschöpfung – nichts anders übrig blieb, als mich dem Ungeheuer zu unterwerfen, über das ich nur eines ganz genau wusste: dass es stärker war als ich.

Es gab Momente der Unbeschwertheit, doch die wurden seltener. Sie überkamen mich ganz unvermittelt, wenn ich draußen unterwegs war oder mit D. im Bett lag, wenn wir über Kindernamen stritten, was wir oft und gerne taten. Meine Namensvorschläge stammten meistens aus *Star Wars:* Boba oder Solo. Bei ihren Namen ging es ihr eher um den Klang: Peer, Foekje, Wies, Kiet. Wir lachten über die Auswahl des anderen, riefen: »Dann eben nicht!«, und umarmten uns. Ich weiß bis heute nicht, wie ernst dieses Gekabbel war. Ich strahlte, wenn befreundete Eltern mich mit ihren Kindern sahen und meinten, ich wäre bestimmt ein guter Vater. Ich dachte jedoch auch: Und was, wenn ich meine Ängste vererbe?

In diesen Momenten der Unbeschwertheit war ich glücklich, übertrieben erleichtert. Ich konnte es also noch, glücklich sein und glücklich machen! Meine Gier nach Glück in diesen Momenten erinnerte an einen Verdurstenden beim Anblick einer Oase. Er trinkt nicht, er säuft. Er lacht nicht, er gackert. So genoss ich jede Minute des Glücks, bis es verschwand und deutlich spürbar wurde, was uns alles aufgrund meiner seelischen Konstitution entging. Ich versuchte ihr zu erklären, dass das Ungeheuer für eine kurze Zeit verschwunden war. Sie sah mich verständnislos an.

»Was hast du denn?«, fragte sie zum soundsovielten Mal.

Wo sollte ich anfangen? Ich hatte etwas verloren, etwas war verschwunden, ich hatte etwas aus der Hand gegeben, etwas, das ihr und mir gehörte. Aber was war es genau?

Nichts, alles, ich wusste es nicht mehr. Ich durfte nicht klagen, ich wollte nicht klagen; ich klagte.

Wie in Trance, so beschreibt der amerikanische Autor William Styron in seinem Buch *Sturz in die Nacht* seinen Zustand während der Depression, und so fühlte auch ich mich in den Wochen vor D.s Auszug. Wenn man schläft, ist es, als wäre man wach, und wenn man wach ist, ist es, als schliefe man. Man schleppt sich durch jede einzelne Stunde. Und wenn das nicht gelingt, teilt man die Stunden in Minuten auf. Man hackt die Zeit in immer kleinere Stücke, so lange, bis die Stücke in die Handfläche passen.

Vor allem morgens war es hart. Ich wachte keuchend und zitternd auf, todmüde und ängstlich. Ich war außerstande, etwas zu essen. Was folgte, war ein Tag aus dem Leben eines Untergetauchten oder eines Schiffbrüchigen, eines Jägers und Sammlers, den nichts anderes beschäftigte, als es bis zum Abend zu schaffen, weil dann meine Ängste ein wenig nachließen. Am nächsten Morgen fing alles wieder von vorne an. Um mich abzulenken, sprang ich in das *rabbit hole* namens YouTube, torkelte durch Tumblr, bis mir der Kopf rauschte. Ich schaute jede Menge Filme. Ich schaute mir einen einzigen langen, nie endenden Film mit Hunderten von Schauspielern an, die alle durcheinanderredeten.

Ich brauchte ein Mantra. Eine Zauberformel, einen Satz, an dem ich mich festhalten konnte. Im Internet suchte ich endlos nach Zitaten, von allen möglichen Gurus und Betrügern, von Buddha bis Benny Hill. Ich brauchte wirklich unbedingt ein Mantra. Diesen Satz sprach ich in Gedanken und auch laut so oft aus, dass mir irgendwann klar wurde, dass er zu einem Mantra geworden war.

Die normale Welt schien sich immer weiter zu entfernen. Die normale Welt, in der es plötzlich nur noch Arglosigkeit gab, die mit einem Mal von Millionen arglosen Menschen bevölkert wurde, die arglos herumgingen und arglos Kaffee bestellten. Diese Welt konnte ich zwar noch sehen, hören und riechen, aber ich konnte sie nicht mehr berühren oder spüren. Die Arglosigkeit war künstlich und absurd, was bewirkte, dass die innere Logik, nach der die Welt sich drehte, die alles zusammenhielt, ihre Gültigkeit verlor. Früher verstand ich diese Logik, ohne nachzudenken handelte ich danach, früher war ich ebenso arglos wie die anderen, doch jetzt schaffte ich es nicht mehr, so zu sein. Ich kannte diese Gedanken, ich hatte sie schon öfter gedacht, in ähnlichen Phasen. Dennoch hatte ich das Gefühl, dass sie jetzt mehr Wahrheit enthielten denn je.

Ich las keine Bücher mehr, Texte begannen sehr bald, ein Eigenleben zu führen, die Sätze entgleisten. Wenn ich auf einer Seite den Wörtern ›Hilfe‹, ›schwarz‹ und ›allein‹ begegnete, oder auch ›lachhaft‹, ›Stille‹ und ›müde‹, deutete ich sie als Teil eines geheimen Codes, der mir klarmachen sollte, dass ich ein hoffnungsloser Fall war. Mit anderen Worten: Der zufällige Zusammenhang zwischen den Dingen und den Menschen hatte die Form einer Verschwörung angenommen. Diese Verschwörung war umso fataler, weil ich der Einzige war, der sie bemerkte.

Alles machte Geräusche, ich verstand nichts. Lastwagen fuhren durch mein Schlafzimmer, Tauben saßen auf meinem Kopfkissen. Und da war dieser ständige, dumpfe, diffuse Schmerz; oder eigentlich war es eher ein Druck, ein Druck, der auf meinen ganzen Körper ausgeübt wurde, auf meine Brust, auf meine Beine und auf meine Kehle, der gerade wegen seiner Allgegenwärtigkeit nicht lokalisierbar war und daher auch nicht bekämpft werden konnte. Dies alles führte unweigerlich zu Selbstmitleid, auch bei mir. Allerdings ist der Begriff ungenau: Ich hatte weniger *Mitleid* mit mir selbst, ich fühlte mich viel mehr nichtig als bemitleidenswert. Ich sah, wie verletzlich ich war, auch wenn andere das nicht sahen oder noch nicht sahen.

Ich starrte auf meinen Bauchnabel, auf mein bleiches Gesicht im Spiegel, auf den Streit an der Straßenecke, auf die Zeitungen, auf die kostenlose Essensausgabe, auf die ein Prozent, auf den Plastikmüll in den Ozeanen, auf die Ozonschicht und wieder nach unten auf meinen Nabel. Alles wurde groß, wurde klein, wurde groß. Ich verlieh Geld in dem Wissen, dass ich es nicht wiederbekommen würde. Ich schnorrte Mahlzeiten bei alten Freunden, die inzwischen Väter von Kindern waren, deren Namen ich immer wieder vergaß.

Allmählich war die Frage: Warum sind die anderen nicht depressiv, wohl aber ich? zu der Frage geworden: Warum bin ich depressiv und sie nicht? Wie konnten die Menschen nicht sehen, was ich sah, wie konnten sie so weltfremd sein und nicht wahrnehmen, wie absurd und zerbrechlich alles war, der ganze Zirkus?

Immer häufiger betrachtete ich die anderen so, wie manche Eltern ihre spielenden Kinder betrachten, leicht melancholisch und ein kleines bisschen neidisch, und gedanklich bei den vielen Gefahren, die die Kinder nicht sehen, sie aber schon. Ich fühlte mich gleichzeitig besser und schwächer als andere. Besser, weil ich die Verblendung der andern durchschaute, schwächer, weil ich, anders als sie, nicht mehr an diese Verblendung glauben konnte. Allmählich nahm ich es ihnen übel, wenn sie zufrieden ihr Leben führten, wenn sie glücklich zu sein schienen. Ich wurde verbittert und egozentrisch. Ich verurteilte mich dafür, auch wenn diese Verurteilung keinen Weg bot, die Verbitterung und Egozentrik abzulegen. Doch solange ich nach einem Weg suchte, machte ich mir vor, gab es einen Weg zurück.

Brav befolgte ich die vielen kleinen Regeln, die unserem täglichen Leben Form geben. Ich putzte mir die Zähne, hielt bei Rot an, wischte mich ab. Wenn ich nachdachte, knirschte mein Hirn, die Sätze, die ich aussprach, waren kurz und kraftlos, ich spürte, wie meine kognitiven Fähigkeiten nachließen, fühlte, wie ich dümmer wurde. Erstaunt stellte ich, meist im Laufe des Vormittags, fest, dass ich mich angezogen hatte, dass ich draußen unterwegs war, dass ich jemandem im Café gegenübersaß, dass ich wieder im Bett lag.

Jemand fragte, wie es mir gehe.

Ja, alles gut, viel zu tun.

Jemand beugte sich zu mir: Sei ehrlich, was fehlt dir?

Ich vergaß, was ich sagen wollte, bekam kein Wort raus, die Wörter blieben auf der Spitze meiner trockenen Zunge liegen.

Man sagte mir, man habe gestern viermal versucht, mich telefonisch zu erreichen, und dass es *doch nicht so schwierig sei, ans Telefon zu gehen.* Man sagte mir, dass ich nie zurückrufen würde, dass es *doch nicht so schwierig sei, eine Nummer einzutippen.* Der Mann, mit dem ich verabredet war, behauptete, wir seien überhaupt nicht verabredet. Aus Mitleid lud er mich zu einem Kaffee ein, mit einem Keks dazu, aber er müsse bald wirklich los. Eine Frau rief mich an und fragte, wo ich bliebe. Ich kannte sie nicht, sie klang alt, verärgert, ich hörte mitschmatzende Spucke.

Ich nahm Kontakt mit meiner alten Dealerin auf, die auch »Downer« vertickte, Valium und allerlei andere Pillen. Sie sagte, sie kenne meine Nummer nicht. Wir redeten aneinander vorbei.

Ich fühlte mich bloßgestellt, nackt, gebrechlich, ausgelaugt, ausgebrannt.

Ich schaute mir Naturfilme an und erkannte mich in Tieren wieder. Im Siamesischen Kampffisch zum Beispiel, einem kleinen, sechs Zentimeter langen Fisch, der in der Nähe von Indonesien lebt. Er baut ein Nest aus Sauerstoffbläschen, ein Schaumnest, eine Decke aus Luftblasen, unter der sein Weibchen und er sich umarmen. Plötzlich schien mir ein Schaumnest das Höchste zu sein, was man im Leben erreichen kann. Wie lange würden die Bläschen halten? Wie hörte es sich an, wenn sie zerplatzten?

Vieles, was ich sah, betrachtete ich nun aus einer Perspektive des Verlusts. Ich sah keine Straßen mehr, sondern den Wald, der für sie gerodet worden war, ich sah nicht die Frikadelle, sondern das Rind, das durch den Fleischwolf gedreht wurde.

Das Verhältnis zu meinem Körper veränderte sich. Manchmal vergaß ich, dass es ihn gab. Manchmal dachte ich aber auch, er gehöre einem anderen und ich sei darin gefangen. Ich starrte in den Spiegel, bewegte meine Gliedmaßen wie eine zum Leben erweckte Puppe. Ich war mir sicher: Aus dem kaum auseinanderzudividierenden Ganzen von Eigenschaften, Äußerlichkeiten und Charakterzügen, die zusammen ein mehr oder weniger kontinuierliches ›Ich‹ bildeten, war ein Element entfernt worden, ein augenscheinlich unbedeutendes Teil, das sich dennoch als entscheidend für das Gleichgewicht des Ganzen erwies.

Was ich im Spiegel sah, stimmte nicht, man konnte ihm nicht trauen. Mein Hemd war zu groß, meine Hose zu klein.

Mein Schlafzimmer war gleichzeitig Gefängniszelle und der Mittelpunkt meiner Welt, vielleicht sogar meines Universums. Die Sonne ging auf, wenn ich die Vorhänge öffnete, Geräusche gab es erst, wenn ich brummte, hustete oder plötzlich etwas sagte, irgendein Wort ohne Bedeutung. Ich bewegte mich immer weniger. Ich konnte mir keine Bewegung vorstellen, die besser oder sinnvoller war als keine Bewegung.

Ich schlief ein, während ich mir eine viel zu ausführliche Podcast-Doku über Fertignudeln anhörte … gefriergetrocknet … frittiert … Nahrung für die ganze Weltbevölkerung … Hunderte Milliarden Packungen pro Jahr … Müll … die Plastiksuppe …

✳

Das ist alles nur in deinem Kopf, sagte D.

Und wenn sie sagte, sie verstehe mich, hatte ich Angst, dass sie log, oder schlimmer: dass sie die Wahrheit sagte. Die Wahrheit wäre erst recht gefährlich. Wenn sie mich jetzt noch verstand, würde der Moment, in dem das nicht mehr der Fall war, sie umso härter treffen. Mir kam eine Passage aus einem Gedicht von Judith Herzberg in den Sinn: »Lüge nicht über Liebe / etwas das du fühlst oder etwas das du / gerne fühlen würdest. Lieber bin ich / betrübt als dass du lügst / denn das ist noch betrüblicher. // Lüge mich nicht an / über Gefahr / denn deine Angst spüre ich doch / und was ich wahrnehme ist wahr / oder ich kenne dich nicht und das / ist noch gefährlicher.«

Ich kannte sie doch wohl?

Ich liebte sie, das wusste ich. Alles, was sie über sich und uns sagte, rührte mich. Ich wollte zurück zum Anfang, zur Not auch zum Mittelteil. In welchem Teil befanden wir uns eigentlich gerade?

Sie hatte absolut keine Lust, ständig rührend gefunden zu werden.

Ich spürte, dass sie an dem, was ich erzählte, zweifelte. Sie stammt aus einer Familie, in der selten jemand krank war. Wenn sie als Kind einen grippalen Infekt hatte, wurde sie einfach in die Schule geschickt. Als ihre Mutter mal wirklich schwer erkrankte, arbeitete sie im Krankenhaus einfach weiter, mit einem iPad zwischen den pfefferminzgrünen Laken. Doch was ich hatte, konnte man mit einem MRT nicht sichtbar machen; es gab keine Wunde, keine Schramme, keine Narbe. Der einzige Beweis war die Zeugenaussage der Person, die man sowohl Täter als auch Opfer nennen konnte: ich.

Ich redete also, sie hörte zu. Jedes Mal, wenn ich erzählte, wie ängstlich ich war, fühlte ich mich erleichtert, als wäre ich kurz im Reinen mit mir. Sie versicherte mir immer wieder, sie denke weder, dass ich lüge, noch dass ich übertreibe. Doch nachdem ich eine Weile insistiert hatte, gestand sie, sie fände schon, dass ich meinen Emotionen eine zu große Aufmerksamkeit schenkte, mich zu sehr von ihnen mitreißen ließe. Okay, sie war also der Ansicht, ich *ließe* mich mitreißen; *lassen* impliziert eine Wahlmöglichkeit, und da eine Wahlmöglichkeit voraussetzt, dass es zwei nicht alternativlose Möglichkeiten gibt, ist durchaus anzunehmen, dass sie meinte, ich verhalte mich nicht richtig. Schließlich *zwang* man mich nicht zu leiden. Dies zu denken war ihr gutes Recht, doch in diesem Moment schuf sie eine schmerzhafte Distanz zwischen uns.

Manchmal sagte sie, ich müsse mir mehr Mühe geben. Manchmal sagte sie, Schwäche könne sie nur schlecht ertragen. Manchmal sagte sie: »Sei ein Mann!« Zu große Worte, um sie herunterzuschlucken. Hatte ich in all der Verwirrung auch meine Männlichkeit verloren? Wenn ich sie, nachdem ich einen Tag lang auf ihren Worten herumgekaut hatte, fragte, ob sie das wirklich denke, wies sie das entschieden von sich. Sie sagte, ich messe Wörtern und Formulierungen zu viel Bedeutung bei. Ich dachte nur: Wie soll man einander je verstehen, wenn man Wörtern *keine* Bedeutung beimisst?

Sie ging öfter zu Freunden. Sie nahm sich frei von mir. Das war nicht nur in meinem Kopf.

Sie fragte, warum ich in Gesellschaft von Freunden oder sogar von Fremden aufblühte.

Das sei ein notwendiger Trick, erklärte ich ihr. Ein Trick, der zwar nicht völlig verlogen sei, da er auf Eigenschaften beruhe, über die ich sehr wohl verfüge, der jedoch nichts damit zu tun habe, wie ich mich tatsächlich fühle oder wer ich in dem Moment sei. Außerdem fühle ich mich in Gesellschaft oft noch einsamer. Oft sei es, als wäre ein Gesetz mit umgekehrt proportionaler Wirkung in Kraft getreten: Je größer die Gruppe, in der ich mich befände, umso unverbundener fühlte ich mich. Die Anwendung dieses Tricks, hin und wieder unverzichtbar, um Menschen nicht noch mehr von mir zu entfremden, sei zudem total ermüdend. (Manchmal war es auch angenehm, für kurze Zeit konnte ich mir dann wieder vorstellen, wie das Leben *dort drau-ßen* – außerhalb der Depression – aussah.)

Doch die Rekonvaleszenz nach solchen Anwendungen, die Transformation zurück zu meiner wirklichen Verfassung, dieses innerliche Zusammenschrumpfen, nahm immer mehr Zeit in Anspruch. Manchmal musste ich mich stundenlang von einem Gespräch erholen, das nicht einmal zehn Minuten gedauert hatte.

Wollte ich nicht mitmachen mit den andern, mit dem Rest, oder konnte ich es nicht? Diese Frage stellte ich mir oft, mal verwundert, mal anklagend, doch eine Antwort fand ich nicht. Irgendwann gingen Wollen und Können dazu über, dasselbe zu bedeuten. Diese beiden Verben weckten Neid und Hoffnung, denn sie beschrieben zwei Fähigkeiten, über die ich bereits seit einer Weile nicht mehr verfügte und deren Existenz ich allmählich bezweifelte. Schließlich bedeutete sowohl Wollen als auch Können nichts mehr. Während ich ihr all das erklärte, schaute sie mich misstrauisch an. Lag es wirklich nicht daran, dass ich mit meinen Freunden besser reden konnte?

Nein, sagte ich, mit denen kann ich höchstens besser schweigen.

Es entstand eine Abfolge kleiner, schmerzlicher Verluste, die wir erlitten. Wir unternahmen weniger oft schöne Dinge zusammen, gingen nicht mehr auf Partys, saßen nicht mehr in Cafés, es war still bei Tisch, wir hatten wenig Sex. Wenn wir uns zu diesen früher so angenehmen Dingen dann doch mal durchrangen, wenn wir Partys besuchten oder tanzen gingen, funktionierte das auch nicht. Es erinnerte uns nur daran, dass das Leben davor anders gewesen war als das Leben seitdem, als das Jetzt.

Draußen bewegte ich mich wie jemand, der ständig Schutz vor Regen sucht, von einem Vordach zum nächsten. Das Viertel kam mir plötzlich ganz fremd vor, ich verstand die Reihenfolge der Hausnummern nicht mehr, nirgendwo ein Schild mit Straßennamen. Eine weiße Fassade, ein neongrüner Äskulapstab, eine Apotheke. Ich ging hinein, bleiches Neonlicht. Ibuprofen betäubte, auch wenn ich Magenschmerzen davon bekam. Nicht schlimm, das war ein Schmerz, den ich verstand, ein klarer, kontrollierbarer Schmerz, der Teil eines nachvollziehbaren Ursache-und-Wirkung-Zusammenhangs war, Schmerz mit Hand und Fuß. Mit einem durchschnittlichen Einkommen, so rechnete ich aus, konnte man pro Monat 21 000 Ibuprofen-Tabletten kaufen. Warum dies ein tröstlicher Gedanke war, wusste ich nicht, doch Gründe kümmerten mich immer weniger. Meine Füße waren permanent eiskalt, ich trug drei Paar Socken übereinander, das fühlte sich warm und sicher an, und jemandem mit beschützten Füßen konnte nichts passieren. Ich kaufte immer wieder neue Socken, die Schubladen quollen über, ich bekam sie nicht mehr zu. Mit einem durchschnittlichen Einkommen, so rechnete ich aus, konnte man im Monat rund 400 Paar Socken kaufen.

Das Merkwürdige ist, dass dieser Zustand der vollkommenen Verletzbarkeit, dieses nach außen gestülpte Innenleben, sich irgendwann, nach vielen Monaten, wie der einzige verbleibende Schutz anfühlt. Denn das Schlimmste ist nicht, auf dem Boden zu liegen, sondern zu fallen. Das Scheußlichste ist nicht der Tiefpunkt selbst, sondern der Moment kurz davor: Die Schwerkraft zieht einen nach unten und man sieht die Talsohle auf sich zukommen. Und da liegt man dann. Doch nach einiger Zeit bekommt der Boden etwas Beruhigendes, irgendwann kennt man die Kiesel, die Steine, den Staub. Alle Schmerzen, die man spürt, sind vertraut. Sobald es einem wieder etwas bessergeht, wird einem klar: Wenn du wieder auf die Beine kommst, kannst du erneut fallen.

Was immer auch kommen mag, nie wieder fallen.

»Du bist ein Müßiggänger, ein Schlafwandler, eine Auster«, schrieb der französische Autor Georges Perec in seinem autobiografischen Roman *Ein Mann der schläft*. »Die Definitionen variieren je nach den Stunden, den Tagen, doch die Bedeutung bleibt einigermaßen klar: du fühlst dich kaum geschaffen zum Leben, zum Handeln, zum Formen; du willst nur dauern, du willst nur das Warten und das Vergessen.« Warten und vergessen, das wollte ich. Ich stellte mir einen Schlaf vor, aus dem ich fröhlich und aufgeräumt erwachen würde. Einen einige Tage währenden Schlaf. Oder einige Wochen. Vielleicht Monate. Jahre?

Nachdem ich in der Zeitung eine rührende Todesanzeige gelesen hatte, reservierte ich unter dem Namen des Verstorbenen einen Tisch in einem schicken Restaurant. Das verlieh meiner Woche Sinn, es war eine gute Tat, eine saubere Tat. Die Vorstellung, dass noch jemand einen Stuhl für den Verstorbenen freihielt, beruhigte mich. Armer Mann. Tot. Jemandes Vater, Sohn, Mann.

Der Unterschied zwischen dem Leben, das ich führen

wollte, und dem Leben, das ich führte, wurde mit jedem Tag größer. Jeden Tag wurde mein Leben ungelebter. Möglicherweise würde ich diese Kluft nie mehr überbrücken können.

Ich habe bereits weiter oben von der Totalität der Angsterfahrung berichtet. Dass Angst und Panik überall gleichzeitig zuschlagen, ist eine Erfahrung, die vom ganzen Körper erlebt wird. Doch die Totalität ist nicht nur physisch, sie ist auch zeitlich. Wenn man von heftigen Ängsten überfallen wird, hat man keine Ahnung, wie lange dieser Zustand anhält. Würde jemand sagen: »Du fühlst dich noch einen Tag lang mies«, hätte man zumindest einen Anhaltspunkt, und die Angst würde vermutlich abebben. Aber das sagt niemand, das kann niemand sagen, man selbst am allerwenigsten, denn man wird in dem Moment von Angst regiert, und diese Angst behindert das Denken, sodass man plötzlich wehrlos ist bei der Frage: Was, wenn das für immer so bleibt?

D. hatte das Gefühl, mitgezogen zu werden, hinunter. Sollte sie das geschehen lassen, oder sollte sie mich verlassen? Was, wenn diese schwierige Phase durchgestanden war? Wie lange dauerte es bis zur nächsten? War es das, worauf ein gemeinsames Leben hinauslief, eine Reihe von friedlichen, aber instabilen Zeiten, auf den nächsten Sturm wartend?

Es dauerte nicht lange, bis sich erbärmliche Selbstmordfantasien einstellten. Ich fing an, mir allerlei Rechtfertigungen und Scheinargumente auszudenken. Folgte aus meiner Unfähigkeit, ein normales Leben zu führen, nicht die evolutionäre Pflicht, meinem Leben ein Ende zu setzen, um so denjenigen Raum zu geben, die überleben konnten, den am besten Angepassten, den *fittesten?* War es nicht schrecklich egozentrisch, weiterhin Aufmerksamkeit einzufordern und Sauerstoff und Nahrung zu verbrauchen, die für andere verwendet werden konnten?

Es fiel mir immer schwerer, meine Begründungen zu widerlegen.

Es war alles in meinem Kopf.

Dass ich, objektiv betrachtet, mehr als genug Gründe hatte und habe, am Leben zu bleiben, ja das Leben zu lieben, das wusste ich natürlich auch! Doch Anwandlungen von Scham darüber, dass meine negativen Gefühle nicht mit meiner objektiven Lebenssituation übereinstimmten, dass sie ›unberechtigt‹ waren, dass ich mich undankbar verhielt, verschlimmerten das Ganze nur. Ich fühlte mich nicht nur schlecht, sondern auch noch schuldig. All die netten Menschen, die mich mochten, und das war ihr Lohn?

Alle Vorteile, die mir in meinem Leben zuteilgeworden waren, kehrten sich gegen mich, wurden zu Gründen, mich zu verurteilen, mich zu betrachten und zu sagen: Du hättest stärker sein müssen, du hättest es besser machen müssen.

Die Schuldgefühle bedrückten mich und brachten meine Gedanken noch mehr durcheinander.

Unwillkürlich suchte ich die Zimmer mit den Augen nach Möglichkeiten ab: ein dicker Balken, ein Fenster, das ganz geöffnet werden konnte, eine Steckdose gleich neben der Dusche. Es waren Fantasien, mehr nicht, und diese Fantasien waren alles andere als romantisch, sie waren praktisch, sachlich. Zu Unrecht nimmt man oft an, ein Selbstmörder wolle sich selbst töten. Er will vielmehr *etwas in sich* töten, er will sich von dem Druck befreien, von dem Gefühl, eingesperrt zu sein, und Suizid ist nun mal die einzige Medizin, die garantiert bei allen Formen des Leidens wirkt. Es gibt nur ein Problem: Die Medizin vernichtet gleichzeitig alles andere. Es ist so ähnlich, wie wenn man in einem brennenden Gebäude eingeschlossen ist und aus dem Fenster springen will, erläutert der Autor David Foster Wallace in seinem Buch *Unendlicher Spaß*. Man will nicht aus dem Fenster springen, weil man die Vorstellung so verlockend findet, sondern weil man denkt, aus dem Fenster springen sei die bessere Alternative im Vergleich zum Verbleib in einem brennenden Gebäude.

Früher geriet ich in Panik, wenn mich derartige Fantasien heimsuchten. Seit einigen Jahren spenden sie Hoffnung: Offenbar möchte ich auf jeden Fall entkommen, offenbar möchte ich auf jeden Fall leben. Doch zu diesem lebensbejahenden, hoffnungsvollen Bewusstsein, das dazu beigetragen hat, dass ich solche Fantasien fast nicht mehr habe (sie leben höchstens in Form eines schwachen Wiedererkennens, des Mitleids weiter, wenn ich Berichte über Menschen lese, die ihrem Leben ein Ende gesetzt haben, und es mir vorkommt, als habe die Kugel, die mich knapp verfehlt hat, plötzlich einen anderen getroffen), war ich damals noch nicht gelangt.

✳

Die Anatomie eines weiteren misslungenen Gesprächs:

ICH Könntest du noch mal sagen, dass alles gut wird?

SIE Alles wird gut.

ICH Könntest du sagen: *Hab keine Angst?*

SIE Du brauchst keine Angst zu haben.

ICH Nicht?

SIE Blöd, dass du dich so fühlst.

ICH Aber?

SIE Aber könntest du nicht … ? Ach, lass nur.

ICH Was?

SIE Nichts.

ICH Nun sag schon.

SIE Kannst du nicht versuchen, dich darüber hinwegzusetzen?

ICH Was denkst du, was ich mache?

SIE Kannst du es nicht ein wenig mehr versuchen?

ICH Du denkst also, ich stelle mich an?

SIE Nein. Aber uns geht es doch gut? Dir und mir, uns geht es doch gut?

ICH Es liegt nicht an dir. Ganz und gar nicht, wirklich. Ich liebe dich. Doch was, wenn ich nicht arbeiten kann?

SIE Aber Arbeit ist doch nicht das Wichtigste.

ICH Würdest du das auch sagen, wenn ich bettelarm bin?

SIE Ich denke einfach, wenn du vollkommen glücklich mit mir wärest, würdest du dich nicht so fühlen.

ICH Ich fühl mich schon immer so.

SIE Vielleicht hast du dann noch nicht die Richtige gefunden. Neulich, als deine Freunde hier waren, schien es, als hättest du nichts. Du warst fröhlich und witzig.

ICH Ich hab getan, als ob. Das gelingt mir nur für kurze Zeit und kostet sehr viel Kraft.

SIE Kannst du nicht öfter so tun, als ob?

ICH Ich will nicht so tun, als ob, nicht dir gegenüber.

SIE Es würde helfen.

ICH Ich liebe dich. Sehr sogar.

SIE Das sagst du nur, weil du mich brauchst.

ICH Aber ich fühle es ganz deutlich. Es gibt nicht viel, dessen ich mir sicher bin. Aber das weiß ich genau.

SIE Wiederhole es, wenn du dich wieder besser fühlst. Dann zählt es.

ICH Du denkst also, ich stelle mich nur an?

SIE Nein, ich finde nur, du vergräbst dich manchmal regelrecht darin.

ICH Ich wollte, du könntest fühlen, wie das ist, an meiner Stelle.

SIE Was für ein blöder Wunsch.

ICH Nein, ich meine nicht, um dich zu bestrafen, sondern damit du es siehst und fühlst und wir über dasselbe reden.

SIE Worüber reden wir eigentlich?

Stille

ICH Könntest du noch einmal sagen, dass alles gut wird?

SIE Alles wird gut.

Sie geht ab. ›Ich‹ bleibt noch kurz liegen, übellaunig, erschöpft, darüber nachdenkend, wo genau, als würde es einen Unterschied machen, das Gespräch entgleist ist.

Varianten dieses sich im Kreis drehenden Gesprächs gibt es hundertfach. Und wenn man dieses Gespräch hundertmal geführt hat, warum dann nicht hundertundeinmal?

Wieder und wieder und wieder.

Je häufiger sie mich beruhigte, umso süchtiger wurde ich danach, und umso entschiedener musste die nächste Beruhigung sein. Irgendwann war sie mürbe. Alles war gesagt. Ich aber glaubte, ihr weiterhin erklären zu müssen, wie ich mich fühlte; es war ein so bedeutender Teil von mir. Und sie sollte versuchen, es zu verstehen. Sobald sie es verstanden hatte, gab es für uns eine Zukunft, dann konnten wir von vorne anfangen.

So einfach wäre das nicht, meinte sie. Sie fand, ich sei ein *anderer* geworden. Meine Stimme klinge sogar anders, hoch und gepresst, nicht fest. In gewisser Weise hatte sie recht. Ein Mensch ist letztendlich nicht mehr als die Summe seiner Charaktereigenschaften. Und viele meiner guten Eigenschaften degenerierten zu schlechten. Meine Loyalität wurde zu Abhängigkeit, meine Vorstellungskraft entwickelte sich zu Paranoia. Dass dieser *andere* nur mein Schatten war, der Beifahrer im Auto, der irgendwann wieder verschwinden würde, ich schaffte es nicht, ihr das deutlich zu machen. Und ich brauchte sie so dringend. Normalerweise habe ich keine Angst, verlassen zu werden, doch in dieser Phase konnte ich wirklich nicht ohne sie. Verlustangst? Schon, aber das war nicht der Kern dessen, was ich fühlte. Vor allem hatte ich Angst um mich, Angst, es nicht zu schaffen und unterzugehen. Je länger ich darüber nachdenke, umso klarer wird mir, dass es damals nicht zuvorderst um Liebe ging, sondern ums Überleben. In gewisser Weise konzentrierte auch sie sich aufs Überleben. Sie stürzte sich auf alles, was sie kontrollieren konnte, ihre Arbeit als Journalistin, ihren Sport, ihre gesunden Mahlzeiten. Die Folge war eine ebenso beeindruckend wie beklemmend strenge Lebensweise. Ihr Leben ging weiter, allerdings beinhaltete es immer mehr Kontrolle, und ich kam immer weniger darin vor.

Die britische Theaterautorin Sarah Kane beschrieb die Hoffnung des Depressiven, der Unterstützung bei seinen Liebsten sucht, in ihrem Drama *4.48 Psychose* so: »Ich kam zu dir in der Hoffnung auf Heilung. Du bist mein Arzt, mein Retter, mein allmächtiger Richter, mein Priester, mein Gott, der Chirurg meiner Seele. Und ich bin der, den du zu geistiger Gesundheit bekehrst.« Dass Kane medizinische Begriffe (Arzt, Chirurg), religiöse Begriffe (Retter, allmächtig, Priester, Gott) und juristische Begriffe (Richter) vermischt, ist kein Zufall: Der Kontakt zu anderen ist so wichtig, dass jedes Gespräch so schwer wiegt, als wäre es die letzte Chance.

Auch für den Autor William Styron war seine Frau in seinen depressiven Phasen »mein Kindermädchen, meine Mutter, Trösterin, Priesterin und vor allem meine Vertraute«.

Ich sah D. an, dass sie mit dem Gedanken spielte, mich zu verlassen. Ich sagte all die beutenden Worte, die sie früher gerne gehört hätte. Warum zeigte ich ihr meine Liebe erst, als ich sie zu verlieren drohte? Darauf wusste ich keine Antwort. Was ich wusste, war, dass sie mich auf keinen Fall im Stich lassen durfte. »Kinder werden im Stich gelassen«, verbesserte sie mich. »Erwachsene werden verlassen.«

*

Kurz vor unserem Gespräch in der Küche war sie mit einer Freundin zum Markt gegangen. Sie hatte mein Verhalten beschrieben und gefragt, ob das *normal* sei. Die Freundin hatte den Kopf geschüttelt und gefragt, warum sie noch mit mir zusammen sei. Sie hatte kurz nachdenken müssen, und diese Stille, dieses Nicht-Wissen, dieses Zögern jagten ihr einen Schrecken ein. Das erzählte sie mir damals in der Küche, fällt mir plötzlich wieder ein. Seinerzeit waren die Worte nicht wirklich zu mir durchgedrungen. »Hab keine Angst«, hatte ich gesagt. »Alles wird gut.« Es klang ungewohnt aus meinem Mund, als spräche ich den Text eines Schauspielers. D. sah mich verständnislos an und fragte dann, was sie unseren Kindern sagen solle, wenn ich mich so fühlte. *Papa geht es gerade nicht gut?* Und was, wenn sie die Angst erbten? (Kein unlogischer Gedanke angesichts des Zusammenhangs zwischen Angst und Erblichkeit.) Nein, das würde sie nicht sagen, garantiert nicht. Was sollte aus einem solchen Kind werden? »Aus Boba oder Solo, meinst du?«, unternahm ich noch einen hilflosen Versuch. Sie schüttelte den Kopf. Sie ging.

15

In Farben reden

(Nach ihrem Weggang)

Nach ihrem Weggang endete der Prozess der innerlichen Auflösung rasch. Jetzt, da ich in unmittelbarer Umgebung niemanden mehr hatte, richtete ich mich auf, Schritt für Schritt, Tag für Tag. Indem ich die Reise unternahm, die sich mir bot, indem ich unendlich viel las, Kliniken und Kongresse besuchte und – nicht zu vergessen – die Angsthasen kennenlernte, gewann ich allmählich wieder Bodenhaftung.

Durch die vielen Gespräche, die ich führte, lernte ich, dass es eine Zweiteilung der Menschen gibt, in diejenigen, die eine Depression oder eine heftige Angststörung erlebt haben, und die, die diese Erfahrung nicht gemacht haben. Die Eingeweihten und die Außenstehenden. Die Kluft zwischen ihnen, berichtete man mir, sei mit Worten kaum zu überbrücken; just das, was ich so oft versucht hatte. Warum ist das bloß so schwierig?

Weil man die Erfahrung einer Depression oder heftigen Angststörung nicht vermitteln kann, indem man die physischen und emotionalen Symptome nennt. Antriebslosigkeit, Überreizung, Ängstlichkeit, das Bedürfnis, die eigene Welt immer sicherer und daher kleiner zu machen; wir kennen die Merkmale inzwischen. Doch nachfühlen, wie es ist, sich in der eigenen dunklen, klaustrophobischen Welt aufzuhalten? Wie es sich anfühlt zu leben, während man sich dem Leben eigentlich entziehen möchte? Nahezu unmöglich.

Versucht er es dennoch zu erklären, greift der Betroffene oft zu Vergleichen mit allgemein bekannten Erfahrungen oder Phänomenen. Zu Metaphern. Es ist, *als ob* man sich unter Wasser befindet, *als ob* man in ein tiefes Loch gefallen ist, *als ob* man keine Luft bekommt, *als ob* man abtreibt, *als ob* man ertrinkt, *als ob* man steinalt ist. »Ich fühle mich, als wäre ich schon 80«, sagt die namenlose Hauptperson aus einem der schönsten Berichte aus der Innenwelt einer Depression, den ich kenne, dem bereits erwähnten Stück *4.48 Psychose,* der letzten Arbeit von Sarah Kane. »Ich hab das Leben satt. Mein Verstand sagt, er will sterben.« Eine andere Stimme sagt: »Das ist eine Metapher, nicht die Wirklichkeit.« Die Hauptperson erwidert: »Es ist ein Gleichnis.« Die andere Stimme: »Das ist nicht die Wirklichkeit.« Darauf die Hauptperson: »Ein Gleichnis, ja, keine Metapher. Und selbst wenn, das bestimmende Merkmal einer Metapher ist doch, dass sie wirklich ist.« Dieser letzte, rätselhafte Satz kommt einem bekannt vor. Manchmal ist eine Metapher oder ein Gleichnis das *einzig* vernünftige Mittel, die eigene Erfahrung, die eigene Wirklichkeit mitzuteilen.

Der Biologe Denis Noble, der bis zu seiner Emeritierung in Oxford lehrte, hat meiner Ansicht nach, mit Rückgriff auf Wittgenstein, die perfekte Metapher für die Metapher gefunden: eine Leiter. Man klettert hinauf, und wenn man oben angekommen ist, erscheint alles logisch und selbstverständlich; zufrieden steht man oben, plötzlich versteht man es und hat den Überblick. Die Leiter kann man umwerfen, man will nie wieder weg von dort. Doch wie hätte man ohne Leiter hinaufkommen sollen?

Die Veranschaulichung von Krankheiten mithilfe von Metaphern hat eine lange Tradition, wie Susan Sontag in ihrem Buch *Krankheit als Metapher* gezeigt hat. Oft stammen die Metaphern aus dem militärischen Bereich. Krebs ist ein Aggressor, den man bekämpfen muss, Aids ist ein tückischer Eindringling und Corona ein unsichtbarer Feind. Wenn die Krankheit abgeklungen ist, heißt es, sie sei ›besiegt‹. Der Mensch, der bis vor Kurzem krank war, ist als Sieger aus dem Kampf hervorgegangen. Diese Art von Metaphern haben eine unbefriedigende Kehrseite. Sie implizieren, dass diejenigen, die den Kampf gegen ihre Krankheit ›verloren‹ haben, nicht hart genug gekämpft haben, dass sie mehr hätten tun können. Eine doppelte Strafe also. Sie sind nicht nur krank, sie sind offenbar auch noch Verlierer, *loser*.

So weit die allgemeinen Krankheitsmetaphern. Da seelische Probleme schwerer in Worte zu fassen sind als rein körperliche Leiden, gibt es für sie eine große Vielfalt an Metaphern, Metaphern, die zudem oft überbordend oder sogar poetisch anmuten.

Die Depression oder die Angst ist ein Hund, der einen verfolgt, eine Decke, die auf dir liegt, oder sie ist, wie in Sylvia Plaths berühmtem Roman *Die Glasglocke*, ein gläserner Kolben, unter dem man lebt. Die Metaphern unterscheiden sich bei jedem Erkrankten und zudem von

Tag zu Tag. Doch es gibt einen gemeinsamen Nenner: Das Bild, das hervorgerufen wird, ist beklemmend, es beinhaltet etwas, das dem Kontakt mit der Außenwelt im Wege steht und das nicht beiseitegeräumt werden kann.

Ganz grob lassen sich vier Hauptgruppen von depressiv-ängstlichen Metaphern unterscheiden. Erstens: der *Abstieg;* in eine Schlucht, hinunter in Katakomben, in einen Schacht. Betroffene sagen dann oft, sie seien *down.* Zweitens: das *Eingeschlossensein.* Man fühlt sich gefangen, man ist gelähmt, man will ausbrechen. Und drittens die *Dunkelheit:* dunkle Wolken, trübe Gewässer.

Die Menschen, die denken, ihr Daseinszustand sei mit nichts zu vergleichen, wählen letztendlich alle dieselben Bilder, um ihre Verzweiflung auszudrücken. Dies kann man unoriginell finden, für mich ist es eher schön und tröstlich. Selbst wenn wir uns allein und verloren fühlen, sind wir auf gewisse Weise miteinander verbunden.

Metaphern für Angst von den Angsthasen

Ein Kreis, aus dem man nicht entkommen kann.
Anita

Ein rutschiger Berg, den man besteigt.
Elisa

Als steckte ich in einer zähflüssigen, ungenießbaren, Übelkeit erregenden Erbsensuppe fest.
Minka

Ein viel zu enger Mantel.
Eva

Als hinge ich an einem Gummiseil fest, das mich immer wieder zurückzieht, als liefe ich gegen eine gläserne Wand, als säße ich in einer nie endenden Achterbahn, als irrte ich am Boden eines tiefschwarzen Schachts umher.
Anita Brigitta

Ein Strudel.
Corinne

Ein Abgrund.
Mirjam H.

Ein Tier, das in dir ist, das schläft und erwacht, und je mehr man es mit Aufmerksamkeit füttert, umso kräftiger wird es.
Wesley

Ein ewig währender Regenschauer.
Thea

Ein hypernervöser Wachhund.
Mirjam D.

Eine Kette an meinem Bein, die mich immer wieder am Vorwärtskommen hindert.
Manon

Ein Eimer, in den ich falle.
Hans

Ein Ungeheuer, das mir vor drei Jahren mein Leben geraubt hat.
Marion

Ein Sturm von zwanghaften Gedanken.
Desirée

Eine Lüge, die man glaubt. Manchmal ein zuckender Blitz, dann wieder ein schwelender Brand.
Daaf

Ein Wagen, der auf dich zukommt, den du nicht anhalten kannst, und du kannst auch nicht ausweichen, und wahrscheinlich hast du zudem noch die falschen Schuhe an, sodass du fällst. Du fällst die ganze Zeit.
Michael Bernard Loggins

Nehmen wir doch kurz unter Sylvia Plaths Glasglocke Platz. 2015 untersuchte die Linguistin Zsófia Demjén die Schriften der Autorin mithilfe einer neuen Analyse-Software. Insbesondere die Tagebücher der Dichterin erwiesen sich als besonders ergiebig für jeden, der sich für die Sprache der Eingeweihten interessiert. Eine der wichtigsten Schlussfolgerungen der Untersuchung lautet: Plath verwendete erheblich mehr Metaphern, wenn sie einen negativen Gemütszustand beschrieb, als bei der Beschreibung einer ›normalen‹ Stimmung. Unter Sprachwissenschaftlern ist man sich daher auch einig darüber, dass die Anzahl der Metaphern in sprachlichen Äußerungen ein Indikator für die Intensität der Emotionen der betreffenden Person ist. Plaths ›negative‹ Metaphern waren zudem wilder, lyrischer, dringlicher im Ton als die ›positiven‹. Für Demjén folgt daraus, dass Plath ihre negativen Gefühle stärker empfunden habe als die positiven. Doch ich neige eher zu einer anderen Erklärung: Die richtigen Worte für die Schilderung eines negativen Gemütszustands zu finden war für die einsame, unverstandene Sylvia Plath lebenswichtig. Schöne Worte für eine positive Stimmung waren nur Beiwerk.

Plaths bevorzugte Metapher für ihre Depression war das Eingeschlossensein. Nicht weniger als 28 Prozent der Metaphern in ihrem Tagebuch lassen sich auf diesen Nenner bringen. Einige Beispiele: »Welch eine Ironie [...] zu spüren, wie sein Geist [der ihres Freundes Dick Norton] sich hoch hinaufschwingt, voranstrebt, während meiner gefangen ist, schreiend, hilflos, hochstaplerisch und sich selbst verwünschend.« Oder: »Hör auf, so egozentrisch an Rasierklingen und Selbstverwundungen zu denken, daran, zurückzutreten und Schluss zu machen. Dein Zimmer ist nicht das Gefängnis. Du bist es.« Eine andere Metapher, die Plath gern benutzte, ist die Leere, das hohle Fass. Diese Passage sagt genug: »Ich habe Angst. Ich bin nicht *massiv*, sondern *hohl*. Hinter meinen Augen spüre ich eine taube, gefühllose Höhle, eine Höllengrube, eine foppende *Nichtigkeit*. Ich habe nie nachgedacht, nie geschrieben, nie gelitten. Ich will mich töten, will der Verantwortung entkommen, will demütig in den Schoß zurück kriechen. Ich weiß nicht, wer ich bin, wohin ich gehe.«

Wenn es ihr nicht gutging, verwendete sie auch oft absolute Formulierungen wie ›immer‹ oder ›nie‹, ›alles‹ oder ›nichts‹, ›jeder‹ oder ›niemand‹ anstelle der nuancierenden Worte, mit denen sie das Leben beschrieb, wenn sie sich besser fühlte. Das passt zu den allgemeineren Beobachtungen. Die Zeitschrift *Clinical Psychological Science* veröffentlichte 2018 eine große wissenschaftliche Untersuchung, aus der hervorgeht, dass sich die Sprache depressiver Menschen fundamental von der ›gesunder‹ unterscheidet. So deutlich sogar, dass die Forscher behaupten, auf der Grundlage sprachlicher Äußerungen feststellen zu können, ob jemand depressiv ist.

Depressive Menschen verwenden viel häufiger die erste Person Singular (›ich‹, ›mich‹) und seltener die zweite und dritte Person Singular (›du‹, ›er‹, ›sie‹). Ihr Blick ist nach innen gerichtet, sie interessieren sich weniger für andere, sie haben keine starke Bindung zur Außenwelt. Der Psychologe und Datenwissenschaftler Johannes Eichstaedt von der Universität Pennsylvania nennt dies *I Language*, Ich-Sprache. Nachdem er seine 2018 begonnenen, umfangreichen Untersuchungen der Facebook-Konten von Eingeweihten abgeschlossen hatte, war sein wichtigstes Fazit: Facebook-Nutzer, die mit psychischen Problemen zu kämpfen haben, bedienen sich vermehrt der *I Language*. Sie sind außerdem stark auf ihr Empfinden fixiert, während »gesunde« Nutzer öfter Dinge über Politik oder ihre Familie posten, Posts, die auf ein Interesse an der Welt hindeuten. Andere Wörter, die laut Eichstaedt auf eine Depression hinweisen können, sind ›Tränen‹, ›weinen‹, ›Schmerz‹, ›vermissen‹ und ›hassen‹. Eichstaedt denkt, es sei nur eine Frage der Zeit, bis es möglich sein werde, mithilfe von Algorithmen vorherzusagen, welche Facebook-Nutzer an einer Depression erkranken werden.

Auch das soeben beschriebene Muster finden wir in Sylvia Plaths Tagebüchern. Je schlechter es ihr ging, umso mehr Wörter verwandte sie auf sich selbst. Manchmal sprach Plath den depressiven Teil von sich direkt an: »Du brauchst ein Ventil, doch alles ist versiegelt. Tag und Nacht lebst du in diesem dunklen engen Gefängnis, das du für dich selbst gebaut hast.«

Tag und Nacht im Dunklen gefangen.

Ihren inneren Kampf beschrieb sie so: »[I]ch habe Angst, die Krankheit, die mitleidlos unpersönlich das Innerste meines Körpers wegfrisst, könnte hervorbrechen, in äußerlich sichtbaren Entzündungen und Warzen, die ›Verräterin, Sünderin, Betrügerin‹ schreien.«

In ihren Tagebüchern findet man keine gedämpfte Traurigkeit, sondern einen fortwährenden Konflikt, einen Bürgerkrieg zwischen dem Teil von ihr, der leben wollte, und dem Teil, dem die Kraft dazu fehlte. Der Einsatz in diesem Krieg: Kontrolle. Das Mittel: Sprache und nichts anderes.

Als Plaths Depressionen begannen, ihr Leben zu gefährden, wurden die Notizen im Tagebuch knapper, schmuckloser. Am 6. Juli 1953 schrieb sie: »Denke zuerst: Hier ist dein Zimmer – hier ist dein Leben, dein Verstand: Gerate nicht in Panik. Fang an zu schreiben, auch wenn es nur roh und unstrukturiert ist. Wenn du nicht von dir absehen kannst beim Denken, dann kannst du nicht schreiben.«

»Was ich am meisten fürchte, ist der Tod der Fantasie«, schrieb sie.

»Die Stille drückte mich nieder. Es war nicht die Stille der Stille. Es war meine eigene Stille.«

Es ist, als käme Plath nicht mehr an ihre Wörter heran. Einige Wochen nach jenem 6. Juli unternahm sie einen Suizidversuch. Zehn Jahre später sollte sie erneut versuchen, sich zu töten. Diesmal mit Gas, und diesmal sollte es ihr gelingen.

Seit D. fort ist, habe ich keine Panikattacke mehr gehabt. Ich kontrolliere immer seltener mein Telefon. Nur noch hin und wieder denke ich darüber nach, was ich sagen werde, wenn ich sie wiedersehe. Je länger sie fort ist – inzwischen fast zwei Monate –, umso mehr sehe ich ein, dass sie recht hatte. Ich habe die falschen Worte benutzt. *Nie* würde ich wieder gesund werden, hatte ich zur ihr gesagt, und warum reagierte sie *immer* so, warum konnte ich *keinem* erklären, wie *aussichtslos* es zu sein schien. Ständig diese alles umfassenden Wörter, die die Wirklichkeit verzerren, bis sie einem Nullsummenspiel gleicht.

Das Lesen hilft mir, das Reden, das Nachforschen und das Schreiben.

Sogar für meine unergründlichen Gedanken, für die sogenannten geheimen Codes, die ich manchmal zu sehen und zu hören meinte, habe ich Präzedenzfälle und Erklärungen gefunden. Es waren Wahnvorstellungen, genauer gesagt war es ein fälschliches Umordnen der Logik, der Beziehung zwischen Ursache und Wirkung. Dinge, die nichts miteinander zu tun hatten, schienen plötzlich in einem Zusammenhang zu stehen, und Zusammenhänge, die selbstverständlich waren, hatten mit einem Mal keinen Bestand mehr. Das vermittelte mir den Eindruck, dass allem eine Bedeutung innewohnte, während es zugleich unbegreifbar war. Der deutsche Psychiater und Philosoph Viktor Emil von Gebsattel nannte dies »Gegenwelt« – die imaginäre Gegenwirklichkeit, in der die Ängstlichen landen können. Diese Gegenwelt gleicht nur äußerlich der Welt von ›einst‹, von ›früher‹, von ›vor sehr langer Zeit‹, und sie wird beherrscht von flüsternden bösen Kräften, von angsteinflößenden Zusammenhängen und beunruhigenden Gedanken, die man nicht stoppen kann. In fast allen Fällen werde diese Gegenwelt von allein wieder verschwinden, lese ich. Oder eigentlich werde sie allmählich in der normalen Welt aufgehen, so langsam, dass man vermutlich nicht mal bemerken würde, wann die Gegenwelt verschwand und die normale Welt wieder auftauchte.

Kurzum, die Scherben haben sich wieder geordnet. Sie ergeben schon beinahe wieder so etwas wie ein Bild. Vielleicht ja ihr Bild, erlaube ich mir zu denken.

Und dann, an einem völlig normalen Wochentag zwei Monate nach unserer Trennung, ruft D. mich unvermittelt an. Ihre Stimme ist sanft, zurückgenommen, sie kommt mit wenig Atem aus. D. macht einen Vorschlag. In Zukunft will sie zwischen den beiden Wohnungen pendeln. Mal wird sie bei mir übernachten, mal in der Wohnung ihrer Freundin. Und nach einer Weile kehrt sie dann ganz zu mir zurück.

Obwohl ich, als ich den Satz höre, sofort gerührt bin, zum Teil aus Liebe und zum Teil vor Erschöpfung, kriege ich kein Wort über die Lippen. Eine Weile herrscht Schweigen, die Rührung ebbt schnell ab, zu schnell. Das Arrangement gefällt mir nicht. Als wäre es mir gerade erst eingefallen, sage ich: »Aber dann ist es, als würdest du jedes Mal aufs Neue weggehen.«

»Nein«, erwidert sie. »Es ist, als würde ich stets aufs Neue wiederkommen.«

Einen Moment lang ist es still.

Sie sagt, es sei immer beabsichtigt gewesen, nach einer Weile zu evaluieren, *wo wir stehen.* Das hätten wir doch so verabredet?

Ja, das sei schon richtig.

Ob ich sie denn nicht vermisse?

Klar, sehr sogar.

Warum könne sie denn nicht zurückkommen? Sie wirft mir Sturheit und Stolz vor, Eigenschaften, die ich in großem Maße habe, die in diesem Fall aber, meiner Meinung nach, keine entscheidende Rolle spielen. Nach einem merkwürdigen, guerillaartigen Gespräch mit lauter Ausweichbewegungen und schnellen Vorstößen, stellt sich friedliche Stille ein.

Als wir einander nichts mehr zu sagen haben, beende ich das Telefonat. Ich, nicht sie.

Ehe ich mich wieder ganz auf eine Beziehung, auf solch eine komplizierte, fragile Verbindung einlassen kann, muss ich mich selbst aus ihrer Perspektive betrachten. Was sah sie, wenn sie mich anschaute, was roch und was hörte sie?

Sie sah jemanden, dessen Äußeres sich veränderte. Trockene Hautschuppen auf meinen Lippen. Wenn ich Medikamente schluckte, nahm ich zu. Das passierte nicht von allein, o nein, das war sogar harte Arbeit. Muffins, Ingwerkrapfen, ich aß alles, in das ich mein Gesicht vergraben konnte. Und als ich mit dem Essen wieder aufhörte, nahm ich stark ab, so stark sogar, dass sie mich als mager bezeichnete.

Sie sah jemanden, der in der Öffentlichkeit eher einen intelligenten, aufgeräumten Eindruck machte, der einige Tage vor ihrem Weggang auf einer schwedischen Buchmesse noch seelenruhig vor Publikum über die Turbulenzen, in die die niederländische Demokratie geraten war, extemporiert hatte, um sich anschließend, gleich nach diesem Auftritt, als sie beide wieder allein waren, schleunigst ins Hotel zu begeben, wo er sich unter der Bettdecke verkroch und nur noch einmal aufstand, um sich die Fernbedienung zu nehmen, damit er keine Minute der Kavanaugh-Anhörung verpasste, die er, vor Wut schäumend, über sich ergehen ließ und die er als den soundsovielten handfesten Beweis dafür anführte, dass die Welt tatsächlich vor die Hunde ging, womit er indirekt deutlich machen wollte, dass der Depressive kein Idiot, sondern vielmehr ein Visionär ist. Sie war nicht sonderlich beeindruckt.

Sie roch jemanden, der übermäßig schwitzte; all die stinkenden Hemden im Wäschekorb, das Ergebnis eines einzigen warmen Tages. Sie roch seinen sauren Atem. Metallisch. Chemisch. Sie hörte jemanden mit den Zähnen klappern. Sie hörte eine Stimme, die nicht meine war, hoch und kindlich.

Aber am allerschlimmsten war vielleicht, dass ich ihr die Vögel verleidet hatte.

Todd Hanson, ein Schauspieler und Autor, ging mal mit einem Freund durch einen Park. Nach Ansicht von Hanson, ein Eingeweihter, sollte jeder ein wenig depressiv sein müssen. »Wenn du es nicht bist, dann hast du verdammt noch mal nicht genau hingeschaut.« Ja, Hanson hatte wieder mal ein seelisches Tief. Irgendwann während des Spaziergangs sagte sein Freund zu ihm: »Todd, du siehst die Welt immer so negativ. Achte doch auf die positiven Dinge. Lausche den Vögeln in den Bäumen. Kannst du sie hören? Sie singen. Lausche dem Gesang der Vögel.«

Todd erwiderte: »Ich weiß zu schätzen, was du zu tun versuchst, doch wenn ich Vögel singen höre, höre ich kein fröhliches Zwitschern von glücklichen, lieben Tierchen. Ich höre das Geschrei von territorialen Tieren, die zueinander in Konkurrenz stehen, bei der Suche nach einem geeigneten Weibchen oder im Hinblick auf ihr Revier, das sie gegen Artgenossen verteidigen, die sie, um zu gewinnen, verhungern lassen würden in diesem mörderischen Töten-oder-getötet-werden-fressen-oder-gefressen-werden-Schmortopf, den wir Natur nennen. Das höre ich, wenn Vögel in den Bäumen singen.«

Darauf sagte der Freund: »Ja, aber dir geht es nicht gut, du halluzinierst, du hörst Dinge, die es nicht gibt.«

Todd: »Mir geht es tatsächlich nicht gut, aber ich höre keine Dinge, die es nicht gibt. Ich höre echte Geräusche von echten Vögeln.«

Sein Freund: »Du irrst dich, denn Vögel singen, wenn sie fröhlich sind.«

Todd: »Nun ja, technisch gesehen singen sie aufgrund von territorialen –«

Der Freund unterbricht ihn: »Todd«, sagt er, »verleide mir bitte nicht die Vögel.«

Ich habe ihr die Vögel verleidet, indem ich auf Bäume gezeigt und gesagt habe, die Vögel seien nicht fröhlich. Ich war ein Farbenblinder, der sie davon überzeugen wollte, dass es so etwas wie Farben nicht gibt.

Meine Finger gleiten über mein Smartphone, sie tippen eine Nachricht, und in dieser Nachricht steht, dass ich sie gerne wiedersehen würde. Sie antwortet schnell – übermorgen.

Ich öffne meinen Kleiderschrank: Was soll ich anziehen zu unserem Essen, ein Hemd oder ein T-Shirt, Jeans oder Chinos. Übermorgen.

Was hätten sie und ich anders machen müssen? Wir hätten versuchen müssen, die Sprache des anderen zu verstehen. Es brachte nichts, Symptome und körperliche Auswirkungen aufzuzählen, sie war ja kein Arzt. Und es brachte auch nichts, Zuflucht bei allerlei komplizierten Metaphern zu suchen, die sie dann wiederum »weit hergeholt« oder »übertrieben« finden konnte. Mir half es vor allem nicht, an die Zeiten zu denken, als alles noch von allein zu gehen schien. Manchmal kam es mir so vor, als unterzöge sie mich in Gedanken einem nostalgischen Test. Ihre Erinnerungen waren für sie zu impliziten Versprechen dafür geworden, wie das Leben sein würde, wer ich sein würde, der starke Mann. Mir war jedoch klar: Ich war nicht der Mensch von einst, und ich fiel in dem Test stets durch. Mit der Zeit wuchs mein Hass auf das Gefühl, getestet zu werden. Wir hätten ein neues Bedeutungssystem aufbauen müssen. Ein Esperanto für Unglückliche. Zwei Eingeweihte anstelle von einem.

Das Farbspektrum würde, wie ich finde, eine gute Grundlage für dieses Esperanto darstellen. Seitdem wir Menschen durch die Unterscheidung einer Farbe von einer anderen einen evolutionären Nutzen haben, funktioniert die Farberkennung bei uns allen ziemlich gleich. Aus diesem Grund ähneln sich auch die Emotionen, die in verschiedenen Kulturen durch Farben hervorgerufen werden. Rot wird als auffallend, aktiv und kräftig empfunden, Grau und Schwarz wecken negative Gefühle und gelten als Unheil verkündend, während Blau und Grün positiv und hoffnungsvoll stimmen. Überall auf der Welt, in allen Altersgruppen, bewirkt Weiß positive und Schwarz negative Assoziationen. Schwarzgallig. Schwarz wie die Nacht. Schwarzer Humor. Ein Schwarzseher. Schwarz steht für das Mysteriöse, das Verborgene, das Unbekannte. Der Mensch ist in seiner Entwicklungsgeschichte zum Überleben immer auf sein Sehvermögen angewiesen gewesen, und das funktioniert nur, wenn es hell ist. Wir müssen unsere Augen lediglich schließen, um schwarz zu sehen. Ein Vorgeschmack auf den Tod.

In der Malerei dient die Farbe Schwarz schon seit Jahrhunderten als Symbol für Tod, Depression oder Lebensmüdigkeit. Ein Beispiel in der modernen Malerei ist Kasimir Malewitschs *Schwarzes Quadrat* (1915), ein schwarzes Viereck, das er auf einen weißen Untergrund gemalt hatte, mit dem er die Malerei für immer veränderte. Es handelte sich nämlich nicht um die Abbildung eines schwarzen Objekts, das Gemälde war nicht gegenständlich; es stellt einen Gemütszustand dar. Ein weiteres Beispiel ist Jackson Pollock. Je älter er wurde und je verbissener sein Kampf mit dem Alkohol und seiner Depression wurde, umso weniger

Farben benutzte er. Nach 1951 verzichtete er sogar fast ganz auf Farben. Oder denken wir an *The Black Paintings* von Mark Rothko, die zum Großteil aus schwarzen und grauen Rechtecken bestehen, die nur durch dünne helle Linien voneinander getrennt sind. Es waren Rothkos letzte Arbeiten, bevor er sich, von seiner Frau getrennt und an einer Depression leidend, 1970 das Leben nahm.

Forscher der Universität Freiburg wiesen 2010 mithilfe von Retina-Scans nach, dass die Farben buchstäblich aus dem Leben depressiver Menschen verschwinden. Während ›gesunde‹ Augen die Reize von Farben optimal ans Hirn weiterleiten, gelingt ›depressiven‹ Augen dies nur eingeschränkt. Es findet eine Farbkorrektur statt, so als legte man einen Filter über die Bilder. Mit zunehmender Schwere der Depression, erläutert der Leiter der Studie Dr. Ludger Tebartz van Elst, verringere sich die Menge an Licht, die von den Zellen auf dem Augenhintergrund in Nervensignale verwandelt werde. Das führe dazu, dass weniger Reize im Gehirn ankommen und wir weniger Farben wahrnehmen. Auch die Kontraste werden weniger scharf. Menschen mit erheblichen psychischen Problemen sehen nur noch einen grauen, matten Brei. Die wissenschaftliche Erklärung für dieses Phänomen lautet: Die Zellen auf dem Augenhintergrund benötigen Dopamin, genau den Neurotransmitter, an dem es depressiven Menschen fehlt.

Die Farbpalette mancher Eingeweihter, mit denen ich gesprochen habe, ist differenzierter entwickelt. Schwarz ist ein hoffnungsloser Tag, gelb ein problematischer, rot steht für Klarheit und Energie, blau ist ein ruhiger Tag. Auf diese Weise müssen sie nicht über Symptome reden, es muss kein Schuldiger gesucht werden. Diese Einteilung erlaubt es ihnen, gemeinsam zu beschließen, den Tag schwarz zu belassen, oder den Versuch zu unternehmen, eine andere Farbe darüberzupinseln. Oder wie Stephen Fry es ausdrückt: »Versuche die Schwärze zu verstehen, die Lethargie und die Hoffnungslosigkeit, durch die der andere hindurchgeht. Sei für ihn oder sie da, wenn er oder sie auf der anderen Seite wieder herauskommt. Es ist schwer, der Freund eines depressiven Menschen zu sein, doch es ist eines der nettesten, nobelsten und besten Dinge, die du je tun wirst.«

Es scheint ewig her zu sein, dass ich sie zuletzt gesehen habe. Doch es brauchte diese Zeit, sage ich mir. Dank all der Menschen, die ich getroffen, und all der Dinge, die ich gesehen und gelesen habe, konnte ich mich allmählich wiederfinden. Vielleicht sollte ich ihr dankbar sein.

Hemd. Chinos. Übermorgen.

Das Erste, was ich beim Öffnen der Restauranttür erblicke, ist ein Kindergesicht, das als Katze geschminkt ist, mit einer weißen Schnauze und langen, schwarzen Schnurrhaaren. Wir schauen einander in die Augen. Es kommt mir so vor, als hätte ich absichtlich einen Traum betreten. Ich nicke der Katze zu, und sie lässt mich vorbei.

Auch im Restaurant selbst bleibt die traumähnliche Atmosphäre bestehen, denn es kommt mir vor, als sei ich entrückt, als schwebte ich zwischen Erinnerung und Gegenwart. Die Vorstellung, dass sie mir in einer Viertelstunde wieder gegenübersitzt, fühlt sich unwirklich an, wie ein Gerücht, an das zu glauben ich mich entschlossen habe, ohne dass ich wüsste wieso. Sie hat unter ihrem eigenen

Namen reserviert, auf der Papiertischdecke unseres festen Tischs neben dem kleinen Zimmerbrunnen ist kein Ausrufezeichen zu sehen. Laura, unsere Lieblingskellnerin, kommt vorbei und fragt, ob wir vielleicht etwas zu feiern haben. »Ich habe euch so lange nicht gesehen, und da habe ich gedacht, es muss heute einen besonderen Anlass geben. Ich habe ein gutes Gespür für so was.«

Sobald sie weitergegangen ist, bestreiche ich ein ofenwarmes Brötchen mit einer dicken Schicht Butter und stecke es mir als Ganzes in den Mund. Dann schicke ich D. eine Nachricht, um zu berichten, dass ein als Katze geschminkter Junge eines unserer Brötchen gestohlen hat.

Bin gleich da, schreibt sie zurück. *Zehn Minuten Verspätung.*

Lange, gewichtslose, verschwitzte, schwindelige Minuten.

Plötzlich vibriert mein Smartphone in der Hosentasche. Es ist Pepijn. Seine Stimme klingt merkwürdig, er saugt die Luft hörbar ein und hustet: Er steckt mitten in einer Panikattacke. Wir atmen gemeinsam, tief ein und tief wieder aus. Als er sich beruhigt hat, fragt er, ob alles wieder gut wird.

»Vermutlich nicht«, erwidere ich.

Nach einem erleichternden Lachen am anderen Ende der Leitung versprechen wir einander, am nächsten Tag erneut zu telefonieren. »Ich bin gerade auf einem Date«, sage ich.

»Stimmt, das war ja heute Abend! Sage ihr, du seist ein Lotterielos.«

»Das erscheint mir nicht wirklich …«

»Kein Gewinnlos, Mann. Einfach nur ein Los.«

Als ich mein Telefon wieder einstecke, sehe ich sie.

D. kommt auf mich zu und streckt die Arme aus. Wir küssen einander auf den Mund, eine Umhalsung, eine Umarmung. Alles ist mir vertraut. Ihr süßes Parfüm, das ich so gut kenne, jedoch niemals beschreiben könnte, die Kette, die ich ihr zum Geburtstag geschenkt habe. Aber doch nicht alles. Sie hat einen neuen Pullover an, weiß mit blauen Querstreifen. Der Pullover sei genau ihr Stil, sage ich.

»Was ist denn mein Stil?«

»Ich würde sagen nautisch-konservativ. Stell dir einen Seebär vor, der in Harvard versucht, das Beste draus zu machen.«

Sie lacht. Sie lacht wieder über meine Scherze.

»Es tut mir leid, dass ich dir die Vögel verleidet habe«, sage ich.

»Was meinst du damit?«

»Ich habe einfach das Bedürfnis zu sagen, dass es mir leidtut.«

»Dann sag das doch.«

»Es tut mir leid.«

»Okay. Wir machen es ab jetzt einfach besser. Diese Pause hat uns gutgetan, und jetzt geht es weiter. ›Es-tut-mir-leid‹ ist langweilig.« Sie legt ihre Hand auf meine und entfernt mit der anderen einen Krümel aus meinem Mundwinkel. Neben ihrem linken Auge zeigen sich kleine Fältchen, die mir zuvor nie aufgefallen sind. Sie hat sich verändert, doch das habe ich mich auch, stelle ich nach ein paar Schluck Beaujolais fest. Man könnte sagen, dass ich mein ganzes Erwachsenenleben der Überzeugung war, romantische Liebe könnte mich heilen. Unterbewusst setzte diese Überzeugung zwei (unaufhaltsame) Prozesse in Gang.

Erstens klammerte ich mich jedes Mal, wenn meine Liebe (ganz gleich welche Liebe) in das deprimierende Halbdunkel glitt, das klar denkende Freunde »eine Beziehungskrise« nannten, an die Geliebte. Selbst wenn ich lieber nicht mit ihr zusammenbleiben wollte, durfte es nicht vorbei sein. Zweitens leitete ich – aus meiner Überzeugung, sie würde mich heilen – ab, dass ich beschädigt war, mit Mängeln behaftet, vielleicht sogar total kaputt. So hielt jede Liebesbeziehung den Zirkelschluss aufrecht: Solange es jemanden gab, der mich reparieren musste, war ich noch kaputt. Möglicherweise zum ersten Mal in meinem Leben durchschaue ich das Muster, das ich mir so schnell wie möglich abgewöhnen muss; wenn nicht für mich, so doch für meine Freundinnen.

Wir bestellen. Salate, Fisch, Wein, mehr Wein.

Ihre Bemerkung, wir würden es ab jetzt einfach besser machen, gibt mir genug Selbstvertrauen, sie zu fragen, womit sie sich in letzter Zeit beschäftigt hat. Nachdem ich diese Frage laut ausgesprochen habe, fühlt es sich tatsächlich so an, als hätten wir ein Date. Ein Date ist ein Versprechen. Mein Versprechen: Ich werde mich nicht mehr auf sie stützen. Ihr Versprechen: Sie wird nicht den Monteur spielen. Sie habe vor allem viel Sport getrieben, berichtet sie, sich gesund ernährt, hart gearbeitet und sei früh schlafen gegangen. Es klingt, als handelte es sich um ein ausführliches Reinigungsritual, was es ja möglicherweise auch war. »Du siehst gut aus«, sage ich, ein wenig überhastet und im Ton von jemandem, dem souffliert wird.

»Und hast du tatsächlich eine Reise unternommen, wie ich es dir vorgeschlagen habe?«

»Klar.« All die Gesichter, die ich unterwegs gesehen habe, von Jaap Kunst bis Batman, von Marina bis Japie, von den Angsthasen bis hin zu dem Jungen mit den rosafarbenen Schuhen auf dem Fußballplatz, von Pepijn bis Michael, all die Geschichten. »Das Ziel ist beinahe in Sicht, und du wirst nicht glauben, wo wir überall gewesen sind«, imitiere ich einen Kapitän, wobei mir auffällt, dass ich eigentlich nicht weiß, wie ein Kapitän klingt.

»Wer sind *wir*?«, fragt sie mit einem Hauch von Eifersucht in der Stimme.

Wir essen, reden, trinken, lachen, reden, essen, trinken, trinken, und einen Moment lang überlege ich, ob ich sie nach den Tränen in unserer Küche fragen soll. Wo sie geblieben sind? Ob es sie noch gibt? Doch das wäre sentimental gewesen, unnötig, unecht. Wir bestellen unser übliches Dessert. Einen Ingwerkrapfen, den exakt zu teilen wir einander wie früher versprechen, ein Versprechen, das ich wie früher mit Begeisterung breche.

Als wir nach draußen gehen, sehe ich, dass sie ihr Fahrrad an meins angeschlossen hat. Ich sage mir, die Reise werde so enden, mit diesem zarten Bild – dies ist das süße, liebevolle Ende, auf das ich so lange gehofft habe, woran ich glauben wollte. Mit anderen Worten: Ich halte mich selbst zum Narren.

16
Mutter der Drachen

Die Kirchenglocken hallen noch nach, als ich in Zandvoort aus dem Zug steige. Ich werde hier zwei Menschen kennenlernen, die in eine ähnliche Krise geraten sind wie ich, die jedoch nicht wieder hinausgefunden haben, die unter dem Gewicht der Angst zusammengebrochen sind. Die Luft ist salzig, das Meer ist nicht weit. Um zu unserem Treffpunkt zu gelangen, geht man vom Bahnhof aus am China-Restaurant Amazing Asia, der Discothek Chin Chin und dem Schnellimbiss Chef Amigo vorbei. Dies ist kein Epilog, sage ich mir, unsere Liebe besteht noch und dauert an. Ich liebe sie immer noch, ebenso stark wie früher oder vielleicht sogar mehr denn je, weil ich erleichtert darüber bin, dass sie wiedergekommen ist. Denn ja, sie ist wiedergekommen, sie fuhr mit zu mir, und am nächsten Tag hat sie ihre Sachen bei ihrer Freundin geholt. Ich hätte ihr fast applaudiert, als ich sie die Treppe heraufkommen sah. Insgeheim hatte ich gehofft, diese Geschichte würde mit D.s Rückkehr, die inzwischen bereits einige Monate zurückliegt, enden. Ein astreines Happy End. Doch diese Hoffnung hat sich nicht erfüllt.

Seit sie wieder da ist, hat sich etwas verändert, etwas, das sich nur schwer in Worte fassen lässt, das man aber unmöglich ignorieren kann, sosehr ich dies in den vergangenen

Wochen auch versucht habe. Sie liegt wieder neben mir, sie schmiegt sich an mich, wenn ihr kalt ist, wir schauen einander wieder an, ihre Augen scheinen dieselben zu sein. Und dennoch. Seit sie zurück ist, verlasse ich ständig die Wohnung, ich gehe ständig weg. Vielleicht, dachte ich während eines weiteren schweigsamen Frühstücks, endet die Reise nicht an der Endstation, sondern bei der letzten Veränderung, die die Reisenden durchleben. Ich veränderte mich weiterhin, sosehr ich auch wünschte, dass alles gleich blieb.

Und nein, diese Veränderung findet nicht statt, weil ich der Ansicht wäre, sie hätte erst gar nicht gehen dürfen. Ich respektiere, dass dieser Schritt für sie notwendig war. Der Grund ist, meiner Meinung nach, vielmehr der: Ich habe eine vollkommen andere Reise gemacht als sie. Nach Umwegen durch meine Familiengeschichte, durch Wissenschaft und Literatur, Geschichte und Philosophie, gelangte ich zu einer neuen Sprache, die uns möglicherweise hätte retten können. Ihr Weg hingegen war gerade, linear und klar. Sie liebte mich, jedoch nicht meine Ängste, und darüber musste man nicht viele Worte verlieren. »Ich liebe dich ebenso sehr, wie ich deine Ängste hasse«, sagte sie eines Samstagnachmittags, als wir im Wohnzimmer saßen. Eine Drehorgel ließ sich schwach vernehmen, sie musste ein Stück weiter weg in der Geschäftsstraße stehen. Ich begriff diesen Satz nicht, konnte ihn nicht analysieren. Das Einzige, das bei mir hängen blieb, war, dass ihre Liebe und ihr Hass sich in einem Gleichgewicht befanden, das um den Nullpunkt herum schwankte. »Ich finde dich großartig«, fuhr sie fort. »Doch dann ist da plötzlich dieser Eindringling, die Angst, und die verändert dich. Bin ich dir denn nicht genug? Reicht dir unser Leben nicht?«

Es lag nicht an ihr, nicht an uns. Ich fand keinen Weg, es ihr zu erklären. Doch da es mir besserging als zu dem Zeitpunkt, als sie mich verlassen hatte, und natürlich auch, weil ich sie liebte, akzeptierte ich ihren Standpunkt. Es war die einzige Möglichkeit zusammenzubleiben.

Nieselregen setzt ein. Ich beschleunige meinen Gang, meine Schritte klingen gehetzt, als verfolgte mich jemand.

Das Zusammensein erwies sich als schwierig. Immer wieder verletzten wir einander mit Worten. Wenn ich sagte, ich fände es schwierig, mich bei ihr sicher zu fühlen, dann empfand sie das als Vorwurf. Wenn ich morgens ängstlich war, glaubte sie mir nicht, wenn ich ihr sagte, dass ich sie liebte. (Ein Satz, den ich im alltäglichen Leben nicht sehr häufig aussprach; das spielte sicher auch mit hinein.) Das sage ich nur, weil ich sie brauche, urteilte sie. Wieder Tränen in meinen Augen, weil es mir nach sechs Jahren des Zusammenseins nicht gelang, den Unterschied zwischen Liebe und Panik erfahrbar zu machen. Tränen hülfen nicht, sagte sie dann und fügte hinzu, ich müsse mir mehr Mühe geben.

»Du meinst, besser so tun, *als ob*?«

»Manchmal laufen s*ich mehr Mühe geben* und *so tun, als ob* auf dasselbe raus.«

Ich beschloss, unserer Liebe treu zu sein und den Eindringling fernzuhalten. Ich verbannte ihn. Ich würde sie nie mehr bitten, mich zu beruhigen, und meine Ängste in Zukunft für mich behalten.

In gewisser Weise funktionierte das. In den Wochen und

Monaten nach ihrer Rückkehr bat ich niemanden mehr um Beruhigung, um Liebe, um Unterstützung. Ich machte es mit mir aus. Doch wenn Freunde sagten, ich sei in letzter Zeit so still und wirke so bedrückt, konnte ich dies nicht leugnen. Das Leben, das D. und ich führten, das schöne Leben, das beneidenswerte Leben, fühlte sich immer mehr wie ein Trugbild an. Sie sagte, sie sei zufrieden so, wie es lief, und behauptete gemeinsamen Freunden gegenüber, die Pause habe uns gut getan, es gehe uns besser denn je. Ganz selten ließ ich durchscheinen, dass es mir immer noch schwerfalle, mich sicher zu fühlen. Was bedeutete es, dass sie es für notwendig erachtet hatte, wegzugehen? Was bedeutete das für unsere Zukunft?

Nicht viel, meinte sie. Außerdem liefe es doch besser mit uns, besser denn je.

Das Gefühl der Unsicherheit verschwand nicht. Sie hatte keine Lust, weiter darüber zu reden, ich sollte *den Schalter umlegen* und ihr wieder vertrauen.

Das wollte ich. Das musste und würde ich. »Wo ist dieser Schalter?«

»Es handelt sich um einen metaphorischen Schalter.«

»Wie finde ich diesen metaphorischen Schalter?«

Sie schüttelte den Kopf.

Dort steht er und wartet, im Zentrum von Zandvoort, in der Tür zu dem, was offiziell Betreutes-Wohnen genannt wird, ein Apartment, wo man sich ständig um Menschen kümmert, die aufgrund ihrer psychischen Verfassung, ihrer Verwirrtheit oder Angst nicht allein wohnen können. Und wer kümmert sich? Japie. Ja, tatsächlich, Japie, der mich einst, vor vielen Jahren, auf dem Fußballplatz Holle Bolle Gijs genannt hat.

Eine der Methoden, mit der ich die Entfremdung, die nach der Rückkehr von D. eingetreten war, verarbeitete, war das tägliche Boxen am Sandsack, wobei ich mir manchmal vorstellte, ich sei Batman. Als ich eines Morgens ins Boxstudio kam, stand er da, mitten im Ring. Japie. Auf dem linken Oberarm hatte er ein großes Tiger-Tattoo, auf dem rechten einen schwarzen Panther. Im Umkleideraum sprach ich ihn schließlich an. Ich nannte ihn Japie, aber sein Name lautete jetzt Jaap. Er erinnerte sich an mich, vom Aussehen her. Gerade als ich die Holle-Bolle-Gijs-Geschichte erwähnen wollte, berichtete er mir, er sei Sozialarbeiter und kümmere sich um psychisch kranke Menschen. Ich fragte ihn nach den Auswirkungen von Angst auf seine Patienten. Dazu könne er mir »einiges erzählen«, erwiderte er. Wir verabredeten uns für die darauffolgende Woche in einem Café.

Angefangen hatte es mit einem Aufruf der Heilsarmee, den Jaap gesehen hatte; man suchte Betreuer für ›Problemjugendliche‹. Diese Tätigkeit hatte Jaap einige Jahre lang ausgeübt, vier Tage die Woche, wobei er noch zwei Nächte als Türsteher beschäftigt war. Danach machte er Wiedereingliederungsarbeit. »Dort hatte ich mit allen möglichen Störungen zu tun: Psychosen, Schizophrenie, Persönlichkeitsstörungen, Borderline.« Anschließend war er Krankenwagenfahrer und Notfallsanitäter. »Als ehemaliger Türsteher hatte ich Erfahrung mit Gewalt und fürchtete mich nicht vor ein paar Spritzern Blut.« Nach einer Weile riet man ihm, sich zum Sozialarbeiter weiterzubilden. Dafür hatte es ihn nach Zandvoort verschlagen. Das Vorhaben, Jaap mit dem immer lächerlicher werdenden Zwischenfall auf dem Fußballplatz zu ›konfrontieren‹, hatte ich inzwischen aufgegeben. Stattdessen empfand ich Bewunderung für Jaaps berufliche Entwicklung, für die Art und Weise, wie er sein Leben führte, und für die wichtige Rolle, die er im Leben anderer spielte. In mancherlei Hinsicht, so schien es mir, war er ein besserer Mensch als ich, großherziger, mutiger auch, weil sein Mut weiter reichte als bis aufs Papier.

Ich erkundigte mich nach den Menschen, denen er beistand. Jaap skizzierte Leben, die durch Angst deformiert waren. »Wenn sie sich als gescheitert empfinden, sagen sie, sie seien ›nicht sie selbst‹. Und mit ›sich selbst‹, so erklärte er mir, meinten sie ihr ideales Selbst, die Person, die ein eigenes Haus, die einen Job, eine Ehefrau oder einen Ehemann haben müsste. »Sie begreifen nicht, dass diese Person ein Produkt ihrer Fantasie ist. Wir reden hier nicht von Menschen, die viele Bücher lesen und sich selbst gern analysieren. Oft haben sie sich dadurch aufrecht gehalten, dass sie nicht alles durchdacht haben.« Sie hätten eine Art zu leben gefunden, die ›funktionierte‹, auch wenn sie prekär ist. Sie klammerten sich an einen Tagesplan, an Medikamente, ob sie nun wirkten oder nicht. Gleichzeitig wurden die Beziehungen zu anderen Menschen immer angespannter und komplizierter. Sie rauchten, aßen viel zu viel oder aber auch viel zu wenig. Ihre Haut wurde blass. Sie bekamen weniger Post. Karies befiel ihre Zähne, und irgendwann trauten sie sich nicht mehr aus dem Haus. Je länger sie die Öffentlichkeit mieden, umso beängstigender wurde das Leben draußen, das all die anderen Menschen führten, arglos und unwissend.

Heute, in Zandvoort, reicht Jaap mir seine kräftige Boxerhand. Ein Fächer aus herbstlichen Blättern liegt um uns herum, und auf der Fensterbank sehe ich zwei tote Bienen. Es riecht hier so, wie es auch in allen anderen Pflegeheimen riecht: die typische Mischung aus vollkommen zerkochtem Blumenkohl, der Wärme von bullernden Heizkörpern und Flatulenz. Hier werden wir Sjaak und Ferry treffen, die sich bereit erklärt haben, sich mit mir über Angst zu unterhalten. (Die beiden heißen nicht wirklich Sjaak und Ferry.) Was hoffe ich, von ihnen zu lernen? Wie Leben aussehen, wenn sie von Angst bestimmt sind.

Sie erwarten uns schon, in einem stickig-heißen Wohnzimmer im dritten Stock. Sjaak ist 50, Ferry wurde 1976 geboren, doch er weiß nicht, wie alt er ist. Er fängt an zu rechnen, verirrt sich in der Zeit. Das passiere Ferry häufiger, berichtet Jaap. Auf dem Betreuungsbedarfsindex (er reicht von 1 bis 5), anhand dessen das Maß der benötigten Hilfe ermittelt wird, erreichte Sjaak eine 3 und Ferry eine 4. So funktioniert die Sprache des Gesundheitswesens, der Etikettierung. Zahlen anstelle von Buchstaben. Die Erfahrungen der Eingeweihten werden geclustert und heißen fortan Symptome. Die Symptome werden in der Praxis zu Kriterien, die darüber entscheiden, ob man gesund ist oder nicht, ob man – wie Sjaak und Ferry – ein ›Problemfall‹ ist. Die Macht des Systems wird durch objektivistischen, wissenschaftlichen Sprachgebrauch, durch Klassifizierung,

Taxonomien und Skalen legitimiert. Doch wenn wir die Statistiken entschlüsseln und zum Kern zurückführen, stoßen wir immer noch auf Menschen, Menschen wie Sjaak und Ferry.

Ferry und Sjaak leiden beide an einer Depression und einer Angststörung, wobei Sjaak auf dem Wege der Besserung ist. Jahrelang hatte er fürchterliche Angst, obdachlos zu werden. Er wohnte bei seiner dement werdenden Mutter und wurde von Zukunftsängsten geplagt. Um seinen Ängsten die Stirn zu bieten, wurde er rebellisch. Er bekam Krach mit den Nachbarn, die sich immer wieder über die Hecke beschwerten. Die Polizei wurde gerufen. »Ich verlor komplett den Überblick, alles lief aus dem Ruder, und dann bin ich hier gelandet.«

Ferry hat immer noch psychotische Phasen. Dann macht er allerlei Sachen, an die er sich später nicht mehr erinnert. Vergesse er wirklich alles? Ferry: »Nicht alles. Das Einzige, was ich mir eingeprägt habe, ist, dass ich die Katze füttern muss. Selbst wenn ich monatelang zu Hause bleibe und niemanden treffe, selbst wenn ich mich selbst vernachlässige, die Katze vergesse ich nicht. Das ist nicht gestattet.« Ein Schatten, der durch eine dunkle Wohnung irrt, auf der Suche nach Whiskas.

Jaap berichtet, Ferry habe schlechte Erfahrungen mit Menschen gemacht, die versuchten, ihm zu helfen. Ferry hat thailändische Wurzeln, und seine Angehörigen betrachten seine psychische Verletzlichkeit als eine dämonische Form von Schwäche. Seine Schwester hat ihn daraufhin mit Rosenblättern behandelt, um die bösen Geister, die angeblich in ihm wohnten, zu vertreiben. Als das nicht funktionierte, hat man ihn in einen Tempel geschleppt. Exorzismus, dieselbe Maßnahme, die schon die Mesopotamier, das erste Volk, das eine Vorform der Depression benannte, bei allzu lethargischen Untertanen angewandt haben. Und dieselbe Maßnahme wie im mittelalterlichen Europa, wo man ›Geisteskrankheiten‹ als ein Zeichen ansah, dass jemand von Satan besessen war, und die Tausende misslungene Teufelsaustreibungen und Todesurteile zur Folge hatte. Doch der Teufel wollte Ferry nicht verlassen. Seitdem gab man Ferry für alles die Schuld, was in der Familie schiefging, für finanzielle Rückschläge, für den Tod der Großmutter vor sechs Jahren. Das alles machte ihn noch ängstlicher, als er sowieso schon war. Mit seiner Großmutter hat er inzwischen Frieden geschlossen. Er trifft sie regelmäßig. Sie setzt sich dann zu ihm aufs Bett und sagt nicht viel, doch ihre Anwesenheit fühlt sich friedlich an. Anfangs, als seine Oma ihm erschien, geriet Ferry in Panik, heute freut er sich über ihre Gesellschaft.

Sjaak hat ebenfalls keine einfache Beziehung zu seiner Familie. »Meine Verwandten sind der Ansicht, ich müsse arbeiten, normal, so wie sie, so wie alle. Sie halten mich für einen Schwächling.«

Nehmen sie Medikamente?

Sjaak schon. Aripiprazol, ein Antipsychotikum.

Ferry nicht. »Wenn ich Medikamente nehme, kommt es mir so vor, als würde alles in Zeitlupe geschehen. Tabletten machen mich nur schläfrig. So will ich nicht sein. So bin ich nicht.«

Wollen sie irgendwann wieder allein wohnen?

Das will Ferry nicht: »Dann verliere ich mich wieder. Zurzeit denke ich nicht über die Zukunft nach, es ist schon schwer genug, durch den Tag zu kommen.«

Sjaak würde sehr gern. Er will arbeiten und eine Freundin haben, »lieber heute als morgen«. Er ist hungrig nach neuen Erfahrungen, ungeduldig und will sein Leben wieder auf die Reihe kriegen.

Dann fragt Sjaak, wie ich Jaap eigentlich kennengelernt habe.

Nach kurzem Zögern erzähle ich von Holle Bolle Gijs, einfach nur weil ich nicht lügen will, ihnen gegenüber nicht. Seltsamerweise spreche ich mit einem amüsierten Tonfall, als handelte es sich um eine vergnügliche Anekdote. Jaap kann sich nicht an die Geschichte erinnern. Er will etwas sagen, schweigt dann aber. Stille. Schließlich sagt Ferry, was ich hätte sagen müssen, dass wir alle nur unser Bestes getan haben.

Zwei Wochen später besuche ich die beiden erneut. Sjaak erinnert sich an mich, Ferry nicht. Dennoch vertraut er mir genug, um mir die Bilder zu zeigen, die er gemalt hat: neun Porträts von feenhaften Schönheiten mit langem, glattem Haar, die er nach Fotos von Models und Schauspielerinnen angefertigt hat. Es sind eher Porträts von Fantasievorstellungen als von Menschen. »Die andern in meinem Zimmer sagen, ich hätte sie gemalt, aber ich kann mich nicht daran erinnern.« Eins will er mir schenken. Das könne ich nicht annehmen, erwidere ich. »Warum nicht? Ich hab sie doch nicht gemalt. Wirklich nicht. Bitte.« Sein Ton hat etwas Flehendes, als wären die Bilder für ihn nicht nur ein Ventil, sondern auch eine Last, ein Beweis dafür, dass er nicht so ist wie andere Künstler. Ich entscheide mich für das Porträt von Daenerys Sturmtochter aus dem Haus Targaryen, eine der Hauptpersonen in *Game of Thrones,* die zukünftige Königin der Sieben Königreiche, die über drei Drachen verfügt. Wenn sie den Thron einst besteigen wird, will sie die Spirale der Gewalt beenden, sie will eine gerechte Herrscherin sein. Sie will das Rad der Tyrannei zerbrechen.

Eine halbe Stunde später sitze ich im Zug, neben mir Ferrys Daenerys. Während ich auf die vorbeihuschenden grünen Flächen der Provinz Noord-Holland schaue, wird mir bewusst, dass Sjaak und Ferry es noch recht gut getroffen haben. Sie haben einen Platz in einer Einrichtung bekommen, sie können sich jederzeit Hilfe holen, und sie haben Jaap und einander, um zu reden. Es gibt Menschen, die durch die Maschen des gesellschaftlichen Auffangnetzes hindurchfallen. Menschen, die so vereinsamt sind, dass sie nicht nur Suizidfantasien haben, sondern wirklich in Erwägung ziehen, sich das Leben zu nehmen. Die Verzweifelten, die Hilflosen, die am Abgrund Stehenden. Worin besteht der Unterschied zwischen ihnen und denjenigen, die ein mehr oder weniger normales Leben führen? Anders ausgedrückt: Worin besteht der Unterschied zwischen den am Abgrund stehenden wie Sjaak und Ferry und mir und dir? Was macht den Unterschied, herzlos gefragt, zwischen verrückt und gesund aus? Natürlich, wenn Menschen eine Gefahr für sich und andere darstellen, wenn sie ein unerträgliches Unvermögen zum Glücklichsein empfinden oder wenn sie sich selbst und anderen wiederholt im Weg stehen, dann können wir von einem krankhaften Verhalten oder sogar von einer Erkrankung sprechen. (Doch auch dann bleibt die Frage, wie wir damit umgehen sollen.) Und was ist mit der großen Mehrheit der Menschen, die zum Beispiel das Etikett Angststörung verpasst bekommen haben? Sind die wirklich alle krank?

Als ich vor einigen Monaten mit diesem Buch anfing, schätzte ich mich glücklich, in diesem Zeitalter zu leben, das zufälligerweise eine historische Phase darstellt, in der wir uns, so dachte ich, zum ersten Mal wirklich damit auseinandersetzen, was Angst ist – ungefähr so wie die Menschen, die mit einer Infektion zu kämpfen hatten, kurz nachdem sich die bahnbrechenden wissenschaftlichen Entdeckungen von Ignaz Semmelweis durchgesetzt hatten, sich glücklich schätzten, dass sie gerade zu jener Zeit lebten. Jetzt kommt mir dieser Gedanke unglaublich naiv vor.

Während der Zug wieder in meiner Heimatstadt Amsterdam einfährt, muss ich – nachdem ich über meine Erfahrungen nachgedacht habe und zahllose Berichte und Studien aus der Fachliteratur durchgegangen bin – feststellen, dass die Grenze zwischen normaler Angst und ›krankhafter‹ Angst noch viel schwieriger zu ziehen ist, als ich anfänglich meinte. Nicht weil die Beschwerden, die zur übermäßigen Angst gehören – Panikattacken, Entfremdung, das Gefühl, verrückt zu werden –, nicht ernst wären, denn das sind sie. Sondern weil die Anfälligkeit für Angststörungen, ebenso wie Größe, Intelligenz oder andere Eigenschaften, gleichmäßig über die Weltbevölkerung verteilt ist. Genauer gesagt: entsprechend einer Normalverteilung.

Nicht erschrecken, gleich kommt eine Grafik. (Der Schüler in mir, ein fanatischer Gegner von Grafiken und Tabellen, schüttelt enttäuscht den Kopf. *Auch du, Brutus?*)

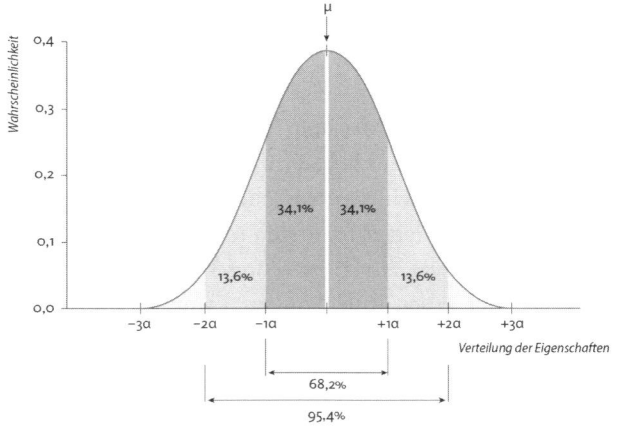

In jeder Gruppe – zu welcher Zeit und an welchem Ort auch immer – gibt es ein Mittelfeld von 68,2 Prozent, bei dem die Wahrscheinlichkeit, eine bestimmte Eigenschaft (z. B. ein ›normales‹ Angstlevel) zu besitzen, am größten ist (innerhalb einer Standardabweichung vom Durchschnitt). Daneben existieren zwei kleinere, insgesamt 27,2 Prozent ausmachende Gruppen, die stärker vom Durchschnitt abweichen (zwei Standardabweichungen), entweder im positiven Sinne (weniger Angst) oder im negativen (mehr Angst). Die übrigen 4,6 Prozent sind die extremen Fälle (drei Standardabweichungen). Innerhalb einer Gruppe gibt es immer eine Untergruppe von Menschen, die am ausgeprägtesten über eine bestimmte Eigenschaft verfügt. Mir stellt sich daraufhin eine Frage mit erheblichen Konsequenzen: Wie sinnvoll ist es, 31,8 Prozent der Menschen, nämlich jene, die nicht dem Durchschnitt entsprechen, in eine besondere Gruppe mit einem besonderen Namen zu stecken?

Was würde passieren, wenn wir für Menschen von überdurchschnittlicher Größe (und das kann durchaus eine lästige Eigenschaft sein) ein eigenes Etikett, sagen wir: Riesen, einführen? Es würden zwei Mechanismen in Gang gesetzt: Die ›Normalen‹ würden die ›Riesen‹ als eine merkwürdige Ausnahme betrachten, und die ›Riesen‹ würden sich als nicht normal empfinden. Unsere Sucht nach Kategorien und Taxonomien hat zu einem großen Missverständnis im Hinblick auf Ausnahmen geführt. Wir denken, sie wären eine Gruppe, die sich grundlegend von den Übrigen unterscheidet. Tatsächlich aber befinden sich die Ausnahmen, jene, die offiziell an einer Störung leiden, nur minimal weiter links oder rechts auf der Normalverteilung, mehr nicht. Deshalb plädieren viele Neurowissenschaftler heute für den Begriff der Neurodiversität. Der Gedanke, dass unser Gehirn so viele Unterschiede aufweist, die Einfluss auf unsere geistigen Funktionen haben (unsere Fähigkeit zu lernen, unsere Soziabilität, unsere Stimmungen), hat zur Folge, dass wir nicht von Abweichungen sprechen sollten, sondern von graduellen Unterschieden in einem weiten Spektrum.

Solche graduellen Unterschiede haben übrigens immer einen evolutionären Nutzen. Nehmen wir zum Beispiel eine Krankheit wie Hämochromatose, die auch Eisenspeicherkrankheit genannt wird, ein Leiden, bei dem das Blut zu viel Eisen bindet, das aber auch mit einer Resistenz gegen Tuberkulose in Verbindung gebracht wird. Wissenschaftler haben die These aufgestellt, dass ein erhöhter Blutzuckerspiegel infolge von Diabetes unseren Vorfahren Schutz vor Eiseskälte verliehen hat. Mit anderen Worten: Ohne diese Abweichung von der Norm hätte eine Vielzahl der Menschen in Nord- und Westeuropa die Eiszeit möglicherweise nicht überlebt. Evolutionär betrachtet waren große Menschen (›Riesen‹) nützlich beim Jagen, Sammeln oder bei der Verteidigung des Stamms. Ähnliches gilt für übermäßige Ängstlichkeit. Eine Gruppe braucht nicht nur die Wagemutigen und Draufgänger, sie profitiert auch von Menschen, die einen Blick für Unwägbarkeiten, für Dinge, die schiefgehen können, für mögliche Katastrophen haben. Ohne Angst und ängstlich veranlagte Menschen würde es uns schon längst nicht mehr geben. Mit anderen Worten: Eine (oft nützliche) Eigenschaft wie Ängstlichkeit ist ein Allgemeingut, das nicht ein paar Außenseitern vorbehalten ist – nein, wir verfügen alle über ein gewisses Maß an Ängstlichkeit.

Außerdem müssen wir nur in der Zeit zurückgehen, um uns klarzumachen, wie unbeständig die Etikette sind, die wir im Laufe der Jahrhunderte Menschen mit übermäßiger Angst aufgeklebt haben: ein Ungleichgewicht der Säfte (Hippokrates), Maßlosigkeit (die Stoiker), Melancholie (die Romantiker), Neurasthenie oder Nervenschwäche (zu Zeiten von Jaap Kunst), Depression (meine Großmutter), phallischer Narzissmus oder Neurose (meine Mutter) und schließlich Angststörung (ich selbst). Allein der Umstand, dass wir es in einer anderen Zeit mit einer vollkommen anderen psychisch-medizinischen Wirklichkeit zu tun gehabt hätten, sollte uns Anlass für eine gewisse Demut sein Ich will damit nicht behaupten, die Lehre von den Säften sei genauso wissenschaftlich fundiert wie die heutige Psychologie oder Neurologie – es gehört nicht viel Mut dazu, den Standpunkt zu vertreten, unser Wissen über allerlei Formen psychischer Probleme sei heute größer denn je. Doch die überwältigende Fülle an Wissen, symbolisiert durch das und festgehalten im DSM, hat dazu geführt, dass sich unsere Vorstellung von Gesundheit wesentlich verändert hat. Gesundheit ist laut DSM (und daher laut den Ärzten und folglich laut uns) die Abwesenheit von negativen Symptomen, ein Leben ohne Nebenwirkungen. Meiner Ansicht nach hat Gesundheit stattdessen mit dem Funktionieren eines Menschen zu tun, mit seinem Gefühl, wenn er aufsteht und wenn er schlafen geht, mit seinem Maß an Abhängigkeit von anderen oder von irgendwelchen Mitteln – nicht mit der Abwesenheit von etwas, sondern mit dem *Vorhandensein* von Lebenskraft und Widerstandsfähigkeit, Eigenschaften, die man trainiert, indem man sich und anderen beweist, dass man Situationen meistert, *trotz* des Gefühls der Angst, nicht indem man diese Angst um jeden Preis zu vertreiben versucht.

Je mehr wir Angst als ein gemeinschaftliches Problem ansehen, umso größer ist unsere Solidarität.

Die moderne Geschichte der Angst (etwa seit der Geburt der Angststörung 1980) war eine Geschichte des Ausschlusses. Und damit meine ich nicht den physischen Ausschluss; die meisten ängstlichen Menschen werden nicht in eine Einrichtung oder eine Klinik gesteckt, es sei denn, ihre Ängste äußern sich in gewalttätigem oder gefährlichem Verhalten oder in einer Psychose. Der Ausschluss, von dem ich rede, ist viel subtiler und viel weitreichender. Ich meine den mentalen Ausschluss: Die Ängstlichen unter uns sehen sich mit Etiketten und Labeln konfrontiert, mit allerhand Tabletten, sie landen in einem pharmakologischen Flipperkasten wie dem von Pepijn. Sie werden in dem Glauben belassen, möglicherweise nie wieder Teil der Gemeinschaft zu werden, und meinen, etwas sei grundlegend nicht in Ordnung mit ihnen, etwas, das sie unterdrücken müssten. In Wirklichkeit sind sie vor allem verletzlich. Und diese Verletzlichkeit äußert sich leider oft in Form von Traurigkeit, Schmerz und Bedrücktheit, in Rückschlägen und Krisen. Wenn wir etwas als eine (evolutionär nützliche) Eigenschaft betrachten, die wir alle in mehr oder weniger großem Maß besitzen, lädt dies zu Gesprächen ein, zum Nachdenken und zur Akzeptanz. Wenn wir etwas für eine Störung halten, sagen wir, etwas stimme nicht mit denen, die die entsprechenden Symptome aufweisen, wir sagen, sie seien krank und ihnen müsse von professioneller Seite Hilfe zukommen (also nicht von uns).

Meine Skepsis in Bezug auf ›Störungen‹ mag merkwürdig wirken; ich kann mich noch gut an die Erleichterung erinnern, als ich ›mein‹ Etikett erhielt, und ich weiß aus Erfahrung, dass die Annahme (oder sogar die freudige Aneignung) eines solchen Etiketts für jemanden, der Zweifel an der Legitimität seiner Beschwerden hat, sehr wichtig sein kann. Doch dieser beinahe pädagogische Nutzen wiegt für mich, wie mir jetzt klar wird, die vielen Nachteile nicht auf, die einem Denken in Etiketten und Störungen anhaften.

Zum einen sind da die negativen Auswirkungen auf das Selbstbild. Jemand, der von sich sagt, seine Ängste machten ihn verletzlich, akzeptiert diese Empfindlichkeit als Teil von sich selbst. Es ist eine Haltung, die zur Selbsterforschung führen kann, die einem ermöglicht, sich selbst besser kennenzulernen. Jemand, der von sich sagt, er leide an einer Angststörung, identifiziert sich weitestgehend mit dem Etikett, das man ihm verpasst hat. Allzu oft resultiert das in einer Haltung, bei der – gedeckt durch das Alibi einer ›offiziellen‹ Krankheit – die Einnahme von Tabletten die Selbsterforschung ersetzt. Während sie diese Tabletten schlucken, lernen sie, sich als Patient mit dem Teil ihrer selbst zu identifizieren, der einem optimalen Funktionieren im Weg steht. Häufig fangen sie an, schlechter von sich zu denken, und sie machen sich kleiner als nötig, weil sie sich (oft ohne es zu bemerken) allmählich als Opfer einer parasitären Störung betrachten, die ihr *wirkliches Selbst* verhindert. Neueste Untersuchungen an der Universität Groningen zeigen, dass das Maß an Autonomie, das man sich bewahrt (und folglich nicht aus der Hand gibt und einem Etikett unterordnet), Einfluss darauf hat, wie hartnäckig die Beschwerden infolge von Angst sind. Menschen mit einer starken internalen Kontrollüberzeugung laufen weniger Gefahr, eine chronische Angststörung zu entwickeln, als Menschen mit einer starken externalen Kontrollüberzeugung. Autonomie lohnt sich also.

Außerdem unterminieren Etiketten, die einmal verteilt wurden, die Solidarität, die so dringend gebraucht wird. In diesem Zusammenhang ist eine Untersuchung interessant, die 1997 von Professor Sheila Mehta an der Universität von

Auburn (Alabama) durchgeführt wurde. Mehta wollte herausfinden, ob das Benennen eines Phänomens als Krankheit dazu führt, dass Menschen sich zuvorkommender oder aber herzloser gegenüber einer Person verhalten, die angeblich an den entsprechenden Symptomen leidet. Das Experiment war wie folgt aufgebaut: Eine Gruppe von Probanden wird unter dem Vorwand, an einem Experiment über das Lernverhalten teilzunehmen, in einem Raum versammelt. Während sie warten, verwickelt ein eingeschleuster Schauspieler einen der Teilnehmer in ein Gespräch und gibt vor, an einer psychischen Krankheit zu leiden. Der einen Person sagt er, seine Erkrankung habe biochemische Ursachen (Gene), einer anderen nennt er als Grund Dinge, die ihm im Leben widerfahren sind (Sozialisierung). Anschließend begibt sich der Schauspieler in einen Nebenraum, und es stellt sich heraus, dass er Gegenstand des Experiments ist. Er ist derjenige, dessen Lernverhalten angeblich getestet werden soll. Seine Aufgabe besteht darin, eine Anzahl von Knöpfen in einer bestimmten Reihenfolge zu drücken. Wenn er einen Fehler macht, dürfen die Probanden ihm einen kleinen Elektroschock versetzen (der Schauspieler tut so, als ob er es spürt, das System steht nicht unter Strom). Das Ergebnis des Experiments: Die Probanden, die glaubten, die biochemische Zusammensetzung im Gehirn des Mannes sei Ursache für seine Beschwerden, verpassten ihm mehr Stromstöße als jene, die glaubten, sein Lebenslauf sei der Grund. Mit anderen Worten: Der Glaube an einen biologischen, objektiven Ursprung psychischer Krankheiten macht uns nicht empathischer vulnerablen Menschen gegenüber, im Gegenteil, er macht uns grausamer. Und in dieser von Corona geprägten Zeit, in der wir uns mit einer wachsenden Zahl von psychisch Kranken konfrontiert sehen, sind Solidarität und Mitgefühl vielleicht dringender vonnöten denn je.

Jedes Mal, wenn jemand das Wort Störung verwendet, könnte man sich fragen: Was meint der- oder diejenige genau mit diesem Wort? Wäre nicht ein ›gestörtes Gleichgewicht‹ eine bessere Alternative zur ›Störung‹? Ist nicht ›Muster‹ eine bessere Alternative für ›Symptom‹? Ist ›anpassen‹ nicht besser als ›genesen‹? Ist ›Eigenschaft‹ nicht besser als ›Krankheit‹? Ist nicht ein ›Cluster von Verhaltensweisen‹ besser als ›Diagnose‹? (Nochmals: Ich will damit ganz und gar nicht sagen, dass die Beschwerden, unter denen jemand leidet, keine ernst zu nehmenden Leiden sind.) Dies ist keine Wortspielerei. Indem man andere Ausdrücke verwendet, ändert sich auch unsere Vorstellung von dem, woran der andere leidet, und letztendlich auch unser Bild vom anderen.

Ein Plädoyer für Verletzlichkeit also?

In gewisser Weise, doch wir sollten uns auch vor Überkompensation hüten und Verletzlichkeit nicht verherrlichen. Ich will das erläutern.

Der Gedanke, das Tabu der Angststörung (und anderer Formen psychischer Probleme) müsse aufgehoben werden, ist mittlerweile ein Gemeinplatz. Doch die augenscheinlich positive Art und Weise, wie wir dies zu tun versuchen, ist mit schwerwiegenden Nachteilen verbunden. Der Kampf gegen das Tabu, das auf psychischen Krankheiten ruht, wird fast immer gleich geführt: Ein prominentes Individuum berichtet von den Problemen, die er oder sie bewältigt hat.

Doch dies ist ein Teufelskreis: Die Medien suchen nach den ›ausgefransten Rändern‹ derjenigen, über die sie berichten, und diese Personen wiederum meinen, sie müssten diesem ›Ideal‹ entsprechen, denn wie sollten sie sonst interessant wirken? Auch ich war eine Zeitlang Teil dieser Kultur. In Interviews erzählte ich manchmal, unter dem Deckmantel der Transparenz, von meinen Ängsten. In der Hoffnung, mich befreit zu fühlen, wenn ich mich nicht stärker gab, als ich war, sprach ich von Botenstoffen in meinem Gehirn, die meine Ängste verursachten. Eine Formulierung, mit der ich mich einerseits über all jene stellte, die diese besonderen Botenstoffe nicht im Gehirn hatten, und die mich zugleich weiterer Selbsterforschung enthob. Und das Unschöne daran war nicht so sehr, dass ich über Persönliches sprach; darüber zu reden und zu schreiben halte ich für legitim und wesentlich. Nein, es war der Trugschluss, dadurch etwas Besonderes zu sein. Die Bekenntnisse von Prominenten, die unter psychischen Problemen leiden, sind wichtig, weil sie die Toleranz des breiten Publikums fördern, doch sie sind irreführend. Sie enthalten immer auch einen impliziten Lichtblick – denn der Leser oder Zuschauer weiß, die Leben der Betroffenen haben durch die psychischen Probleme keinen irreparablen Schaden erlitten. Die (einst) Kranken sind heute schließlich reich, berühmt und beneidenswert. Diejenigen, die es nicht schaffen, werden selten oder eigentlich nie interviewt. Außerdem sind die Bekenntnisse meistens geschönt. Solange die Probleme einigermaßen romantisiert werden können oder zum tiefsinnigen Image des Betroffenen beitragen, werden sie öffentlich gemacht – sonst nicht. Hierin können wir ein

Erbe dessen erkennen, wie die Romantiker über Melancholie dachten.

Diese Entwicklungen haben zur Entstehung einer akademischen Subdisziplin beigetragen, die *celebrity studies* heißt. Dieser Forschungszweig beschäftigt sich mit dem speziellen Verhalten von Prominenten und ihrem Einfluss auf die Populärkultur. Auf diesem Gebiet wurden in den letzten Jahren viele Artikel über den sogenannten *celebrity meltdown* geschrieben. Damit ist die akute Belastungsreaktion eines Prominenten gemeint, der meist mit spektakulärem Drogen- und Alkoholmissbrauch einhergeht. Der Nervenzusammenbruch vollzieht sich meist in aller Öffentlichkeit, und die betreffende Berühmtheit berichtet später offenherzig über das, was er oder sie inzwischen in eine *dunkle Phase* umgetauft hat. Häufig findet der *celebrity meltdown,* der eigentlich immer mit dem Unvermögen, den Erfolg zu bewältigen, erklärt wird, auf diese Weise geschickt den Weg zurück zur erfolgsbesessenen Populärkultur. Ein krasses Beispiel ist die bereits als Kind berühmte Schauspielerin und Sängerin Demi Lovato, die unter Essstörungen, einer bipolaren Störung und Angst leidet. 2013 veröffentlichte sie den Bestseller *Staying Strong,* dessen deutsche Übersetzung den Titel *Lass dich nicht unterkriegen. Inspiration für jeden einzelnen Tag im Jahr* trägt. Auf dem linken Handgelenk hat sie sich das Wort *Stay* tätowieren lassen, auf das rechte *Strong.* Aufmunternde Worte, die an sich nicht schaden können. Doch ein Jahr nach dem Erscheinen von *Staying Strong* brachte sie eine neue Kosmetiklinie auf den Markt, deren Werbeslogan lautete: »Skin care is self care« (»Hautpflege ist Selbstfürsorge«), womit sie, aus kapitalistischen Motiven, die Fähigkeit zur seelischen Selbsthilfe mit Hautpflege gleichsetzt. Mit anderen Worten: Die Frau, die uns soeben noch aufrief, stark zu bleiben, appelliert nun an den verletzlichen Narzissten in uns.

Ich will damit nicht behaupten, Lovatos Berichte seien unaufrichtig oder sie habe nicht wirklich gelitten. Unabhängig davon, ob solche Bekenntnisse zu Geld gemacht werden oder nicht, gehe ich davon aus, dass solche öffentlichen Eingeständnisse aufrichtig und ehrlich sind. Doch etwas kann aufrichtig und ehrlich *und* trotzdem problematisch sein. Diese Problematik hat die Angsthäsin Corinne, die ich auf dem Angstkongress getroffen habe, vielleicht am besten in Worte gefasst: »Wenn ein berühmter DJ wie Avicii oder ein Fernsehmoderator oder Vlogger sagt, sie hätten mit Depressionen oder Angst zu kämpfen, dann denke ich oft: Ja, in Ihrem Fall ist es logisch, dass Sie manchmal schlecht drauf sind. Sie haben ein anstrengendes Leben, alle wollen was von Ihnen. Ich bin nur eine einfache Bürgerin mit einem langweiligen Leben. Und trotzdem habe ich Angst. Warum bloß? Und dann bin ich wieder wütend auf mich und frustriert.«

Meiner Ansicht nach sollten seelische Probleme nicht mithilfe von sprachlichen Kniffen zu etwas Wertvollem gemacht werden, zu etwas, das einen in die Lage versetzt, sein Leben auf erfülltere, reichere Weise zu leben als eine durchschnittliche, gesunde Person – zu einer *stillen Kraft,* wie es manche Therapeuten empfehlen. Auch dann nicht, wenn sich begabte Dichterinnen wie Jeanette Winterson dessen schuldig machen, die von der Gabe der Wunde spricht.

356

Oder wie Natalie Diaz in ihrem Gedicht *From the Desire Field:* »Lass mich meine Angst dann eben *Sehnsucht* nennen. / Lass sie mich *einen Garten* nennen. […] / Denn wenn der Schatten der Nacht kommt, / bin ich wie ein Acker, und jede Sorge, die meine Brust erfüllt, steht kurz vor dem Erblühen. / Mein Geist ist *una bestia* im Dunkeln, unkonzentriert, / und heiß.« Schöne, poetische Formulierungen, um aufzuzeigen, wie wild die Angst um sich greifen kann, just dann, wenn die Wirklichkeit am wenigsten wiegt (im Dunkeln), und dass sich auch Schönheit darin verbirgt, wenn man die Panik wuchern lässt. Doch was mich betrifft, so kommt der Rat am Schluss des Gedichts der Realität näher: »Und auch wenn du heute gesagt hast, dass du dich besser fühlst, / und es ist schon so spät in diesem Gedicht, dann ist es besser, deutlich zu sein, / und zu sagen: *Ich fühle mich nicht gut.*«

Die meisten von uns, die sich nicht gut fühlen, wissen nämlich nicht, wie sie ihre Angst Sehnsucht nennen sollen, was das bedeutet und ob es ihnen weiterhilft. Es hat sicherlich seinen Wert, Angst zu besingen, nachdem sie einen geplagt und man sie gezähmt hat. Doch dieser relative Wert darf uns nicht in den Schlaf wiegen. Fast alle Angsthasen, mit denen ich gesprochen habe, von Michael Bernard Loggins bis hin zu Sjaak und Ferry, würden ihre übermäßigen Ängste nur allzu gerne loswerden. *Sehnsucht? Stille Kraft?* Warum sollte uns alles Kraft geben müssen? Warum sollten wir uns Hoffnung auf den einen kleinen Vorteil machen, der es uns ermöglicht, ein erfolgreicherer Mensch, besserer Elternteil oder Mitarbeiter zu sein? Wenn wir Verletzlichkeit zu Kraft umetikettieren, nehmen wir unsere Verletzlichkeit doch gar nicht ernst. Wenn wir seelische Tiefs nur ertragen können, wenn wir sie in das Narrativ eines späteren Erfolgs einbauen können, als handelte es sich um notwendige Zwischenschritte, dann legen wir damit doch nur den Keim zu neuen seelischen Tiefs.

Während ich über die zweifache Aufgabe nachdenke, nämlich Angst als gemeinschaftliches Problem anzugehen, ohne deren essenzielle Eigenschaft – die Verletzlichkeit – anschließend zu verherrlichen, steige ich aus dem Zug und gehe durch den Bahnhof, wo alle Etappen auf meiner Reise angefangen haben.

Dass dieses Buch sich dem Ende nähert, könnte die Illusion wecken, die Geschichte meiner Ängste sei zu Ende, ich hätte sie bezwungen oder sogar besiegt. Tatsächlich bestehen meine Ängste weiter, wie bei vielen von uns. Ich werde die Verletzlichkeit nie loswerden, sosehr ich mir das auch wünsche. Es wird Zeiten geben, in denen es mir gutgeht und das Glück sich selbstverständlich anfühlen wird. Dann wird diese Selbstverständlichkeit verschwinden. Dann das Glück. Der alte Feind wird sich wieder regen, das Ungeheuer. Doch das Glück kehrt wieder, ist wieder da. Weg. Da. Weg. Ich werde diese Wellenbewegungen akzeptieren müssen. Im Laufe der Jahre werden sie hoffentlich weniger heftig werden, auch wenn das Auf und Ab nie ganz verschwinden wird. Ich glaube nicht mehr an Heilung, weil ich nicht mehr an die Krankheit glaube. Und ich habe mich dafür entschieden, diesen fehlenden Glauben als etwas Hoffnungsvolles zu betrachten. In der Bahnhofsbuchhandlung gibt es eine Flut von Selbsthilfeliteratur. Dabei ist

Selbsthilfe ein begrifflicher Widerspruch. Für Hilfe bedarf es immer eines anderen, Geliebte, Freunde, Therapeuten, Philosophen. Wir brauchen andere, und andere brauchen uns. Mit Daenerys unter dem Arm betrete ich meine Wohnung.

Als D. das Gemälde sieht, nennt sie es das hässlichste Ding, das sie jemals gesehen hat. Ich lächle, es ist tatsächlich ein Ding, und es ist tatsächlich potthässlich. Ich bringe es in mein Arbeitszimmer, schiebe es zwischen die Ordner im Regal, wo es wochenlang stehen bleibt. Während der Zeit räume ich mein Arbeitszimmer auf, Notizen werden geordnet, zerlesene Bücher über Angst packe ich in Kartons und stelle sie zum Teil auf den Dachboden.

Eines Abends fragt D. mich, ob ich eigentlich alles weggeworfen habe.

Ich schüttle den Kopf.

Warum nicht?

Es wird Monate dauern, bis ich auf diese Frage eine Antwort haben werde. Um die Zeit herum sind wir im Urlaub, weit weg.

17
Das Rad zerbrechen

Wir liegen auf dem Bett, in einem Airbnb-Souterrain auf der anderen Seite des großen Ozeans, wir haben zwei Wochen frei. Den Tag über sind wir an der Küste entlangspaziert, wir haben Mammutbäume berührt und in einem auf einem Hügel gelegenen Diner Omelett gegessen, wobei wir schweigend auf das Meer starrten. Während wir im Bett liegen, kläffen die kleinen Hunde des Hausbesitzers im Innenhof, wo noch schwach der Geruch von Haschisch in der Luft hängt. Unser Vermieter schaut sehr gern bis tief in die Nacht Horrorfilme und genehmigt sich dabei ein Pfeifchen.

Als die Stille schon zu lange angehalten hat, sagt sie, sie liebe mich. Ich liebe sie auch, mehr, als ich jemals zuvor jemanden geliebt habe. Ich spreche diese Worte aus, doch sie klingen nicht überzeugend. Seit ich mich hingelegt habe, zittern meine Beine. Wir sind vor Kurzem vom Essen wiedergekommen, aus Berkeley, und während wir auf die U-Bahn warteten, ging ich die ganze Zeit auf und ab, pausenlos, 20 Minuten lang. Das machte D. nervös, und sie fragte, was mit mir los sei. Ich wisse es nicht, erwiderte ich. Die U-Bahnen schossen vorüber, keine Ahnung woher oder wohin.

Wenn ich ehrlich bin, bin ich schon seit Monaten ruhelos. Obwohl die Panikattacken in letzter Zeit abgenommen haben, verfalle ich immer wieder in Schweigen. Außerdem frustriert es mich, dass ich meine Reise, das Schreiben dieses Buchs, nicht zu Ende bringe. Etwas hält mich davon ab, aus den abschließenden Notizen, die ich mir gemacht habe, ein Fazit zu formulieren, ohne mich dabei als Scharlatan zu fühlen. Dass das alles mit dem zusammenhängt, was D. als *den Eindringling* bezeichnet hat, wird mir erst jetzt klar, auf diesem Bett.

Im Nachhinein ist besser verständlich, was da los war. Die Ängste, die so viel Leiden mit sich bringen, stehen *auch* in Verbindung mit dem, der ich bin, mit meinen Gedanken, mit meiner Art zu denken und zu fühlen. Der Eindringling ist ein Teil von mir. Indem ich mich entschieden hatte, dass es manche Teile von mir geben durfte (und sie es sogar wert sind, geliebt zu werden), aber andere verschwinden mussten, habe ich mich selbst ganz langsam auseinandergerissen. Ich habe das getan, was Japies Problemfälle oft tun: Ich habe mein ideales Ich mit meinem echten Ich verwechselt. Und diese Verwechslung hat mich gespalten. Die Aufrechterhaltung dieser Spaltung kostet viel Kraft, und man kann sie nur schwer verbergen. Ich habe mich in zunehmendem Maße betäuben müssen, um dem Trugbild unseres Lebens zu entsprechen, wobei ich immer wieder dachte: Wenn ich einen mir sehr ähnlich sehenden Schauspieler engagieren könnte, um meine Rolle zu spielen, wäre D. um einiges glücklicher als jetzt. Würde sie den Unterschied überhaupt merken?

Andererseits war es auch nicht so, dass wir keine liebevollen Momente mehr gehabt hätten. In einem anderen

Urlaub fuhr ich mit einem Motorroller über eine Insel, sie saß hintendrauf, die Arme um mich geschlungen und die Nase an meinen Hals gedrückt. Wenn sie kochte, schlich ich in die Küche und stahl einen Bissen aus dem Topf, als sie einen Moment nicht hinschaute, woraufhin sie mich mit dem Kochlöffel wegjagte, wie in einem altmodischen Schwank. Es gab nach wie vor ausreichend Beweise für unsere Liebe, um weiterzumachen und zu denken: Vielleicht reicht es ja doch. Gleichzeitig entwickelte sie, so empfand ich es, eine Allergie gegen alles, was nach Angst oder Besorgtheit roch, und das machte ihr zu schaffen, obwohl sie sich nicht traute es zuzugeben, weil sie mich noch immer liebte und sich wünschte, dass es mit uns beiden klappte. Dieser Konflikt äußerte sich daher auch nicht in einer offenen Auseinandersetzung, sondern in Form eines unauflösbaren inneren Widerspruchs, der uns zum Schweigen brachte und zu Abkühlung führte.

In der letzten Zeit genehmigte ich mir jeden Abend ein paar Gläser Whisky; zum ersten Mal in meinem Leben verlangte ich nach Alkohol. Ich verabredete mich häufig mit den Freunden, die die besten Joints bauen konnten, und bestand darauf, dass sie für mich auf Vorrat produzierten. Bei unserer gemeinsamen Geburtstagsparty war ich auf LSD. (Die Gäste fanden mich sehr nett und fröhlich.) Anders gesagt, brauchte es immer härtere Drogen, um so tun zu können, als wäre ich jemand anders. Meinem Körper machte das schwer zu schaffen. Und auch ihrer bereitete ihr Probleme. Sie klagte häufiger über starke Kieferschmerzen, vor allem nach schwierigen Gesprächen. Doch bei uns zu Hause wurde nicht mehr getröstet. Schleichend sind wir, gefangen in einer Dynamik, die wir spüren, die wir aber nicht in Worte fassen können, zu extremen Versionen unserer selbst geworden. Sie wurde härter, ich zog mich weiter zurück. Und beide wurden wir stiller und rücksichtsloser. Wir schützten uns selbst, indem wir uns vor dem anderen möglichst nicht die Blöße gaben. Ein gelungener Tag war einer, an den ich mich am nächsten Tag nicht mehr erinnern werde.

Eines Nachts, vor nicht allzu langer Zeit, begann ich heftig zu schwitzen. Nun ja, das tat ich öfter, waren wir uns einig. Kurz danach fing ich an zu husten. Es hörte sich übel an, kratzend, rau. Ich fragte D., ob ich mir Sorgen machen müsse, eine Frage, die sie in all ihren Varianten Hunderte Mal gehört hatte, weshalb sie sie automatisch nicht sehr ernst nahm und sagte, Menschen husteten nun mal. Ein paar Tage später bemerkte ich in meinem Auswurf hin und wieder ein wenig Blut. Ich stellte meine Frage erneut, und sie sagte, dies sei ganz normal, in meinem Rachen sei nur eine kleine Ader geplatzt. Sie ist keine Ärztin, doch sie spricht mit der Bestimmtheit einer Ärztin, einer Bestimmtheit, die den Eindruck erweckt, sie würde auf Fakten, Scans und Forschung basieren. Wie ich diese Bestimmtheit einst geliebt habe.

Einige Tage danach begannen meine Gedanken zu entgleisen. Eines Abends meinte ich, die Zeit zu spüren, und zwar in Form von Kratzern, die einfach so auf meinem Gesicht erschienen. Kurz darauf war ich davon überzeugt, sie zu sein. Ich befand mich in ihrem Körper und betrachtete meinen (ihren) Körper, ich streckte die Hände aus, schnüffelte an den Handgelenken und roch ihr Parfüm. Das alles versuchte ich in Sprache auszudrücken, um anschließend zu der Schlussfolgerung zu kommen, dass ich höchstwahrscheinlich wirres Zeug redete. Laut D., die sich gerade umzog, war das unmöglich, denn ich hätte seit einer halben Stunde nichts gesagt. Höchste Zeit, meine Temperatur zu messen. 41 Grad Fieber. Musste ich mir Sorgen machen? Sie verneinte, Fieber sei nur für Babys und kleine Kinder gefährlich.

Hatte ich nicht vielleicht eine Lungenentzündung?

»Daan, das hier ist kein russisches Theaterstück, heutzutage hat niemand mehr eine Lungenentzündung.« Sie ließ sich ihre Aussage noch mal durch den Kopf gehen und fand sich selbst vielleicht etwas zu apodiktisch. »Wenn du dir sicher sein willst, dann geh doch kurz zum Arzt.« Sie drückte mir einen Kuss auf die heiße, verschwitzte Stirn und ging zur Arbeit. »Bis heute Abend«, Schritte, die verhallten, und irgendwo in weiter Ferne eine Haustür, die ins Schloss fiel. Dröhnende Stille, Ohrensausen. Ich rief in der Praxis an, wo man mir befahl, so schnell wie möglich zu kommen. Schwankend stieg ich in ein Taxi. Ich hatte tatsächlich eine Lungenentzündung, und der Arzt verschrieb mir eine strenge Antibiotikatherapie.

Als ich am Abend wieder neben ihr im Bett lag, hatte ich das Gefühl, sie enttäuscht zu haben, oder schlimmer noch, dass sie auf mich herabschaute, auf mich und meinen schwachen Körper. An der Lungenentzündung, ob sie nun eine Folge meiner inneren Gespaltenheit war oder nicht, ist sie natürlich nicht schuld, ebenso wenig, wie es ihre Schuld ist, dass ich immer häufiger zu Betäubungsmitteln greife.

Der Begriff ›Schuld‹ ist hier fehl am Platz. Ich denke, sie tut, was sie kann, und ich tue auch, was ich kann. Nein,

Letzteres stimmt nicht ganz. Bis zu einem bestimmten Grad habe ich die Entfremdung zwischen uns aktiv zugelassen. Schließlich – nach vielen Versuchen, ins Gespräch zu kommen – habe ich mich an meine eigene Kränkung geklammert anstatt an die kleine Hoffnung, die es vielleicht doch noch für eine wechselseitige Annäherung gab.

Als das Fieber abgeklungen war, stopfte ich meine Sachen in einen Koffer und ging auf Reisen, an die Orte, die ich früher bereits besucht hatte. Vorgeblich, weil es notwendig war, um mein Buch zu beenden. Doch es schien mir eher, als folgte ich meinen Spuren, als wollte ich mich selbst finden. Oft plante ich bereits auf dem Rückweg die nächste Reise. Ich sagte mir, ich sei jemand, der gerne weggeht. Eine Lüge. Ich war zu jemandem geworden, der jedes Mal weniger gern nach Hause kam.

Wenn ich heimkam, dann immer in eine dunkle Wohnung. Sie wusste, wann ich wieder da sein würde und dass ich es unheimlich fand, eine menschenleere Wohnung vorzufinden. Dennoch war sie jedes Mal weg, ausgegangen, mit Freundinnen oder allein. Ich nahm ihr das nicht übel, doch es fiel mir schwer, darin kein Zeichen zu sehen. Und wenn wir mal zusammen zu Hause waren, verspürte ich eine sanfte nostalgische Trauer bei dem Gedanken an eine ferne Vergangenheit, als wir einander noch sagen konnten, dass wir uns liebten, ohne dass dabei eine Spur von Schmerz in der Stimme zu hören war. In jener Zeit schrieb ich viele Briefe, an Freunde und an eine Frau, die ich vor Kurzem getroffen hatte, die mir Fragen stellte, die mich zwangen, sauber und ehrlich über mich selbst nachzudenken. In der Korrespondenz mit ihr empfand ich eine Freiheit, wie ich sie lange nicht erlebt hatte, die neugierig machte, mich aber auch bedrückte: Denn was sagte dies über meine Liebe zu D.? Wie dem auch sein mochte, es sei kein Epilog, sagte ich mir. Es ist *kein* Epilog.

Manchmal sagte ich, es fühle sich an, als sei ich in eine Sackgasse geraten. Jeden Tag einen Schritt weiter, ohne nach vorne zu schauen.

Es ist keine Sackgasse, sagte sie in einem Kundenservice-Ton.

»Sag mal, dass du mich liebst«, sagte sie eines Abends. Es klang ziemlich niedergeschlagen, als hätte sie sich in irgendwas gefügt, als bäte sie um ein Schlaflied, das ihr einst sehr viel bedeutet hat. Ich gehorchte, was natürlich nicht funktionierte, weil ich einfach nur gehorchte.

Ein Winter kam und ging. Ich sagte nicht mehr, dass ich sie liebte, weil ich fürchtete, sie könnte dies zurückweisen. Einmal meinte sie: »Ich denke, du willst Schluss machen, wartest aber darauf, dass ich es tue. Das werde ich jedoch nicht.«

Nun, wir liegen also auf dem Bett, in diesem Souterrain auf der anderen Seite des großen Ozeans; das Kläffen der Hunde, der Geruch von Haschisch, sie hat gerade gesagt, dass sie mich liebt, und ich habe die Worte erwidert. Sie schmiegt sich an mich, und ich flüstere, ich kann das nicht mehr. Unser letztes Gespräch als Liebende hat begonnen.

Während ich dies flüstere, berühre ich mein Gesicht, meine Haut ist heiß, aber straff, als läge ein Film darauf. Ich fühle keine Angst mehr. Ich fühle überhaupt nichts mehr. Plötzlich erscheint Daenerys Sturmtochter in meinen Gedanken,

Mutter der Drachen, Zerstörerin des Rads, das Porträt, das in meinem Zimmer verstaubt. Es ist hässlich, gewiss, doch ist dies das Wesentlichste, was sich darüber sagen lässt? Verbirgt sich nicht auch Schönheit in der Tatsache, dass jemand wie Ferry, von seiner Familie verstoßen, bedingungslos loyal seiner Katze gegenüber, beschließt, seine Gefühle in eine kreative Handlung umzusetzen, dass er sich daranmacht, ein Werk zu schaffen, obwohl er weiß, er wird sich später an nichts erinnern? Man könnte es als seltsam bezeichnen, als abnormal oder sogar als schwach. Aber, wisst ihr was, das will ich nicht. Mehr noch, ich weigere mich. Das ist der Grund, warum ich das Buch noch nicht beendet habe, wird mir bewusst, weil ich die Gedanken und Ideen, die ich beim Schreiben gewonnen habe, nicht verinnerlicht habe. Ich plädiere für Akzeptanz, betrachte meine eigene Angst aber immer noch als Eindringling. Ich plädiere für große, wahrhaftige Veränderungen in der Art und Weise, wie wir miteinander umgehen, lebe aber weiterhin in einem Trugbild. Ich rede mit Dutzenden Menschen, doch mir selbst höre ich nicht zu. Ich bitte sie, aufrichtig zu sein, doch selbst tue ich so, als ob.

Am Beginn meiner Reise habe ich Angst als Mitfahrenden auf dem Beifahrersitz charakterisiert, der sich weigert, die Straßenkarte zu teilen. Im Laufe der Reise meinte ich, etwas Wichtiges über den Beifahrer entdeckt zu haben: Er ist jemand, der seine Erscheinung wechselt. Angst ist ein genetisch bedingtes Phänomen, aber nicht nur. Angst kann zu Panikattacken führen oder zum Rückzug aus der Welt, sie kann sich in Aggression umwandeln oder in Kreativität. Angst ist eine Krankheit, jedoch immer eine andere. Daher die Zickzackroute, die ich zurückgelegt habe. Denn hätte ich meine Aufmerksamkeit nur auf eine der Erscheinungsformen gerichtet, hätte das der fundamentalen Eigenschaft von Angst widersprochen: ihrer Vielfältigkeit. Und der konnte ich nur gerecht werden, indem ich unterschiedliche Herangehensweisen und Perspektiven wählte, indem ich abwechselnd Reporter, Autodidakt, Historiker, Journalist und Schriftsteller war. Erst jetzt, während dieses Urlaubs, am Ende meiner Reise, wird mir klar, dass ich die ganze Zeit von einer falschen Metapher ausgegangen bin. Angst ist kein anderer, kein Eindringling, kein Beifahrer. Angst ist ein Teil des Autos selbst, der Maschine. Für manche von uns ist Angst das Fahrgestell, für andere nicht mehr als ein Gang, der selten gebraucht wird. Angst ist ein Teil von uns, ein Teil von mir.

Es ist daher unmöglich zu sagen, dass du mich liebst, jedoch meine Ängste hasst – denn sie sind ein Teil von mir, ein Teil meines Charakters, und auch meine guten oder sogar attraktiven Seiten können nicht losgelöst von der Angst betrachtet werden: eine gewisse Sensibilität, die Bedeutung, die ich der Empathie beimesse, die Aufmerksamkeit, mit der ich Dinge zu tun versuche, die Dankbarkeit, die ich für das alltägliche Glück empfinden kann. Wenn ich meine Schatten (wie Jung sie genannt hat) nicht bald integriere in den, der ich bin, wird es, so denke ich auf diesem Bett, ein schlimmes Ende mit mir nehmen, die Löcher würden zu groß werden. Es würden Dinge darin verschwinden, die ich nie mehr würde wiederfinden können. Sogar die Liebe, die Medizin, die Simon Vestdijk gegen Angst verschrieb, würde mir nicht mehr helfen können. Dies wird mir ausgerechnet neben ihr bewusst, derjenigen, die mich auf diese Reise geschickt hat, die Reise, die der Schlüssel zur Selbsterkenntnis sein und durch die unsere Beziehung gerettet werden sollte. Weder sie noch ich hatten vermutet, gedacht oder auch nur befürchtet, die Reise könnte kein Neustart sein, sondern das Ende unserer Beziehung einläuten, dass die gewonnene Selbsterkenntnis sich weiter erstrecken würde als beabsichtigt und mir die Unmöglichkeit einer Fortsetzung unserer Beziehung deutlich werden würden.

Sie reagiert nicht auf den geflüsterten Satz; vielleicht war ich zu leise.

Diesmal spreche ich ihn laut aus.

Meine Beine hören sofort auf zu zittern.

Sie löst sich von mir und fragt, was ich damit meine.

Alles, erwidere ich, uns. Ich kann das nicht mehr. Es fühlt sich an, als spräche ich nur zu mir selbst, doch sie versteht jedes Wort. Zehn Tage oder zehn Jahre? Eine Frage aus vergangener Zeit, worauf die Antwort längst verflogen ist. Beide Punkte am Horizont wirken gleich weit entfernt.

Sie fragt mich noch mal, ob ich sie wirklich liebe.

Ja, natürlich.

Unsinn, findet sie.

Kein Unsinn.

Warum ich dann sagen würde, ich könne das nicht mehr? Warum hier? Ausgerechnet während eines Urlaubs, auf den wir uns gefreut hatten?

Ich wiederhole noch einmal: Ich könne das nicht mehr. Und warum hier? Weil ich es nicht über mich gebracht habe, es in unserer Wohnung zu tun, werde ich viel später erklären, weil ich zu Hause das Gefühl gehabt hätte, mit

meiner Entscheidung jedes Schränkchen und jedes Regal-
brett zu verraten, jede Wand, die wir angestrichen haben,
jeden Blumenstängel, den sie auf unserem kleinen Markt
ausgesucht hat. Hier in diesem Urlaub, auf diesem Bett tue
ich nur uns beiden weh.

Sie meint, ich solle mich nicht hinter dem Wort *können*
verstecken. Ein wichtigeres Verb sei *wollen*. Wir könnten
doch gemeinsam den Schalter umlegen?

Ich. Kann. Das. Nicht. Mehr.

Dann strafft sich ihr Gesicht. Sie findet, ich müsse dann
auch die Verantwortung übernehmen und die dazugehörigen Wörter aussprechen, als wären sie ein Zauberspruch.

Meiner Ansicht nach sind wir am Ende, sage ich. So, nach
und nach, wird ein zweifelndes *Ich kann das nicht mehr* zu
einem mehr oder weniger entschlossenen *Es ist vorbei*.

Diese Worte brauchte sie offenbar, um in einen Aktionis-
mus zu verfallen, eine sofortige Handlungsbereitschaft, die
man nur dann verstehen kann, wenn man akzeptiert, dass
dieses Gespräch und dieser Abschied schon seit Langem
bevorstanden. Ihre Entschlossenheit zusammenzubleiben
ist mit einem Mal umgeschlagen in eine Entschlossenheit,
so schnell wie möglich getrennte Wege zu gehen. Sie greift
nach ihrem Smartphone und sucht nach Flügen.

Sie fragt, ob mir klar sei, dass es unsere Wohnung nicht
mehr geben werde, wenn ich wiederkomme. Sie spricht mit
ruhiger und fester Stimme, als beschreibe sie ein physika-
lisches Gesetz.

Obwohl ich die Tiefe dieses *Wissens* nicht einschätzen
kann, sage ich, das sei mir bewusst. Bei jeder anderen Antwort würde sie mir Feigheit vorwerfen.

Bleib doch, sage ich. Geh nicht so.

Warum sie denn bleiben sollte?

Darauf habe ich keine Antwort. Um darüber zu reden, taste ich mich vor, um das Ganze abzuschließen? Um Mammutbäume zu berühren, um zusammen aufs Meer zu schauen?

Sie schüttelt den Kopf.

Nach einer halben Stunde hat sie ihr Ticket umgebucht. Ihr Flugzeug geht in ein paar Stunden. Es hat keinen Sinn, noch mehr Worte darüber zu verlieren, wir haben bereits genug Worte verloren, die Liebkosungen von einst fühlen sich vergiftet an, und würden wir beschwichtigende Worte aussprechen, würden wir uns verschlucken.

Wir versuchen, noch ein wenig zu schlafen. Ich liege auf der Couch, sie auf dem Bett.

Irgendwann während der einsamen, dunklen Stunden zwischen Nacht und Morgen krieche ich zu ihr ins Bett; ich will ihren lieben, gekrümmten Rücken sehen, ich will sie riechen. Vielleicht ist alles weniger wirklich, weniger endgültig, wenn ich neben ihr liege. Ihr warmer Nacken, der Flaum auf ihren Ohrläppchen, sie sind zu Naturphänomenen geworden, und ich bin ein Augenzeuge, kein Teilnehmer mehr. Als ich einen Kuss auf ihre Schulter drücke, wacht sie auf und schiebt mich weg; meine Zähne fangen an zu klappern, D. schickt mich zurück auf die Couch. So also, denke ich, verläuft unsere letzte Nacht.

Fahles Morgenlicht fällt in unser Souterrain.

Um halb sechs in der Früh sagt sie, sie fände es schade, nicht zu wissen, wie mein Buch endet. Ich erwidere, sie wisse es sehr wohl – eine Bemerkung, die sie überhört. Nie hätte ich gedacht, dass diese Reise, dieses Buch so enden könnte, weil ich nämlich nicht wusste, was ich finden, und keinen Moment ahnte, dass unsere Liebe so enden würde. Sie beginnt zu packen, ich stehe ihr ständig im Weg, wie ein alter Mann, der ziellos durch die Wohnung schlurft. Die Reiseführer, von ihr ausgesucht, lässt sie da. Sie wirft mir das Oberhemd zu, in dem sie manchmal schläft – es gehört nun wieder mir.

Auf der Treppe zum Souterrain umarmen wir einander lange; sie fühlt sich bereits anders an, kälter. Sie wünscht mir Erfolg im Leben, das wünsche ich ihr auch. Ich winke ihr nach, in Unterhose, fröstelnd, zähneklappernd. Sie schaut sich zweimal um und winkt, wie sie mir schon Hunderte Male zugewinkt hat, jedoch anders. Sie winkt wie jemand, der mir hiernach nie wieder zuwinken wird.

Ich höre sie gedämpft mit dem Uber-Fahrer sprechen, das Rattern ihres Rollkoffers, Stille. Es wird anderthalb Monate dauern, bis ich ihre Stimme wieder höre, in einem Telefongespräch, bei dem sie mir sagt, es gehe ihr gut, sie sei stark. Wir reden ein wenig, doch worüber eigentlich? Dann holt sie Luft – und sagt: Ich bin stärker als du. Ich bin immer stärker gewesen.

Während ich mich wieder ins Souterrain begebe, kommen die Hunde des Hausbesitzers die Treppe hinuntergetrippelt; sie starren mich an, bellen aber nicht. Zurück in der Wohnung entdecke ich, dass sie so gnädig war, mir die Zahnpasta dazulassen, und breche ich in Tränen aus. Obwohl die Buchstaben auf meinem Laptop-Bildschirm verschwimmen und verspringen, schreibe ich ihr einen langen, liebevollen Brief, einen Brief, den sie nie beantworten wird.

Stunden später spaziere ich aschfahl und müde durch die Stadt, die gestern noch ein Urlaubsort war und nun zu einer Geisterstadt geworden ist. Aber ich fühle mich nicht nur elend, sondern es steigt auch eine gewisse Kraft in mir auf, eine Kraft, die ich eigentlich nicht spüren will, die ich als unpassend empfinde. Was einst heil war, ist jetzt kaputt. Was einst kaputt war, kann jetzt vielleicht heil werden.

Ich beschleunige meine Schritte. Das Sonnenlicht ist klar, scharf. Ich schicke eine Nachricht an die paar gemeinsamen Freunde, die wir haben (hatten), mit der Bitte, sich um sie zu kümmern, gut zu ihr zu sein, so gut, wie ich es früher zu sein versuchte. Dann schreibe ich eine SMS an Pepijn: »Ich hoffe, dass es dir gutgeht und wir uns bald sehen.« Er antwortet sofort. Wie durch ein Wunder seien seine Ängste weniger geworden. Er fühle sich recht gut, schreibt er, und ich kann den Unglauben, der diese Worte umgibt, nahezu spüren. Danach schalte ich mein Telefon aus.

Komischerweise verspüre ich keine Angst, nicht mal die, die mit dem Abschluss dieses Buches, mit der Beendigung meiner Reise verbunden war, macht sich bemerkbar. Und das, obwohl es genug gibt, was mir Angst bereiten könnte.

Ich weiß, dass die Küche, in der die Reise und dieses Buch einst begannen, schon bald nicht mehr existieren wird. Sie wird Stück für Stück aufgeteilt werden, ihr Herd, ihre Messer, ihre Brottrommel, sie wird mitnehmen, was uns gehörte und nun wieder ihr gehört.

Und ich weiß, dass sie alles Mögliche mitnehmen wird,

doch Daenerys Targaryen wird sie dalassen. Sie, die das Rad zerstört, und ich sind aneinandergefesselt.

Ich weiß auch, dass ich aufhören werde, Medikamente zu nehmen. Nicht heute, nicht morgen, aber bald. Es ist Zeit, das System zu verlassen. Natürlich kann ich das DSM-Rad nicht stoppen, aber ich kann eine Speiche, nämlich mich selbst, daraus entfernen. Letztendlich, wenn genug Speichen verschwinden, wird das Rad möglicherweise ins Schlingern geraten, und dafür ist es höchste Zeit.

Ich gelange zu einem kleinen Park, ein Pärchen liegt im Gras, sie liest ein Buch, er betrachtet die eigenwillig geformten Wolken, die einfach so entstehen und sich wieder auflösen. Überall um mich herum sehe ich grellbunte Blumen, deren Namen ich nicht kenne, die ich aber irgendwann vielleicht kaufen werde, nur einen kleinen Strauß, zur Not ein paar Stiele, wenn ich denke, die Wohnung braucht das.

Ein Stück weiter weg windet sich ein schmaler Bach. Ich kann nicht einschätzen, wie tief das Wasser ist. Das Holzbrett dort könnte mich ans andere Ufer bringen. Doch heute mache ich es anders. Ich gehe ein paar Schritte zurück, renne los und springe.

Dank

Zuallererst will ich mich bei den »Angsthasen« bedanken, die bereit waren, mit mir zu reden, ob es nun um ihre Definition von Angst ging oder um ihre eigene Geschichte. Insbesondere gilt mein Dank Pepijn für seine außergewöhnliche Offenherzigkeit.

Ein Dank geht auch an meine Großmutter Sjuwke, meine Mutter Christien und an meine Tante Clara, die mir halfen, unsere Familiengeschichte zu erhellen und zu verstehen.

Erwähnen muss ich zudem die vielen Ärzte, Professorinnen und Psychiater, mit denen ich geredet habe: Damiaan Denys, Gerrit Glas, Frans Holdert, René Kahn, Herro Kraan, Carel Manschot, Nelleke Nicolai, Miranda Olff, Jan Swinkels und Rob de Vries.

Des Weiteren danke ich Sander Blom, Simon Dikker Hupkes, Ronald Kerstma und Nicole Lucassen vom Verlag Atlas Contact, die mich im neuen Haus so freundlich begrüßt haben.

Ohne meine energische und aufmunternde Agentin Lisette Verhagen würde es dieses Buch nicht geben.

Und *last but not least* danke ich Madeleijn, die mir mit Rat, Geduld und Liebe zur Seite stand. (Und dies immer noch tut.)

Sollten Sie oder eine Ihnen nahestehende Person auf der Suche nach professioneller Hilfe sein, wenden Sie sich an Ihren Hausarzt.

Quellennachweise

2 Das Vallée de Misère

Über die Kajakangst der Inuit
  J. P. van Oudenhoven, *Crossculturele psychologie*, 2002, S. 124.

»Weltweit leiden Schätzungen zufolge 7,3 Prozent der Menschen
an einer Angststörung.«
  A. J. Baxter, K. M. Scott, T. Vos und H. A. Whiteford, ›Global
  prevalence of anxiety disorders: a systemic review and meta-
  regression‹, in: *Psychological Medicine* 43, 2013, S. 897–910.

»Laut der kürzlich erschienenen *Lancet*-Studie …«
  https://www.spiegel.de/psychologie/corona-mehr-als-100-
  millionen-zusatzliche-faellen-von-depressionen-und-angst
  stoerungen-a-a77ce75e-5239-45b7-b7b9-ca3f4d27862f

»Laut dem Bericht Gesundheit in Deutschland …«
  https://www.rki.de/DE/Content/Gesundheitsmonitoring/
  Gesundheitsberichterstattung/GesInDtld/gesundheit_in_
  deutschland_2015.pdf?__blob=publicationFile

»Neurologisch betrachtet … zu schaffen.«
J. LeDoux, *Angst. Wie wir Furcht und Angst begreifen und
therapieren können, wenn wir das Gehirn verstehen*, Salzburg,
2016, S. 178–185.

»Wenn wir den Radius erweitern, werden die Zahlen nicht
besser.«
H. U. Wittchen und F. Jacobi, ›Size and burden of mental
disorders in Europe, a critical review and appraisal of 27
studies‹, in: *European Neuropsychopharmacology* 15(4), 2005,
S. 357–376.

»Eine Studie aus den frühen 2000er-Jahren …«
National Institute of Mental Health, *Past Year Prevalence of
Any Anxiety Disorder Among U. S. Adults (2001–2003)*, auf:,
https://www.nimh.nih.gov/health/statistics/any-anxiety-
disorder#part_2576
J. LeDoux, *Angst*, S. 39.

»Ängstliche Menschen nehmen Bedrohungen …«
M. El Zein u. a., ›Anxiety dissociates the adaptive functions of
sensory and motor response enhancements to social threats‹,
in: *eLife* 4, 2015, 1–22.
S. Kalb, *De schoonheid van angst*, 2019.

»Er wäre weder an einem Abgrunde vorbeigekommen …«
Zitiert nach: Silvia Matentzoglu, *Zur Psychopathologie in
den hippokratischen Schriften*, Berlin 2011, S. 144 (hier zitiert
nach: R. Fuchs: *Hippokrates. Sämmtliche Werke. Ins Deutsche
übersetzt und ausführlich commentiert*. Bd. I – III. München:
Lüneburg 1895/1897/1900, Bd. II, S. 247 [Epid.V 81. 5,250,10/12
Li].

3 Der Fall Charles Darwin und die Angst des Menschen

»Ich will meine Beschreibung der Naturgeschichte …«
Charles Darwin, ›Reise eines Naturforschers um die Welt‹, in: *Gesammelte Werke*. Nach Übersetzungen aus dem Englischen von J. Victor Carus, Frankfurt a. M. 2006, S. 275.

Die Beschreibung der Funktion des ängstlichen Hirns entnehme ich:
J. LeDoux, *Das Netz der Gefühle. Wie Emotionen entstehen, übers. von Friedrich Griese*, 1. Aufl., München 2001.
J. LeDoux, *Angst*, Kapitel 3

»Die Gefahren verlieren … Anpassung nicht wie sie soll.«
J. LeDoux, *Das Netz der Gefühle*, 2001

»Dies bezeichnet man als das Yerkes-Dodson-Gesetz.«
Scott Stossel, *Angst. Wie sie die Seele lähmt und wie man sich befreien kann*, übers. von A. Emmert, München 2016, S. 30 u. 157.
R. M. Yerkes und J. D. Dodson, ›The relation of strength of stimulus to rapidity of habit-formation‹, in: *Journal of Comparative Neurology and Psychology* 18 (5), 1908, S. 459–482.

»Für das Erkennen von Gefahren … nie Angst empfunden hat.«
Scott Stossel, *Angst,* S. 57 f.

»Auch Psychopathen besitzen häufig …«
A. Marsh, *The Fear Factor: How One Emotion Connects Altruists, Psychopaths, and Everyone In-Between*, 2017.
S. Kalb, *De schoonheid van angst*, S. 159.

»Tiere können keine Abstraktionen … übermitteln.«
F. de Waal, zitiert in: W. Hoogendijk und W. de Rek, *Van big bang tot burn-out. Het grote verhaal over stress*, 2017, S. 76.

»Während die Amygdala … kein Bewusstsein.«
J. LeDoux, *Angst*, S. 64.

»Viele Studien haben gezeigt … keine Angst.«
J. LeDoux, *Angst*, S. 65.

»Ludovicus Vives erzählt … vor Schreck verschied.«
Robert Burton, *Anatomie der Melancholie*, übers. von Ulrich Horstmann, 1. Aufl., München 1991, S. 202.

»Mit anderen Worten: Im Dunkeln … keine Angst.«
Dieser Fall wird beschrieben in: D. McCann u. C. McKechnie-Mason (Hg.), *Fear in the Medical and Literary Imagination, Medieval to Modern*, 2018.

Das Zitat von William James
Zitiert in: W. Hoogendijk u. W. de Rek, *Van big bang tot burn-out*, 2017, S. 166.

»Niemand weint *wegen* seiner Tränen …«
Den Gedanken entnehme ich: Simon Vestdijk, *Het wezen van de angst*, Den Haag 1968.

»Das Drohende … und doch nirgends.«
  Martin Heidegger, *Sein und Zeit*, 11., unveränderte Aufl.,
  Tübingen 1967, S. 186

»Eine Leere im Magen … wo es genau beginnt.«
  Gerrit Glas, *Concepten van angst en angststoornissen. Een
  psychiatrische en vakfilosofische studie*, 1991, S. 3–6.

»Nach der Durchsicht von Darwins Tagebüchern und Briefen …«
  Scott Stossel, *Angst*, S. 114–118.

4 Zauberklänge des Gamelan

»The English Malady«
  Siehe hierzu: R. Hunter und I. MacAlpine, *Three Hundred
  Years of Psychiatry 1535–1860*, 1963.

»Als psychopathologischer Begriff wurde ›Neurasthenie‹ …«
  E. H. Van Deusen, ›Observations on a form of nervous
  prostration, (neurasthenia) culminating in insanity‹, in: *American Journal of Psychiatry* 25, 1869, S. 445–461.

»In der Zeit, bevor die Neurasthenie … psychiatrischen.«
  G. Berrios, *The History of Mental Symptoms. Descriptive
  Pyschopathology since the Nineteenth Century*, 1996,
  S. 263–287.

Über Hippokrates
  David Cantor (Hg.), *Reinventing Hippocrates*, 2002.
  Hippokrates, *Sämtliche Werke*, hg. und bearbeitet von Kai

Brodersen, mit einer Einführung von Florian Steger. Aus dem Altgriechischen von Richard Kapferer u. a., 3 Bde., Darmstadt 2022.

Jacques Jouanna, *Hippocrates*, Baltimore 1999.

Edwin Burton Levine, *Hippocrates*, New York 1971.

B. Holmes, ›Disturbing Connections: Sympathetic Affections, Mental Disorder, and the Elusive Soul in Galen‹, *Mental Disorders in the Classical World 38*, 2013, S. 147–176

»Die evidenten Ursachen der Melancholie … die Furcht.«
Jean-François Dufour, *Essai sur les opérations de l'entdendement humain et sur les maladies qui les dérangent*, Amsterdam und Paris 1770, S. 361. Zitiert nach: Michel Foucault, *Wahnsinn und Gesellschaft. Eine Geschichte des Wahns im Zeitalter der Vernunft*, übers. von Ulrich Köppen, 3. Aufl., Frankfurt a. M. 1978, S. 269.

»Die Angst ist eine Leidenschaft … beruhigen.«
William Cullen, *Institutions de médicine pratique*, 1785, Bd. 2, S. 317. Zitiert nach: Michel Foucault, *a. a. O., S. 329.*

»Im Gegensatz zu Depressionen … allgemein akzeptiert.«
J. Radden, *Moody Minds Distempered: Essays on Melancholy and Depression*, Oxford 2009.

Die Zitate von Jaap Kunst stammen aus seinen Briefen, dem Archiv Jaap Kunst, aus seiner unveröffentlichten *Proeve van een autobiografie (*Versuch einer Autobiografie) und aus Clara Brinkgreves Buch *Met Indië verbonden, een verhaal van vier generaties 1849–1949* (Mit Niederländisch-Indien verbunden, eine Geschichte von vier Generationen 1849–1949), Zutphen 2009.

Viele biografische Informationen über Jaap Kunst fand ich auch in o. g. Buch. Persönliche Notizen und Reiseberichte entnahm ich der Sammlung Jaap Kunst, die in den Besonderen Sammlungen der Universität von Amsterdam aufbewahrt wird.

»Die Zugfahrt hatte Tage gedauert … aber sie winkte nicht zurück.«

Geurt Brinkgreve, *Mozaïek van mijn leven. Herinneringen 1917–2005*, Apeldoorn/Antwerpen 2006, S. 61.

»Die Angst und das Chaos … immer zwei Gesichter gehabt «

Die meisten Zitate meiner Mutter stammen aus: S. Brinkgreve-Kunst, *Ik heb ook een verhaal*, 2008, im Selbstverlag erschienen, und *Het raadsel van goed en kwaad*, Amsterdam 2018.

Über Hysterie

Giorgio Cosmacini, *L'arte lunga.* Storia della medicina dall'antichità a oggi, 3. Aufl., Bari 2011

G. Mattioli und F. Scalzone, *Attualità dell'isteria. Malattia desueta o posizione originaria?*, Brossura 2002, S. 141

H. Perez-Rincon, ›Pierre Janet, Sigmund Freud and Charcot's psychological and psychiatric legacy‹, in: *Frontiers of Neurology and Neuroscience* 29, 2011, S. 115–124.

Henry E. Sigerist, *Anfänge der Medizin: Von d. primitiven u. archaischen Medizin bis zum Goldenen Zeitalter in Griechenland, Vorw. von Erwin H. Ackerknecht, Zürich 1963*.

Luciano Sterpellone, *La medicina greca*. [2. ed.]. Noceto (PR): Ed. Essebiemme 2002.

T. Loughran, ›Hysteria and neurasthenia in pre-1914 British medical discourse and in histories of shell-shock‹, in: *History of Psychiatry* 19, 2008, S. 25–46.

C. Tasca, M. Rapetti, M. G. Carta und B. Fadda, ›Women and
Hysteria in the History of mental Health‹, in: *Clinical Practice
& Epidemiology in Mental Health* 8, 2012, S. 110–119.

»Melancholie zerfiel … Depression das wichtigste war.«
G. E. Berrios, ›Melancholia and Depression during the 19th
Century: A Conceptual History, in: *The British Journal of
Psychiatry* 153, 1988, S. 298–304.

»In der 1885 erschienen ersten Auflage … reicht.«
Emmanuel Régis, *Manuel pratique de médicine mentale, Paris*
1885, S. 77.

»Der Arzt Sir William Gull … auftreten konnte.«
William Withey Gull, *A Collection of the Published Writings
of W. W. Gull*, 1894, S. 287.

»Während Melancholie zunehmend …«
R. L. Carhart-Harris, H. S. Mayberg, A. L. Malizia und
D. Nutt, ›Mourning and melancholia revisited: correspon-
dences between principles of Freudian metapsychology and
empirical findings in neuropsychiatry‹, in: *Annals of General
Psychiatry* 7, 2008.
P. Chaslin, *Elements de sémiologie et clinique mentales*, 1912.
A. J. Lewis, ›Melancholia: A historical review‹, in: *Journal of
Mental Science* 80, 1934, S. 1–42.

»Mittelstellung zwischen Medizin und Philosophie«
Sigmund Freud, *Die Widerstände gegen die Psychoanalyse*,
in: ders., *»Selbstdarstellung«. Schriften zur Geschichte der
Psychoanalyse*, hg. und eingeleitet von Ilse Grubrich-Simitis,
Frankfurt a. M. 1987, S. 228.

»Die ängstliche Erwartung«
Sigmund Freud, *Über die Berechtigung, von der Neurasthenie
einen bestimmten Symptomenkomplex als »Angstneurose«
abzutrennen*, in: ders., Studienausgabe Bd. VI *Hysterie und
Angst*, hg. von Alexander Mitscherlich u. a., 2., korr. Aufl.,
Frankfurt a. M. 1972, S. 29 f.

»Das Schnappen nach Luft …«
Gerrit Glas, *Angst. Beleving, structuur, macht*, Amsterdam
2001, S. 22–30.

»Ein Zeitgenosse und enger Mitarbeiter Freuds …«
Otto Rank, *Das Trauma der Geburt und seine Bedeutung für
die Psychoanalyse*, 1924.
Otto Rank, *Will Therapy*, übers. von: Jessie Taft, 1929, S. 124;
das Buch beinhaltet die Bde. 2 und 3 von: Otto Rank, Technik
der Psychoanalyse, Leipzig 1926–1931.

5 Soundbites und Stammbäume

»Eines der ersten großen, wichtigen Forschungsprojekte …«
Stephen A. Petrill u. a. (Hg.), *Nature, Nurture, and the Tran-
sition to Early Adolescence*, New York 2003.

»Selbst das Ausmaß des Fernsehkonsums«
R. Plomin u. a., ›Individual Differences in Television Viewing
in Early Childhood: Nature as well as Nurture‹, in: *Psychological Science* 1, 1990, S. 371–377.

»Beide hatten sie einen Sohn …«
https://science.howstuffworks.com/life/genetic/twin1.htm

»Auch Lesefähigkeit, Sprachvermögen …«
   C. Haworth u. a., ›Twins Early Development Study (TEDS): A
   Genetically Sensitive Investigation of Cognitive and Behavio-
   ral Development from Childhood to Young Adulthood‹, in:
   Twin Research and Human Genetics 16, 2013, S. 117–125.

»Sein wichtigster Befund: Die Wahrscheinlichkeit …«
   S. Torgersen, ›Genetic factors in anxiety disorders‹, in: *Archives of General Psychiatry* 40, 1983, S. 1085–1089.

»Die Erblichkeit beider Erkrankungen beträgt …«
   Kaplan and Sadock's Comprehensive Textbook of Psychiatry,
   2017.

»Die Gene, die die eine Störung beeinflussen …«
   K. S. Kendler u. a., ›Major depression and generalized anxiety
   disorder. Same genes, (partly) different environments?‹, in:
   Archives of General Psychiatry 49, 1992, S. 716–722.
   N. Sartorius, T. B. Ustun, Y. Lecrubier und H. U. Wittchen,
   ›Depression comorbid with anxiety: results from the who
   study on psychological disorders in primary health care‹, in:
   The British Journal of Psychiatry. Supplement, 1996.

»1987 führte eine einflussreiche Untersuchung …«
   Gerrit Glas, *Concepten van angst en angststoornissen. Een
   psychiatrische en vakfilosofische studie*, 1991, S. 107.
   K. S. Kendler, u. a., ›Symptoms of anxiety and symptoms of
   depression. Same genes, different environments?‹, in: *Archives
   of General Psychiatry* 44, 1987, S. 451–457.

»Davor dachten die Wissenschaftler oft …«
  G. Carey, ›Big Genes, Little Genes, Affective Disorder,
  and Anxiety‹, in: *Archives of General Psychiatry* 44, 1987,
  S. 486–491.

»Im Allgemeinen kann man sagen …«
  R. Finlay-Jones und G. W. Brown, ›Types of stressful life event
  and the onset of anxiety and depressive disorders‹, in: *Psychology Medicine* 4, 1981, S. 803–815.

»Es ist wichtig zu wissen …«
  Robert Plomin u. a., ›The Genetic Basis of Complex Human
  Behaviors‹, in: *Science* 264, 1994, S. 1733–1739.

Das geschilderte Bruderdilemma stammt aus:
  Robert Plomin, *Blueprint. How* DNA *makes us who we are*,
  London 2018, S. 75–85.

… und die Befunde werden gestützt durch:
  Judy Dunn und Robert Plomin, *Warum Geschwister so ver-
  schieden sind, übers. von Stefan Granzow, 1. Aufl., Stuttgart
  1996.*
  David Reiss u. a., *The Relationship Code: Deciphering Genetic
  and Social Influences on Adolescent Development*, 2000.
  A. Pike u. a., ›Family environment and adolescent depressive
  symptoms and antisocial behavior: A multivariate genetic ana-
  lysis‹, in: *Developmental Psychology* 32, 1996, S. 590–603.

»Oft versucht die Mutter, ein ängstliches Kind …«
  I. E. Lindhout, M. T. Markus, S. R. Borst, T. H. Hoogendijk,
  P. M. A. J. Dingemans und F. Boer, ›Childrearing Style in
  Families of Anxiety-Disordered Children: Between-Family

and Within-Family Differences‹, in: *Child Psychiatry and Human Development* 40, 2009, S. 197–212.

»Ratten, die von ihrer Mutter häufig geleckt und geputzt ...«
I.C.G. Weaver, ›Life at the Interface Between a Dynamic Environment and a Fixed Genome: Epigenetic Programming of Stress Responses by Maternal Behavior‹, in: D. Janigro (red.), *Mammalian Brain Development*, 2009, S. 17–39. Zitiert in: Jos de Mul, ›Survival of the fittest metaphor‹, in: Denis Noble, *De muziek van het leven*, Amsterdam 2016, S. 198.

»Mäuse, die mit Spielzeug aufgezogen wurden ...«
J.A. Arai, S. Li, D.M. Hartley und L.A. Feig, ›Transgenerational Rescue of a Genetic Defect in Long-Term Potentiation and Memory Formation by Juvenile Enrichment‹, in: *Journal of Neuroscience* 5, 2009, S. 1496–1502.

»Eine großangelegte Studie in Schweden ...«
M.E. Pembrey, L.O. Bygren, G. Kaati, S. Edvinsson, K. Northstone, M. Sjostrom u.a., ›Sex-specific, Male-Line Transgenerational Responses in Humans‹, in: *European Journal of Human Genetics* 14, 2006, S. 159–166. Zitiert in: Jos De Mul, ›Survival of the fittest metaphor‹ in: Denis Noble, *De muziek van het leven*, Amsterdam 2016, S. 198.

»Eine andere Studie ergab ...«
Benedict Carey, ›Can We Really Inherit Trauma?‹, in: *The New York Times*, 10 december 2018.

»Aus einer weiteren amerikanischen Studie geht hervor ...«
B.T. Heijmans, E.W. Tobi, A.D. Stein, H. Putter, G.J. Blauw, E.S. Susser, P.E. Slagboom und P.H. Lumey, ›Persistent

epigenetic differences associated with prenatal exposure
to famine in humans‹, in: *Proceeding of the National Academy of Sciences of the United States of America* 105, 2008,
S. 17046–17049.

»Die strikte Trennung von Umgebungsfaktoren …«
A. Marsman, L. K. Pries, M. ten Have, R. de Graaf, S. van
Dorsselaer, M. Bak, G. Kenis, B. D. Lin, J. J. Luykx,
B. P. F. Rutten, S. Guloksuz, J. van Os, ›Do Current Measures
of Polygenic Risk for Mental Disorders Contribute to
Population Variance in Mental Health?‹, in: *Schizophrenia
Bulletin*, Juli 2020.

6 Der dunkle Pfad der Fledermaus

»Es gelang mir nicht, meine Erlebniswelt zu ordnen.«
Dass dies zu einem ängstlichen Profil passt, geht hervor aus:
Gerrit Glas, *Concepten van angst en angststoornissen. Een
psychiatrische en vakfilosofische studie*, 1991, S. 33.

»Daan ist ein extremes Kind.«
In einem Interview mit Elisabeth Lockhorn in *Marie Claire*,
März 1997. Der Text ist in nicht geringem Maße bearbeitet
worden, wie meine Mutter mir berichtet hat.

»Etwas vereinfacht kann man sagen …«
Frits Boer, *Angst. Van monster tot stille kracht*, Utrecht 2018,
S. 102.

Die Passage über Bindung

This American Life, ›Unconditional Love‹, Folge. 317.

John Bowlby, *Mütterliche Zuwendung und geistige Gesundheit*, München 1973.

Ders., *Mutterliebe und kindliche Entwicklung, mit einem Beitrag von Mary D. Salter Ainsworth*, übers. von Ursula Seemann, München/Basel 1972.

Ders., *Bindung: eine Analyse der Mutter-Kind-Beziehung*, übers. von Gertrud Mander, München 1975.

Ders., *Trennung: psych. Schäden als Folge der Trennung von Mutter und Kind*, übers. von Erika Nosbüsch, München 1976.

G. van Egmond, *Bodemloos bestaan. Problemen met adoptiekinderen*, 2007.

E. Galinsky, ›Trusting Relationships Are Central to Children's Learning. Lessons From Edward Tronick‹, in: *Huffington Post*, 6. Dezember 2017.

M. Robinson, *Understanding Behaviour and Development in Early Childhood: A Guide to Theory and Practice*, 2011, S. 48.

N. P. Rygaard, *Hechtingsstoornissen*, 2007.

Scott Stossel, *Angst*, S. 281–319.

Edward Tronick, *The Neurobehavioral and Social-Emotional Development of Infants and Children*, London 2007.

Die Passagen über Jaak Panksepp

Jaak Panksepp, *Affective Neuroscience: The Foundations of Human and Animal Emotions*, New York usw. 1998.

J. Panksepp, *A Textbook of Biological Psychiatry*, Hoboken 2004.

J. Panksepp und L. Biven, *The Archaeology of Mind: Neuroevolutionary Origins of Human Emotions*, New York (NY) usw. 2012.

Ein Gespräch, das ich mit der Psychiaterin Ariette van Ree-
kum und dem Kinderpsychiater Marcel Smeets am 22. Februar
2019 geführt habe.

»›Jeder will Batman sein‹, sagt Adam West …«
Extras in: *Batman: The Complete Television Series* (DVD,
2015).

Für die Biografie von Bruce Wayne/Batman habe ich eine Reihe
von Quellen benutzt:
Geoff Johns u. Andy Kubert, *Flashpoint*, Burbank (CA) 2011.
Sam Liu und Lauren Montgomery, *Batman: Year One*, 2011,
Animationsfilm.
Frank Miller u. David Mazzucchelli, *Batman: Das erste Jahr*,
übers. von Steve Kups, Stuttgart 2010.
Christopher Nolan, *Batman Begins*, 2005, Film.
Ders., *The Dark Knight*, 2008, Film.
Ders., *The Dark Knight Rises*, 2012, Film.
Joel Schumacher, *Batman Forever* (outtakes), 1995, Film.
J. Todd, ›Dreaming the Bat out of the Shadow‹, *Psychological
Perspectives* 59, 2016, S. 219–241.
Mark D. White und Robert Arp (Hg.), *Die Philosophie bei
Batman: eine Reise in die Seele des Dark Knight*, übers. von
Brigitte Döbert, Weinheim 2012.
›Batman: Facing Your Fear and Anger Constructively‹,
The Pop Mythology, 1. März 2011.

Die Passagen über Kierkegaard
W. Ietswaart, ›Vrijheid en angst. Over Kierkegaards angst-
theorie‹, in: *Tijdschrift voor Pyschoanalyse* 8, 2002, S. 2.
Sören Kierkegaard, *Furcht und Zittern. Dialektische Lyrik von
Johannes de Silentio*, übers. von H. C. Ketels, in: ders., *Der*

Begriff der Angst. Philosophische Schriften 2, Frankfurt a. M.
o. J., S. 13–173.
Ders., *Der Begriff der Angst. Eine simple psychologisch-wegweisende Untersuchung in der Richtung auf das dogmatische Problem der Erbsünde von Vigilius Haufniensis*, übers. von
Christoph Schrempf, in: ebd., S. 175–301.
J. Mommers, ›De Socrates van Kopenhagen‹, in: *De Groene Amsterdammer*, 1. Mai 2013.
Andries Visser, *Kierkegaard en het begrip angst, een leesgids*,
Amsterdam 2018.

»… Sören Kierkegaard, der meinte …«
Sören Kierkegaard, *Die Krankheit zum Tode. Eine christlich-psychologische Entwicklung zur Erbauung und Erweckung von Anti-Climacus*, übers. von H. Gottsched, in: ders., *Der Begriff der Angst. Philosophische Schriften 2*, Frankfurt a. M.
o. J., S. 672 f.

»Dieser Gedanke hat eine gewisse Verwandtschaft …«
Rollo May, *The Meaning of Anxiety*, 1950.
Saskia Kalb, *De schoonheid van angst*, Leusden 2019, S. 94–95.

»Die Angst kann man mit dem Schwindel vergleichen«
Sören Kierkegaard, *Der Begriff der Angst*, a. a. O., S. 218

»Willste Spaß? Ein Mädchen mit Ohrsteckern …«
Frank Miller u. David Mazzucchelli, *Batman: Das erste Jahr*,
übers. von Steve Kups, Stuttgart 2010, o. P.

Die Passagen über Heidegger
Martin Heidegger, *Sein und Zeit*, 11., unveränderte Aufl.,
Tübingen 1967.

S. Vestdijk, *Het wezen van de angst*, Den Haag 1968,
S. 381–390.

Mark D. White und Robert Arp (Hg.), *Die Philosophie bei Batman: eine Reise in die Seele des Dark Knight,* übers. von Brigitte Döbert, Weinheim 2012.

J. van Sluis, *Leeswijzer bij Zijn en Tijd*, 1998.

»Jedermann ist gefolgt von einem Schatten …«

C. G. Jung, *Gesammelte Werke 11*, §131 (zitiert nach: Andrew Samuels/Bani Shorter/Fred Plaut, *Wörterbuch Jungscher Psychologie*; übers. von Matthias von der Tann, München 1991, S. 192).

»Interessante Fälle findet man …«

Robert Gaupp, *Zur Psychologie des Massenmords: Hauptlehrer Wagner von Degerloch*, Berlin 1914.

Ders., ›Der Fall Wagner‹, in: *Zeitschrift für die gesamte Neurologie und Psychiatrie*, 60 1920, S. 312–327.

Rolf van Raden, *Patient Massenmörder. Der Fall Ernst Wagner und die biopolitischen Diskurse*, Münster 2009.

»In der Biologie unterscheidet man zwei Arten von Aggression …«

Witte Hoogendijk und Wilma de Rek, *Van big bang tot burn-out. Het grote verhaal over stress*, Amsterdam 2017, S. 173–176.

Die Passagen über Anders Breivik

B. Amland and S. Dilorenzo, ›Norway suspect wanted European anti-Muslim crusade‹, in: *The Washington Times*, 24. Juli 2011.

M. Goldberg, ›Norway Massacre: Anders Breivik's Deadly

Attack Fueled by Hatred of Women‹, in: *The Daily Beast*, 24. Juli 2011.

J. C. Jones, ›Anders Breivik's chilling anti-feminism‹, in: *The Guardian*, 27. Juli 2011.

J. Pappas, ›Cultural Genocide‹, libertyandculture.blogspot.com, 25. Juli 2011.

Åsne Seierstad, *Einer von uns. Die Geschichte des Massenmörders Anders Breivik*, übers. von Frank Zuber und Nora Pröfrock, Zürich und Berlin 2016.

Das Manifest von Crusius:
https://latribuna.eu/el-paso-shooter-manifesto-full-text-ofpatrick-crusius-message-before-the-shooting/
Es besteht Unklarheit darüber, ob Crusius überhaupt der Verfasser des Manifests ist:
https://www.washingtonpost.com/politics/2019/08/04/whats-inside-hate-filled-manifesto-linked-el-paso-shooter/.
https://www.spiegel.de/netzwelt/netzpolitik/8chan-jim-watkins-sagt-el-paso-attentaeter-habe-auf-instagram-gepostet-a-1280737.html

»Der Philosoph Aristoteles formulierte die drei Bedingungen …«
Martha Nussbaum, *Königreich der Angst. Gedanken zur aktuellen politischen Krise*, übers. von Manfred Weltecke, Darmstadt 2019, S. 65 f.

»Es handelt sich um eine Anthologie aus dem Jahr 1994 …«
C. Dresselhuys und J. Wesselius (Hg.), *Vrouwentroost*, Amsterdam 1994.

7 Die Geburt einer Krankheit

Über Alice Neville

Alice Neville, *Who's Afraid of Agoraphobia? Facing Up to Fear and Anxiety*, 1986.

Dies., *No Fear. Overcoming Panic Attacks and Phobias*, 2003.

Über *The Open Door*

I. M. Marks und E. R. Herst, ›A survey of 1,200 agoraphobics in Britain: Features associated with treatment and ability to work‹, in: *Social Psychiatry* 5 (1), 1970, S. 16–24.

»So seltsam diese Ängste auch erscheinen …«

W. Gomperts, *De opkomst van de sociale fobie. Een sociologische* en psychologische studie naar de maatschappelijke verandering *van psychische verschijnselen*, 1992, S. 61–64.

»Bis auf den heutigen Tag ist das Risiko von Frauen …«

R. de Graaf, M. ten Have, M. Tuithof und S. van Dorsselaer, ›Incidentie van psychische aandoeningen. Opzet en eerste resultaten van de tweede meting van de studie nemesis-2‹, Trimbos instituut, Utrecht 2012.

Gerrit Glas, *Concepten van angst en angststoornissen. Een psychiatrische en vakfilosofische studie*, 1991.

»Eine Studie aus dem Jahr 2014 des Biochemikers …«

J. McHenry, N. Carrier, E. Hull, M. Kabbaj, ›Sex Differences in Anxiety and Depression: Role of Testosteron‹, in: *Frontiers in Neuroendocrinology* 35 (1), 2014, S. 42–57.

»… während die Hormone Östrogen und Progesteron …
Wetenschap in beeld 12, 2020, S. 19.

»Der Einzige, der einen ernsthaften Versuch …«
Abram de Swaan, *De draagbare De Swaan*, 1999, S. 151–163.

Über Leben und Werk Ciceros
M. Bento, ›The Exile of Marcus Tullius Cicero, From Savior to Shame‹, in: *Introduction to Historical Research,* 18. Dezember 2014.

M. T. Cicero, *Back from Exile: Six Speeches Upon his Return*, hg. und übers. von D. R. Shackleton Bailey, 1991.

M. T. Cicero, *The Letters of Cicero: The Whole Extant Correspondence in Chronological Order*. Vol. 1, 1899.

M. T. Cicero, *Tusculan Disputations*, Loeb Classical Library, übers. von J. E. King, 1927.

M. T. Cicero, *Cicero on the Emotions: Tusculan Disputations 3 and 4*, übers. und mit Kommentaren von M. Graver, 2001.

A. Everitt, *Cicero: The Life and times of Rome's Greatest Politician*, 2001.

H. J. Haskell, *This was Cicero*, 1964.

D. den Hengst und W. Kassies, *Brieven van Cicero*, 1985.

E. Narducci, ›Perceptions of Exile in Cicero: The Philosophical Interpretation of a Real Experience‹, *American Journal of Philology* 118, 1, 1997, S. 55–73.

H. C. Nutting, ›Cicero in Exile‹, in: *The Classical Weekly* 23, 22, 1930.

Plutarchus van Chaerona, *Life of Caesar*, übers. von R. Warner.

M. V. Root, ›A Visit to Cicero's Tusculanum‹, in: *The Classical Journal* 16 (1), 1920, S. 34–41.

»Du wirst aufhören zu fürchten …«
    Seneca, ›Moralische Briefe an Lucilius‹, in: ders., *Das große
    Buch vom glücklichen Leben*. Gesammelte Werke, Köln
    2014, S. 361 (Sämtliche Texte dieses Bandes sind der Ausgabe
    Seneca, Philosophische Schriften I-IV, Leipzig 1923 (Meiner)
    entnommen.)

Über Epicurus
    Lucretius, *De rerum natura*, boek VI 14–16, 24–27, übers. von
    R. Humphries als *The Way Things Are*, 1968.

Über Seneca
    Seneca, *De tranquillitate animi*, h.II, übers. von J. W. Basore,
    1932.
    Seneca, *De brevitate vitae*, h.15, übers. von G. D. Williams,
    2003.
    Seneca, *Brieven aan Lucilius*, übers. von C. Verhoeven, 1980,
    S. 22.
    Seneca, *Letters from a Stoic*, übers. von R. Campbell, 2004.

Über Epiktet und Spinoza
    Scott Stossel, *Angst,* S. 22 ff. und 139 f.

»Nicht die Dinge selbst beunruhigen die Menschen …«
    Epiktet, *Handbüchlein der Moral und Unterredungen,* hg.
    von Heinrich Schmidt, neubearb. von Karin Metzler, 11 Aufl.,
    Stuttgart 1984, S. 24.

Die Passagen über den Kleinen Albert
    N. Digdona, R. A. Powell und C. Smithson, ›Watson's alleged
    Little Albert scandal: Historical breakthrough or new Watson
    myth?‹, in: *Revista de Historia de la Psicología* 35, 1, 2014.

J. B. Watson und J. J. B. Morgan, ›Emotional Reactions and Psychological Experimentation‹, in: *The American Journal of Psychology* 28, 1, 1917, S. 163–174.

J. B. Watson und R. Rayner, ›Conditioned emotional reactions‹, in: *Journal of Experimental Psychology*, 3, 1, 1920, S. 1–14.

M. N. de Wolf-Ferdinandusse und E. J. Zwaan, *Leven met angst*, 1981, S. 24.

Die Passagen über Kognitive Verhaltenstherapie
Keith Oatley, *Emotions: A Brief History*, Oxford 2004, S. 53.
Geoffrey L. Thorpe und Sheryl L. Olson, *Behavior Therapy: Concepts, Procedures, and Applications*, Boston 1997.

8 Büchsen der Pandora

Die Passagen über Kraepelin
M. Brune, ›On human self-domestication, psychiatry, and eugenics‹, Philosophy, in: *Ethics, and Humanities in Medicine* 2 (1), 21, 2007.

E. J. Engstrom, »On the Question of Degeneration« by Emil Kraepelin‹, in: *History of Psychiatry*, 18 (3), 2007, S. 389–404.

E. J. Engstrom, M. M. Weber und W. Burgmair, ›Emil Wilhelm Magnus Georg Kraepelin (1856–1926)‹, in: *The American Journal of Psychiatry* 163 (10), 2006, S. 1710.

L. R. Mandlis, *The (Un)Usual Body: Foundational Transphobia in Psychiatry, Law, and Citizenship*, 2011.

H. Hippius u. a., *The* University Department of Psychiatry in Munich. From Kraepelin *and his predecessors to molecular psychiatry*, 2007.

Die Passagen über die Entstehung des DSM

M. A. Crocq, ›A history of anxiety: from Hippocrates to DSM‹, *in: Dialogues in Clinical Neuroscience* 17 (3), 2015, S. 319–325.

G. N. Grob, ›The origins of American psychiatric epidemiology‹, in: *American Journal of Public Health* 75, 1985, S. 229–236.

G. N. Grob, ›Origins of DSM-I: a study in appearance and reality‹, in: *American Journal of Psychiatry*, 148 (4), 1991, S. 421–31.

A. V. Horwith, *Anxiety. A Short History*, 2013.

A. C. Houts, ›Fifty years of psychiatric nomenclature: reflections on the 1943 War Department Technical Bulletin, Medical 203‹, in: *Journal of Clinical Psychology* 56 (7), 2000, S. 935–967.

W. C. Menninger, ›The relationship of clinical psychology and psychiatry‹, in: *American Psychologist 5(1)*, 1950, S. 3–15.

Die Passagen über das DSM III

»Anstatt das Medikament als den Schlüssel …«
Darian Leader, *Wat is waanzin?*, übers. von R. van de Weijer und S. Wagenaar, 2012, S. 41.

Paula J. Caplan, *They Say You're Crazy. How The World's Most Powerful Psychiatrists Decide Who's Normal*, Reading (Mass.) 1996.

J. Davies, ›How Voting and Consensus Created the Diagnostic and Statistical Manual of Mental Disorders (DSM-III)‹, in: *Anthropology & Medicine*, 24 (1), 2017, S. 32–46.

H. S. Decker, *The Making of DSM-III: A Diagnostic Manual's Conquest of American Psychiatry*, 2013.

Gerrit Glas, *Concepten van angst en angststoornissen. Een psychiatrische en vakfilosofische studie*, 1991, S. 100–105.

Ders., *Angst. Beleving, structuur, macht*, 2008, S. 28–29.

C. Lane, *Shyness: How Normal Behaviour Became a Sickness*,
2007.
C. Lane, ›Are We Really That Ill?‹ *The New York Sun*, 26.
März 2008.
C. Lane, ›Wrangling over psychiatry's bible‹, *Los Angeles
Times*, 16. November 2008.
Scott Stossel, *Angst*, S. 229–245.

»Dann floss noch mehr Wein, und die Psychiater …«
Scott Stossel, *Angst*, 2014, S. 236.

»Im Vergleich zum ursprünglichen Dokument, dem Medical
203 …«
A. C. Houts, ›Fifty years of psychiatric nomenclature:
reflections on the 1943 War Department Technical Bulletin
Medical 203‹, in: *Journal of Clinical Psychology*, 56 (7), 2000,
S. 935–967.

»Nicht umsonst plädiert der Psychologe Paul Verhaeghe …«
S. Bloemink, *Diagnosedrift. Hoe onze labelcultuur kinderen
tekort doet*, 2018, S. 8.

»In diesem Regime stellen Etikette …«
M. Vermeulen, ›Last van het verkeerde label‹, *de Volkskrant*,
23. Januar 2021.

»Meistens geschieht die Einflussnahme …«
Robin Feldman, *Drugs, Money, and Secret Handshakes. The
Unstoppable Growth of Prescription Drug Prices*, Cambridge
2019.

»Vergleichbare Klimaängste gibt es heute auch …«

J. Smit, ›Klimaatangst: stress, shocks en identiteitsverlies door klimaatverandering‹, in: HP/*De Tijd*, 29. August 2019.

Annet Mooij, *Geslachtsziekten en besmettingsangst. Een historischsociologische studie, 1850–1990*, Amsterdam 1993.

W. H. McNeill, *De pest in de geschiedenis*, 1986, S. 88–89, 173.

Über den *looping effect*

Trudy Dehue, *De depressie-epidemie*, 2010.

Ian Hacking, ›Making up people‹, in: T. Heller, M. Sosna. D. E. Wellbery (Hg.), *Reconstructing Individualism*, 1986, S. 161–71.

Ders., ›The Making and Molding of Child Abuse‹, in: *Critical Inquiry* 17, 1991, S. 253–288.

Ders., ›The Looping Effects of Human Kinds‹, in: D. Sperber, D. Premack und A. J. Premack (Hg.), *Causal Cognition: A Multidisciplinary Debate*, 1995, S. 351–383.

Ders., ›Making Up People‹, in: *London Review of Books*, 17. August 2006.

»Großgewachsener junger Mann …«

Das Zitat von Damiaan Denys stammt aus einem Gespräch, das ich im Juli 2019 mit ihm geführt habe.

»Das Problem mit den Etiketten ist …«

Das Zitat von Jan Swinkels stammt aus einem Gespräch, das ich im November 2018 mit ihm geführt habe.

»Wenn im Jahr 1992 einhundert Niederländer …«

T. S. Brugha, P. E. Bebbington, N. Singleton u. a., ›Trends in service use and treatment for mental disorders in adults

throughout Great Britain‹, in: *British Journal of Psychiatry*,
185, 2004, S. 378–384.

R. de Graaf, M. ten Have, M. Tuithof und S. van Dorsselaer,
›Incidentie van psychische aandoeningen. Opzet en eerste
resultaten van de tweede meting van de studie nemesis-2‹,
Trimbos instituut, Utrecht 2012. https://www.trimbos.nl/
aanbod/webwinkel/af0898-nemesis-2-de-psychische-gezond
heid-van-de-nederlandse-bevolking/

R. Jenkins, P. Lewis, T. Bebbington, T. Brugha, M. Farrell,
B. Gill und H. Meltzer, ›The National Psychiatric Morbidity
Surveys of Great Britain, initial findings from the household
survey‹, in: *Psychological Medicine* 27, 1997, S. 775–789.

R. C. Kessler und T. B. Ustun, ›The World Health Organi-
zation Composite International Diagnostic Interview‹, in:
R. C. Kessler und T. B. Ustun (red.), *The who World Mental
Health Surveys: Global Perspectives on the Epidemiology of
Mental Disorders*, 2008, S. 58–90.

Die Zahlen wurden vom Trimbos Institut ermittelt, nach
einem Vergleich zwischen seinen großangelegten Studien
Nemesis 1 (1996–1999) und Nemesis 2 (2007–2018).

»In den vergangenen zehn Jahren ist die Zahl der Menschen …«
Zitiert in: *Wetenschap in beeld* 12, 2020, S. 18.

»Trudy Dehue, Professorin für Wissenschaftsphilosophie …«
Bei einer Zusammenkunft in der Künstlergesellschaft Arti et
Amicitiae Februar 2019.

9 Pepijns Pillen

»Mehr als die Hälfte der Millionen Antidepressiva …«
  Quelle: Stichting Farmaceutische Kengetallen.

»Barbitursäure wurde erstmals 1864 …«
  Scott Stossel, *Angst*, S. 194.

»1951 bezeichnete die *New York Times* Barbiturate …«
  Ebd. S. 196.

»1954 fand die deutsche Neurowissenschaftlerin Marthe Vogt …«
  Ebd., S. 212–220.

»1957 brachte der Pharmakonzern Hoffmann-La Roche …«
  Ebd., S. 211 f.

»Als 1952 TBC-Patienten in einem Krankenhaus in New Jersey …«
  Johann Hari, *Der Welt nicht mehr verbunden. Die wahren Ursachen von Depressionen – und unerwartete Lösungen*, übers. von Sonja Schuhmacher, Barbara Steckhan und Gabriele Gockel, 1. Aufl., Hamburg 2021, S. 50 f.
  Scott Stossel, *Angst*, S. 211 ff.

»Im September 1959 brachte die *New York Times* …«
  Ebd., S. 218.

»Die 70er-Jahre brachten die vierte Generation …«
  J. LeDoux, *Angst*, S. 381–87.

»›Aber davon abgesehen‹, schreibt der französische Autor …«
   Michel Houellebecq, *Serotonin*, übers. von Stephan Kleiner,
   4. Aufl., Köln 2019, S. 90. Da der Roman in der Zukunft spielt,
   habe ich mir erlaubt, die Passage ins Präsens zu setzen.

»Schätzungen zufolge sind SSRIS …«
   Scott Stossel, *Angst*, S. 256 f.

»›Chemisches Ungleichgewicht‹ ist eine Art Container-
begriff …«
   R. Aviv, ›The Challenge of Going Off Psychiatric Drugs‹,
   in: *The New Yorker*, 1. April 2019. Das amerikanische Wort,
   das Pies anstelle von »Containerbegriff« verwendet, lautet
   »bumper sticker«.

»Dieses hochempfindliche Organ …«
   Aus Gesprächen mit Jan Swinkels, die ich im Oktober 2018
   mit ihm geführt habe.

»Alles sollte *evidence based*, nachweisbar, wissenschaftlich sein.«
   Paul Verhaegen, *Und ich? Identität in einer durchökonomi-
   sierten Gesellschaft*, übers. von Birgit Erdmann und Angela
   Wicharz-Lindner, München 2013, S. 68 ff.

»Kahn schätzte den Anteil der Patienten …«
   Paul Witteman, *Opgenomen. Witteman bij de psychiater*,
   Amsterdam 1997, S. 144.

»Entscheidend ist, dass die Psychiatrie …«
   Zitiert in A. Schipper, ›De psychiater is optimistisch‹, in:
   Trouw, 22. Juni 1995.

»Tatsache ist, dass Patienten oft nur wenig Geduld haben …«
   Aufgezeichnet während eines Gesprächs mit Damiaan Denys
   am 7. Juli 2019.

»Wie oft dies geschieht, wurde unlängst …«
   Robin Feldman, *Drugs, Money and Secret Handshakes*, Cam-
   bridge/New York 2018.

»Nicht wirklich, findet der ehemalige Hausarzt …«
   Alle Zitate von Dick Bijl stammen aus:
   M. Finoulst, ›We slikken te veel pillen‹, *Knack*, 19. August 2018
   und:
   Dick Bijl, *Het pillenprobleem. Waarom we zoveel medicijnen
   gebruiken die niet werken en niet helpen*, Amsterdam 2018.

»Sehr viele dieser Studien haben Mängel …«
   Dick Bijl, *Het pillenprobleem*, S. 15–18.
   R. Aviv, ›The Challenge of Going Off Psychiatric Drugs‹, in:
   The New Yorker, 1. April 2019.

»Von allen Studien, die die Pharmaindustrie …«
   Johann Hari, *Der Welt nicht mehr verbunden*, S. 43.

»Auch Professor Irving Kirsch …«
   I. Kirsch und G. Sapirstein, ›Listening to Prozac but hearing
   placebo: A meta-analysis of antidepressant medication‹, in:
   Prevention and Treatment, 1 (2), 26. Juni 1998.

»Auf eine Sache aber bin ich stolz …«
   Johann Hari, *Der Welt nicht mehr verbunden*, S. 45 ff.

»Nach einer ergänzenden Studie im Jahr 2008 …«
Dick Bijl, *Het pillenprobleem*, S. 107.

»Jahrelang hat man Patienten, die ein Medikament …«
Coen Verbraak, *Kijken in de ziel. Psychiaters over hun vak en over zichzelf*, Amsterdam 2009.

»Anhand der Geschichte des bekanntesten Antidepressivums …«
Johann Hari, *Der Welt nicht mehr verbunden*, S. 44 ff.

»Antidepressiva sind eigentlich Medikamente für Tiere.«
J. LeDoux im Podcast *The Joe Rogan Experience*, Folge 1344, 5. September 2019.
J. LeDoux, *Angst*, S. 381–87.

»Außerdem ist eine Tablette ein grobes und unpräzises Mittel …«
J. LeDoux im Podcast *The Joe Rogan Experience*, Folge 1344, 5. September 2019.

»Aus den meisten Studien geht übrigens hervor …«
B. Bandelow, U. Seidler-Brandler, A. Becker, D. Wedekind und E. Ruther, ›Meta-analysis of randomized controlled comparisons of psychopharmacological and psychological treatments for anxiety disorders‹, in: *World Journal of Biological Psychiatry* 8, 2007, S. 175–87.
S. Blomhoff, T. T. Haug, K. Hellstrom, I. Holme, M. Humble, H. P. Madsbu u. a., ›Randomised controlled general practice trial of sertraline, exposure therapy and combined treatment in generalised social phobia‹, in: *British Journal of Psychiatry* 179, 2001, S. 23–30.
D. M. Clark, A. Ehlers, F. McManus, A. Hackmann, M. Fennell, H. Campbell u. a., ›Cognitive therapy versus fluoxetine

in generalized social phobia: a randomized placebo-controlled trial‹, in: *Journal of Consulting and Clinical Psychology* 71, 2003, S. 1058–1067.

J. R. Davidson, ›Pharmacotherapy of social anxiety disorder: what does the evidence tell us?‹, in: *Journal of Clinical Psychiatry* 67, 2006.

T. A. Furukawa, N. Watanabe und R. Churchill, ›Combined psychotherapy plus antidepressants for panic disorder with or without agoraphobia‹, *Cochrane Database of Systematic Reviews* 004364, 2007.

V. Hunot, R. Churchill, M. Silva de Lima und V. Teixeira, ›Psychological therapies for generalised anxiety disorder‹, *Cochrane Database of Systematic Reviews* 001848, 2007.

K. Mitte, ›A meta-analysis of the efficacy of psycho- and pharmacotherapy in panic disorder with and without agoraphobia‹, in: *Journal of Affective Disorders* 88, 2005, S. 27–45.

P. J. Norton und E. C. Price, ›A meta-analytic review of adult cognitive-behavioral treatment outcome across the anxiety disorders‹, in: *Journal of Nervous and Mental Disease* 195, 2007, S. 521–531.

Über die Forschungen von Jean Twenge

A. T. Beck, ›Theoretical perspectives on clinical anxiety‹, in A. H. Tuma und J. D. Maser (Hg.), *Anxiety and the anxiety disorders*, 1985, S. 183–196.

S. Torgersen, ›Relationship between adult and childhood anxiety disorders: Genetic hypothesis‹, in C. Last (red.), in: *Anxiety across the lifespan*, 1993, S. 113–127.

J. M. Twenge, ›The Age of Anxiety? Birth Cohort Change in Anxiety and Neuroticism, 1952–1993‹, in: *Journal of Personality and Social Psychology* 79, 2000, S. 1007–1021.

J. M. Twenge und W. K. Campbell, *The Narcissism Epidemic: Living in the Age of Entitlement*, 2010.

J. M. Twenge, *Generation Me: Why Today's Young Americans are More Confident, Assertive, Entitled — and More Miserable Than Ever Before*, 2014.

»Die ›ruhige‹ Phase von 1989 …«

R. Riemen, ›A New Age of Anxiety‹, *Introductory Essay to Nexus Conference* 2020.

10 Von sozial zu solitär
(Die erste Lektion des Fußballplatzes)

Über die wirtschaftlichen Voraussetzungen und Angst

William Davies, *Nervöse Zeiten. Wie Emotionen Argumente ablösen,* übers. von Ursel Schäfer und Enrico Heinemann, München 2019.

J. M. Twenge, ›The Age of Anxiety? Birth Cohort Change in Anxiety and Neuroticism, 1952–1993‹, in: *Journal of Personality and Social Psychology* 79, 2000, S. 1007–1021.

P. Verhaeghe, *Und ich? Identität in einer durchökonomisierten Gesellschaft*, übers. von Birgit Erdmann u. Angela Wicharz-Lindner, München 2013, S. 179–187.

R. Wilkinson und K. Pickett, *Healh and Inequality: Major Themes in Health and Social Welfare*, 2008.

Dies., *Gleichheit ist Glück. Warum gerechte Gesellschaften für alle besser sind*, 1. Aufl., Frankfurt a. M. 2009.

»Die ältere Generation lebte für den Verein …«

M. Dekker, ›Hoe moet de club draaien zonder zijn vrijwilligers?‹, in: *nrc Handelsblad*, 8. März 2017.

»Während 1950 in den USA 9 Prozent der Amerikaner …«
J. M. Twenge, *Generation Me*, 2014, S. 155.

»In den Niederlanden lebten 1947 …«
H. Boersma, ›Modernisering is de weg naar een beter leven‹,
in: *De Groene Amsterdammer*, 15. August 2018.

»Wer allein wohnt, hat ein zweifach erhöhtes Risiko …«
R. de Graaf, M. ten Have, M. Tuithof und S. van Dorsselaer,
›Incidentie van psychische aandoeningen. Opzet en eerste
resultaten van de tweede meting van de studie nemesis-2‹.
Trimbos instituut, Utrecht 2012.

»Dies ist nicht einfach nur ein Fall von Korrelation …«
J. Nuyen, M. Tuithof, R. de Graaf u. a., ›The bidirectional relationship between loneliness and common mental disorders in
adults: findings from a longitudinal population based cohort
study‹, in: *Social Psychiatry and Psychiatric Epidemiology*,
2019, S. 1297–1310.

»Die Gefahr, an einer Angststörung zu erkranken …«
R. de Graaf, M. ten Have, M. Tuithof und S. van Dorsselaer,
›Incidentie van psychische aandoeningen. Opzet en eerste
resultaten van de tweede meting van de studie nemesis-2‹,
Trimbos instituut, Utrecht 2012.

»Auf religiöser Ebene: 2018 meldete das Zentralbüro …«
Zitiert in: M, Pam, ›Hoe God verdween uit Nederland‹, HP/
De Tijd, Dezember 2018.

»In Deutschland gehörte 2021 die Mehrheit der Bevölkerung …«
https://fowid.de/meldung/religionszugehoerigkeiten-2021

»Die Schlussfolgerung der bis heute größten Studie …«
P. Schnabel, R. Bijl und J. de Hart, *Betrekkelijke betrokken-heid: Studies in sociale cohesie*, Sociaal en Cultureel Rapport, 2008.

»Es gibt einen direkten Zusammenhang …«
De sociale staat van Nederland, rapport Sociaal Cultureel Planbureau, 2017, h.12.

»Eigentlich ist die durch den Politologen …«
Francis Fukuyama, *Konfuzius und Marktwirtschaft. Der Konflikt der Kulturen*, übers. von Karlheinz Dürr, Ute Mihr und Thomas Pfeiffer, München 1995, S. 43.

»Der deutsch-amerikanische Denker Herbert Marcuse …«
Herbert Marcuse, *Der eindimensionale Mensch. Studien zur Ideologie der fortgeschrittenen Industriegesellschaft*. Übers. von Alfred Schmidt, Neuwied 1967.

»Sein Kollege Theodor W. Adorno war der Ansicht …«
Theodor W. Adorno, *Minima Moralia. Reflexionen aus dem beschädigten Leben*, Berlin/Frankfurt am Main 1951

»Der Soziologe Émile Durkheim diagnostizierte …«
Zitiert in: Abram de Swaan, *De draagbare De Swaan*, 1999, S. 152.

»Er vertrat die Ansicht, die einzige soziale Verpflichtung …«
In: *The New York Times Magazine, 13. September 1970.*

»Don't back the losers, but pick the winners …«
  Zitiert in: F. Milikowski, *Een klein land met verre uithoeken.*
  Ongelijke kansen in veranderend Nederland, 2020.

»Gibt es eine Gesellschaft, die nicht durch Habsucht …«
  Milton Friedman in einem Interview mit Phil Donahue
  (1979), unter anderem nachzuschauen hier: https://www.
  youtube.com/watch?v=1EwaLys3Zak (zuletzt aufgerufen am
  26.1.2023)

»Menschen geben der Gesellschaft für alles die Schuld …«
  Interview mit Douglas Keay, in: *Woman's Own*, 23. September
  1987, S. 29 f. http://www.margaretthatcher.org/speeches/dis-
  playdocument.asp?docid=106689

»Der Staat ist nicht die Lösung, er ist das Problem.«
  Antrittsrede als 40. Präsident der Vereinigten Staaten am 20.
  Januar 1981, zitiert nach: *Süddeutsche Zeitung*, 6. Februar
  2011.

»›Ökonomie ist die Methode‹, sagte Thatcher einmal …«
  Interview mit Ronald Butt, in: *Sunday Times*, 3. Mai 1981
  https://www.margaretthatcher.org/document/104475

»Aus Mangel an konkurrierenden Ideologien …«
  Michael J. Sandel, *Vom Ende des Gemeinwohls. Wie die Leis-*
  tungsgesellschaft unsere Demokratien zerreißt, übers. von
  Helmut Reuter, Frankfurt a. M. 2020.

»Während 1964 nur 29 Prozent der amerikanischen Wähler …«
  D. Cole, ›How Corrupt Are Our Politics?‹, in: *The New York*
  Review of Books, 25. September 2014.

T. B. Edsall, ›The Value of Political Corruption‹, in: *The New York Times*, 5. August 2014.

»Nehmen wir die Vereinigten Staaten als Beispiel.«
William Davies, *Nervöse Zeiten. Wie Emotionen Argumente ablösen,* übers. von Ursel Schäfer und Enrico Heinemann, München 2019, zitiert in: N. van Verschuer, ›Hoe angst de wereld veroverde‹, in: NRC *Handelsblad*, 27. September 2018.

»Dieser Befund passt zum größeren Trend …«
B. van Bavel und E. Frankema, ›Wealth Inequality in the Netherlands, c. 1950–2015. The Paradox of a Northern European Welfare State‹, in: *tseg/Low Countries Journal of Social and Economic History* 14(2), 2017, S. 29–62.
Centraal Bureau voor de Statistiek, *Een eeuw in statistieken*, 2010.

»Während früher die Industrienationen …«
So wiedergegeben in: Johann Hari, *Der Welt nicht mehr verbunden,* S. 220.

»Auch in den Niederlanden …«
L. van Noije und J. Iedema, *Achtervolgd door angst, een kwantitatieve vergelijking van angst voor slachtofferschap met een algemeen gevoel van onveiligheid*, Rapport Sociaal Cultureel Planbureau, 2017, S. 81.
Für die Entwicklung der Einkommen in Deutschland, siehe u. a. den Wochenbericht des DWI 19/2019 zum Wiederanstieg der Einkommensgleichheit, https://www.diw.de/documents/publikationen/73/diw_01.c.620814.de/19-19-3.pdf

»Konkret sieht es so aus: Ein Arbeitsloser …«

R. de Graaf, M. ten Have und S. van Dorsselaer, *De psychische gezondheid van de Nederlandse bevolking. nemesis-2: Opzet en eerste resultaten*, Trimbos instituut, Utrecht 2010, S. 104.

11 Das unerträgliche Erbe des Narzissmus
(Die zweite Lektion des Fußballplatzes)

Die Geschichte der Neugeist-Bewegung (inklusive der Zitate)

Will Storr, ›It was quasi-religious, the great self-esteem con‹, in: *The Guardian*, 3. Juni 2017. https://www.theguardian.com/lifeandstyle/2017/jun/03/quasi-religious-great-self-esteem-con Ders., *Selfie. How the West Became Self-Obsessed*, 2017.

»Mehr noch, ein hohes Selbstwertgefühl ist oft …«

L. Slater, ›The Trouble With Self-Esteem‹, in: *The New York Times*, 3. Februar 2002.

»… und macht die betreffende Person notorisch unzuverlässig …«

J. Kruger und D. Dunning, ›Unskilled and unaware of it: how difficulties in recognizing one's own incompetence lead to inflated self-assessments‹, in: *Journal of Personality and Social Psychology* 77 (6), S. 1121–1134.
Shayla Love, *The Pursuit of High Self-Esteem Is Making Us Miserable*, vice.com, 19. Juni 2919. https://www.vice.com/en/article/kzmkva/the-pursuit-of-high-self-esteem-is-making-us-miserable

»Dabei stehen die Millennials in Sachen Rente, BaföG-Schulden …«

Jean M. Twenge, *Generation Me*, 2014, S. 161.

»Psychologen und Soziologen bezeichnen diese Entwicklung …«

E. de Bellis, D. E. Sprott, A. Herrmann, H.-W. Bierhoff und E. Rohmann, ›The Influence of Trait and State Narcissism on the Uniqueness of Mass-Customized Products‹, in: *Journal of Retailing* 92 (2), 2016, S. 162–172.

J. M. Twenge und W. K. Campbell, *The Narcissism Epidemic*, 2009.

J. M. Twenge, *Generation Me*, 2014, 30–48.

»Diesen Anspruch nennt man Berechtigungsdenken *(entitlement)* …«

L. Ashner und M. Meyerson, *When is Enough, Enough? What You Can Do If You Never Feel Satisfied*, 1997, S. 106–107.

»Doch dank der unaufhaltsamen Individualisierung …«

C. Taylor, *Sources of the Self. The Making of the Modern Identity*, 1989.

Über Christian Smith

Christian Smith, *Lost in Translation. The Dark Side of Emerging Adulthood*, 2011.

David Brooks, ›If It Feels Right‹, in: *The New York Times*, 12. September 2011, https://www.nytimes.com/2011/09/13/opinion/if-it-feels-right.html

»Zwischen 1968 und 2008 war der Anteil der Niederländer …«

P. Schnabel, R. Bijl und J. de Hart, *Betrekkelijke betrokken-*

heid: Studies in sociale cohesie, Sociaal en Cultureel Rapport, 2008.

»In den Vereinigten Staaten stieg der Anteil…»
  W. Storr, ›It was quasi-religious, the great self-esteem con‹,
  The Guardian, 3. Juni 2017: https://www.theguardian.com/
  lifeandstyle/2017/jun/03/quasi-religious-great-self-esteem-con
  Siehe auch: https://www.thecut.com/2017/05/self-esteem-grit-
  do-they-really-help.html
  https://www.vice.com/en/article/kzmkva/the-pursuit-of-
  high-self-esteem-is-making-us-miserable

»Wir leben in einer Erfolgskultur …«
  In einem Interview, das ich mit Jan Swinkels im Oktober 2018
  geführt habe.

»Der Fehlschluss, zu dem es infolge …«
  Paul Verhaeghe, *Und ich?*, S. 74 ff.

»Nie waren wir so frei, und nie haben wir uns …«
  So zitiert in: Paul Verhaeghe, Und ich? S. 167.

»Angst ist im Kern das Gefühl eines Mangels …«
  In einem Gespräch auf *Brainwash Zomerradio des Senders*
  Human, 2018. Ein ergänzendes Gespräch, das ich mit Damiaan
  Denys am 7. Juli 2019 geführt habe.

12 Falsch verbunden
(Die dritte Lektion des Fußballplatzes)

»Überall auf der Welt, ganz gleich, ob es um Kunstkenner ...«
M. Lewis, *Against the Rules*, Podcast aus dem Jahr 2019.

»Die westlichen Gesellschaften kämpfen mit dem ...«
François Ewald, ›The Return of Descartes's Malicious Demon:
An Outline of a Philosophy of Precaution‹, in: T. Baker und
J. Simon (Hg.), *Embracing Risk: The Changing Culture of
Insurance and Responsibility*, 2002, S. 273–301.
Ders., ›Insurance and Risk‹, in: G. Burchell, C. Gordon und
P. Miller (Hg.), *The Foucault Effect. Studies in Governmenta-
lity*, 1991.
Frank Furedi, *Cultuur van angst*, 2006, S. 37.

»Denn solche Wahrheit, die niemands Vorteil ...«
Thomas Hobbes, Leviathan, übers. von Jutta Schlösser, hg.
und mit einer Einführung versehen von Hermann Klenner,
Hamburg 2005.

»Universelle Wahrheit als universelles Gegengift also.«
N. van Verschuer, ›Hoe angst de wereld veroverde‹, in: NRC
Handelsblad, 27. September 2018.

»Wir leben in einer undurchsichtigen, komplexen Welt ...«
J. Averill, ›Disorders of emotion‹, in: *Journal of Social and
Clinical Psychology* 6, 1988, S. 247–268.
Gerrit Glas, *Concepten van angst en angststoornissen. Een
psychiatrische en vakfilosofische studie*, Amsterdam 1991.

»In den Vereinigten Staaten und Großbritannien …«
  F. Furedi, *Cultuur van angst*, 2006.
  J. M. Twenge, ›The Age of Anxiety? Birth Cohort Change in
  Anxiety and Neuroticism, 1952–1993‹, in: *Journal of persona-*
  lity and Social Psychology 79, 2000, S. 1007–1021.

»Auch in den Niederlanden, wo die Differenz …«
  De sociale staat van Nederland, Rapport Sociaal en Cultureel
  Planbureau, 2018.

»Die Tendenz hin zu mehr Verunsicherung wurde …«
  Peter Giesen, *Land van lafaards?*, Wormer 2007, S. 302.
  J. M. Twenge, *Generation Me*, 2014, S. 192.

»Es gibt einen deutlichen Zusammenhang zwischen …«
  Achtervolgd door angst, Rapport Sociaal en Cultureel
  Planbureau, 2017, S. 86.

»Mehr noch, Beck äußerte die These …«
  Ulrich Beck, *Risikogesellschaft. Auf dem Weg in eine ande-e*
  Moderne, 15. Aufl., Frankfurt a. M. 2000, S. 254–288.

»Und dabei war man zu Beginn der digitalen Kommunikation …«
  J. A. Gold, ›Does cmc present individuals with disabilities
  opportunities or barriers?‹ Aufgerufen mit: www.decembe-.
  com/cmc/ mag/1997/jan/gold.html, zitiert in: P. Schnabel,
  R. Bijl und J. de Hart, *Betrekkelijke betrokkenheid: Studies in*
  sociale cohesie, Sociaal en Cultureel Rapport, 2008.
  J. E. Katz und P. Aspden, ›A nation of strangers?‹, *Commu-*
  nication of the Association for Computing Machinery 40, 12,
  1997, S. 81–86.

B. Wellman, ›From little boxes to loosely-bounded networks‹, in: J. L. Abu-Lughod (Hg.), *Sociology for the Twenty-first Century. Continuities and Cutting-Edges*, 1999, S. 94 – 114.

»Wissenschaftler sprechen daher vom Matthäus-Effekt …«
R. van den Eijnden und A. Vermulst, ›Online communicatie, compulsief internetgebruik en het psychosociale welbevinden van jongeren‹, in: J. de Haan und C. van 't Hof (Hg.), *Jaarboek* ICT *en samenleving. De digitale generatie*, 2006, S. 25 – 44. J. Peter und P. M. Valkenburg, ›Research note. Individual differences in perceptions of internet communication‹, in: *European Journal of Communication* 21 (2), 2006, S. 213 – 226.

»Insbesondere das Hormon Dopamin …«
M. Keulemans, ›Een bericht vol dopamine‹, *de Volkskrant*, 13. September 2019.

»Jeder Like ist ein Moment der Selbstbestätigung …«
In der Talkshow *Zomergasten* am 12. August 2018.

»Auf diese Weise säen die sozialen Medien Neid …«
J. M. Twenge, *iGen. Why Today's Super-Connected Kids Are Growing Up Less Rebellious, More Tolerant, Less Happy — And Completely Unprepared for Adulthood — And What That Means for the Rest of Us*, 2017, S. 101.

»2005 gingen Schätzungen davon aus, dass mehr als 70 Prozent …«
J. M. Twenge, ›Are smartphones causing more teen suicides?‹, in: *The Guardian*, 24. Mai 2018.

»Der Anteil der amerikanischen Schüler …«

J. M. Twenge, *iGen*, 2017, S. 97.

»Wir wissen zwar, was wir sind, aber nicht …«
William Shakespeare, *Hamlet*, 4. Akt 5. Szene.

»Schätzungen zufolge erklärt die Zeit, in der man lebt …«
J. Twenge, *Generation Me*, 2014, S. 145.

Intermezzo: Und ich, o Angst

»herniedergedrängt/Gleich wie vom Frühlingshimmel Wolken-
weinen«
John Keats, *Gedichte*, übers. von Gisela Etzel, Leipzig 1910,
S. 20–21.

»Vergleichbares gilt für die Angst …«
William Collins, ›Ode to Fear‹, in: Roger Lonsdale (Hg.),
The Poems of Gray, Collins and Goldsmith, 1969, S. 418–423.
Übersetzung von G. Seferens.

13 Der seltsame Fall des Michael Bernard Loggins

Die Aufzählung der »melancholischen« Künstler entnehme ich:
Kay Redfield Jamison, *Touched with Fire*, New York (NY) 1993,
S. 63–71.

»Nun aber werden uns die größten der Güter …«
Platons Werke. 1,1: *Gespräche zur Verherrlichung des Sokrates*;
1. Phaidros oder vom Schönen (Anfang. § 1 bis 65), übers. von
Ludwig Georgii, Stuttgart 1853, S. 107 ff.

»›Wie kommt es nur‹, fragt der Autor …«
Die *Problemata* sind eine Schrift aus dem *Corpus Aristote-licum*, die Theophrast oder den Pseudo-Aristotelikern zu-geschrieben wird. Übersetzung von G. Seferens.

Über die *Problemata*
Ph. van der Eijk, ›Aristoteles über die Melancholie‹, in: *Mnemosyne,* Vol. 43, Fasc. 1/2 (1990), S. 33–72

»Künstler aus allen Epochen, Ländern und Genres …«
Die dazugehörigen Zitate finden sich in: E. G. Wilson, *Against Happiness*, 2008, S. 125, 139, 141, 144.
Das Zitat von Vincent van Gogh: *»Je mehr ich aus dem Leim gehe, kränker und brüchiger werde, um so mehr werde ich Künstler, ein Schöpfer in dieser großen Wiedergeburt der Kunst, von der wir sprechen.« (Brief an Émile Bernard)*, in: *Van Gogh in seinen Briefen.* Mit einem Nachwort von Paul Nizon, 8. Aufl., Frankfurt a. M. 1990, S. 222 (Brief 514 gemäß der Zählung in: Fritz Erpel (Hg*.), Vincent van Gogh. Sämtliche Briefe,* 6 Bde., Berlin (und Zürich 1966).
Das Zitat von Poe: Edgar A. Poe, ›Romance‹, in *The Fall of the House of Usher and other Writings*, 2003, S. 521.

»Meine Kunst wurzelt im Anders-Sein …«
Edvard Munch, *We Are Flames Which Pour Out of the Earth. The Private Journals of Edvard Munch*, J. G. Holland (Hg.), 2005. Übersetzung von G. Seferens.

»Vor allem Angst gehabt…«
Joost Zwagerman, *Voor alles. Gedichten*, Amsterdam 1994. Übersetzung von G. Seferens.

Das Zitat von T. S. Eliot

T. S. Eliot, Besprechung von *Metaphysical Lyrics and Poems of the Seventeenth Century: Donne to Butler. Selected and edited, with an Essay, by Herbert J. C. Grierson* (Oxford: Clarendon Press. London; Milford), veröffentlicht im *Times Literary Supplement,* Okt. 1921. Übersetzung von G. Seferens.

»Wir vom Fach sind alle verrückt …«

E. J. Lovell (Hg.), *Lady Blessington's conversations of Lord Byron*, 1969, S. 115. Zitiert in: Kay R. Jamison, *Touched with Fire*, 1993, S. 2.

Die zitierten Studien über Kreativität

N. C. Andreasen und A. Canter, ›The creative writer: psychiatric symptoms and family history‹, in: *Comprehensive Psychiatry* 15, 1974, S. 123–131.
N. C. Andreasen und P. S. Powers, ›Creativity and psychosis: an examination of conceptual style‹, in: *Archives of General Psychiatry* 32, 1975, S. 70–73.
N. C. Andreasen, ›Creativity and mental illness: prevalence rates in writers and their first-degree relatives‹, in: *The American Journal of Psychiatry* 3, 1988, S. 29–36.
Kay R. Jamison, *Touched with Fire*, 1993.
S. Kyaga u. a., ›Mental illness, suicide and creativity: 40-year prospective total population study‹, in: *Journal of Psychiatric Research* 47, 2013, S. 83–90.
A. M. Ludwig, ›Creative achievement and psychopathology: comparisons among professions‹, in: *American Journal of Pychotherapy* 46, 1992, S. 330–356.
C. Martindale, ›Father's Absence, Psychopathology, and Poetic Eminence‹, in: *Psychological Reports* 31, 1972, S. 843–847.

Ders., *The Clockwork Muse: The Predictability of Artistic Change*, 1990.

R. A. Power u. a., ›Polygenic risk scores for schizophrenia and bipolar disorder predict creativity‹, in: *Nature Neuroscience* 18, 2015, S. 953–955.

»Hypomanie ist ein intensiver, überaus erregter …«
Basierend auf Kay R. Jamison, *Touched with Fire*, 1994.
N. C. Andreasen, *The Creating Brain. The Neuroscience of Genius*, 2005, S. 31–37, 77–78, 102.

»Und was ist mit den depressiven, den melancholischen …«
Kay R. Jamison, *Touched with Fire*, 1994.
H. A. Sackheim, ›Self-deception, Self-esteem and depression: the adaptive Value of Lying to Oneself‹, in: J. Masling (Hg.), *Empirical Studies of Psychoanalytic Theories Vol. 1*, 1983, S. 101–157.
S. E. Taylor und J. D. Brown, ›Illusion and Well-being: a social psychological Perspective on mental Health‹, in: *Psychological Bulletin* 103, 1988, S. 193–210.

»Was sind Künstler? Nach Ansicht des Autors Tim Parks …«
Tim Parks, ›Fear and Literature‹, in: *The New York Review of Books Daily*, 11. Mai 2012.

14 Die Anatomie misslungener Gespräche
(Vor ihrem Auszug)

»Angst liegt einer Depression zugrunde«, meint der Psychiater …«
Coen Verbraak, *Kijken in de ziel*, 2009.

»Es verwundert daher auch nicht, dass jemand …«

A. J. van Balkom, A. T. Beekman, E. de Beurs, D. J. Deeg, R. van Dyck und W. van Tilburg, ›Comorbidity of the anxiety disorders in a community-based older population in The Netherlands‹, in: *Acta Psychiatrica Scandinavica* 101, 2000, S. 37–45.

A. J. van Balkom, C. A. van Boeijen, A. J. Boeke, P. van Oppen, P. T. Kempe und R. van Dyck, ›Comorbid depression, but not comorbid anxiety disorders, predicts poor outcome in anxiety disorders‹, in: *Depression and Anxiety* 25, 2008, S. 408–415.

R. M. A. Hirschfeld, ›The comorbidity of major depression and anxiety disorders: recognition and management in primary care‹, in: *Primary Care Companion to the Journal of Clinical Psychiatry* 3, 2001, S. 244–254.

J. Sareen, B. J. Cox, I. Clara und G. J. G. Asmundson, ›The relationship between anxiety disorders and physical disorders in the U. S. National Comorbidity Survey‹, in: *Depression and Anxiety* 21, 2005, S. 193–202.

J. Sareen, B. J. Cox, T. O. Afifi, R. de Graaf, G. J. G. Asmundson, M. ten Have u. a., ›Anxiety disorders and risk for suicidal ideation and suicide attempts: a population-based longitudinal study of adults‹, in: *Archives of General Psychiatry* 62, 2005, S. 1249–1257.

Der Vergleich von Johann Hari

Johann Hari, *Der Welt nicht mehr verbunden*, S. 29.

»Wenn ich dich erblicke …«

In: *Sapphos Oden nebst mehreren Fragmenten derselben.* Übersetzt, erklärt und mit lateinischen Paraphrasen versehen von Johann Georg Weidmann, Würzburg 1822, S. 84

Über Simon Vestdijk
Simon Vestdijk, *Het wezen van de angst*, Den Haag usw. 1968.
Meine Korrespondenz mit dem Vestdijk-Biograph Wim
Hazeu im Februar 2019.

»Wie in Trance, so beschreibt der amerikanische Autor …«
William Styron, *Sturz in die Nacht. Die Geschichte einer Depression*, übers. von Willi Winkler, 1. Aufl., Berlin 2010, S. 31.

»Lüge nicht über Liebe / etwas das du fühlst …«
Judith Herzberg, ›Liedje‹, in: *Gedichten. Een keuze uit eigen
werk* von Elisabeth Eybers, F. Harmsen van Beek, Hanny Mi-
chaelis, Judith *Herzberg, Annie M. G. Schmidt und M. Vasalis*,
Amsterdam 1985. Übersetzung von G. Seferens.

»Du bist ein Müßiggänger, ein Schlafwandler …«
Georges Perec, *Ein Mann der schläft*, übers. von Eugen
Hemlé, München 2002, S. 23.

»Es ist so ähnlich, wie wenn man in einem brennenden Ge-
bäude …«
David Foster Wallace, *Unendlicher Spaß*, übers. von Ulrich
Blumenbach, Reinbek bei Hamburg 2011, S. 1000.

»Ich kam zu dir in der Hoffnung auf Heilung …«
Sarah Kane, *4.48 Psychose*, übers. von Durs Grünbein, in:
dies., *Sämtliche Stücke*, hg. von Corinna Brocher und Nils
Tabert, 7. Aufl., Reinbek bei Hamburg 2008, S. 240 f.

»Auch für den Autor William Styron war seine Frau …«
William Styron, *Sturz in die Nacht. Die Geschichte einer
Depression*, übers. von Willi Winkler, 1. Aufl., Berlin 2010, S. 85

15 In Farben reden *(Nach ihrem Weggang)*

»Ich hab das Leben satt. Mein Verstand sagt …«
Sarah Kane, *4.48 Psychose*, in: dies., *Sämtliche Stücke*, S. 219.

»Der Biologe Denis Noble, der bis zu seiner Emeritierung . .«
D. Noble, *De muziek van het leven. Biologie voorbij de genen*, 2006.

Metaphern für Angst von den Angsthasen
Die vollständigen Namen der zitierten Personen sind mir bekannt. Ich habe von den Betreffenden die Erlaubnis bekommen, ihre Metaphern zu verwenden.

»Nehmen wir doch kurz unter Sylvia Plaths Glasglocke …«
Die folgenden Zitate stammen – soweit sie weiter unten nicht einzeln nachgewiesen werden – aus dem Band
Sylvia Plath, *The Unabridged Journals of Sylvia Plath*, hg. von Karen V. Kuki, New York 2000. Die Zitate im Text wurden übersetzt von G. Seferens.

»2015 untersuchte die Linguistin Zsófia Demjén …«
Zsófia Demjen, *Sylvia Plath and the* Language *of Affective States. Written Discourse and the Experience of Depression*, London/New York 2015.

»Unter Sprachwissenschaftlern ist man sich daher auch einig …«
A. Ortony und F. Fainsilber, ›The Role of Metaphors in Descriptions of Emotions‹, in: *Proceedings of the 1987 Workshop on Theoretical Issues in Language Processing*, 1987.

»Welch eine Ironie (…) zu spüren, wie sein Geist …«
Sylvia Plath, *Die Tagebücher*, hrsg. von Frances McCullough,
mit einem Vorwort von Ted Hughes, übers. von Alissa Walser,
1. Aufl. Frankfurt 1997, S. 90.

»Hör auf, so egozentrisch an Rasierklingen …«
Ebd., S. 125.

»Ich habe Angst. Ich bin nicht *massiv*, sondern *hohl* …«
Ebd., S. 91.

»Der Psychologe und Datenwissenschaftler …«
J. C. Eichstaedt, R. J. Smith, R. M. Merchant, L. H. Un-
gar, P. Crutchley, D. Preoţiuc-Pietro, D. A. Asch, und
H. A. Schwartz, ›Facebook language predicts depression in
medical records‹, in: *Proceedings of the National Academy of
Sciences of the United States of America*, 30–102018, 115 (44)

»Du brauchst ein Ventil, doch alles ist versiegelt …«
Sylvia Plath, *Die Tagebücher*, S. 53.

»[I]ch habe Angst,die Krankheit, die mitleidlos …«
Ebd., S. 91 f.

»Ich glaube, am meisten fürchte ich den Tod der Phantasie.«
Ebd., S. 156.

Über Viktor von Gebsattel
Gerrit Glas, *Angst. Beleving, structuur, macht*, Leiden 2008,
S. 50–51.
Darian Leader, *Wat is waanzin?*, 2012, S. 29, 91–96, 148–151,
161–163, 167, 202, 211–215.

»Todd Hanson, ein Schauspieler und Autor …«
Das beschriebene Gespräch mit seinem Freund im Park
stammt aus: Marc Maron und Brendan McDonald, *Waiting for
the Punch*, 2018.

»Aus diesem Grund ähneln sich auch die Emotionen …«
F. Adams und C. Osgood, ›A cross-cultural study of the affective meaning of color‹, in: *Journal of Cross-Cultural Psychology 4*, 1973, S. 135–156.

»Überall auf der Welt, in allen Altersgruppen …«
E. B. Shiraev und D. Levy, *Cross-cultural Psychology. Critical
Thinking and Contemporary Applications*, 2001.

»Versuche die Schwärze zu verstehen, die Lethargie …«
Die Quelle der beiden Zitate Stephen Frys, die eigentlich
zusammen ein einziges Zitat darstellen, habe ich nicht
ermitteln können. Dass sie von ihm stammen, steht jedoch außer Zweifel, wie man im Internet feststellen
kann.

16 Mutter der Drachen

»Tatsächlich aber befinden sich die Ausnahmen …«
Robert Plomin, *Blueprint*, 2018, S. 55–65.
W. Hoogendijk und W. de Rek, *Van big bang tot burn-out*,
2017, S. 230.

»Ohne diese Abweichung von der Norm …«
S. Kurbel, ›Was the Last Ice Age dusty climate instrumental
in spreading of the three »Celtic« diseases (hemochromatosis,

cystic fibrosis and palmar fibromatosis)?‹, in: *Medical Hypotheses* 122, 2019, S. 134–138.

K. M. Heath, J. H. Axton, J. M. McCullough, N. Harris, ›The evolutionary adaptation of the C282Y mutation to culture and climate during the European Neolithic‹, in: *American Journal of Physical Anthropology* 160 (1), 2016, S. 86–101.

S. Blakeslee, ›New Theory Places Origin of Diabetes in an Age of Icy Hardships‹, in: *The New York Times*, 17 mei 2005.

»Gesundheit ist laut DSM (und daher laut den Ärzten …«
R. Aviv, ›The Challenge of Going Off Psychiatric Drugs‹, in: *The New Yorker*, 1. April 2019.

»Eigenschaften, die man trainiert, indem man sich …«
A. Bandura, ›Self-efficacy: toward a unifying theory of behavioral change‹, in: *Psychological Review* 84, 1978, S. 191–215.

»Neueste Untersuchungen an der Universität Groningen …«
A. Hovenkamp-Hermelink, ›The long-term course of anxiety disorders: An epidemiological perspective‹, (Doktorarbeit, verteidigt am 21. Dezember 2020, University of Groningen).

»In diesem Zusammenhang ist eine Untersuchung interessant …«
Zitiert in: Johann Hari, *Der Welt nicht mehr verbunden*, S. 238–240.

»Ist nicht ›ein Cluster von Verhaltensweisen‹ …«
I. D. Yalom, *Love's Executioner*, 1989, S. 185.